最新版

国立国際医療研究センター病院の

一生役立つ糖尿病レシピ430

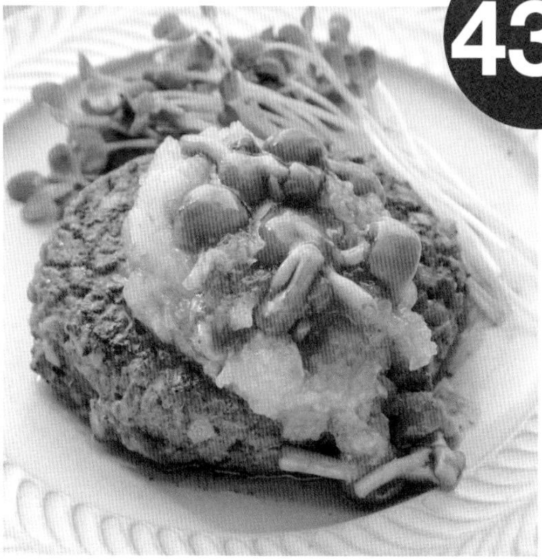

監修

国立研究開発法人国立国際医療研究センター
センター病院糖尿病内分泌代謝科第三糖尿病科医長
糖尿病情報センター長

大杉満

料理

管理栄養士

大越郷子

西東社

あらためて考える糖尿病の食事療法の重要性

国立研究開発法人国立国際医療研究センター　センター病院糖尿病内分泌代謝科
第三糖尿病科医長　糖尿病情報センター長
大杉　満

２０１９年の『国立国際医療研究センター病院の一生役立つ糖尿病レシピ４１０』刊行時から、世の中は大きく変化しています。世間を大きく揺るがした事態として、新型コロナウイルス感染症が世界的な流行を見せ、日本でも人々の行動様式が大きく変わりました。２０２３年５月からはこのウイルスの感染症法上の扱いが軽減され、日常の営みがゆっくりとコロナ以前の姿を取り戻しつつあります。この間に、日々の生活が変わって外出が減ってしまうことや、食事が思うようにできないことが、健康にとってよくない影響を与えることを目の当たりにし、改めて、体を動かし続けることと、食生活を整えることの重要性を認識しました。

糖尿病の診療は、進歩し続けています。しかしながら、糖尿病を患う人で、自分が糖尿病であることを知っていたり、通院し続けたりしている患者は半分くらいであろう、という状況に大きな変化はないようです。そして通院していても、薬で治療されている患者のおよそ半分しか、満足のゆく血糖コントロールになっていない、とも言われます。

糖尿病の診断がついて病院に通うようになると、今まで自由にできていた食事ができなくなるのでは、運動などをする習慣がないのに強制されるのでは、飲みたくもない薬を飲まなくてはいけないのでは…。そのように思う方がまだ多いのではないかと思います。しかしながら病を得たことで、自分の生活習慣が自分の体質と合わないと考えていただき、自分の生活や食べ物・食べ方を見直す機会にしてほしいと常に思います。

「糖尿病によい食事」は楽しみの少ない食事ではなく、高血圧や、がん、認知症などの病気の予防にも繋がる「体にとってよい食事」であることがわかってきています。工夫次第で、おいしく楽しく続けられるものです。この本を参考に、食事を豊かにしてくれるような生活を送っていただきたいと願っています。

糖尿病の食事療法を無理なく続けるために

管理栄養士
大越郷子

糖尿病と聞くと、「あれもこれも食べてはダメ」と食事にいろいろな制限があるとイメージするかもしれません。食べ過ぎや食材・栄養の偏りはよくありませんが、糖尿病食は実は、食べてはいけない食材はほとんどありません。

この本のレシピは、身近な食材や調味料を使った家庭料理はもちろん、中華や韓国風など、飽きのこない味つけの工夫もたくさん。さらに、短時間で簡単に作れるものから、ちょっと手の込んだものまで、全４３０品と幅広いレパートリーを用意しました。

さらに、オートミールやおからパウダーといった注目食材を使ったレシピも取り入れています。たんぱく質やビタミン、食物繊維などが豊富に含まれているので栄養価がアップする上、噛み応えや食べ応えも出て満足感が得られるおすすめの食材です。

この本のレシピがお役に立ち、食事作りや食べることを楽しみながら、食事療法を無理なく続けていただきたいと思います。

目次

1章 糖尿病の食事

2章 糖尿病食3日間スタート献立

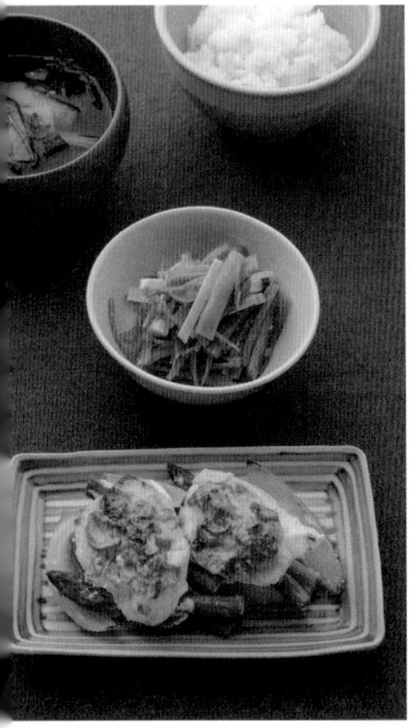

3章 主菜

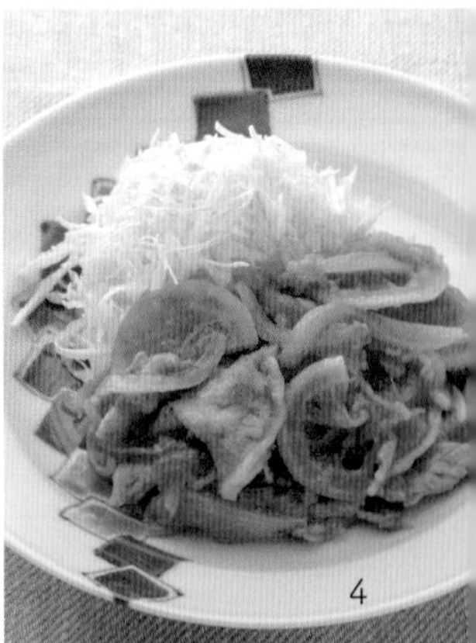

4章 副菜

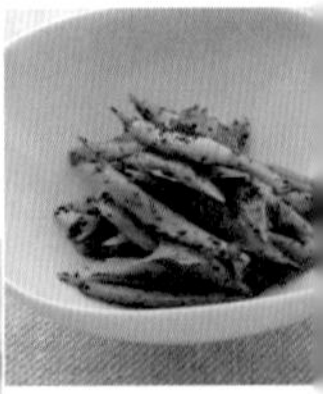
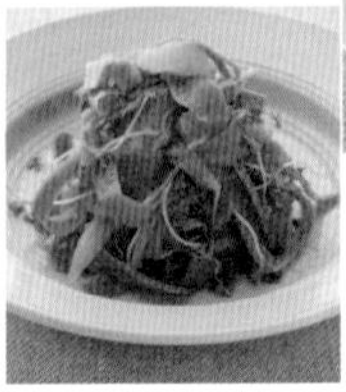

糖質の多い食材

汁物・スープ

5章 常備菜・おつまみ

特集 ヘルシースイーツ

6章 ごはん・麺・オートミール・パン、お弁当

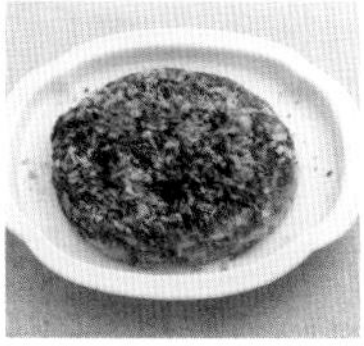

特集 イベントのごちそう献立

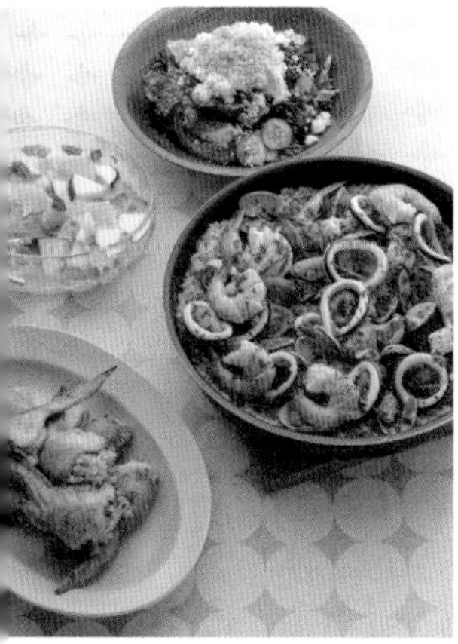

7章 糖尿病の基礎知識

この本の決まり

- 材料の分量はすべて正味重量(皮、根など食べない部分を廃棄した実際に口に入る重量)です。
- 本書のレシピは1人分を基本にしています。なかには作りやすい分量で紹介しているものもあります。
- 各料理に表示しているデータは、特に記載のない限りすべて1人分です。
- 材料やレシピ内に表示している大さじ1＝15ml、小さじ1＝5mlです。
- 火力は特に表記していないものは、中火です。
- 電子レンジの加熱時間は600Wでの目安です。機種によって異なる場合や、W数によって差がありますので、ようすを見ながら調節してください。
- フライパンや鍋はフッ素樹脂加工のものを使用することで、油の使用量をおさえています。
- バターは塩分を控えるために塩分不使用タイプを使用しています。
- 塩は精製塩を使用しています。
- 医師の指導を受けている方は、指示に従ってください。
- 栄養価は、「日本食品標準成分表2020年版(八訂増補2023年)」(文部科学省)に基づいて計算しました。

本書は、2024年4月10日現在の情報にもとづいています。

この本の使い方

本書は、主菜、副菜など、全部で430品のレシピを紹介しています。
糖尿病の食事を考えるときに、活用してください。

まずは食事の量や味つけを体感しましょう

今までの食事との違いを覚えるための３日間のモデル献立です。献立の組み合わせ方や味つけの濃さなどの参考になります。まずは３日間、この通りに試してみましょう。

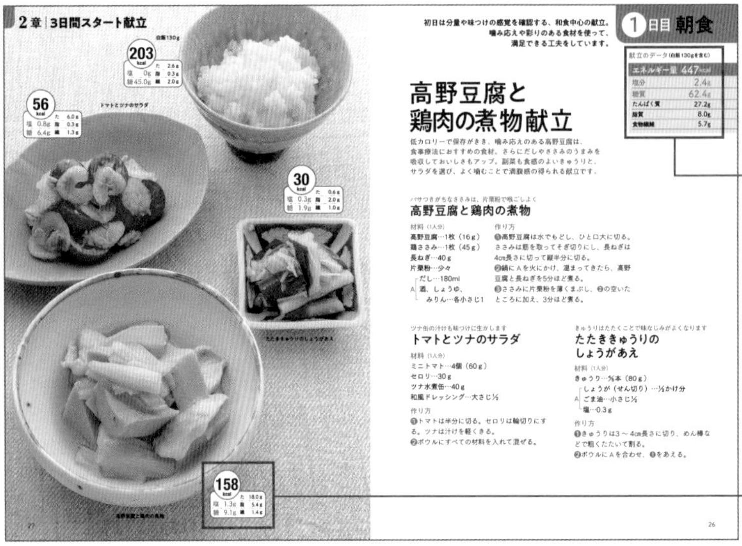
2章｜3日間スタート献立

白飯130g
203 kcal 塩 0g 糖 45.0g た 2.6g 脂 0.3g 繊 2.0g

トマトとツナのサラダ
56 kcal 塩 0.8g 糖 6.4g た 6.0g 脂 0.3g 繊 1.3g

30 kcal 塩 0.3g 糖 1.9g た 0.6g 脂 2.0g 繊 1.0g
たたききゅうりのしょうがあえ

158 kcal 塩 1.3g 糖 9.1g た 18.0g 脂 5.4g 繊 1.4g
高野豆腐と鶏肉の煮物

27

初日は分量や味つけの感覚を確認する、和食中心の献立。
噛み応えや彩りのある食材を使って、
満足できる工夫をしています。

1日目 朝食

献立のデータ（白飯130gを含む）

エネルギー量	447kcal
塩分	2.4g
糖質	62.4g
たんぱく質	27.2g
脂質	8.0g
食物繊維	5.7g

高野豆腐と
鶏肉の煮物献立

低カロリーで保存がきき、噛み応えのある高野豆腐は、食事療法におすすめの食材。さらにだしやささみのうまみを吸収しておいしさもアップ。副菜も食感のよいきゅうりと、サラダを選び、よく噛むことで満腹感の得られる献立です。

パサつきがちなささみは、片栗粉で喉ごしよく
高野豆腐と鶏肉の煮物

材料（1人分）
高野豆腐…1枚（16g）
鶏ささみ…1枚（45g）
長ねぎ…40g
片栗粉…少々
A［だし…180ml 酒、しょうゆ、みりん…各小さじ1］

作り方
❶高野豆腐は水でもどし、ひと口大に切る。ささみは筋を取ってそぎ切りにし、長ねぎは4cm長さに切って縦半分に切る。
❷鍋にAを火にかけ、温まってきたら、高野豆腐と長ねぎを5分ほど煮る。
❸ささみに片栗粉を薄くまぶし、❷の空いたところに加え、3分ほど煮る。

ツナ缶の汁けも味つけに生かします
トマトとツナのサラダ

材料（1人分）
ミニトマト…4個（60g）
セロリ…30g
ツナ水煮缶…40g
和風ドレッシング…大さじ½

作り方
❶トマトは半分に切る。セロリは輪切りにする。ツナは汁けを軽くきる。
❷ボウルにすべての材料を入れて混ぜる。

きゅうりはたたくことで味なじみがよくなります
たたききゅうりの
しょうがあえ

材料（1人分）
きゅうり…⅘本（80g）
A［しょうが（せん切り）…½かけ分 ごま油…小さじ½ 塩…0.3g］

作り方
❶きゅうりは3～4cm長さに切り、めん棒などで粗くたたいて割る。
❷ボウルにAを合わせ、❶をあえる。

26

2章
糖尿病食3日間スタート献立

・ごはん（白飯）も含めた、献立全体の１人分の栄養価です。

・料理ごとにエネルギー量、食塩相当量（塩分）、糖質、たんぱく質、脂質、食物繊維の数値を表示しています。

158 kcal
塩 1.3g　た 18.0g
糖 9.1g　脂 5.4g
　　　　　繊 1.4g

バランスのよい献立が簡単に作れます

主菜、副菜、常備菜、汁物など、献立を立てやすいようカテゴリー別になっています。
自分の適正エネルギー量になるように組み合わせてください。

3章 主菜

メインとなるおかずを食材別に紹介しています。

4章 副菜

食材別に副菜を紹介しています。汁物も掲載しています。

5章 常備菜・おつまみ

いざというときに便利な常備菜、どうしてもアルコールを飲みたいときのおつまみを紹介しています。

6章 ごはん・麺・オートミール・パン、お弁当

昼食に便利な主食やお弁当を紹介しています。

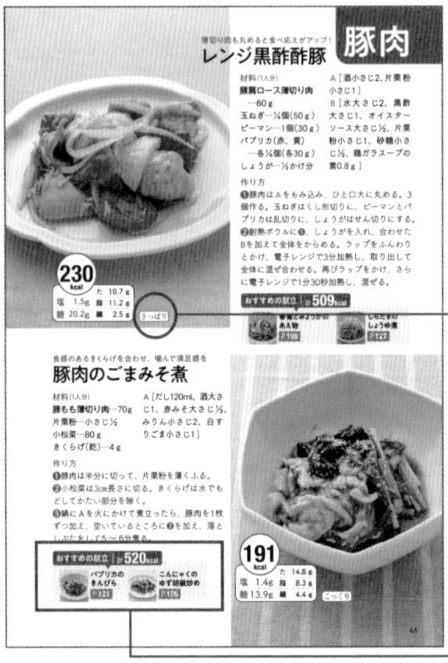
豚肉

薄切り肉も丸めると食べ応えがアップ！
レンジ黒酢酢豚

材料（1人分）
豚肩ロース薄切り肉…60g
玉ねぎ…¼個(50g)
ピーマン…1個(30g)
パプリカ(赤、黄)…各¼個(各30g)
しょうが…½かけ分
A［酒小さじ2、片栗粉小さじ1］
B［水大さじ2、黒酢大さじ1、オイスターソース大さじ½、片栗粉小さじ1、砂糖小さじ½、鶏ガラスープの素0.8g］

作り方
❶豚肉はAをもみ込み、ひと口大に丸める。3個作る。玉ねぎはくし形切りに、ピーマンとパプリカは乱切りに、しょうがはせん切りにする。
❷耐熱ボウルに❶、しょうがを入れ、合わせたBを加えて全体をからめる。ラップをふんわりとかけ、電子レンジで3分加熱し、取り出して全体に混ぜ合わせる。再びラップをかけ、さらに電子レンジで1分30秒加熱し、混ぜる。

230 kcal 塩 1.5g 糖 20.2g た 10.7g 脂 11.2g 繊 2.5g
さっぱり

おすすめの献立 計509kcal
しらたきのしょうゆ煮

食感のあるきくらげを合わせ、噛んで満足感を
豚肉のごまみそ煮

材料（1人分）
豚もも薄切り肉…70g
片栗粉…小さじ½
小松菜…80g
きくらげ(乾)…4g
A［だし120ml、酒大さじ1、赤みそ大さじ½、みりん小さじ2、白すりごま小さじ1］

作り方
❶豚肉は半分に切って、片栗粉を薄くふる。
❷小松菜は3cm長さに切る。きくらげは水でもどしてかたい部分を除く。
❸鍋にAを火にかけて煮立ったら、豚肉を1枚ずつ加え、空いているところに❷を加え、落としぶたをして5～6分煮る。

おすすめの献立 計520kcal
パプリカのきんぴら
こんにゃくのゆず胡椒炒め

191 kcal 塩 1.4g 糖 13.9g た 14.8g 脂 8.3g 繊 4.4g
こっくり

・味マーク　食べたときの味の印象を７種類で表示しています。

さっぱり	酢や柑橘、梅、ドレッシングなどのさわやかな味
あっさり	塩味や薄いしょうゆ味、コンソメ味などのシンプルな味
こっくり	みそ、バター、ソース、チーズなど比較的濃厚な味
ピリ辛	わさび、唐辛子、豆板醤など辛みをきかせた味
甘辛	砂糖＋しょうゆ、砂糖＋みそなど和風の味
スパイシー	こしょうやカレー粉などのスパイスをきかせたメリハリのある味
エスニック	ナンプラーやチリソースを使ったアジアンな味

・3章主菜では、おかずの献立の組み合わせを紹介しています。栄養価は、おかずの数値に主食(白飯130g・203kcal)分を加えて計算しています。

1章
糖尿病の食事

糖尿病治療では、食事療法がメインです。
どのような食生活が大切なのかを
しっかり覚えましょう。

糖尿病とは

糖尿病は血液中の糖が基準値を超え、継続して高い状態が続きます。そのままにすると、血管が傷つき、命に関わる合併症を引き起こすこともあります。

血糖値（血液中のブドウ糖濃度）が高くなる病気

糖尿病は、血液中に血糖（血液中を流れるブドウ糖）が増えてしまう病気です。健康ならば、すい臓から分泌されるインスリンというホルモンが働き、血液中の血糖は一定の範囲内に保たれますが、生活習慣やその他の原因により、糖尿病になると、インスリンの分泌が不足したり、働きが悪くなり血糖値の高い状態が続きます。すると、血管は徐々に傷つき、腎臓障害、眼の障害、神経障害など糖尿病特有の合併症に発展したり、動脈硬化が進んで心筋梗塞、脳卒中などを引き起こすこともあります。

また、著しく高い血糖値は、それだけで昏睡など、糖尿病の急性合併症を起こすことがあります。

血糖値とインスリンの働きと関わり

食事からとった糖質はブドウ糖などに分解され、小腸から吸収されて血液中へと流れ込みます。

血液中のブドウ糖はインスリンの助けを借りて細胞内に取り込まれ、体や脳のエネルギー源になります。このように、インスリンは血液中の糖のコントロールをし、血糖値を一定の範囲内におさめています。

糖尿病になると、インスリンが十分に働かなくなります。インスリンの作用が低下する原因は2通りあり、すい臓機能の低下で十分なインスリンを作れない「インスリン分泌不足」と、インスリンは十分な量が分泌されているけれど、効果を発揮できない「インスリン抵抗性」があります。

糖尿病の種類

糖尿病には原因や発症の経緯により種類があります。大きく分けて「1型」と「2型」があり、全体の9割以上を占めるのが、生活習慣が誘因になる2型糖尿病です。

1型糖尿病と2型糖尿病の特徴

1型糖尿病		2型糖尿病
若い人に多い	発症年齢	中高年に多い
急激に症状が出て、糖尿病になることが多い	症状	症状が出ないこともあり、気がつかないうちに進行する
やせ型の人が多い	体型	肥満の人が多いが、やせ型の人もいる
すい臓でインスリンを作るβ細胞という細胞が壊れてしまうため、インスリンがすい臓からほとんど出なくなり、血糖値が高くなる	原因	生活習慣や遺伝的な影響により、インスリンが出にくくなったりして血糖値が高くなる
インスリン注射	治療	食事療法・運動療法、飲み薬、インスリンなどの注射

血糖とインスリンの関わり

糖尿病は、インスリンが十分に働かないために、血糖が増えてしまう病気です。インスリンと血糖の働きを見てみましょう。

糖とインスリンの働き

糖が細胞の前に到着すると、インスリンが細胞の入口を開けて、糖は速やかに細胞の中に入れます。インスリンは細胞の入口を開ける鍵のような役割を果たし、血液中の糖の濃度を一定の範囲におさめています。

インスリンが十分に働かない状況

1 インスリン分泌不足

インスリン（鍵）が不足して、糖が細胞の中に入れない、糖の取り込みがうまくいかない状態です。すい臓の機能が下がり、十分なインスリンを作れません。細胞の入口を開けるためのインスリン（鍵）が不足しているので、糖が中に入れず、血液の中にあふれてしまいます。

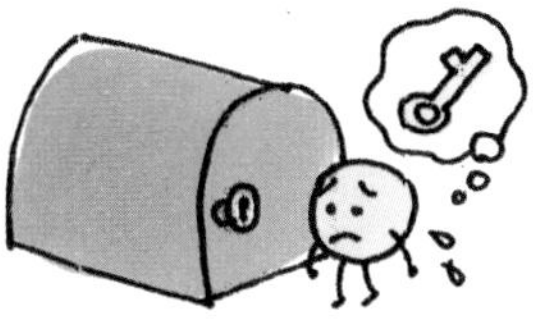

2 インスリン抵抗性

インスリン(鍵)があっても、細胞に異常があり、ドアの立てつけが悪く細胞の入口が開きにくい状態で糖が効率よくとり込めず、血液中にあふれてしまいます。インスリンは十分な量が分泌されているけれども、効果を発揮できない状態です。肥満になると、インスリンが働きにくくなります。

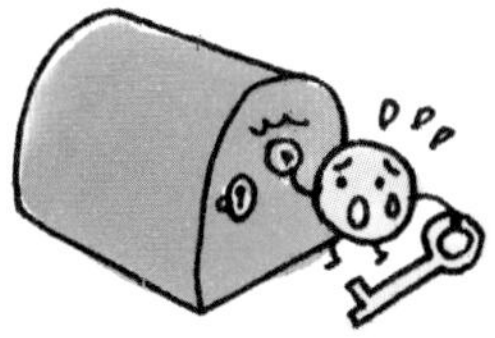

血糖値が高くなる原因にはこの2通りがある

出典：国立国際医療研究センター　糖尿病情報センター

その他、「糖尿病以外の病気や治療薬の影響による糖尿病」、妊娠時の糖代謝異常による「妊娠糖尿病」があります。

痛みや自覚症状がないので要注意！

糖尿病の初期は、ほとんど症状がなく、気がつかない人も多くいます。糖尿病特有ののどが渇く、尿の回数が増える、体重が減るといった症状が出るのは、かなり糖尿病が進行してからなのです。このように糖尿病は、自覚しにくいため、知らない間に病状が悪化してしまう場合も少なくありません。糖尿病と一度診断されたら、現代の医学では完全に治すことはできません。生涯血糖値をコントロールしながら病気とつきあっていくことになります。

病気と診断される前に予防することが大切ですが、糖尿病、糖尿病予備群と診断されたらすぐに、食事療法をはじめとする生活改善を始めることが重要です。

糖尿病の食事の基本

糖尿病の人の食事は、血糖値をコントロールすることがとても重要です。規則正しく、適正な総エネルギー摂取量で、栄養バランスのとれた食事が基本です。

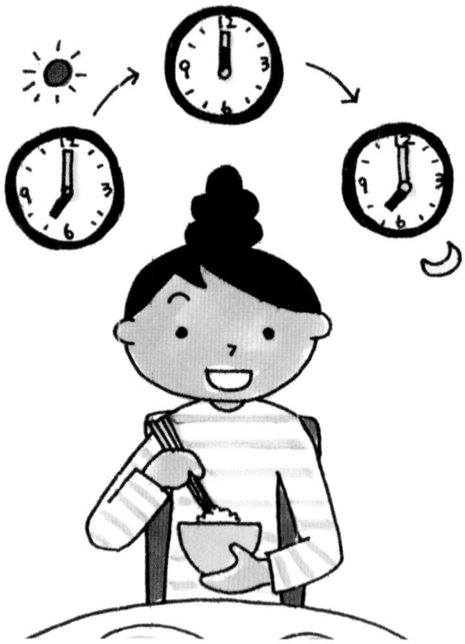

基本1 規則正しく食べ、血糖値をコントロール

糖尿病の食事療法では、血糖値をコントロールすることが大切になります。朝食・昼食・夕食と1日3食を規則正しく食べることで、血糖値の急激な変動を防ぎ、血糖値は安定しやすくなります。

1日に食べる総量は同じでも3回に分け、食事と食事の間隔を4～5時間とり、就寝の2～3時間前には夕食をすませるようにしましょう。

食事制限をしなければならないからと朝食を抜いたり、一度にたくさん食べたり、不規則に食べたり食べなかったりすると、血糖値をコントロールしにくくなるので注意しましょう。

基本2 適正な総エネルギー摂取量を守る

高血糖をまねく最大の原因は食べ過ぎによるエネルギーの過剰摂取。エネルギーとは、食品が体内でどれくらいの熱量になるのかを表すものです(単位はｋｃａｌ)。

1日に必要な総エネルギー摂取量は、体格や活動量など、人によって、また症状によって異なります。自分にとって適正な総エネルギー摂取量を守り、3食バランスよくとるのが理想ですが、厳密さを求め過ぎると、続けることが難しくなってしまいます。

前後の食事、また数日の間で調整できるように心がけ、無理なく続けられるようにしましょう。

基本3 バランスのとれた食事をとる

適正な総エネルギー摂取量を守れば、何を食べてもよいわけではありません。エネルギー量ばかりに気を配りすぎず、栄養が偏らないようにしましょう。血糖値を急激に上昇させる糖分が多いものや、内臓脂肪がつきやすい脂っこいものを控えるように意識するのもポイントです。

総エネルギー摂取量を守る

1日に必要なエネルギー量は人や症状によって変わります。自分に合った総エネルギー摂取量を知りましょう。

適正な総エネルギー摂取量とは

1日の総エネルギー摂取量は人によって異なり、「目標体重」と「エネルギー係数」を基にして算出します。「目標体重」とは健康維持に最も適した体重のことで、身長から求めます。身体活動量とは日常生活の中での体を動かす強度のことで、軽い・普通・重いに分けられ、体重あたりに必要な「エネルギー係数」が定められています。同じ体格でもデスクワークと力仕事では消費するエネルギー量は異なり、1日に必要な総エネルギー摂取量も異なります。

総エネルギー摂取量は、症状や合併症があるかないかによっても状況が異なり、計算式に当てはまらない場合もあるので、必ず医師の指導に従ってください。

1日の総エネルギー摂取量の目安 算出表

① 目標体重を求める

身長 (m) × 身長 (m) ×22※＝ 目標体重 (kg)

※65歳未満は22、65歳以上は22～25、また75歳以上の方は医師または管理栄養士に相談しましょう。

② 1日の総エネルギー摂取量の目安を計算する

目標体重 (kg) × 体重1kgあたりに必要なエネルギー 25 or 30 or 35 (kcal/kg) ＝ 総エネルギー摂取量 (kcal)

身体活動レベルと必要エネルギー

体重1kgあたりに必要なエネルギーは、日常生活の身体活動レベルによって異なります。右の表から自分にあてはまる係数の数値を選んで入れてください。

身体活動レベル	エネルギー係数	判断基準
軽い労作	25～30kcal	多くの時間を座って過ごしている人
普通の労作	30～35kcal	通常の家事をしている人、軽い運動をしている人
重い労作	35kcal以上	重労働をしている人、力仕事が多い人

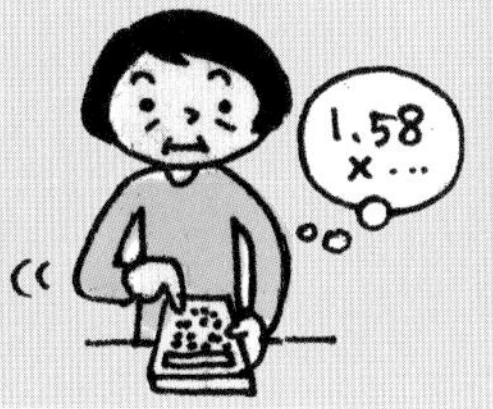

例）身長が158㎝、60歳の専業主婦の女性の場合

❶ 目標体重は「1.58m×1.58m×22＝54.9208kg」

❷ 身体活動レベルは普通だから30kcal/kg
「54.92kg × 30kcal/kg ＝1,647.6kcal」
つまり適正な総エネルギー摂取量は、約1,647kcal

バランスのよい食事をとる

五大栄養素をバランスよくとることが大切です。ＰＦＣバランスも意識しましょう。

五大栄養素をバランスよくとる

人が生きていくために必要な栄養素は、エネルギー源や体を構成する成分になる「炭水化物（糖質）」、「たんぱく質」、「脂質」の三大栄養素に、体の機能を維持・調整する働きのある「ビタミン」、「ミネラル」の２つを加えた五大栄養素です。

五大栄養素をバランスよくとるには、主食（ごはん、パン、麺類など）、主菜(肉、魚、大豆製品、卵などを含むおかず)、副菜(野菜、きのこ、海藻類などのおかず）の定食スタイルにします。ビタミンとミネラルが不足することが多いので、エネルギー量の少ない副菜を増やしたり、果物や乳製品を補うと、いろいろな栄養素を適量とることができます。

主菜1品、副菜２品、主食1品の定食スタイルがおすすめ

国立国際医療研究センター病院の献立例：**回鍋肉献立**

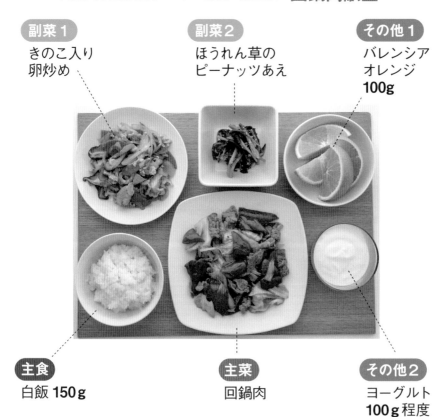

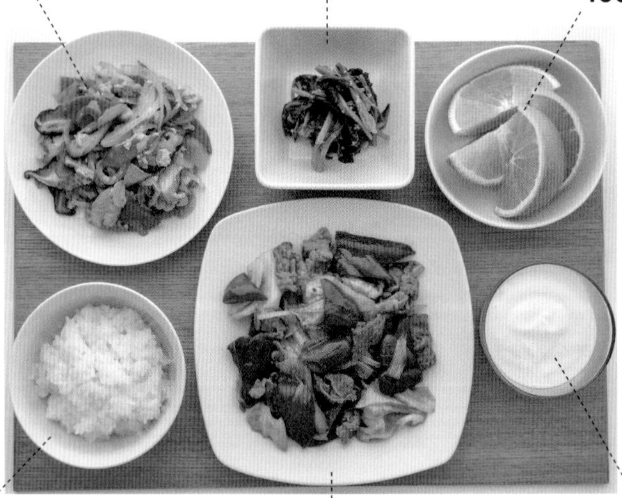
副菜１
きのこ入り卵炒め
副菜２
ほうれん草のピーナッツあえ
その他１
バレンシアオレンジ **100g**
主食
白飯 **150g**
主菜
回鍋肉
その他２
ヨーグルト **100g**程度

必要な栄養素とその働き

バランスのよい食事をとるため、栄養素の種類とその働きを覚えておきましょう。

エネルギーになる

炭水化物 Carbohydrate

糖質と食物繊維から構成されています。

糖質

ごはんや麺、パンなどの主食に多く含まれ、脳と体のエネルギーとなります。

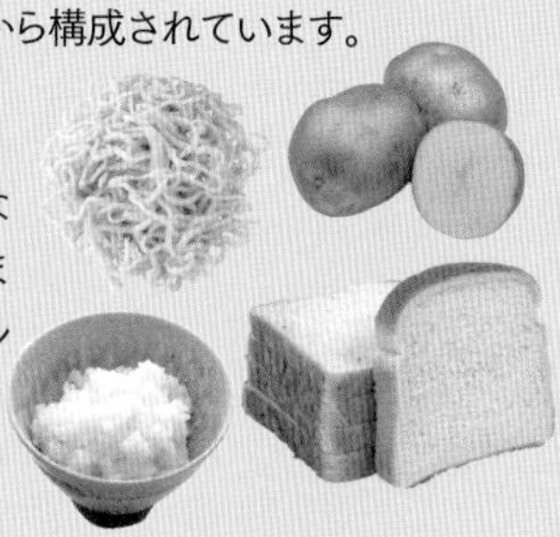

食物繊維

きのこ、海藻などに多く含まれ、ほぼ消化吸収されません。食後の血糖値の急激な上昇やコレステロール値の上昇をおさえる働きがあります。

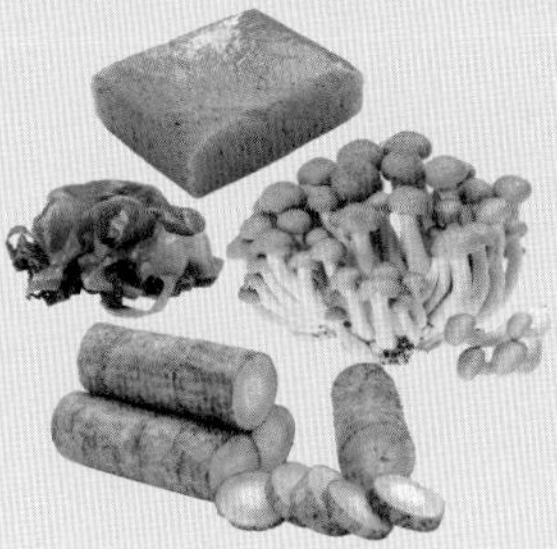

たんぱく質 Protein

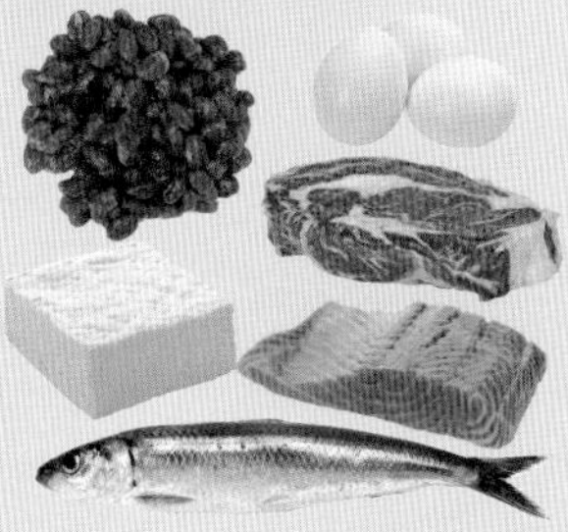

筋肉や臓器など、体を形作る重要な栄養素です。動物性たんぱく質（肉や魚、卵）と植物性たんぱく質（大豆製品など）をバランスよくとりましょう。

脂質 Fat

バターや油の他、肉や魚の油脂も含まれます。体のエネルギーとなり、ホルモン、細胞などを作る材料となります。良質な油を適量摂取しましょう。

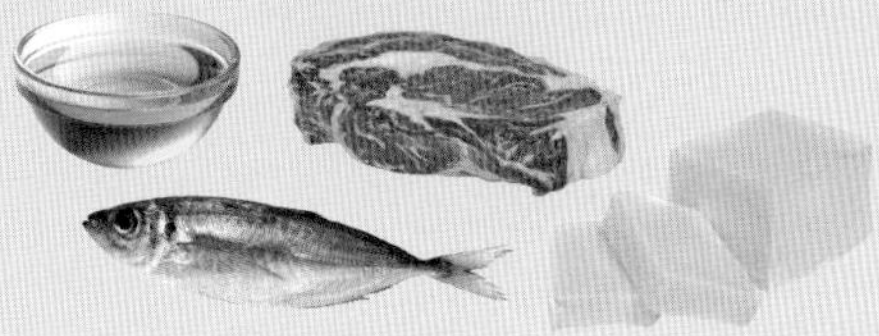

体の調子をととのえる

ビタミン vitamin

ビタミンA、C、Eなど、さまざまな種類があり、体の潤滑油として働きます。

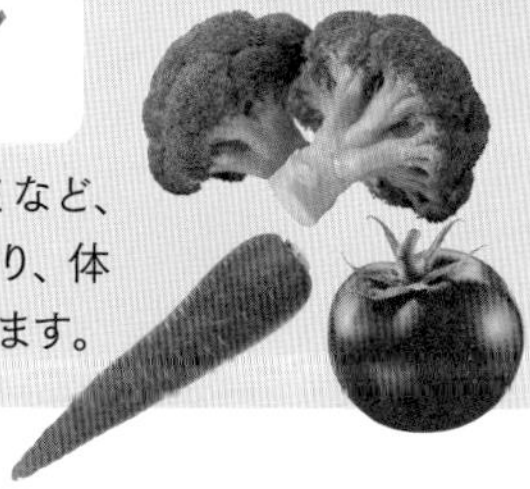

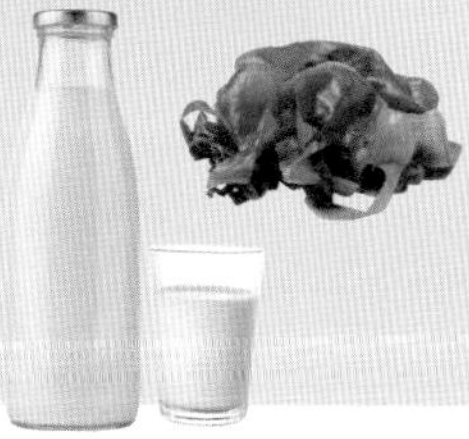

ミネラル mineral

カルシウム、鉄、カリウムなど。三大栄養素の働きを助けてくれます。

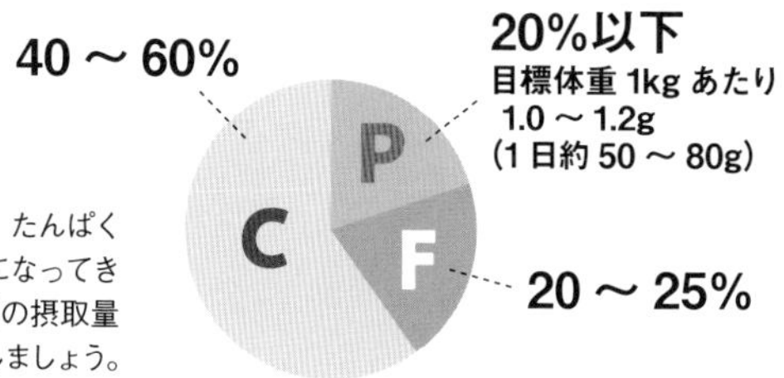

※腎症３期以降の方は、たんぱく質の摂取に制限が必要になってきます。適正なたんぱく質の摂取量については、医師に相談しましょう。

理想のPFCバランス

エネルギーのもととなる三大栄養素のＰ（たんぱく質）、Ｆ（脂質）、Ｃ（炭水化物）。健康に生活するために最も必要な栄養です。このグラフは、どのような配分で摂取するとよいのかを表しています。献立を考える際に参考にしましょう。

栄養バランスのよい献立とは

献立を考えるときに、具体的にどのような順で決めていくとよいのか、考え方や注意点などを解説します。

主食＋主菜＋副菜のそろった食事をとる

毎食、主食・主菜・副菜をそろえるようにすると、五大栄養素をバランスよくとることができます。

「主食」はごはんや麺類、パン、「主菜」はたんぱく質がとれる肉や魚などを中心にしたおかず、「副菜」には野菜・きのこ類・海藻類を使ったものを、それぞれ食材や調理法を変えてバラエティをもたせた献立にするとよいでしょう。

塩分の多い汁物や漬物はどちらかを1日1回、間食やデザートは、果物や乳製品を総エネルギー摂取量の中でとります。高エネルギーになる揚げ物は週に1～2回を目安に食べ過ぎに注意しましょう。

主食・主菜・副菜の組み立て方

主菜

主にたんぱく質と脂質を中心にしたメインとなるおかず。肉や魚介類、大豆製品、卵などを使い、同じ食品に偏らないようにしてバランスをととのえます。調理法を工夫して脂質のとり過ぎに注意しましょう。

➡レシピは3章（P.45～94）

主食

ごはんやパン、麺類など、主に糖質を多く含み、エネルギーの中心になります。主菜や副菜にも糖質が含まれるので、主食は1日の総エネルギー摂取量の40～50％に当たる量を換算して選びます。

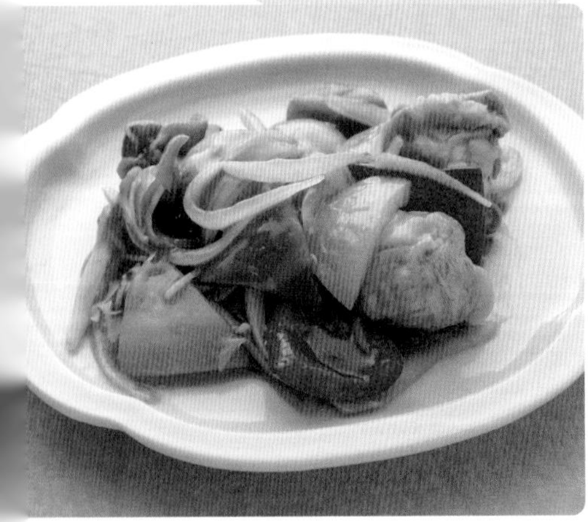

レンジ黒酢酢豚（P.46）

230kcal

＋

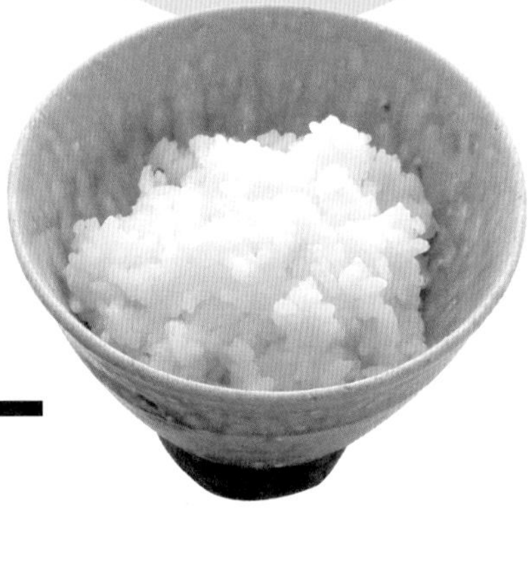

白飯 130g

203kcal

コツ1 ゆっくりよく噛む

早食いは食べ過ぎにつながります。満腹感が脳に伝えられるまで、食べ始めから15分ほどかかるため、ひと口の量をゆっくりとよく噛んで食べましょう。

コツ2 野菜から食べる

食物繊維を多く含む野菜、きのこ類、海藻類から食べ始めると血糖値の上昇がゆるやかになります。続けて主菜、主食の順に食べます。

コツ3 大皿盛りは避ける

大皿から取り分けると、どれだけ食べたか把握しづらくなるので、盛りつけは1人分ずつに。大皿のときは取り皿を用意し、1人分の食べる分量をあらかじめ取り分けます。

デザート・おやつ

食事以外のデザートやおやつは、エネルギーや糖質のとり過ぎにつながります。どうしても食べたい場合は、1日のエネルギー量や栄養バランスの中で選ぶようにします。

ビタミン、ミネラルを含む果物や、たんぱく質やカルシウムを含む乳製品などを選びましょう。

➡レシピは P.173～178

副菜

野菜、海藻、きのこなど主にビタミン、ミネラル、食物繊維を多く含む食材を使います。エネルギー量が低い食材を選んで品数を増やしたり、主菜と食材や調理法が違うものを選べば、栄養バランスがととのい、献立にバリエーションも出ます。

➡レシピは4章（P.95～150）

1食あたりのエネルギー量を算出しましょう

1食あたり 509kcal ＝

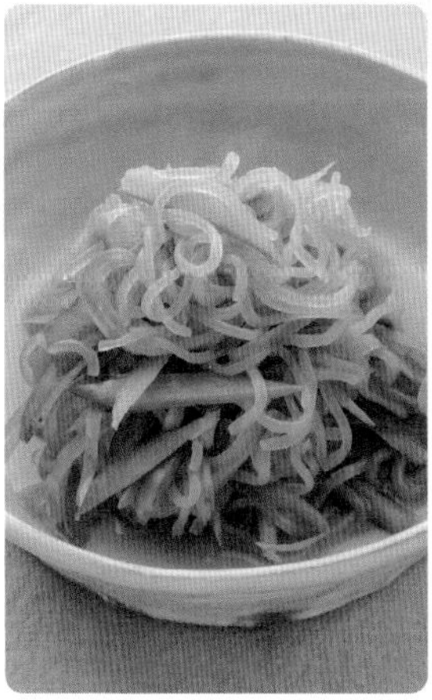

しらたきのしょうゆ煮（P.127） 43kcal

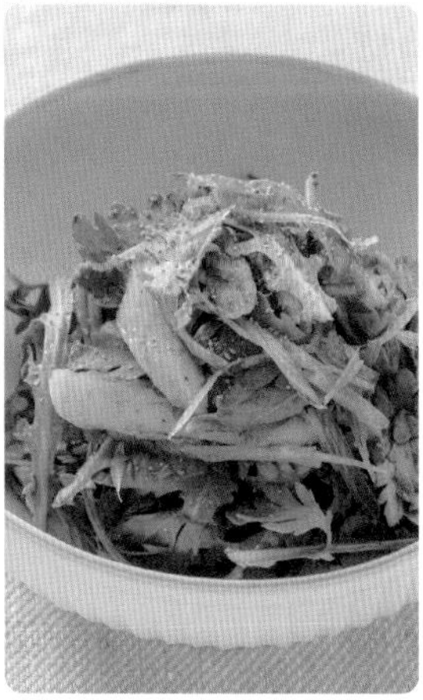

春菊とみょうがのあえ物（P.108） 33kcal

＋

炭水化物の適正量

炭水化物（糖質）をとり過ぎると血糖値上昇に大きく影響してしまいますが、まったくとらないのもよくありません。適正な量をとりましょう。

炭水化物のとり過ぎに注意する

炭水化物のとり過ぎはエネルギー量や糖質が過剰になり、血糖値上昇に関わるので注意が必要ですが、主食が不足すると空腹感が増し、たんぱく質や脂質のとり過ぎにもつながります。３回の食事で適正な量をとりましょう。

炭水化物はごはんやパン、麺類などに多く含まれており、体内でエネルギー源になる「糖質」と「食物繊維」に分けられます。そのうちの糖質には「糖類」が含まれ、果物などに含まれるぶどう糖や果糖などの「単糖類」と、砂糖のしょ糖などの「二糖類」があります。他にでんぷんやオリゴ糖などの「多糖類」があります。単糖類に比べると、多糖類のでんぷんは、血糖値の上昇がゆるやかです。

1食の主食の目安を知っておきましょう

（1日の総エネルギー摂取量が約 1600kcal の場合・約 250kcal）

シリアル
65 g

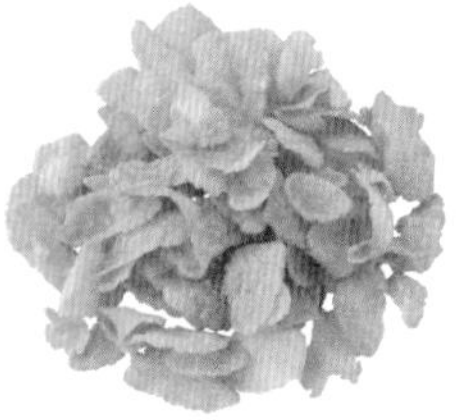

食パン
100 g
（6枚切り1$\frac{2}{3}$枚）

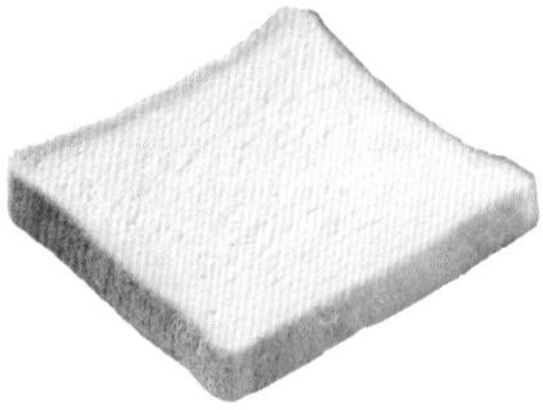

精白米ごはん
160g
（小さい茶碗１杯分）

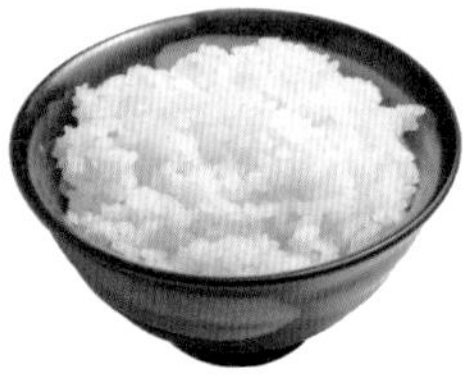

スパゲッティ（ゆで）
160g

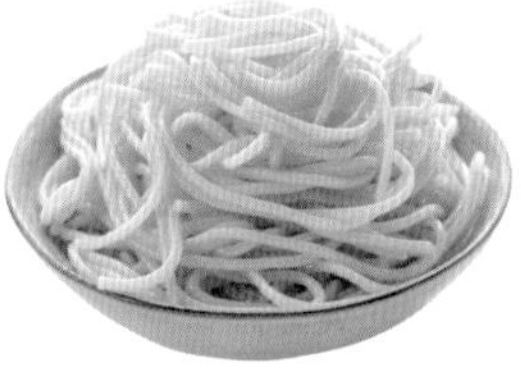

うどん（ゆで）
260g

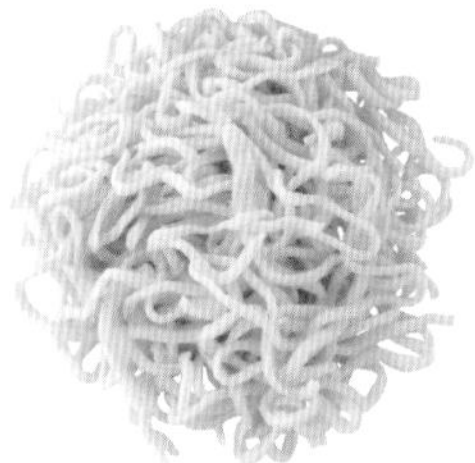

そば（ゆで）
190 g

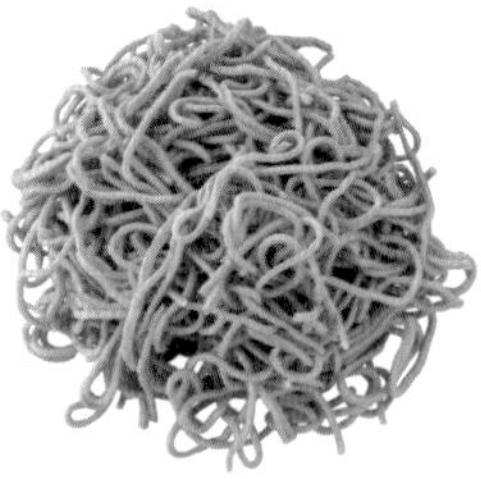

コツ1 ごはんやパン、麺は真っ白ではないものを

未精製のごはんやパンには、食物繊維などが多く含まれ、血糖値の上昇をゆるやかにしてくれます。玄米や雑穀入りのごはん、ライ麦や全粒粉入りのパンなどを選びましょう。

コツ2 果物は糖質なので、食べ過ぎに注意する

果物にはビタミン、食物繊維など栄養も多く含まれますが、果糖も多いので、食べ過ぎると血糖値や中性脂肪の値を上げる原因になります。量はほどほどにしましょう。

コツ3 糖質＋油の料理はできるだけ避ける

ラーメンやカレーライス、炒飯、ケーキなど「糖質と油」は、エネルギー量が多く太りやすい組み合わせです。糖質は血糖値の上昇に影響します。油脂は血糖値を下げにくくするので注意をしましょう。

実は糖質が多い野菜や食品

穀物の他、いも、豆（大豆を除く）、炭水化物の多い野菜などは糖質を多く含みます。これらを使った副菜を食事に添える場合は、主食のごはんを減らして調整します。おやつや間食と同様に、1日のエネルギー量や栄養バランスの中で調整しましょう。

いも類　豆類　れんこん　とうもろこし　かぼちゃ

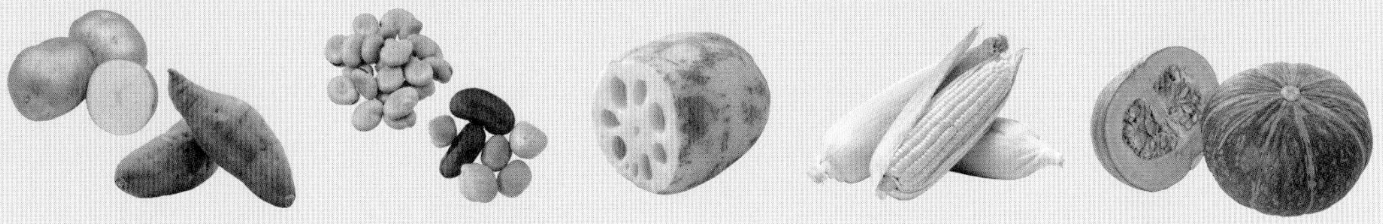

Q 血糖値を上げるものは**極力食べないほうがいいの？**

A 血糖値を上げる糖質のとり過ぎはダメですが、糖質を極端に制限すると低血糖になる恐れがあります。低血糖とは、食事の量や糖質を制限し過ぎたり、薬が効き過ぎたり、体調不良などの場合に、インスリンが過剰な状態になり、血糖値が下がり過ぎてしまうことを指します。

低血糖になると、だるさやめまい、震えや動悸などが起こります。低血糖になったら、吸収のよい糖質（ブドウ糖、砂糖、ジュースなど）をとり安静にし、必要に応じて医師の診断を受けましょう。

Q **糖質と炭水化物**って同じもの？どこが違うの？

A 糖質は炭水化物から食物繊維を除いたもの。糖質と炭水化物の違いは、食物繊維を含むか含まないかの違いです。

また、糖質は「糖類」と混同されやすいですが、糖類は糖質の一部。ブドウ糖や果糖など甘みを感じさせる成分のことです。ごはんやパンに含まれているでんぷんは、すぐに甘みを感じない糖質です。糖質＝糖類ではありません。いずれにせよ、糖類も糖質の一部ですので、とり過ぎには注意しましょう。

減塩のための調理の工夫

糖尿病はもちろん、生活習慣病を改善したい方、健康を維持したい方が控えたいのが塩分です。量をおさえるコツを覚えましょう。

高血圧にならないために、食塩の摂取量に注意！

食塩のとり過ぎは、高血圧をまねくことがあり、糖尿病の合併症のリスクが高まります。高血圧予防のため、1日の食塩摂取目安量を男性は7.5未満、女性は6.5ｇ未満に。高血圧がある場合は6ｇ未満、合併症がある場合は医師の指導に従いましょう。

コツ1 調味料の分量をきちんとはかる

調味料は、計量スプーンや計量カップを使ってきちんとはかり、分量を把握することが大切。使い過ぎも防げます。また、野菜をゆでる塩や、刺身、餃子などにつけるしょうゆも食塩摂取量に含まれるので分量をはかりましょう。

コツ2 香り、酸味、辛みで味にアクセントをつける

減塩することで味がぼやけて物足りなさを感じないように、香味野菜で味に深みや広がりを、酸味で味を引き締め、辛み、香辛料で味にインパクトをつけましょう。続けることで薄味にも慣れ、素材本来の味も楽しめます。

コツ3 だしのうまみを生かす

昆布やかつお節、煮干し、干ししいたけなどのうまみは、塩分を控えたいときにとても有効です。うまみたっぷりのだしを使うと、調味料をおさえても満足感のある味に仕上がります。ただし、市販の顆粒だしは食塩を含んでいることが多いので、成分表示を確認するようにしましょう。

減塩の工夫

塩分を控えるうえでの工夫をまとめました。
次のことにも注意して、塩分をとり過ぎないようにしましょう。

しょうゆはかけない、つける

しょうゆを使うときは、計量して小皿に入れて使います。味が足りない場合も、かけずにつけて使うようにしましょう。

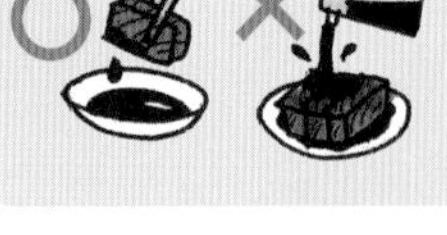

肉加工品、漬物、干物、練り製品は塩分が多いので控える

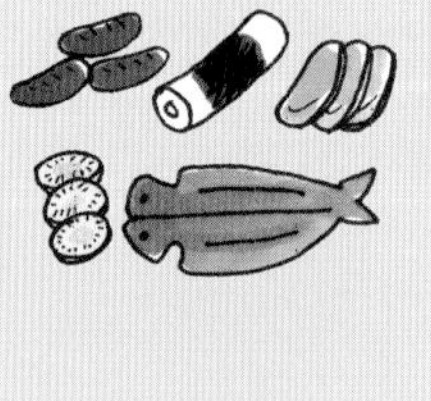

汁物は具を多くして、汁を減らす

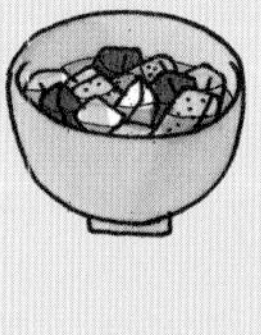

だし割りしょうゆ、減塩調味料を利用する

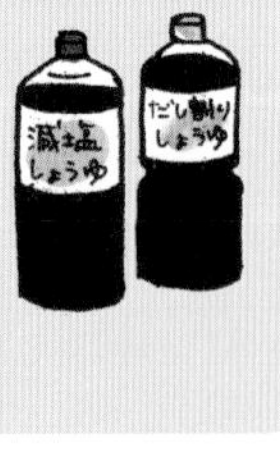

かしこい脂質のとり方

脂質のとり過ぎはよくありませんが、大切なのは脂質の質と量です。良質な脂質を知り、とり過ぎないようにしましょう。

良質な脂質を適量とりましょう

脂質は高エネルギーなのでとり過ぎには注意が必要ですが、効率のよいエネルギー源であり、細胞膜や血液、ホルモンの材料にもなる、私たちの体には欠かせないものです。

脂質は「飽和脂肪酸」と「不飽和脂肪酸」に分けられます。飽和脂肪酸は肉の脂やバターなどに多く含まれ、とり過ぎるとＬＤＬコレステロールや中性脂肪を増やし動脈硬化を促進します。一方、植物や魚などに多く含まれる不飽和脂肪酸はＬＤＬコレステロールを減らす働きがあります。

脂質は良質なものを意識して選び、適量をとることが大切です。肉や加工食品は控え、魚やナッツ類、オリーブ油などをとるようにしましょう。

脂質の種類

飽和脂肪酸

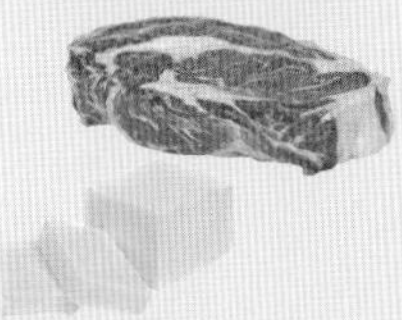

肉の脂に多く含まれ、血液中の中性脂肪やLDL コレステロールを増やし、血液の粘度を高めます。とり過ぎは肥満、高血圧、動脈硬化の要因になります。

不飽和脂肪酸

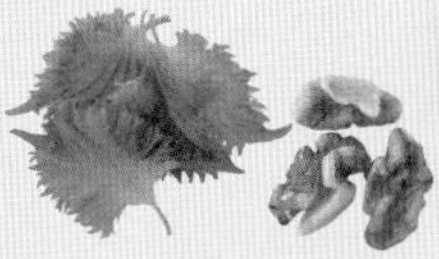

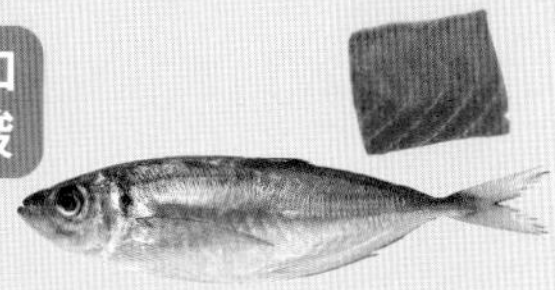

α - リノレン酸

しそ（えごま）油、アマニ油などに含まれます。血液中の LDL コレステロールを減らし、脳細胞の活性化、高血圧予防に。

EPA・DHA

青背の魚に多く含まれます。血液中の LDL コレステロールや中性脂肪を減らし、動脈硬化、高血圧予防に。

オメガ3

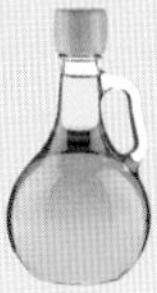

オレイン酸

オリーブ油、ヒマワリ油、菜種油などに含まれ、血液中の LDL コレステロールを減らし、動脈硬化を予防します。加熱に強いので、調理油などにおすすめ。

オメガ9

良質な脂質をとる調理テクニック

● 肉の脂の少ない部位にする

肉は部位によって脂質の量が異なります。牛肉や豚肉は赤身のもも肉やヒレ肉を選びましょう。

● フッ素樹脂加工のフライパンを使って油脂量を控える

油を使わなくても調理できるフライパンを使い、調理中に肉から溶け出した脂はキッチンペーパーなどでふき取りましょう。

● 肉の皮や脂を取り除く

鶏肉の皮や黄色い脂、牛肉や豚肉には脂肪が多く、取り除いてから調理するようにしましょう。

● 調理油は1食小さじ1を目安にする

油を使った料理は１食１品までにし、１食で使う油は小さじ１を目安にします。調理油はオメガ9の植物油を選びます。

食物繊維は積極的にとる

食物繊維は血糖値上昇をゆるやかにする働きがあるので、しっかりとりましょう。

食物繊維をとって血糖値をコントロール

食物繊維は炭水化物から糖質を除いたもので、体内で消化、吸収できない成分です。「水溶性食物繊維」と「不溶性食物繊維」があり、どちらも糖尿病の食事療法に役立ちます。

1日の摂取目標量は20g以上。副菜や主食、主菜のつけ合わせに食物繊維の多い食材を使うなど、意識してとり入れてみましょう。

水溶性食物繊維

オクラや海藻類などのネバネバする食品に多く含まれます。水に溶けて腸内で水分を含み、余分な糖質やコレステロールの吸収速度を遅くします。食後の血糖値上昇をゆるやかにする、血中コレステロール値の上昇をおさえるなどの働きがあります。

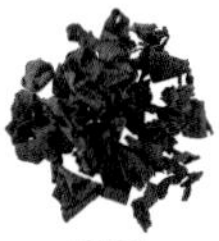
海藻

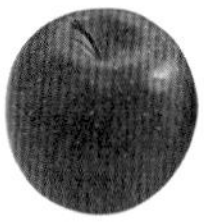
りんご

不溶性食物繊維

きのこやごぼうなど噛み応えのあるものに多く含まれ、満腹感が得らます。水に溶けず腸内で水分を吸収して膨らみ、体内の余分な有害物質を吸着して排出させます。排便を促進する作用があるので、便秘の予防になります。

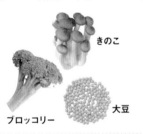

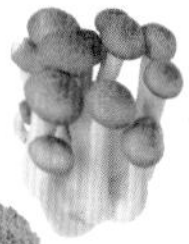
きのこ

ブロッコリー

大豆

コツ1 毎食、**食物繊維**の多い食材をとる

海藻類、豆類、きのこ類、根菜類など食物繊維の多い食材を意識してとります。野菜は蒸す、煮る、ゆでるなど加熱するとカサが減り、たくさん食べることができます。

少しずつでも毎食とり、食事の始めに食べると、血糖値の上昇をよりゆるやかにします。

コツ2 **主食**でも食物繊維量をアップ!

玄米や胚芽米、全粒粉入りのパンなどは、白米や白いパンなどに比べて、食物繊維が豊富です。主食をこれらに置き換えるとよいでしょう。

コツ3 **おからパウダー**や**オートミール**を活用する

最近注目を集めているおからパウダーやオートミール。主食や菓子の材料として使用される米や小麦粉と比べて糖質が少なく、食物繊維が多く含まれています。腹もちもよいので、料理に使いましょう。本書でもレシピを紹介しています。

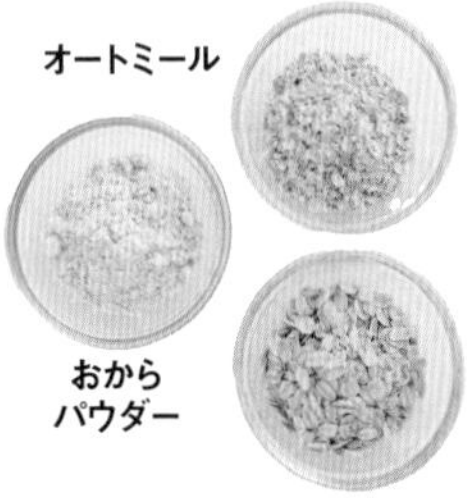

※オートミールは、クイックオーツ(写真上)、ロールドオーツ(下)の2種類を使用しています。

こんなとき、どうする？

間食（おやつ）の食べ方

栄養成分表示は、商品の重量と異なる場合があるので、何グラムあたりなのか、確認しましょう。

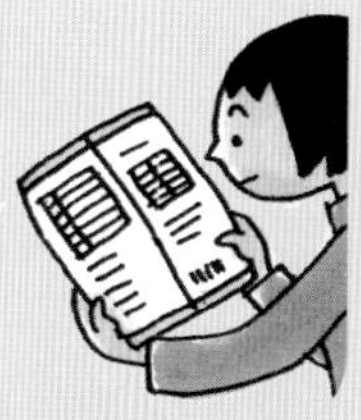

量をきちんと把握することが大事

1日3回の食事以外に間食をとると、エネルギーや糖質のとり過ぎにつながり、血糖値のコントロールが難しくなります。食べるときは、主治医と相談し、1日の総エネルギー摂取量の中で、上手なとり方を工夫しましょう。ケーキなどの甘い菓子類に含まれる糖質は、血糖値上昇が速いので、お菓子より乳製品や果物、低糖質なチーズやナッツがおすすめです。栄養成分を表示を確認することも大切です。

コツ1 ダラダラ食べずに量を決める

甘いものやスナック菓子は目の前にあると、ついつい食べ過ぎてしまいます。1回に食べる量を決めて、お皿などに取り分け、ダラダラと食べないようにします。間食も1日の総エネルギー摂取量の中に必ず含むように計算しましょう。

コツ2 市販のお菓子は成分表示を見て買う

お菓子は、栄養成分表示を見て買うようにします。熱量（エネルギー量）や炭水化物（糖質）、脂質などに注意して、1回分が個包装になっているものを選ぶようにします。食物繊維が含まれているクラッカーなどを選ぶのもよいでしょう。

コツ3 お菓子を買わない、目のつくところに置かない

お菓子を買うときは一度にたくさん買わずに、なくなったら必要な分だけ、厳選して買うようにします。また目につくと、食べたい気持ちを誘うので、目に入らない場所にしまうようにします。

こんなとき、どうする？

外食や市販惣菜の選び方

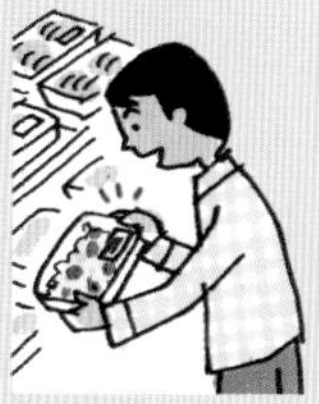

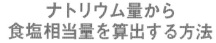

〈外食〉

選び方

- 丼物や麺類などの専門店ではなく、いろいろなメニューがそろっている定食店などを選ぶ。
- 単品ではなく、主食・主菜・副菜などを組み合わせた定食を選ぶ。
- 定食がない場合は、丼物や麺類などに副菜（野菜料理）を足す。
- 野菜のとれるメニューを選ぶ。
- メニューやホームページのエネルギー量などの表示を確認する。
- ドレッシングや調味料は、かけないようにお願いし、自分で調節する。

注文

- ごはんの分量は、あらかじめ少なめにしてもらう。選べるときは、雑穀入りや麦ごはんに。
- 量が多いときに、もったいないと思わずに残す。

〈市販惣菜〉

- 成分表示を見て、栄養価やどんな食材が含まれているか確認する。
- 保存性を高めるために食塩量が多いので、熱量（エネルギー量）だけでなく、食塩相当量もよく見て選ぶ。

ナトリウム量から食塩相当量を算出する方法

市販惣菜などは、食塩相当量ではなくナトリウム量表示の場合もあるので、算出方法を知っておきましょう。ナトリウム量（mg）≠食塩相当量（g）なので、注意を。

ナトリウム量(mg)×2.54÷1000＝食塩相当量(g)

例）ナトリウム量500mg×2.54÷1000＝ **食塩相当量1.27**(g)

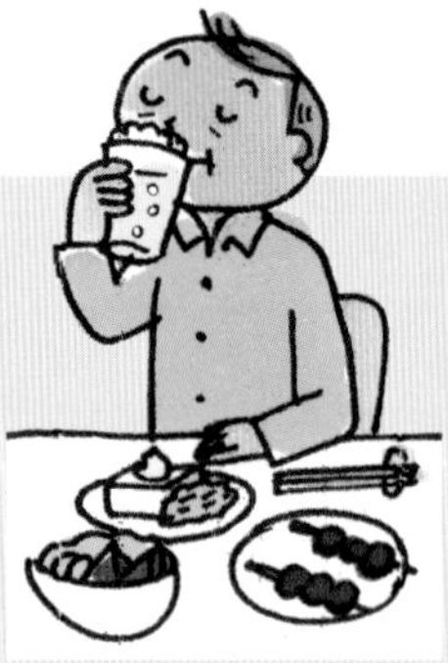

こんなとき、どうする？

アルコールのとり方

アルコールは医師と相談し、たしなむ程度に

アルコールは高エネルギーで、種類によっては糖質を多く含みます。さらに飲酒により食欲が進んで食べ過ぎてしまい、血糖値が上昇することも。一方、飲酒後には、肝臓に負担がかかり低血糖になることもあります。飲み過ぎは血糖のバランスを崩してしまうので、注意が必要です。

医師から許可が下りていれば、適量を守り、たまの飲酒を楽しむのはよいでしょう。1日の純アルコール量は20g相当以下（日本酒1合、ビール中ビン1本500ml程度）にし、回数や量のルールを決めましょう。おつまみは塩分や油分を控えたものにして、1日の総エネルギー摂取量と食塩量をオーバーしないようにします。

コツ1 飲むなら蒸留酒を選んで

アルコールは焼酎やウイスキーなどの「蒸留酒」とビールや日本酒などの「醸造酒」があり、飲むならば低糖質の蒸留酒がおすすめです。

ベースが蒸留酒でも、甘いカクテルは糖質が高くなるので注意します。

醸造酒 ※100ml中

蒸留酒 ※100ml中

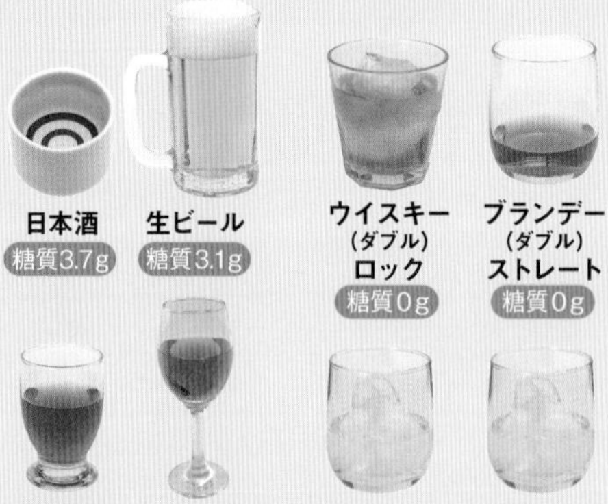

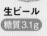

醸造酒：
日本酒 糖質3.7g
生ビール 糖質3.1g
紹興酒 糖質5.1g
ロゼワイン 糖質2.5g

蒸留酒：
ウイスキー（ダブル）ロック 糖質0g
ブランデー（ダブル）ストレート 糖質0g
泡盛ロック 糖質0g
焼酎ロック 糖質0g

コツ2 飲むときはルールを決める

つい飲みすぎてしまうこともあるので、週に何回、1回にどのくらいと具体的なルールを決めます。

宴会などでやむを得ず飲む場合は、焼酎などのお湯割りやグラスワインのような1杯分のものを選ぶと、飲んだ量がはあくできます。

＼純アルコール量10g前後／

アルコール別エネルギー量&糖質量

	量	エネルギー	糖質
生ビール（4.6度）	250ml	98kcal	7.8g
赤ワイン（11.6度）	100ml	68kcal	0.2g
白ワイン（11.4度）	100ml	75kcal	2.2g
日本酒（15.7度）	80ml	82kcal	3.0g
焼酎ロック（25度）	50ml	72kcal	0g
ウイスキー（ダブル）ロック（40度）	30ml	70kcal	0g
ブランデー（ダブル）ロック（40度）	30ml	70kcal	0g

純アルコール量に注意を！

アルコールの量は、エネルギー量、糖質量だけでなく、純アルコール量も気をつけてください。純アルコール量とは、酒に含まれるアルコールの量のこと。純アルコール量１日あたり20g相当を目安にしましょう。

●純アルコール量の算出方法

酒の量（ml） × （アルコール度数または%/100） × 比重（0.8） ＝ 純アルコール量（g）

例）ビール500mlの場合　500（ml）×5/100×0.8=20（g）

2章

糖尿病食
3日間
スタート献立

まずは3日間、おすすめの献立を実践してみましょう。
味や量など、イメージよりは難しくないことが
きっとわかるはずです。

1日目 朝食

初日は分量や味つけの感覚を確認する、和食中心の献立。
噛み応えや彩りのある食材を使って、
満足できる工夫をしています。

献立のデータ（白飯130gを含む）

エネルギー量	447kcal
塩分	2.4g
糖質	62.4g
たんぱく質	27.2g
脂質	8.0g
食物繊維	5.7g

高野豆腐と鶏肉の煮物献立

低カロリーで保存がきき、噛み応えのある高野豆腐は、食事療法におすすめの食材。さらにだしやささみのうまみを吸収しておいしさもアップ。副菜も食感のよいきゅうりと、サラダを選び、よく噛むことで満腹感の得られる献立です。

パサつきがちなささみは、片栗粉で喉ごしよく

高野豆腐と鶏肉の煮物

材料（1人分）

高野豆腐…1枚（16ｇ）
鶏ささみ…1枚（45ｇ）
長ねぎ…40ｇ
片栗粉…少々
A ┌だし…180ml
　 │酒、しょうゆ、
　 └　みりん…各小さじ1

作り方

❶高野豆腐は水でもどし、ひと口大に切る。ささみは筋を取ってそぎ切りにし、長ねぎは4cm長さに切って縦半分に切る。
❷鍋にAを火にかけ、温まってきたら、高野豆腐と長ねぎを5分ほど煮る。
❸ささみに片栗粉を薄くまぶし、❷の空いたところに加え、3分ほど煮る。

ツナ缶の汁けも味つけに生かします

トマトとツナのサラダ

材料（1人分）

ミニトマト…4個（60ｇ）
セロリ…30ｇ
ツナ水煮缶…40ｇ
和風ドレッシング…大さじ½

作り方

❶トマトは半分に切る。セロリは輪切りにする。ツナは汁けを軽くきる。
❷ボウルにすべての材料を入れて混ぜる。

きゅうりはたたくことで味なじみがよくなります

たたききゅうりのしょうがあえ

材料（1人分）

きゅうり…⅘本（80ｇ）
A ┌しょうが（せん切り）…½かけ分
　 │ごま油…小さじ½
　 └塩…0.3ｇ

作り方

❶きゅうりは3～4cm長さに切り、めん棒などで粗くたたいて割る。
❷ボウルにAを合わせ、❶をあえる。

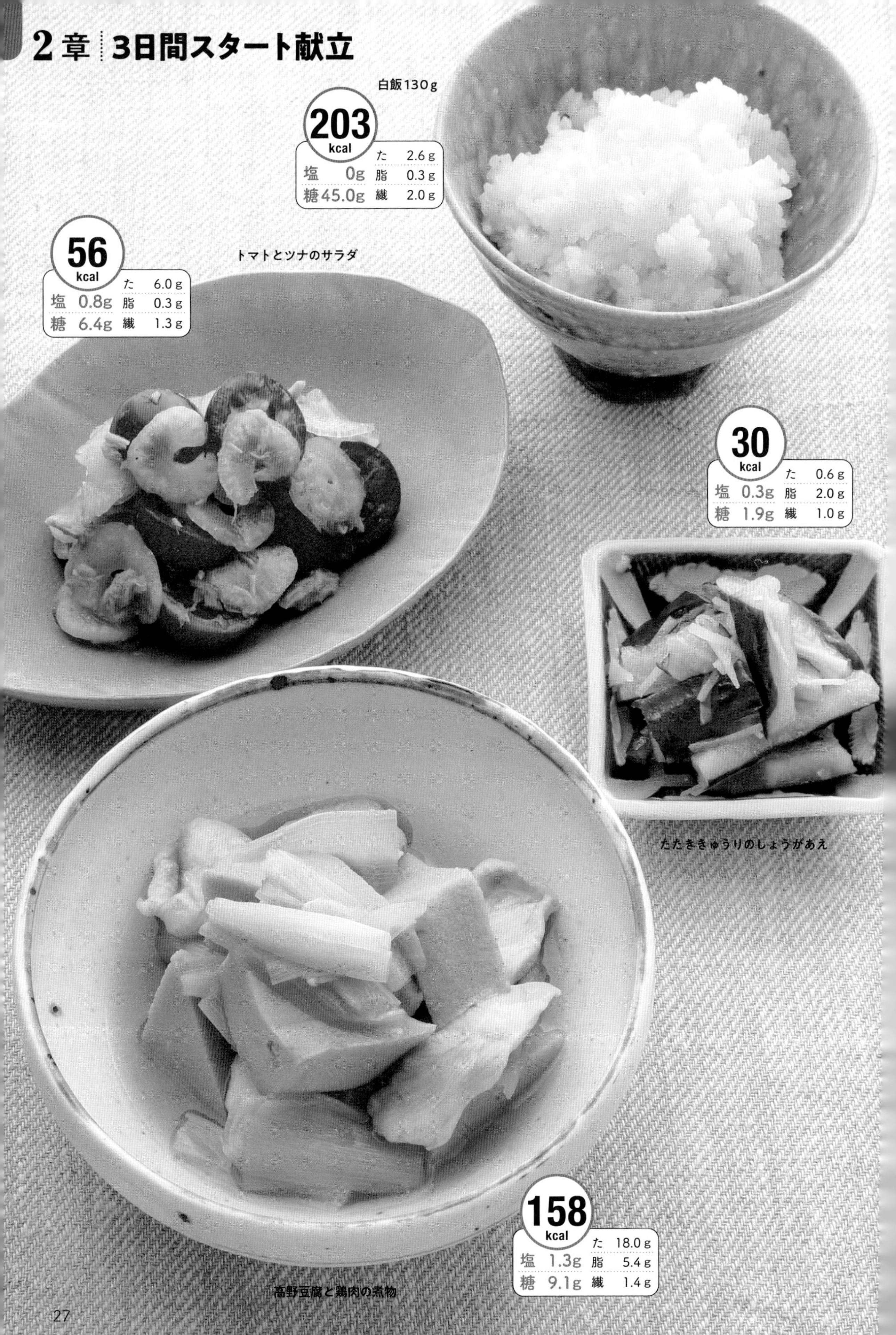

白飯130g

203 kcal

		た	2.6g
塩	0g	脂	0.3g
糖	45.0g	繊	2.0g

トマトとツナのサラダ

56 kcal

		た	6.0g
塩	0.8g	脂	0.3g
糖	6.4g	繊	1.3g

たたききゅうりのしょうがあえ

30 kcal

		た	0.6g
塩	0.3g	脂	2.0g
糖	1.9g	繊	1.0g

高野豆腐と鶏肉の煮物

158 kcal

		た	18.0g
塩	1.3g	脂	5.4g
糖	9.1g	繊	1.4g

煮込みうどん献立

献立のデータ

エネルギー量	439kcal
塩分	2.5g
糖質	74.8g
たんぱく質	15.7g
脂質	6.0g
食物繊維	12.2g

主菜と主食を兼ねた煮込みうどんは、野菜もたっぷり入れて栄養満点に。副菜は噛み応えのあるきのこを合わせ、みかんでビタミンCを補給。フルーツは皮をむく物のほうが、ゆっくり食べられることができ、おすすめです。

野菜ときのこをたっぷり入れてボリュームアップ

煮込みうどん

材料（1人分）

冷凍うどん…1玉（200ｇ）
かぼちゃ…45ｇ
生しいたけ…30ｇ
細ねぎ…30ｇ
にんじん…30ｇ
A ┌だし…200ml
　└酒、みりん、めんつゆ（３倍濃縮）…各小さじ２
卵…1個

作り方

❶うどんはゆでてほぐれたら、ざるにあげる。しいたけは薄切りにする。かぼちゃはひと口大に、細ねぎは3cm長さに切り、にんじんは半月切りにする。
❷鍋にＡ、しいたけ、にんじんを強火にかける。煮立ったら中火にし、かぼちゃを加えて5分ほど煮る。うどん、細ねぎを加えてさらに3分ほど煮て、具材を器に盛る。
❸鍋の煮汁に、卵をゆっくりと静かに割り落とし、1分ほど煮る。❷の具材の上に盛り、煮汁をかける。

えのきはレンジ加熱で食感を残して

えのきとわかめのしそあえ

材料（1人分）

えのきたけ…80ｇ
カットわかめ…3ｇ
青じそ…3枚
A ┌ポン酢しょうゆ…小さじ⅓
　└粉山椒…少々

作り方

❶えのきは小房に分けて耐熱皿に入れ、ラップをふんわりとかけて電子レンジで2分加熱する。わかめは水でもどし、水けをきる。しそはせん切りにする。
❷ボウルに❶、Ａを入れてあえる。

薄皮も食べて、食物繊維を摂取

みかん

材料（1人分）

みかん…1個（90ｇ）

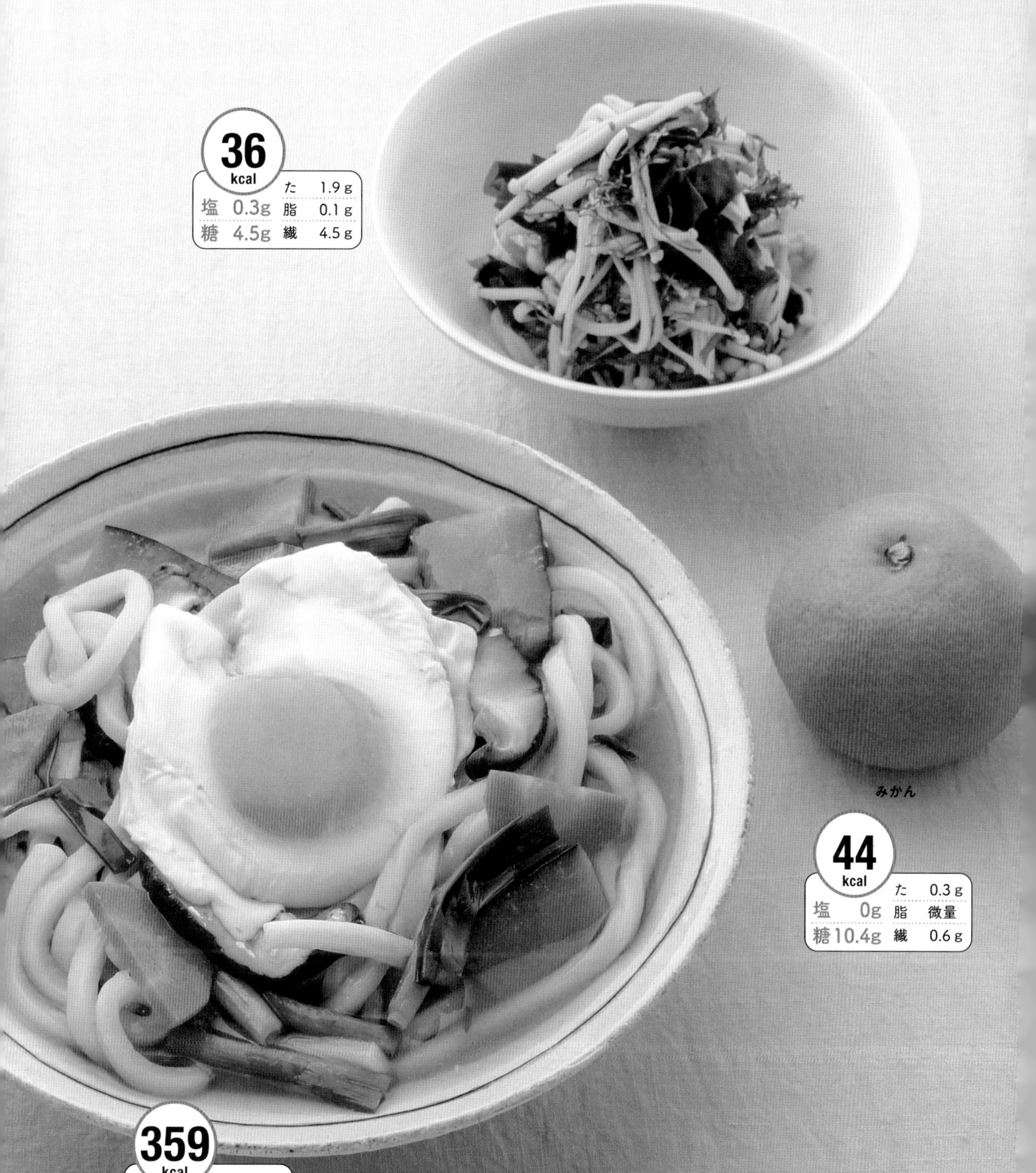

えのきとわかめのしそあえ

36 kcal

		た	1.9 g
塩	0.3g	脂	0.1 g
糖	4.5g	繊	4.5 g

みかん

44 kcal

		た	0.3 g
塩	0g	脂	微量
糖	10.4g	繊	0.6 g

煮込みうどん

359 kcal

		た	13.5 g
塩	2.2g	脂	5.9 g
糖	59.9g	繊	7.1 g

かじきのみそマヨ焼き献立

淡泊なかじきに、みそマヨを塗ってグリルで蒸し焼きに。
野菜も一緒に蒸し焼きにすることで、かじきがふっくら仕上がります。
食感のあるナムルと、ごまの風味のすまし汁を組み合わせて
風味や食感にアクセントがつき、バランスのよい献立に。

献立のデータ（白飯130gを含む）

エネルギー量	467kcal
塩分	2.3g
糖質	59.8g
たんぱく質	19.5g
脂質	13.4g
食物繊維	7.4g

しし唐辛子をみそマヨだれに混ぜて、塩分を控えめに

かじきのみそマヨ焼き

材料（1人分）

かじき…70ｇ
玉ねぎ…¼個（50ｇ）
アスパラガス
…2本（40ｇ）
A しし唐辛子
…2本（14ｇ）
みそ、マヨネーズ
…各小さじ1
酒…小さじ2

作り方

❶かじきは半分のそぎ切りにする。玉ねぎはくし形切りにし、アスパラは根元を切って半分の長さに切る。しし唐辛子は小口切りにする。
❷アルミ箔を広げ、アスパラと玉ねぎ、かじきを順にのせる。Aを合わせてかじきに塗り、野菜に酒をふり、アルミ箔で包む。グリルで8分焼き、器に盛り合わせる。

野菜はさっとゆでて食感を残しましょう

いんげんとにんじんのナムル

材料（1人分）

さやいんげん…3本（21ｇ）
にんじん…25ｇ
ロースハム…1枚（15ｇ）
A ごま油…小さじ½
砂糖…少々
塩…0.3ｇ

作り方

❶いんげんは縦半分に切って4cm長さに切り、にんじん、ハムはせん切りにする。
❷いんげんとにんじんはゆでてざるにあげる。
❸ボウルにAを合わせ、❷の水けをきって加え、ハムとあえる。

だし＆ごまの風味をきかせて、塩分控えめに

小松菜のごま風味すまし汁

材料（1人分）

小松菜…30ｇ
きくらげ（乾）…2ｇ
A だし…160ml
酒、白すりごま…各小さじ1
しょうゆ…小さじ½

作り方

❶小松菜は3cm長さに切る。きくらげは水でもどし、小さめに切る。
❷鍋にAを火にかけて温まったら、❶を加える。2分ほど煮て、しょうゆを混ぜる。

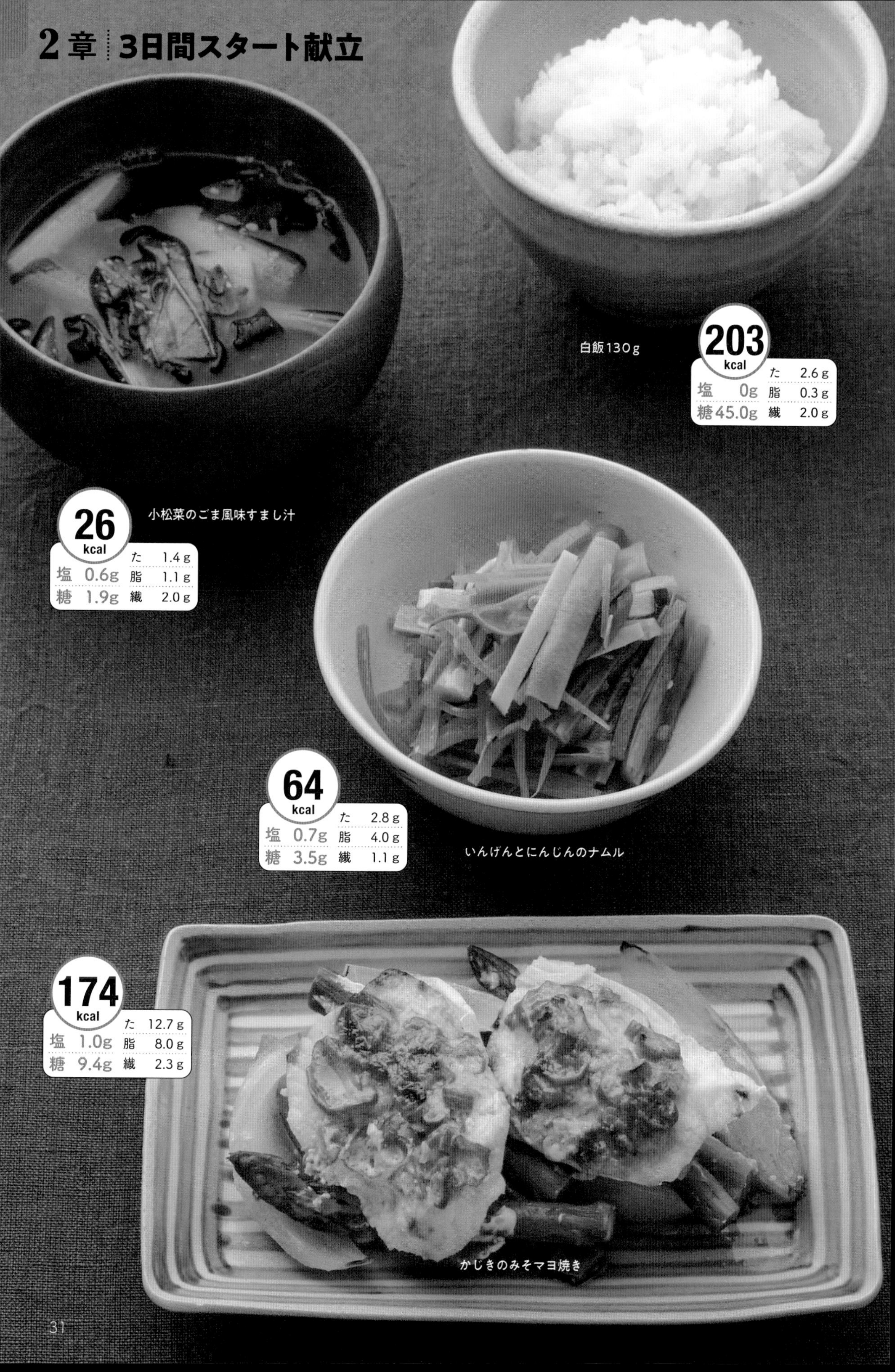

白飯130g

203 kcal

		た	2.6g
塩	0g	脂	0.3g
糖	45.0g	繊	2.0g

小松菜のごま風味すまし汁

26 kcal

		た	1.4g
塩	0.6g	脂	1.1g
糖	1.9g	繊	2.0g

いんげんとにんじんのナムル

64 kcal

		た	2.8g
塩	0.7g	脂	4.0g
糖	3.5g	繊	1.1g

かじきのみそマヨ焼き

174 kcal

		た	12.7g
塩	1.0g	脂	8.0g
糖	9.4g	繊	2.3g

適量ならパンもOKなので、朝食はトーストに。
丼物や主菜には数種類の野菜を加えて、栄養バランスもアップ！

オニオン&チーズトースト献立

献立のデータ

エネルギー量	454kcal
塩分	3.3g
糖質	38.6g
たんぱく質	14.6g
脂質	24.8g
食物繊維	8.5g

トーストは玉ねぎをのせて野菜をプラス。
主菜は加熱済みのソーセージと生で食べられる野菜を使い、
副菜は簡単に作れるサラダと、スープを合わせて。
調理の手間を省きながら、野菜がとれるように工夫しています。

バターではなくオリーブ油で良質な油を摂取

オニオン&チーズトースト

材料（1人分）
食パン（8枚切り）…1枚（45g）
玉ねぎ…⅛個（25g）
スライスチーズ…1枚（15g）
オリーブ油…小さじ½

作り方
❶玉ねぎは繊維に沿って縦に薄切りにする。
❷食パンに油を塗り、玉ねぎ、チーズを重ねてのせる。オーブントースターでこんがり色づくまで5分ほど焼く。

ケチャップの酸味で塩分を控える

ソーセージのケチャップ炒め

材料（1人分）
ウインナーソーセージ…2本（40g）
ピーマン…1個（30g）
赤パプリカ…¼個（30g）
サラダ油…小さじ½
A トマトケチャップ…大さじ½
A 水…小さじ1
A こしょう…少々

作り方
❶ソーセージは斜め切りにする。ピーマンは縦半分に切って、横に細切りにする。パプリカは横に細切りにする。
❷フライパンに油を熱し、❶を1分炒める。Aを加え、2分ほど炒め合わせる。

シンプルなサラダで野菜を補給

トマトとレタスのサラダ

材料（1人分）
トマト…½個（75g）
レタス…大1枚（40g）
ブロッコリースプラウト…10g
フレンチドレッシング…小さじ2

作り方
❶トマトは乱切りにし、レタスはちぎる。
❷器に❶、スプラウトを盛り合わせ、ドレッシングをかける。

冷凍野菜を使って時短に

ブロッコリーとコーンのスープ

材料（1人分）
冷凍ブロッコリー…40g
冷凍コーン…30g
A 水…160ml
A 顆粒コンソメ…0.8g
A 塩…0.3g
A こしょう…少々

作り方
❶鍋にA、冷凍のままのブロッコリーとコーンを火にかけ、2分ほど煮る。

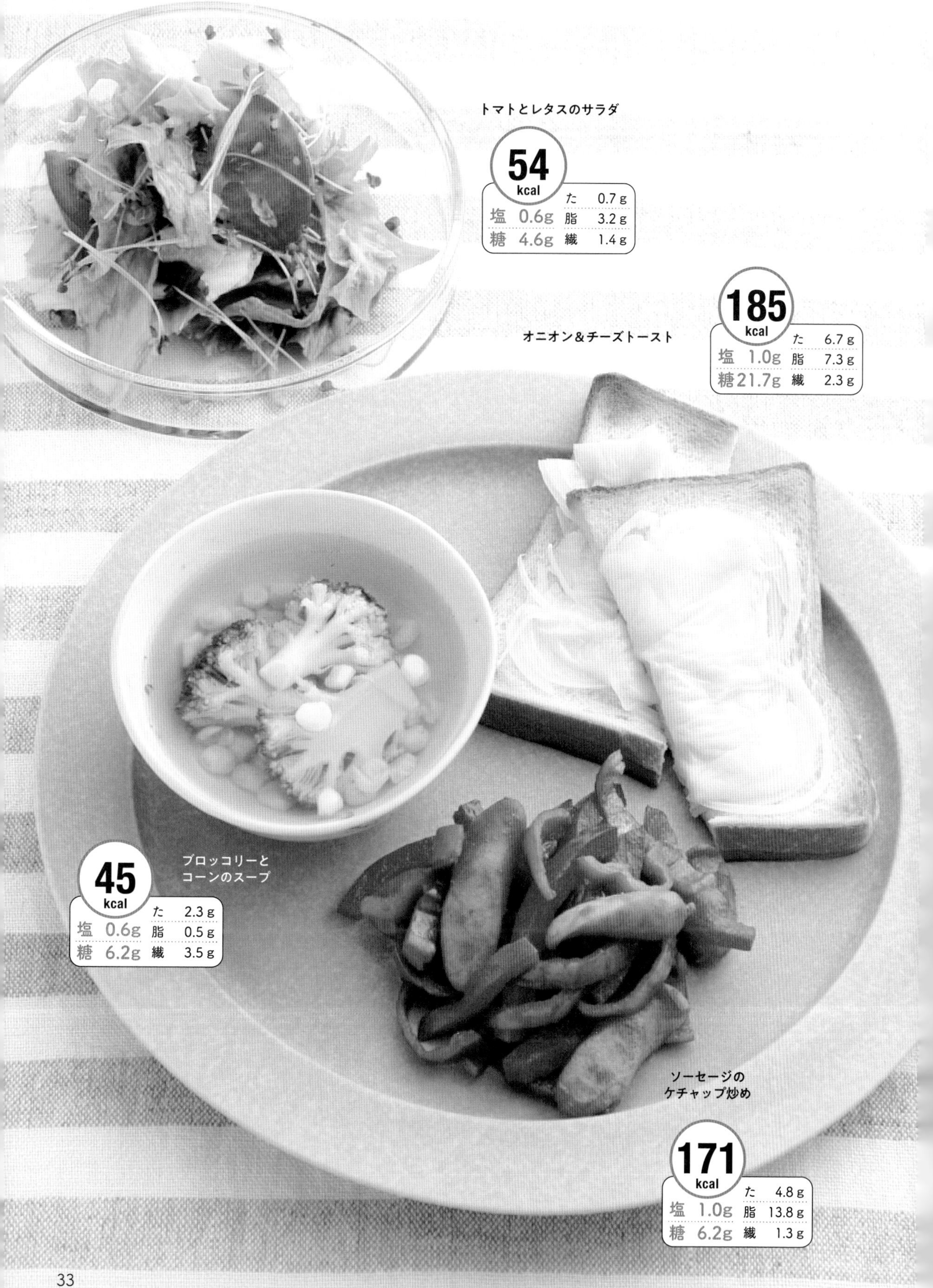
トマトとレタスのサラダ
54 kcal
た 0.7 g
塩 0.6g 脂 3.2 g
糖 4.6g 繊 1.4 g
185 kcal
オニオン＆チーズトースト
た 6.7 g
塩 1.0g 脂 7.3 g
糖21.7g 繊 2.3 g
45 kcal
ブロッコリーとコーンのスープ
た 2.3 g
塩 0.6g 脂 0.5 g
糖 6.2g 繊 3.5 g
ソーセージのケチャップ炒め
171 kcal
た 4.8 g
塩 1.0g 脂 13.8 g
糖 6.2g 繊 1.3 g

親子丼献立

親子丼は、鶏もも肉の皮を取り除いてエネルギー量をおさえ、
野菜を一緒にとじてボリュームアップ！　副菜には
噛み応えのあるきのこを組み合わせてよく噛んで食べるように。
フルーツ＆ヨーグルトでビタミンＣやカルシウムも補給します。

献立のデータ

エネルギー量	517kcal
塩分	2.1g
糖質	70.8g
たんぱく質	26.4g
脂質	11.3g
食物繊維	8.7g

豆苗もとじて食感をプラス＆ボリュームをアップ

親子丼

材料（1人分）

白飯…130ｇ
鶏もも肉（皮なし）
…60ｇ
玉ねぎ…¼個弱(40ｇ)
豆苗…30ｇ
A［だし120ml
めんつゆ(3倍濃縮)
…大さじ½
溶き卵…１個分
一味唐辛子…少々

作り方

❶鶏肉はひと口大に切る。玉ねぎは薄切りにし、豆苗は3㎝長さに切る。
❷浅く小さいフライパンにＡと玉ねぎを火にかける。煮立ったら鶏肉を加え、3分ほど煮る。豆苗を加えて1分ほど煮たら、溶き卵の半量を流し入れる。ふたをして20秒ほど蒸し煮にする。
❸ふたを取って残りの溶き卵を流し入れ、すぐにふたをして火を止め、1分ほど蒸らす。
❹器に白飯を盛り、❸をのせて一味唐辛子をふる。

のりの佃煮とポン酢しょうゆで減塩に

まいたけと小松菜ののりあえ

材料（1人分）

まいたけ…50ｇ
なめこ…40ｇ
小松菜…50ｇ
A［のりの佃煮…小さじ1
ポン酢しょうゆ…小さじ½

作り方

❶まいたけは半分に切る。小松菜は3㎝長さに切る。
❷小松菜はゆでてざるにあげる。同じ湯にきのこ類を加え、ゆでてざるにあげる。
❸ボウルにＡを合わせ、❷の水けをよくきって加え、あえる。

ヨーグルトは無糖タイプを選びましょう

フルーツヨーグルト

材料（1人分）

オレンジ…½個（50ｇ）
キウイフルーツ…½個弱（40ｇ）
無糖ヨーグルト…100ｇ

作り方

❶オレンジ、キウイフルーツはひと口大に切る。
❷器に❶とヨーグルトを盛り合わせる。

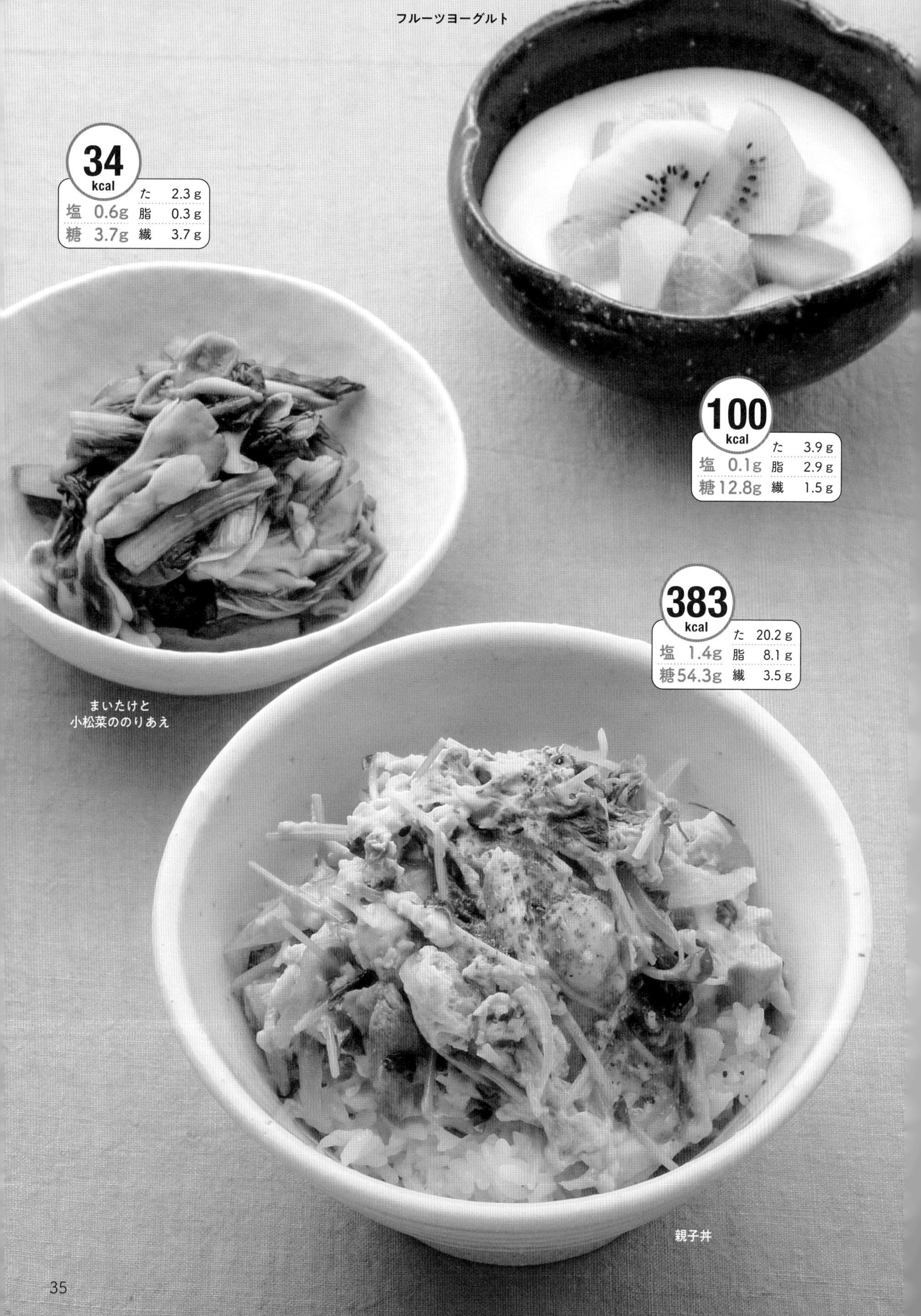

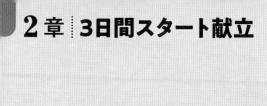

フルーツヨーグルト

100 kcal

		た	3.9g
塩	0.1g	脂	2.9g
糖	12.8g	繊	1.5g

まいたけと
小松菜ののりあえ

34 kcal

		た	2.3g
塩	0.6g	脂	0.3g
糖	3.7g	繊	3.7g

親子丼

383 kcal

		た	20.2g
塩	1.4g	脂	8.1g
糖	54.3g	繊	3.5g

鮭のフライパン蒸し献立

献立のデータ（白飯130gを含む）

エネルギー量	471kcal
塩分	2.2g
糖質	60.8g
たんぱく質	21.6g
脂質	12.2g
食物繊維	10.8g

主菜の鮭は、野菜と一緒に蒸し煮にして、カロリーダウン！野菜も蒸すとカサが減り、たっぷり食べられます。副菜は酢の物、しょうがじょうゆかけと味つけの異なるメニューを合わせ、献立にメリハリをつけています。

フライパンで野菜とともに手軽に蒸して

鮭のフライパン蒸し

材料（1人分）

鮭…70ｇ
大豆もやし…100ｇ
ズッキーニ…60ｇ
にんじん…40ｇ
生しいたけ…15ｇ
A
- おろしにんにく…小さじ½
- 白ワイン、オリーブ油…各小さじ2
- レモン汁…小さじ1
- 砂糖…0.5ｇ

塩…0.8ｇ
こしょう…少々

作り方

❶鮭はひと口大に切る。ズッキーニ、にんじんは輪切りにする。しいたけは4等分に切る。
❷フライパンにもやしを広げ、鮭とズッキーニ、にんじん、しいたけを並べる。
❸合わせたAをまわしかけ、ふたをして5分ほど蒸し煮にし、塩、こしょうをふる。

なすは焼いて香ばしさをプラス

焼きなすのしょうがじょうゆかけ

材料（1人分）

なす…2本（160g）
A
- おろししょうが、しょうゆ…各小さじ1

作り方

❶なすは縦に切り込みを入れ、グリルで5分ほど焼く。
❷器に❶を盛り、合わせたAをのせる。

みょうがの香りをアクセントにして減塩に

オクラとみょうがの酢の物

材料（1人分）

オクラ…4本（32ｇ）
みょうが…1個
A
- 酢…小さじ2
- 砂糖…小さじ½
- 塩…0.3ｇ

作り方

❶オクラはゆでて乱切りにする。みょうがは輪切りにする。
❷ボウルにAを合わせ、❶をあえる。

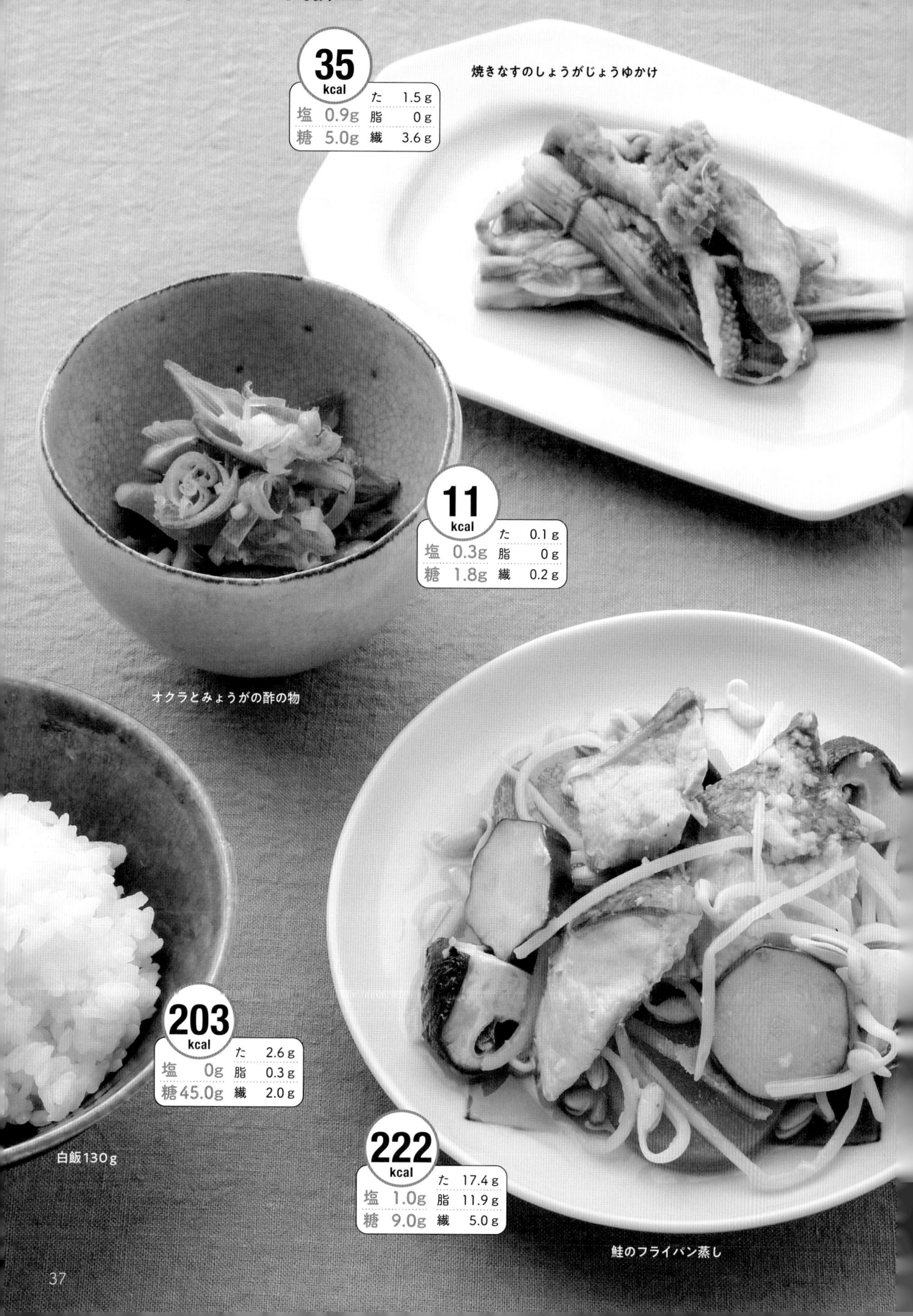

焼きなすのしょうがじょうゆかけ

35 kcal

		た	1.5g
塩	0.9g	脂	0g
糖	5.0g	繊	3.6g

オクラとみょうがの酢の物

11 kcal

		た	0.1g
塩	0.3g	脂	0g
糖	1.8g	繊	0.2g

白飯130g

203 kcal

		た	2.6g
塩	0g	脂	0.3g
糖	45.0g	繊	2.0g

鮭のフライパン蒸し

222 kcal

		た	17.4g
塩	1.0g	脂	11.9g
糖	9.0g	繊	5.0g

3日目 朝食

**最終日3日目。お腹が慣れてきてペースもつかめてきた頃。
だしの風味を生かしたり調味料を上手に使って減塩の
テクニックも身につけましょう。**

献立のデータ（白飯130gを含む）

エネルギー量	394kcal
塩分	2.6g
糖質	52.7g
たんぱく質	13.9g
脂質	11.0g
食物繊維	8.4g

青のり入り だし巻き卵献立

定番のだし巻き卵も、だしの他に青のりをきかせてひと工夫。
副菜に低カロリーのひじきをたっぷり使い、ボリュームアップ。
汁物のあさりは殻からはずしながら食べることで
ゆっくり食べられ、満腹中枢を刺激して満足感を得られます。

青のりを入れて風味よく

青のり入りだし巻き卵

材料（1人分）

卵…1個

A
- だし…大さじ2
- 酒…小さじ1
- 青のり…小さじ⅔
- 塩…0.3g

サラダ油…少々
トマト…約¼個（40g）

作り方

❶トマトは乱切りにする。
❷ボウルに卵を溶きほぐし、Aを混ぜる。
❸卵焼き器を熱し、油をなじませる。❷の⅓量を流し入れ、奥から手前に巻き込み、奥に動かす。
❹❷の残りの半量を❸に流し入れ、同様にくり返して焼く。器に盛り、トマトを添える。

低カロリーで噛み応えのあるひじきをチョイス

ひじきとほうれん草の炒め煮

材料（1人分）

ひじき（乾）…4g
ほうれん草…90g
みょうが…1個
ごま油…小さじ1

A
- だし…80ml
- 酒、ポン酢しょうゆ…各小さじ1

作り方

❶ひじきは水でもどして水けをきる。ほうれん草は4cm長さに切る。みょうがは縦に薄切りにする。
❷フライパンに油を熱し、❶を炒める。しんなりしてきたら、Aを加えて2分ほど炒め煮にする。

殻つきのあさりで、早食いを防止

あさりとねぎのみそ汁

材料（1人分）

あさり（殻つき）…80g
細ねぎ…20g
みそ…小さじ⅔

作り方

❶あさりは砂出しをしておく。細ねぎは3cm長さに切る。
❷鍋に水180ml（分量外）とあさりを加え、強火にかける。煮立ったらアクを除き、中火で2分ほど煮る。
❸細ねぎを加え、みそを溶き入れてから火を止める。

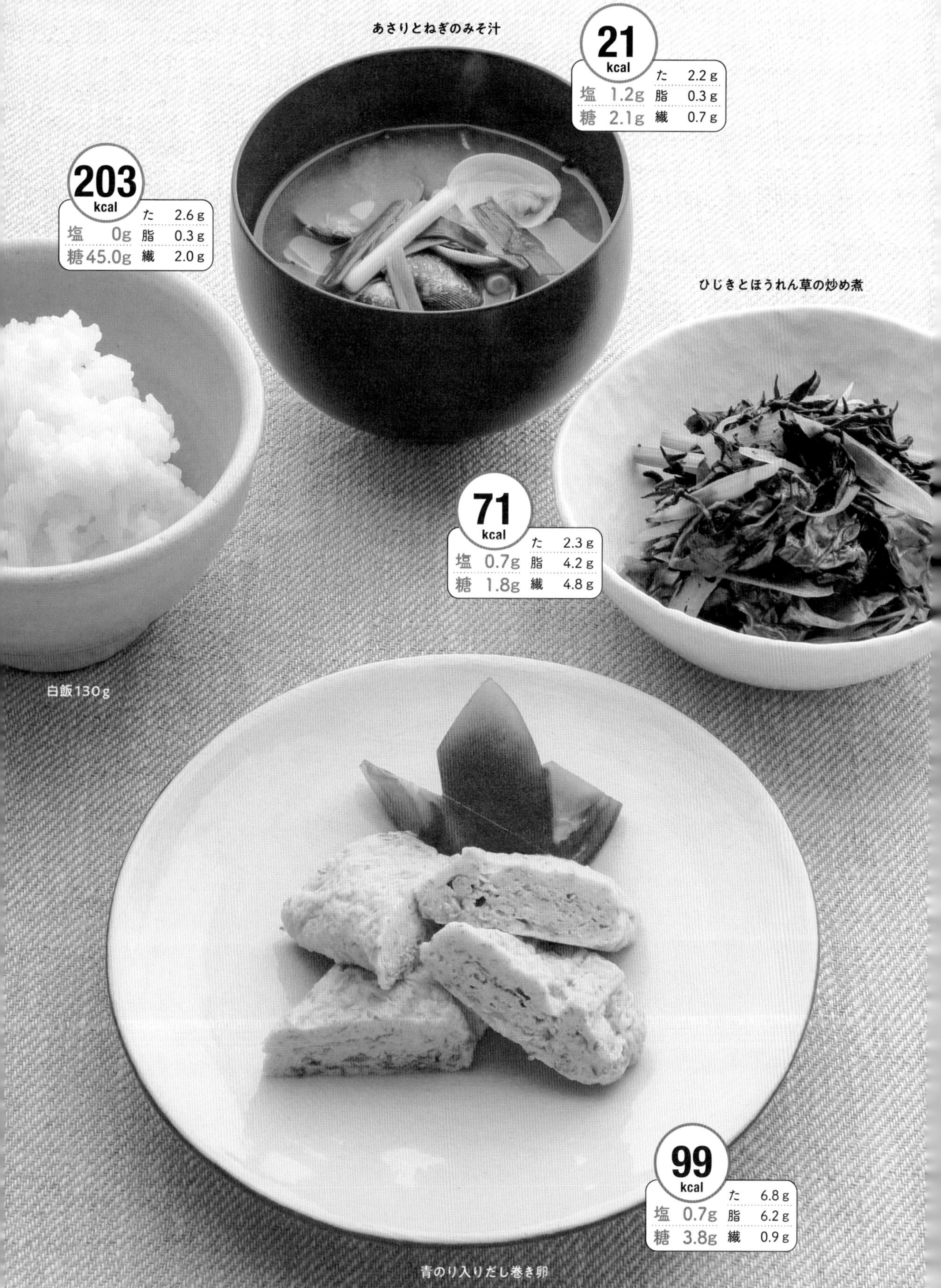
あさりとねぎのみそ汁
21 kcal
た 2.2g
塩 1.2g 脂 0.3g
糖 2.1g 繊 0.7g
203 kcal
た 2.6g
塩 0g 脂 0.3g
糖45.0g 繊 2.0g
ひじきとほうれん草の炒め煮
71 kcal
た 2.3g
塩 0.7g 脂 4.2g
糖 1.8g 繊 4.8g
白飯130g
99 kcal
た 6.8g
塩 0.7g 脂 6.2g
糖 3.8g 繊 0.9g
青のり入りだし巻き卵

いかのソース焼きそば献立

いかは、低カロリーで噛み応えのあるたんぱく質源。
野菜をたくさん入れて満足感のある焼きそばに仕上げました。
生野菜のシャキシャキとしたサラダと、ビタミンCがとれる
ベリーのスムージーを組み合わせました。

献立のデータ

エネルギー量	579kcal
塩分	2.4g
糖質	71.3g
たんぱく質	23.0g
脂質	19.1g
食物繊維	11.6g

中濃ソースとオイスターソースのダブル使いでうまみがアップ

いかのソース焼きそば

材料（1人分）
蒸し中華麺…120g
冷凍いか…70g
もやし…60g
にら…50g
玉ねぎ…¼個（50g）
にんじん…30g
サラダ油…小さじ2
A 酒、中濃ソース、オイスターソース…各小さじ1

作り方
❶中華麺は電子レンジで２分加熱し、ほぐす。
❷いかは冷蔵庫で解凍し、ひと口大に切る。にらは3cm長さに切る。玉ねぎは薄切りに、にんじんはせん切りにする。
❸フライパンに油を熱し、❷、もやしを3分炒める。❶を加えて炒め合わせ、合わせたAを加え、２～3分炒め合わせる。

レモンをきかせて、塩分を控える

生野菜サラダ

材料（1人分）
サニーレタス…1枚
きゅうり…½本（50g）
ミニトマト…3個（45g）
A フレンチドレッシング…小さじ2
　オリーブ油、レモン汁…各小さじ1
　こしょう…少々

作り方
❶レタスはちぎる。きゅうりは縦半分に切り、斜め切りにする。トマトは半分に切る。
❷器に❶を盛り合わせ、合わせたAをかける。

はちみつでベリーの酸味をやわらげる

ベリーの豆乳スムージー

材料（1人分）
無調整豆乳…120ml
冷凍ミックスベリー…80g
はちみつ…小さじ1

作り方
すべての材料をミキサーで撹拌し、グラスに注ぐ。
※ミキサーがまわりづらいときは、水（分量外）を加えて調整する。

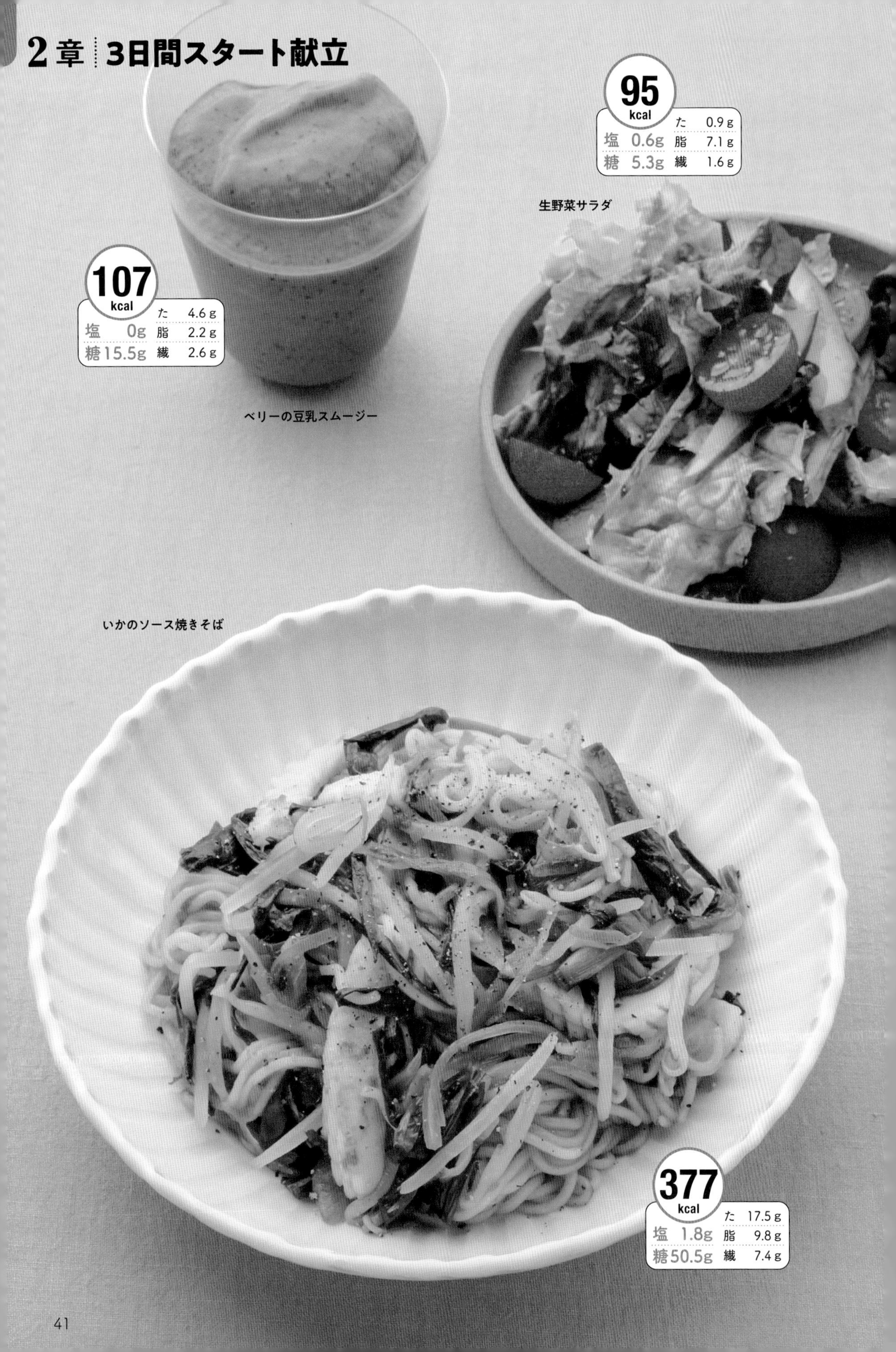

95 kcal

		た	0.9 g
塩	0.6g	脂	7.1 g
糖	5.3g	繊	1.6 g

生野菜サラダ

107 kcal

		た	4.6 g
塩	0g	脂	2.2 g
糖	15.5g	繊	2.6 g

ベリーの豆乳スムージー

いかのソース焼きそば

377 kcal

		た	17.5 g
塩	1.8g	脂	9.8 g
糖	50.5g	繊	7.4 g

豚肉と白菜の蒸し物献立

献立のデータ（白飯130gを含む）

エネルギー量	542kcal
塩分	2.8g
糖質	67.2g
たんぱく質	24.6g
脂質	16.3g
食物繊維	10.7g

主菜の蒸し物は、油を使わずに蒸すことで、カロリーダウンできます。副菜には、マヨネーズとごま油で風味よく仕上げたサラダと、海藻の煮物を組み合わせ、献立全体のエネルギー量を調整しています。

赤みそ×ごま×練りわさびのたれで、コクをプラス

豚肉と白菜の蒸し物

材料（1人分）

豚もも肉（しゃぶしゃぶ用）…80ｇ
白菜…2枚（180ｇ）
エリンギ…40ｇ
パプリカ（赤）…¼個（30ｇ）
片栗粉…少々
A 赤みそ、白すりごま…各小さじ1
　練りわさび…小さじ½

作り方

❶エリンギは縦に薄切りに、パプリカは乱切りにする。
❷蒸し器で白菜を2分ほど蒸し、一度取り出す。水けを軽くふき、片栗粉を薄くふってまぶす。豚肉を等分にのせて、くるくると巻く。
❸耐熱皿に❶と❷をのせ、蒸し器で8分蒸す。蒸し汁を大さじ1、取り分ける。
❹器に❸を盛り、Aと取り分けた蒸し汁大さじ1を混ぜ合わせてかける。

おかかは仕上げにふることで、風味を感じやすい

わかめと青梗菜のおかか煮

材料（1人分）

カットわかめ…4ｇ
青梗菜…80ｇ
A しょうが（せん切り）…½かけ分
　だし…80ml
　和風ドレッシング…小さじ2
削り節…2ｇ

作り方

❶わかめは水でもどし、ざるにあげる。青梗菜は長さを3等分に切り、縦4等分に切る。
❷鍋にAを火にかけ、煮立ったら❶を加えて5分煮る。削り節を加えて混ぜ、汁ごと器に盛る。

かにかまの塩けを生かして、しょうゆは少量に

大根とかにかまのサラダ

材料（1人分）

大根…100ｇ
かに風味かまぼこ…2本（16ｇ）
A マヨネーズ…大さじ½
　ごま油…小さじ½
　しょうゆ…小さじ⅓

作り方

❶大根は細めのせん切りにし、かにかまは縦にさく。
❷ボウルにAを合わせ、❶をあえる。

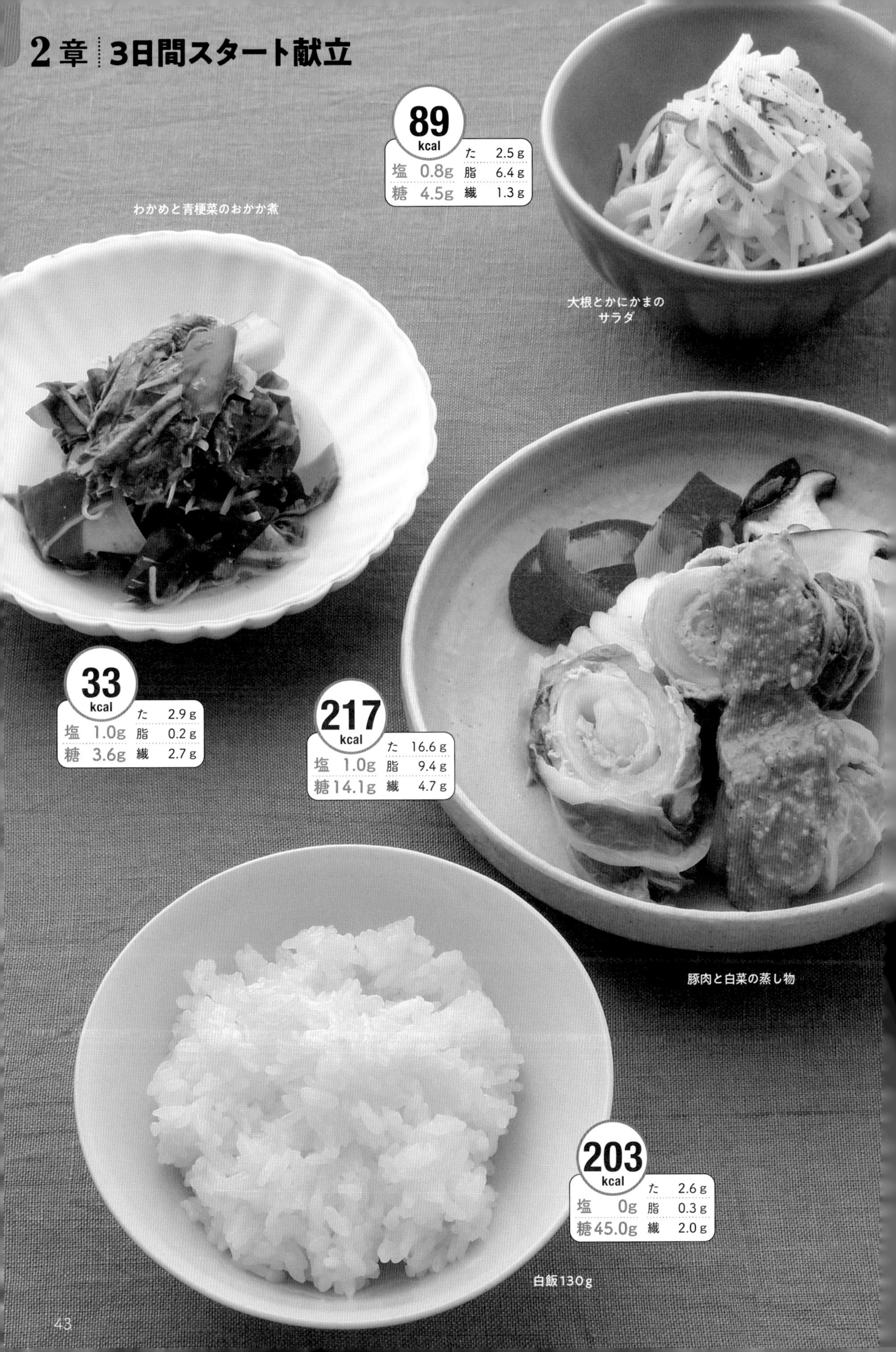

大根とかにかまのサラダ

89 kcal

		た	2.5g
塩	0.8g	脂	6.4g
糖	4.5g	繊	1.3g

わかめと青梗菜のおかか煮

33 kcal

		た	2.9g
塩	1.0g	脂	0.2g
糖	3.6g	繊	2.7g

豚肉と白菜の蒸し物

217 kcal

		た	16.6g
塩	1.0g	脂	9.4g
糖	14.1g	繊	4.7g

白飯130g

203 kcal

		た	2.6g
塩	0g	脂	0.3g
糖	45.0g	繊	2.0g

糖尿病の食事療法で知っておきたいこと ①

甘味料はカロリーゼロのものでも気をつけて！

砂糖と同じように料理に使うことができる甘味料の代表的なものには、果物やきのこなどに含まれる「エリスリトール」、アミノ酸が原料の「アスパルテーム」などを使用したものがあります。

これらは血糖値にほとんど影響を与えませんが、人体にどのような影響を与えるのかは、まだはっきりとしていません。ダイエット期間や糖尿病が悪化している場合など、医師の指示があったときに一時的に使用するだけにし、常用は避けたほうがよいでしょう。

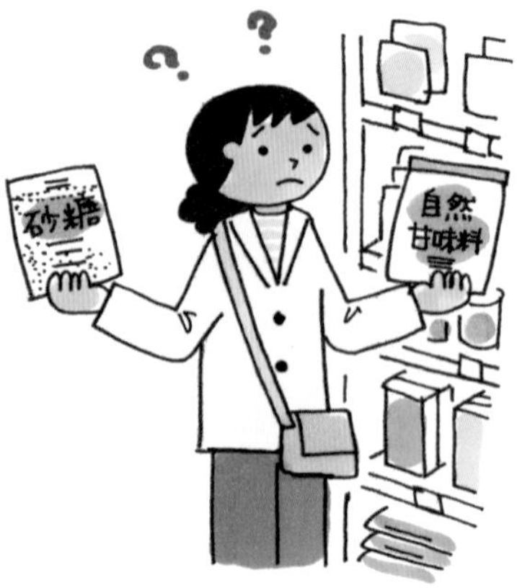

甘味料を使った糖質ゼロ、オフの食品や飲料には気をつけて！

「糖質ゼロ」や「糖質オフ」の肉加工品やビール、清涼飲料水、お菓子などは、糖質が全く含まれないということではありません。「ゼロ」は食品100gあるいは飲料100mlあたりの糖質が0.5g未満、「オフやカットなど低い」を意味する表示は食品100gあたり5g、飲料100mlあたり2.5g未満と定められています。

さらに砂糖の代わりに合成甘味料や異性化糖といわれるものが使われており、これらは、科学的に合成、抽出され、強烈な甘みをもち、依存性がある可能性があります。人体への影響もまだはっきりとしていませんので、できれば避けましょう。

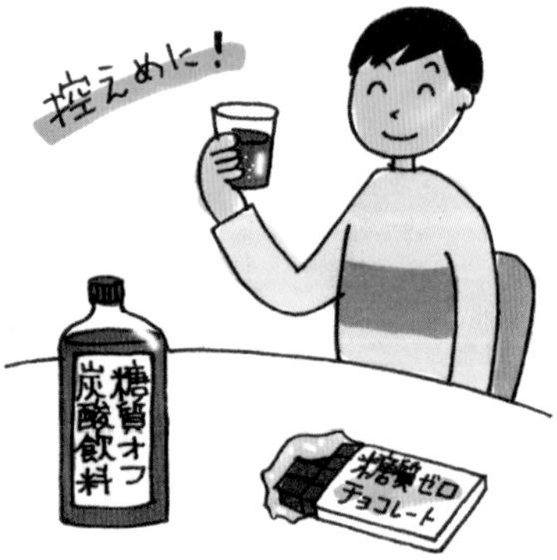

3章

主菜

肉や魚、卵、大豆製品を使った
主菜のおかずを紹介します。
エネルギー量や塩分をおさえる
アイデア満載です。

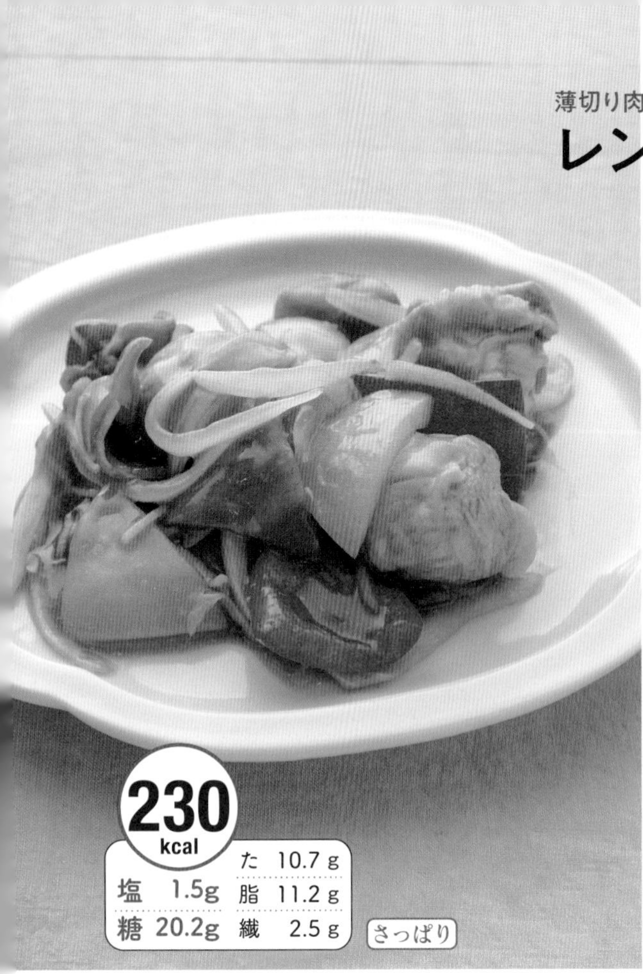

230
kcal

		た	10.7g
塩	1.5g	脂	11.2g
糖	20.2g	繊	2.5g

さっぱり

薄切り肉も丸めると食べ応えがアップ！

レンジ黒酢酢豚

材料（1人分）
豚肩ロース薄切り肉
…60ｇ
玉ねぎ…¼個（50ｇ）
ピーマン…1個（30ｇ）
パプリカ（赤、黄）
…各¼個（各30ｇ）
しょうが…½かけ分
A［酒小さじ2、片栗粉小さじ1］
B［水大さじ2、黒酢大さじ1、オイスターソース大さじ½、片栗粉小さじ1、砂糖小さじ½、鶏ガラスープの素0.8ｇ］

作り方
❶豚肉はAをもみ込み、ひと口大に丸める。3個作る。玉ねぎはくし形切りに、ピーマンとパプリカは乱切りに、しょうがはせん切りにする。
❷耐熱ボウルに❶、しょうがを入れ、合わせたBを加えて全体をからめる。ラップをふんわりとかけ、電子レンジで3分加熱し、取り出して全体に混ぜ合わせる。再びラップをかけ、さらに電子レンジで1分30秒加熱し、混ぜる。

おすすめの献立｜計509kcal

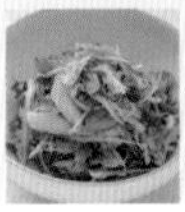
春菊とみょうがのあえ物
P.108

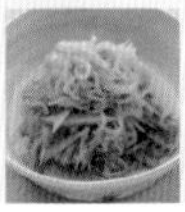
しらたきのしょうゆ煮
P.127

食感のあるきくらげを合わせ、噛んで満足感を

豚肉のごまみそ煮

材料（1人分）
豚もも薄切り肉…70g
片栗粉…小さじ½
小松菜…80ｇ
きくらげ（乾）…4ｇ
A［だし120ml、酒大さじ1、赤みそ大さじ½、みりん小さじ2、白すりごま小さじ1］

作り方
❶豚肉は半分に切って、片栗粉を薄くふる。
❷小松菜は3㎝長さに切る。きくらげは水でもどしてかたい部分を除く。
❸鍋にAを火にかけて煮立ったら、豚肉を1枚ずつ加え、空いているところに❷を加え、落としぶたをして5～6分煮る。

おすすめの献立｜計520kcal

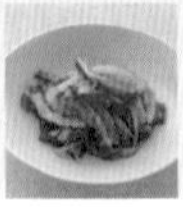
パプリカのきんぴら
P.121

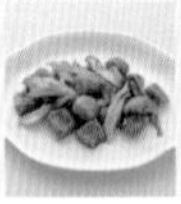
こんにゃくのゆず胡椒炒め
P.126

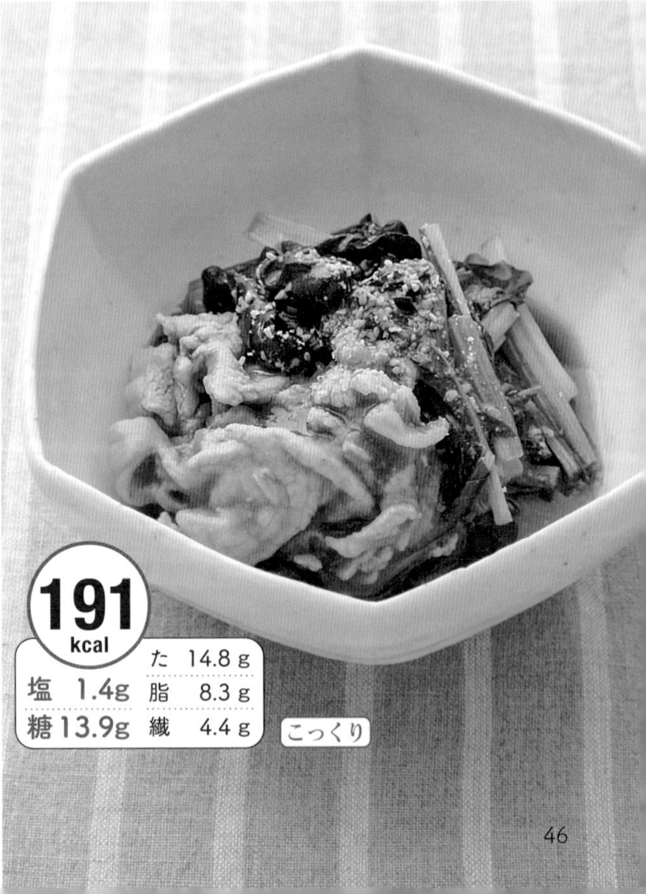

191
kcal

		た	14.8g
塩	1.4g	脂	8.3g
糖	13.9g	繊	4.4g

こっくり

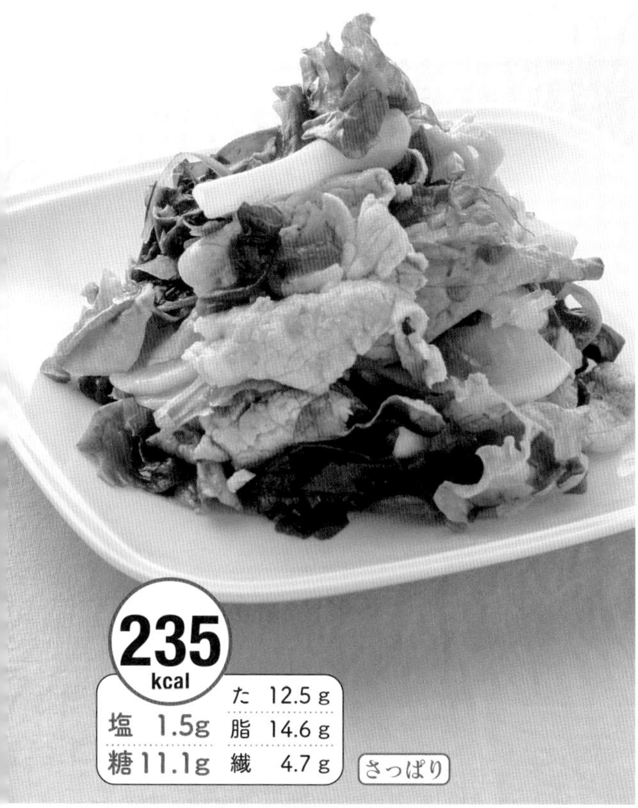

わさびで味を引き締めることで、塩分を控えめに

豚しゃぶのおかずサラダ

材料(1人分)
豚肩ロース薄切り肉
…70g
かぶ…1個(70g)
サニーレタス
…1枚(30g)
海藻ミックス(乾)…8g
片栗粉…少々
A[和風ドレッシング大さじ1、練りわさび・ごま油各小さじ½]

作り方
❶豚肉は食べやすい大きさに切る。
❷レタスはちぎる。かぶは薄切りにし、海藻ミックスは水でもどし、水けをきる。
❸沸騰した湯に、片栗粉を薄くまぶした❶を入れてさっとゆで、氷水に放つ。
❹ボウルに❷、水けをきった❸を入れ、合わせたAを全体にからめる。

235 kcal
塩 1.5g　糖 11.1g
た 12.5g　脂 14.6g　繊 4.7g
さっぱり

おすすめの献立 | 計 552kcal

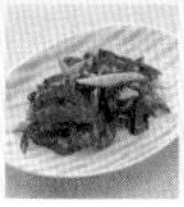

パプリカの塩昆布あえ P.121

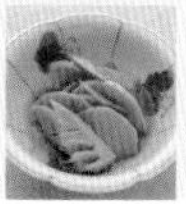

たけのことこんにゃくの含め煮 P.113

豆苗でビタミンをしっかり摂取

豚肉と豆苗の炒め

材料(1人分)
豚肩ロース薄切り肉
…60g
豆苗…80g
にんじん…30g
A[酒小さじ1、片栗粉小さじ½]
サラダ油…小さじ1
B[おろしにんにく小さじ½、しょうゆ大さじ½、バター小さじ1、こしょう少々]

作り方
❶豚肉は細切りにし、合わせたAをからめる。豆苗は4㎝長さに切る。にんじんはせん切りにする。
❷フライパンに油を熱し、にんじんと豚肉を入れて2分炒める。
❸肉の色が変わってきたら、豆苗を加えて強火で1分ほど炒める。合わせたBを加えて炒める。

おすすめの献立 計 527kcal

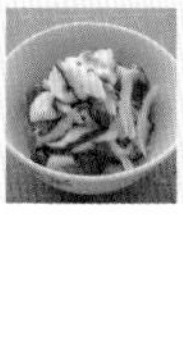

きのこのクミンピクルス P.131

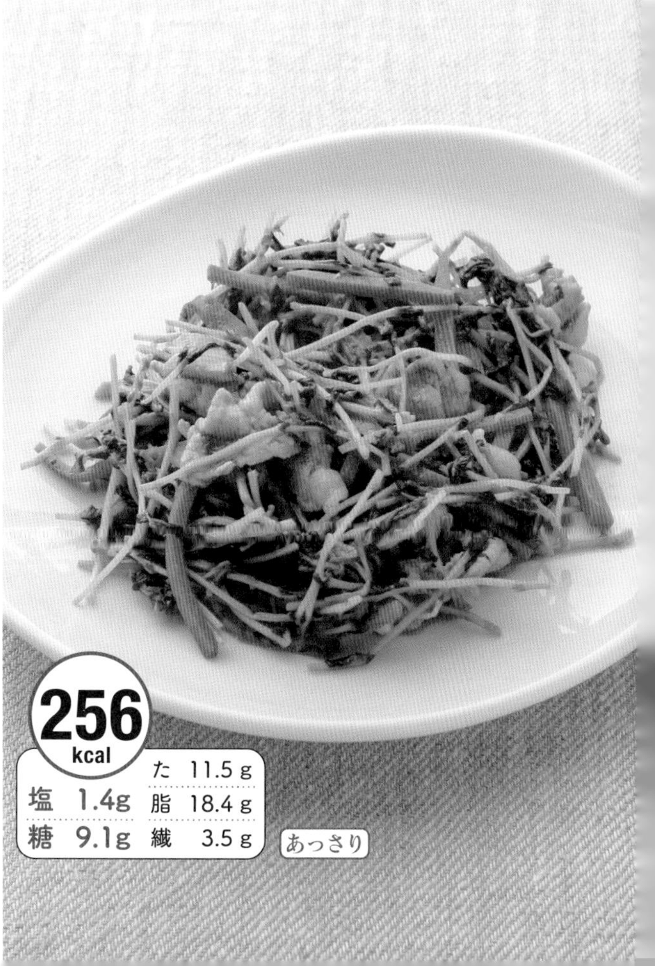

256 kcal
塩 1.4g　糖 9.1g
た 11.5g　脂 18.4g　繊 3.5g
あっさり

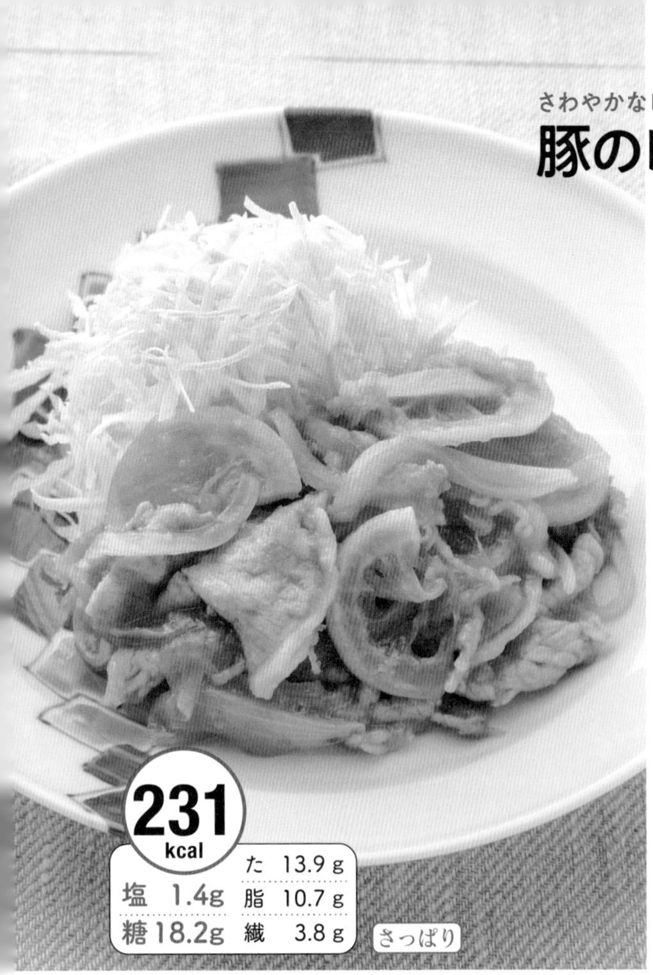

さわやかなレモン風味は新鮮なおいしさ

豚のレモン風味しょうが焼き

材料(1人分)

豚もも肉(しゃぶしゃぶ用)…70ｇ
キャベツ…1枚(80ｇ)
玉ねぎ…¼個(50ｇ)
レモン…¼個(25ｇ)
A［おろししょうが・レモン汁各大さじ1、しょうゆ大さじ½、酒・みりん各小さじ2］
サラダ油…小さじ1

作り方

❶玉ねぎは薄切りにし、レモンは半月切りにする。キャベツはせん切りにする。
❷バットにAを合わせ、豚肉とレモンを加え10分ほどつけ込む。
❸フライパンに油を熱し、玉ねぎを炒める。しんなりしてきたら、汁けを軽くきった❷の豚肉を入れ、1分ずつ両面焼く。❷のつけ汁を加え、1～2分焼く。器に盛り、キャベツを添える。

231 kcal

	た 13.9ｇ
塩 1.4g	脂 10.7ｇ
糖 18.2g	繊 3.8ｇ

さっぱり

おすすめの献立｜計**506**kcal

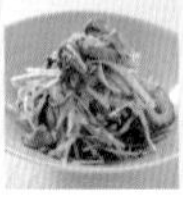
水菜のわさびじょうゆあえ P.109

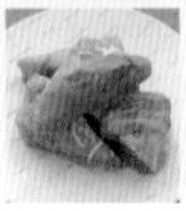
ゆずみそ田楽 P.126

こんにゃくとエリンギで満足感をアップ！

豚肉のこんにゃく巻き焼き

材料(1人分)

豚もも薄切り肉…3枚(60ｇ)
こんにゃく…100ｇ
エリンギ…40ｇ
青じそ…3枚
薄力粉…少々
A［だし大さじ2、赤みそ大さじ½、酒小さじ1、砂糖小さじ½］
ごま油…小さじ1

作り方

❶こんにゃくは3等分に切ってゆでる。エリンギは縦に薄切りにする。
❷耐熱ボウルにA、こんにゃくを合わせてラップをふんわりとかけ､電子レンジで2分加熱する。
❸豚肉を広げて薄力粉をふり、しそ、❷の順にのせて巻く。表面に薄力粉を薄くまぶし、油を熱したフライパンでエリンギと2分焼き、器に盛る。
❹❷の残った汁を火にかけて煮詰め、かける。

おすすめの献立｜計**537**kcal

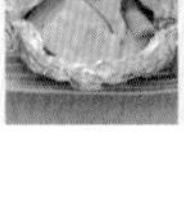
ズッキーニのチーズホイル焼き P.110

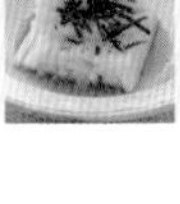
長いもの三杯酢がけ P.141

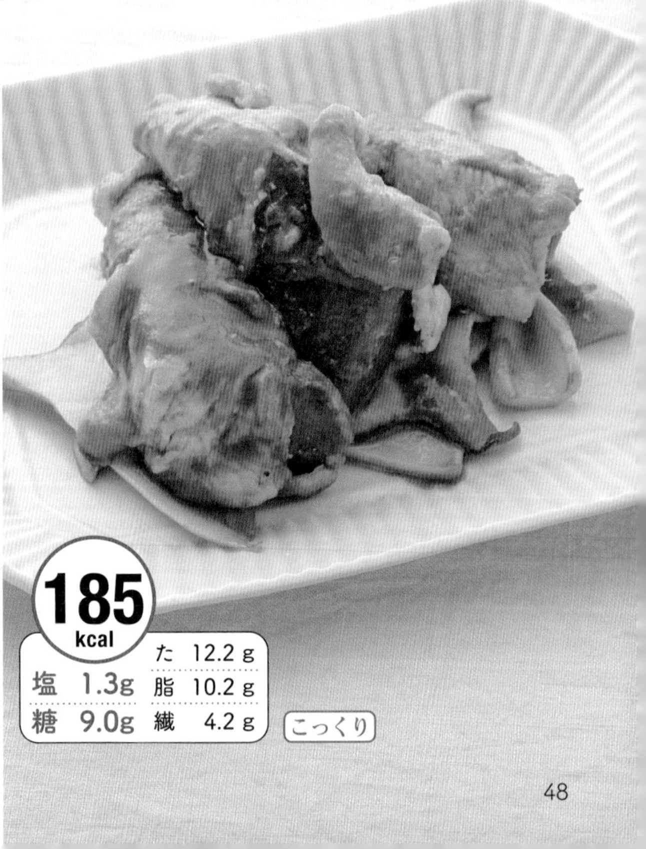

185 kcal

	た 12.2ｇ
塩 1.3g	脂 10.2ｇ
糖 9.0g	繊 4.2ｇ

こっくり

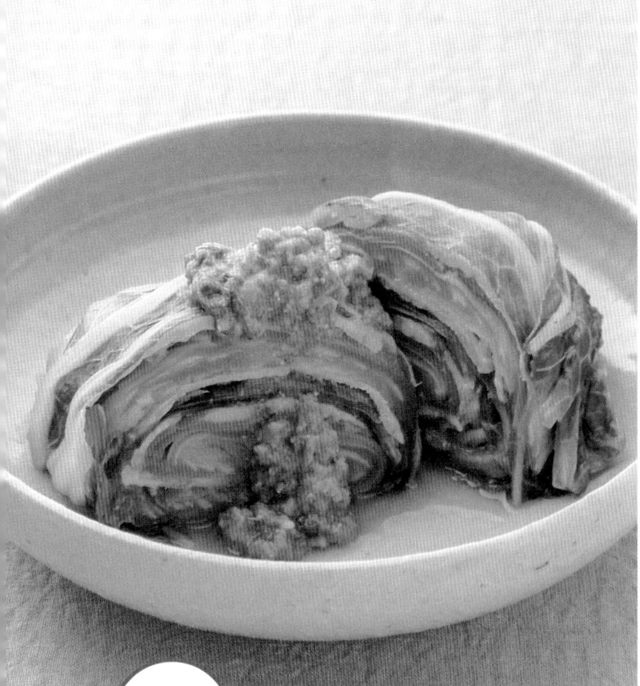

235 kcal

		た	14.1ｇ
塩	1.2g	脂	13.7ｇ
糖	11.8g	繊	4.2ｇ

こっくり

レンジ加熱でほどよく食感を残して

豚肉と白菜の重ね蒸し

材料(1人分)

豚肩ロース薄切り肉
…4枚(60ｇ)
白菜…2枚(200ｇ)
にんじん…30ｇ
片栗粉…少々
酒…大さじ1
A［みそ大さじ½、おろししょうが小さじ1、ごま油小さじ½、削り節2ｇ］

作り方

❶豚肉は半分に切る。にんじんは縦にピーラーで薄く削る。白菜は半分に切ってラップに包み、電子レンジで2分加熱する。
❷小さめの耐熱ボウルにラップを敷く。白菜を1～2枚敷いて片栗粉を薄くふり、豚肉とにんじんを重ねてのせる。くり返して層にする。
❸酒をふり、ラップをかけて電子レンジで5分加熱する。粗熱をとり、ボウルから取り出す。
❹Aと❸の蒸し汁大さじ1を合わせてかける。

おすすめの献立 | 計558kcal

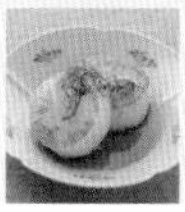

大根ステーキ P.112

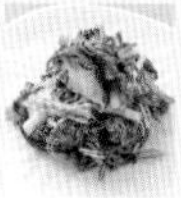

春菊としいたけのお浸し P.108

うまみの強いおかかを加え、塩分量を減らす

豚肉の甘辛みそ炒め

材料(1人分)

豚もも薄切り肉…60ｇ
キャベツ…1枚(80g)
にんじん…40ｇ
ピーマン…1個(30g)
A［酒小さじ2、片栗粉小さじ1］
サラダ油…大さじ½
B［おろししょうが・みそ各小さじ2、だし大さじ2、酒大さじ1、みりん小さじ1、削り節2ｇ］

作り方

❶豚肉にAをふる。キャベツはちぎり、にんじんは短冊切りに、ピーマンは細切りにする。
❷フライパンに油を熱し、豚肉を炒める。 肉の色が変わってきたら、野菜を2分ほど炒める。
❸野菜がしんなりしてきたら、合わせたBを加え、水分をとばすように2分ほど炒める。

おすすめの献立 | 計536kcal

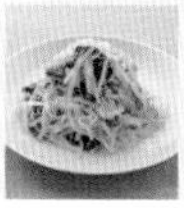

もやしと海藻の和風サラダ P.124

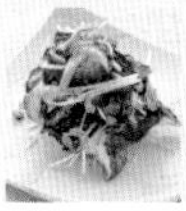

焼きしいたけのしょうゆあえ P.128

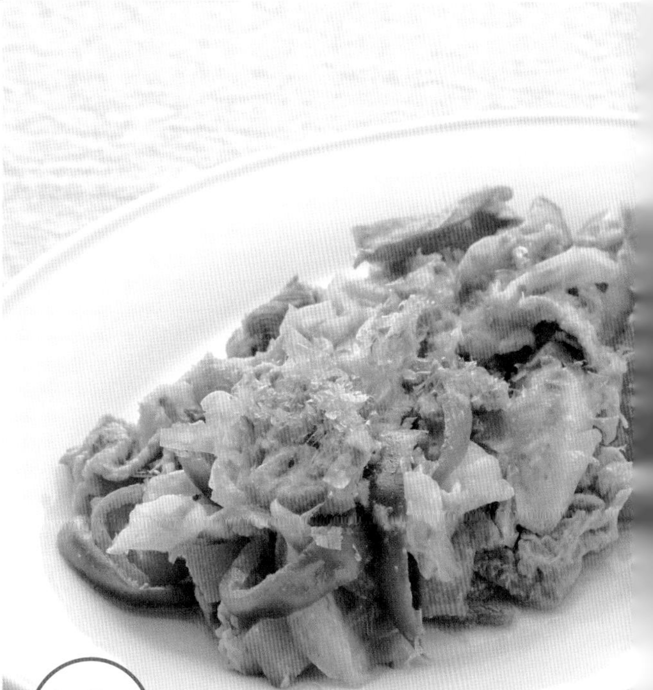

246 kcal

		た	14.1ｇ
塩	1.6g	脂	12.5ｇ
糖	18.6g	繊	4.6ｇ

甘辛

バルサミコ酢を使ってコクをプラス

ポークソテー

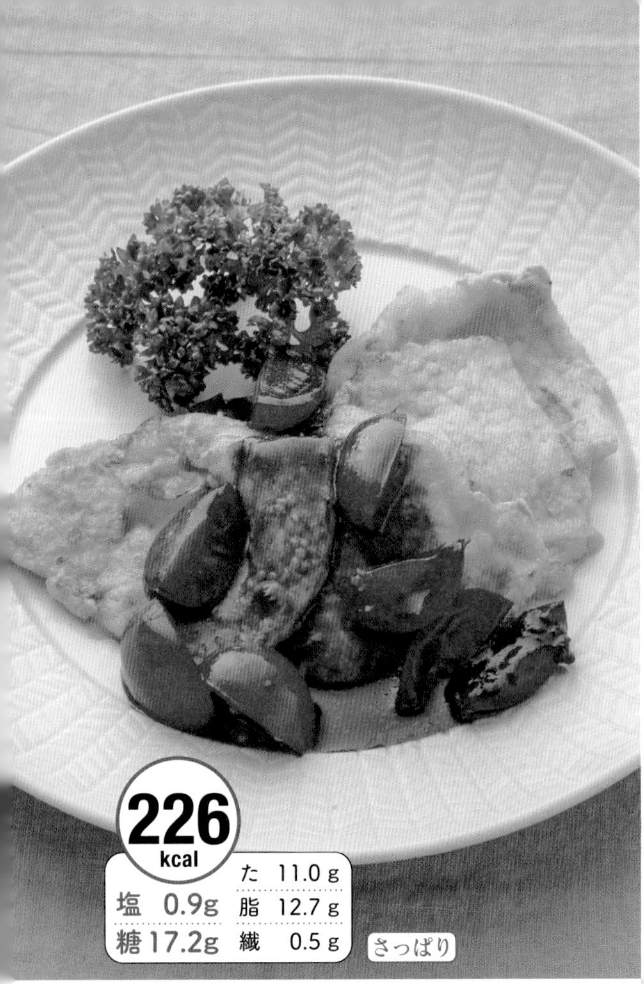

226 kcal

塩 0.9g　糖 17.2g　た 11.0g　脂 12.7g　繊 0.5g

さっぱり

材料(1人分)

豚もも肉(しょうが焼き用)…2枚(60g)

薄力粉…少々

サラダ油…小さじ1

A［水大さじ2、みりん・赤ワイン・バルサミコ酢各大さじ1、しょうゆ・バター各小さじ1］

ミニトマト…2個(30g)

作り方

❶豚肉は筋を切って薄力粉を薄くまぶす。トマトは縦4等分に切る。

❷フライパンに油を熱し、❶の豚肉を両面1分30秒ずつ焼き、器に盛る。

❸フライパンにAを火にかけ、煮立ったらトマトを加える。30秒ほど煮詰め、❷にかける。好みでパセリを添える。

おすすめの献立　計504kcal

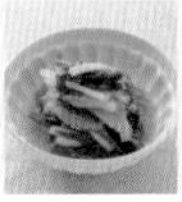

小松菜と油揚げの煮浸し P.106

ナッツが食感のアクセントに

豚肉と小松菜のカレーナッツ炒め

材料(1人分)

豚もも薄切り肉…60g

玉ねぎ…¼個(50g)

小松菜…70g

カシューナッツ…12g

A［酒小さじ1、片栗粉小さじ½］

サラダ油…小さじ1

B［みりん・ポン酢しょうゆ各大さじ1、カレー粉小さじ2、酒小さじ1］

作り方

❶豚肉はひと口大に切り、Aをからめる。玉ねぎは薄切りにし、小松菜は4cm長さに切る。ナッツは粗く刻む。

❷フライパンに油を熱し、玉ねぎと豚肉を2分ほど炒める。小松菜を加えて強火で炒め、合わせたBを加え水分をとばし、ナッツを加えて炒め合わせる。

おすすめの献立｜計589kcal

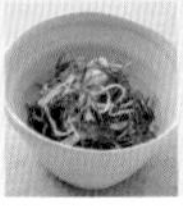

おかひじきの酢の物 P.98

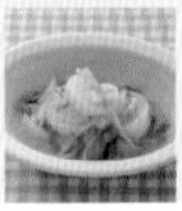

かぶのコンソメ煮 P.100

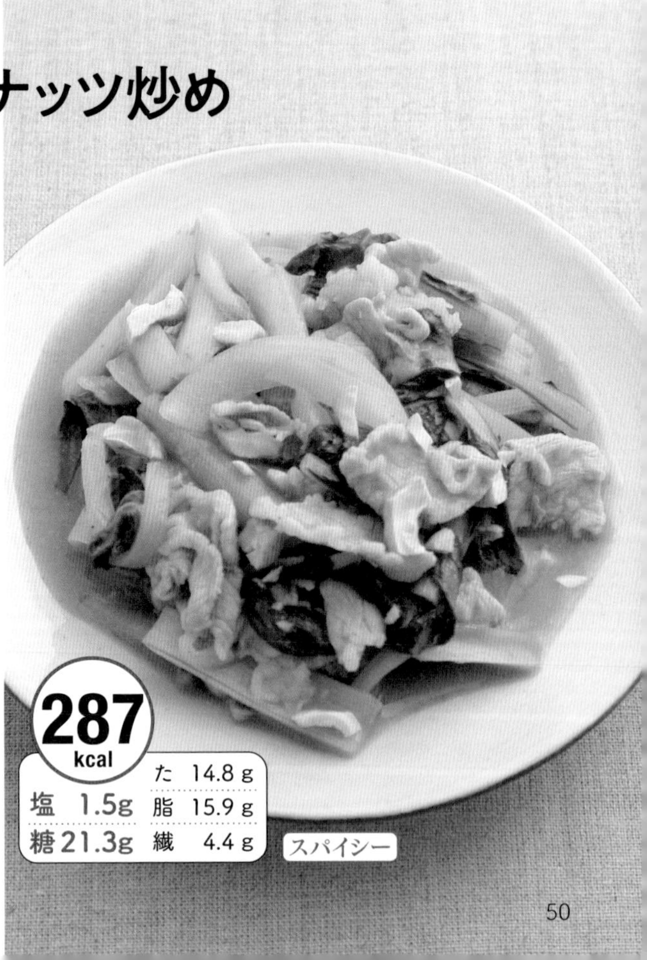

287 kcal

塩 1.5g　糖 21.3g　た 14.8g　脂 15.9g　繊 4.4g

スパイシー

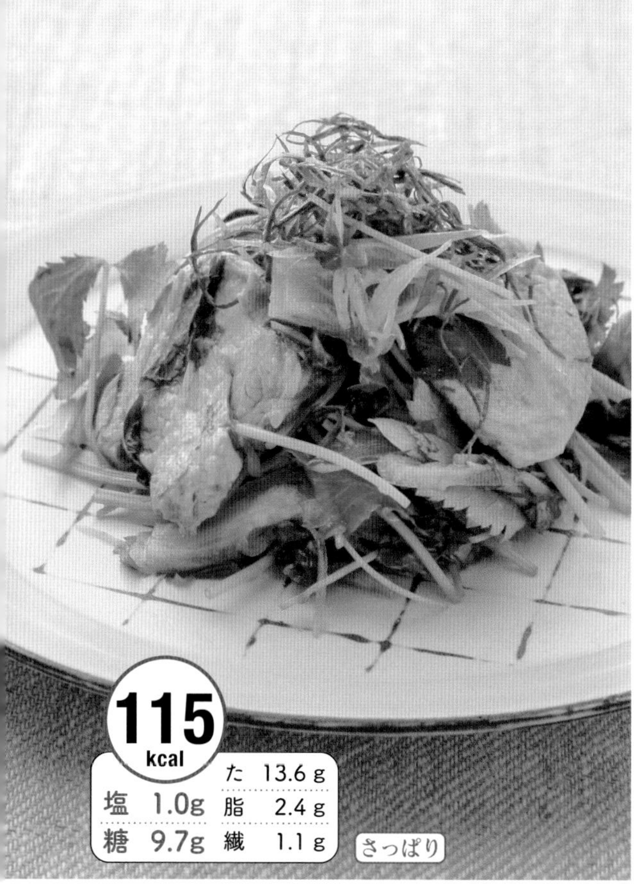

115 kcal

塩 1.0g　た 13.6 g　脂 2.4 g
糖 9.7g　繊 1.1 g

さっぱり

香りのよいみょうがと青じそで、薄味をカバー

ゆで豚の和風マリネ

材料(1人分)
豚ヒレ肉…70ｇ
三つ葉…20ｇ
みょうが…1個
青じそ…3枚
梅肉…5ｇ
薄力粉…少々
Ａ[だし50ml、酢大さじ1、みりん大さじ½]

作り方
❶豚肉は、薄切りにしてたたく。
❷三つ葉は3cm長さに切り、みょうがは縦に薄切りにする。しそはせん切りにし、梅肉はたたく。
❸鍋にＡを入れて火にかけ、煮立ったら火からおろして、バットにあける。
❹❶に薄力粉を薄くまぶし、1分ゆでる。❸に、みょうが、三つ葉とともに入れてつけ込む。梅肉とあえて器に盛り、しそを添える。

おすすめの献立｜計521kcal

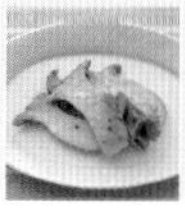
エリンギのステーキ P.128

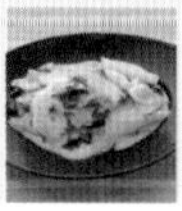
青梗菜とハムのミルク煮 P.114

青のりを衣代わりにすることで、糖質もカット

豚肉の青のりまぶし揚げ

材料(1人分)
豚ヒレ肉…70ｇ
トマト…約¼個(40g)
青のり…適量
Ａ[酒・めんつゆ(3倍濃縮)各小さじ1、片栗粉小さじ½、一味唐辛子少々]
揚げ油…適量

作り方
❶豚肉は3枚に切り、厚みが均等になるようにめん棒などでたたく。トマトは薄切りにする。
❷バットにＡを合わせ、豚肉を入れて両面まんべんなくつけ込む。青のりを表面にまぶし、170℃に熱した油で2分ほど揚げる。
❸器にトマトを敷き、❷を盛る。

おすすめの献立｜計506kcal

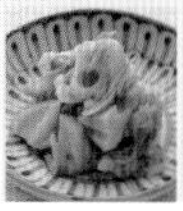
れんこんのポン酢しょうゆ P.138

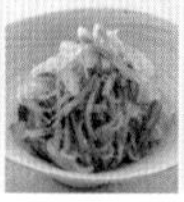
しらたきのチャプチェ風 P.127

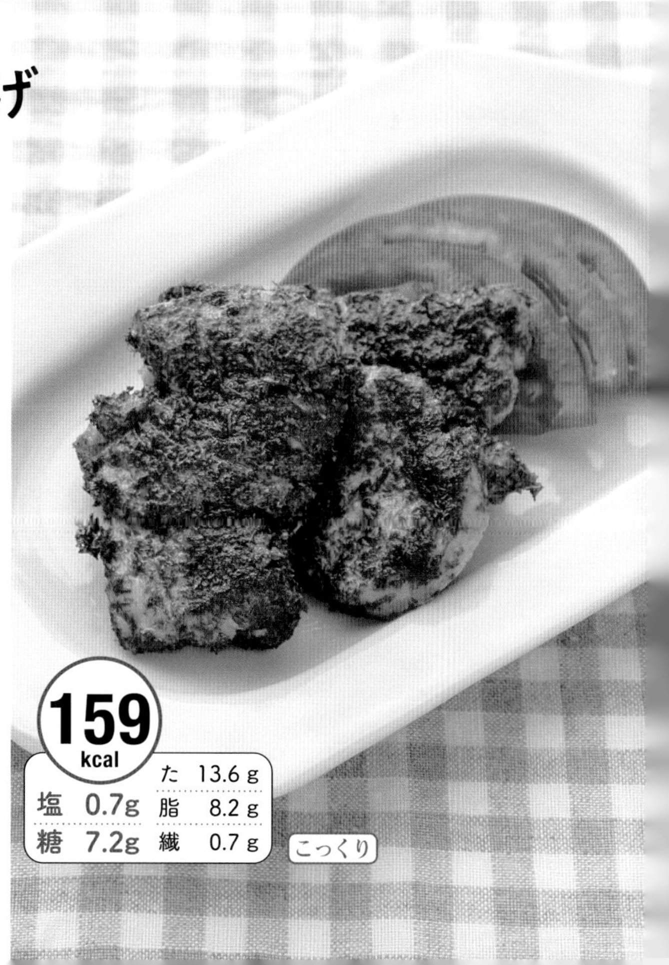

159 kcal

塩 0.7g　た 13.6 g　脂 8.2 g
糖 7.2g　繊 0.7 g

こっくり

たっぷりきのこで食物繊維をしっかりとれる

チキンソテー　きのこクリームソース

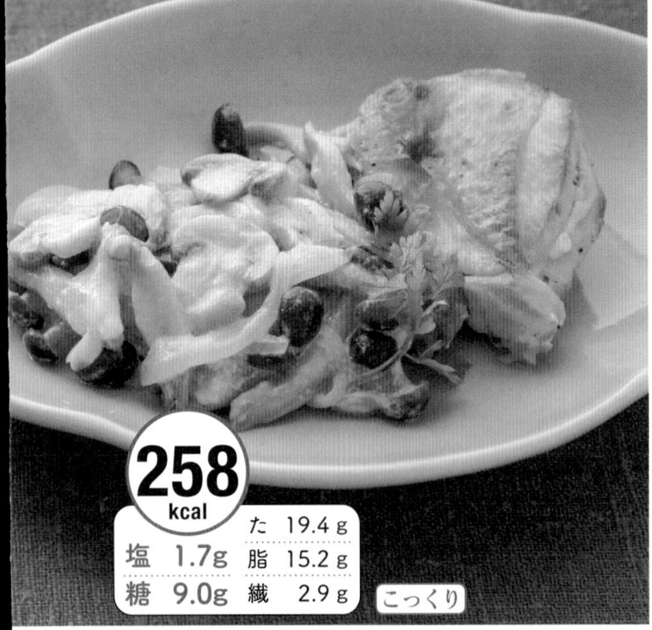

258 kcal

		た	19.4ｇ
塩	1.7g	脂	15.2ｇ
糖	9.0g	繊	2.9ｇ

こっくり

材料(1人分)
鶏もも肉…90ｇ
玉ねぎ…¼個(50ｇ)
しめじ…50ｇ
マッシュルーム…20ｇ
白ワイン…大さじ1
塩、こしょう…少々
A［牛乳80ml、顆粒コンソメ小さじ½］

作り方
❶鶏肉は厚みを均等にして、塩、こしょうをふる。
❷玉ねぎ、マッシュルームは薄切りにし、しめじは小房に分ける。
❸フライパンに❶の皮目を下にして入れ、火にかける。へらで押しつけながら、皮目にこげ目がつくまで4分ほど焼く。裏返し、空いたところに❷を加えて炒める。
❹鶏肉を再び裏返して2分ほど焼き、白ワインをふり入れる。ふたをして1分ほど蒸し焼きにする。鶏肉を取り出し、器に盛る。
❺同じフライパンにAを火にかけ、混ぜながら2分ほど煮詰めて❹にかけ、好みでイタリアンパセリを添える。

おすすめの献立｜計568kcal

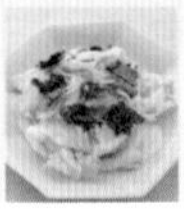
チョレギサラダ
P.125

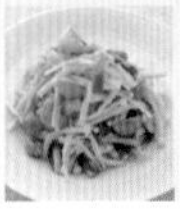
えのきとなめこのマリネ
P.130

鶏肉がしっとり仕上がりおいしい！

鶏肉のコチュジャン焼き

材料(1人分)
鶏もも肉…90ｇ
アスパラガス…1本
A［長ねぎ(みじん切り)20ｇ、おろししょうが小さじ½、コチュジャン大さじ½、砂糖小さじ1、めんつゆ(3倍濃縮)小さじ⅔］

作り方
❶鶏肉は厚みを均等にして半分に切る。アスパラは根元を切り落とし、3等分に切る。
❷ボウルにAを入れて混ぜる。
❸オーブントースターの天板にアルミ箔を敷き、アスパラを並べる。鶏肉をのせて❷をぬる。オーブントースターで12～15分焼く(焦げるようなら、アルミ箔をかぶせる)。

おすすめの献立｜計546kcal

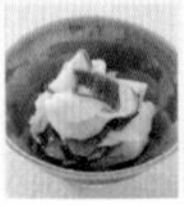
かぶとわかめの酢の物
P.100

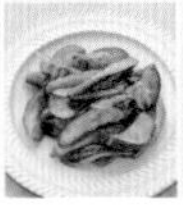
なすとしし唐辛子の炒め
P.116

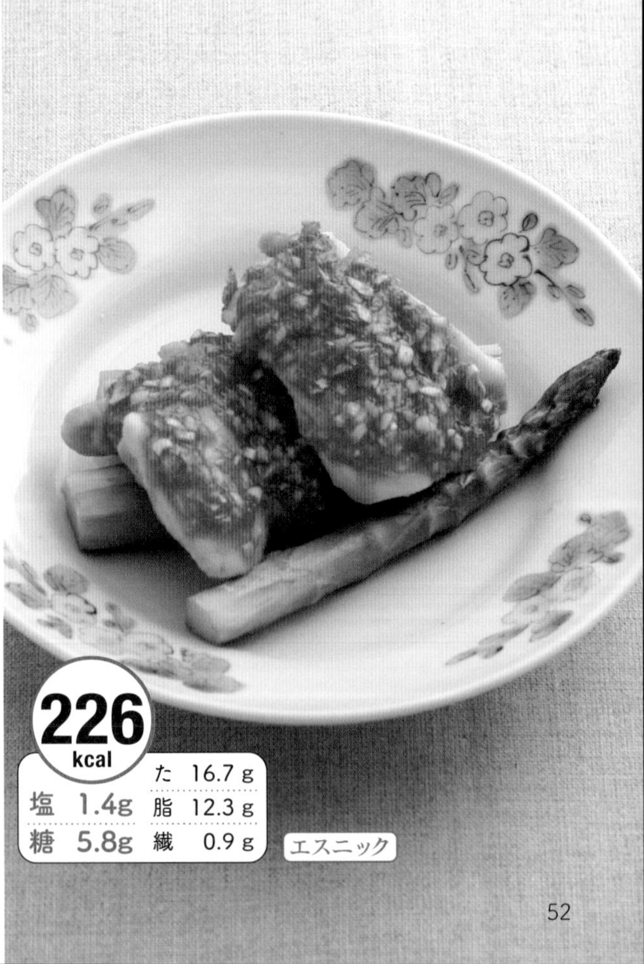

226 kcal

		た	16.7ｇ
塩	1.4g	脂	12.3ｇ
糖	5.8g	繊	0.9ｇ

エスニック

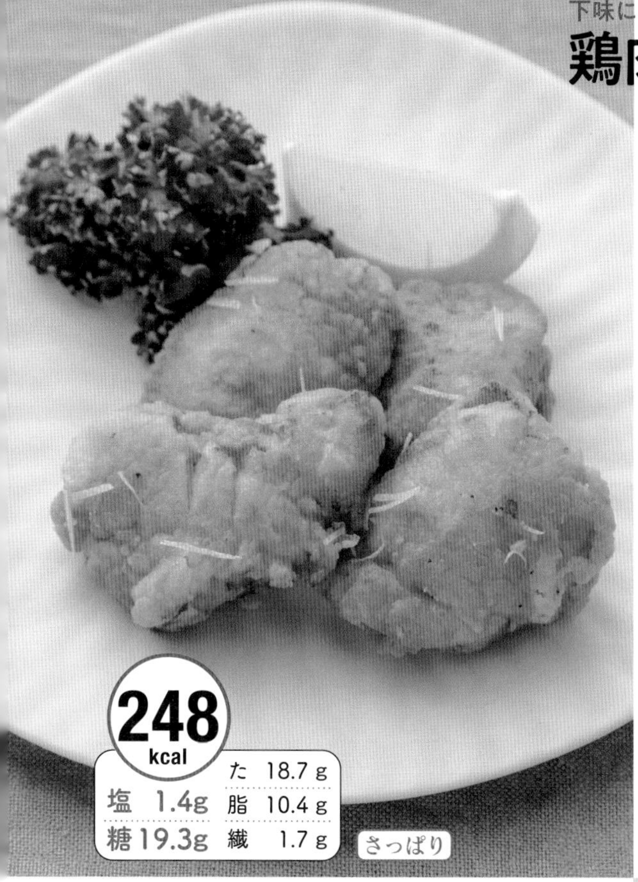

下味にレモンを入れるから風味がよく、減塩にも

鶏肉のレモン風味から揚げ

材料(1人分)

鶏むね肉(皮なし)…90ｇ
Ａ［おろししょうが・おろしにんにく各小さじ1、しょうゆ大さじ½、みりん・レモン汁各小さじ2、酒小さじ1］
揚げ油…適量
Ｂ［薄力粉・片栗粉各大さじ½］
レモン(くし形切り)…1切れ

作り方

❶鶏肉はひと口大に切って保存袋に入れ、Ａを加えてよくもみ混ぜ、1時間以上(～1晩)つけ込む。
❷バットにＢを合わせ、鶏肉の汁けを軽くきって加えて薄くまぶす。
❸170℃に熱した油で3分ほど揚げ、レモン、好みでパセリを盛り、レモンの皮のせん切りをちらす。

248 kcal

		た	18.7ｇ
塩	1.4g	脂	10.4ｇ
糖	19.3g	繊	1.7ｇ

さっぱり

おすすめの献立 | 計516kcal

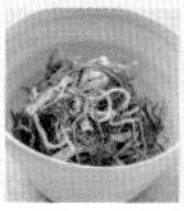

おかひじきの酢の物 P.98

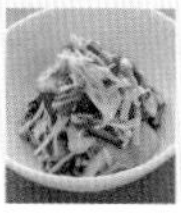

青梗菜のなめたけあえ P.114

しょうゆよりも塩分が少ない粒マスタードをきかせて

鶏肉の粒マスタード煮込み

材料(1人分)

鶏もも肉…90ｇ
薄力粉…少々
玉ねぎ…⅜個(75ｇ)
まいたけ…50ｇ
ブロッコリー…40ｇ
にんにく(薄切り)…½かけ分
オリーブ油…小さじ½
Ａ［水120ml、粒マスタード大さじ1、顆粒コンソメ小さじ¼］
しょうゆ…小さじ½

作り方

❶鶏肉はひと口大に切り、薄力粉を薄くまぶす。玉ねぎはくし形切りにし、まいたけは小房に分ける。ブロッコリーは小房に分けてゆでる。
❷鍋に油とにんにくを弱火にかけ、香りが立ったら中火にし、鶏肉の表面を焼く。こんがり色づいてきたら、玉ねぎとまいたけを加えて2～3分炒める。Ａを加え8分ほど煮る。ブロッコリーとしょうゆを加え1～2分煮る。

おすすめの献立 計643kcal

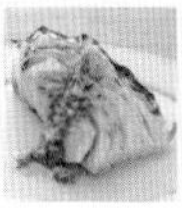

キャベツのグリル P.102

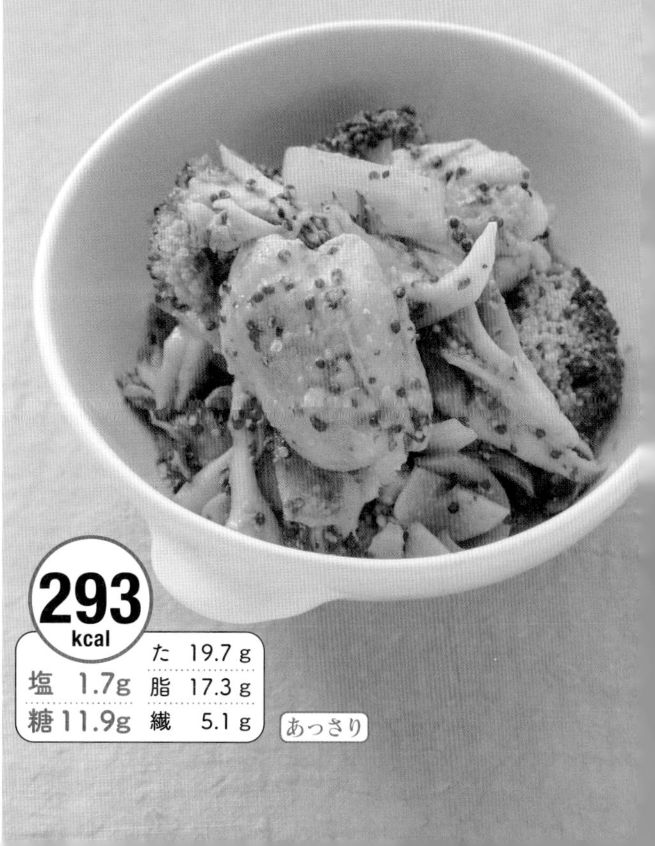

293 kcal

		た	19.7ｇ
塩	1.7g	脂	17.3ｇ
糖	11.9g	繊	5.1ｇ

あっさり

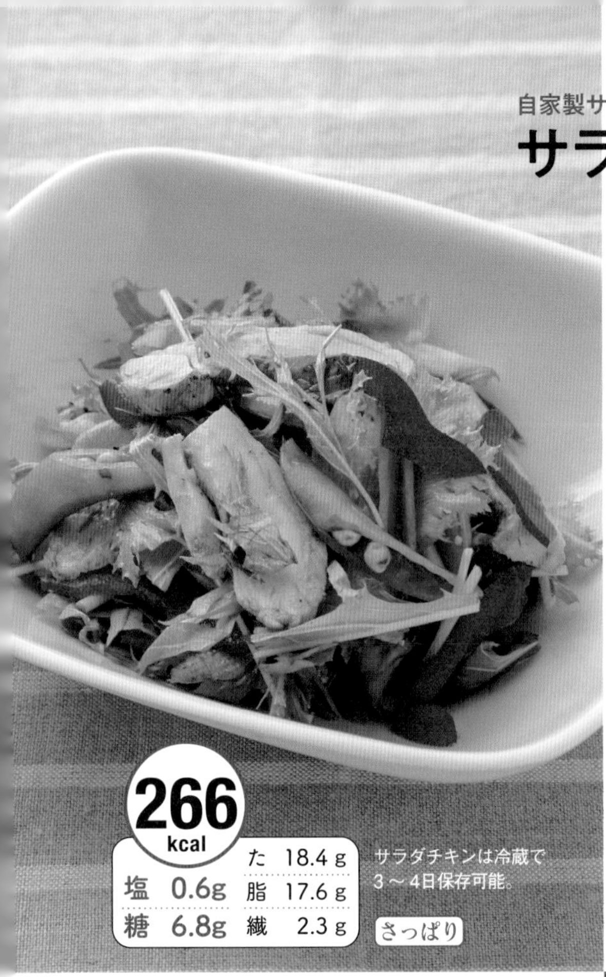

自家製サラダチキンは作っておくと応用自在で便利

サラダチキンのおかずサラダ

266 kcal

		た	18.4 g
塩	0.6g	脂	17.6 g
糖	6.8g	繊	2.3 g

サラダチキンは冷蔵で3～4日保存可能。

さっぱり

材料(1人分)

サラダチキン ※2人分

- **鶏もも肉**
  …小1枚(200ｇ)
- A［レモン汁大さじ½、はちみつ小さじ½、塩0.8g、こしょう少々］

水菜…40ｇ

パプリカ(赤)…¼個(30g)

スナップえんどう
…3本(24ｇ)

B［オリーブ油・酢各小さじ1、砂糖0.5ｇ］

作り方

❶保存袋に鶏肉とAをよくもみ混ぜ、空気を抜くようにして口をしめる。
❷炊飯釜に❶とぬるま湯をひたひたに入れて、保温セットで1時間加熱する。
❸水菜は4㎝長さに切る。パプリカは薄切り、スナップえんどうはゆでて斜め切りにする。
❹❷を炊飯釜から取り出し、鶏肉の半量は薄切りにする。残ったAとBを混ぜ、具材とあえる。

おすすめの献立 計**545**kcal

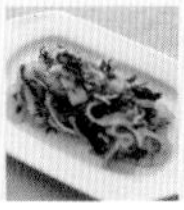

きくらげの中華炒め

P.131

梅じそが淡泊なささみのアクセントに

鶏ささみの梅しそ巻き

材料(1人分)

鶏ささみ
…2本(90ｇ)

青じそ…4枚

梅肉…1個(6ｇ)

A［みりん・ごま油各小さじ1、かつお節ひとつまみ］

ミニトマト
…1個(15ｇ)

作り方

❶ささみは筋を取り、たたいて薄くのばす。梅肉はたたく。ミニトマトは半分に切る。
❷梅肉とAを混ぜる。
❸ささみに❷を等分に塗る。ささみ1枚あたりに青じそ2枚をのせて巻き込み、巻き終わりをようじでとめる。魚焼きグリルで10分ほど焼く。器にミニトマトと一緒に盛る。

おすすめの献立 | 計**513**kcal

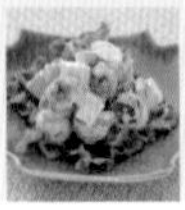

ミニトマトと豆腐のあえ物

P.115

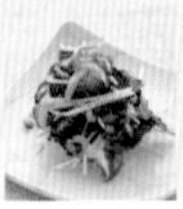

焼きしいたけのしょうゆあえ

P.128

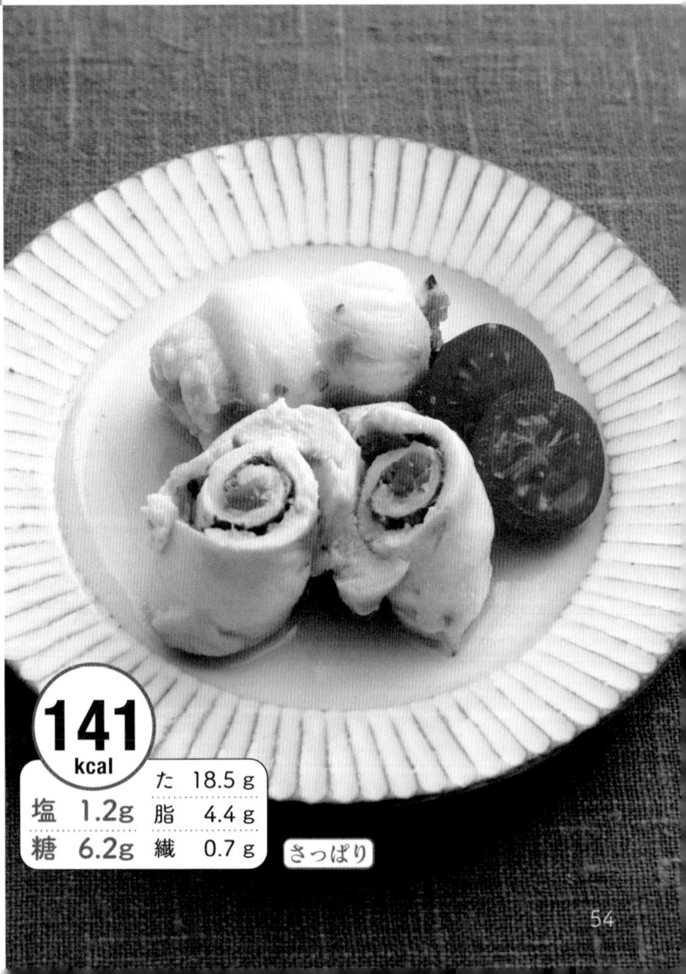

141 kcal

		た	18.5 g
塩	1.2g	脂	4.4 g
糖	6.2g	繊	0.7 g

さっぱり

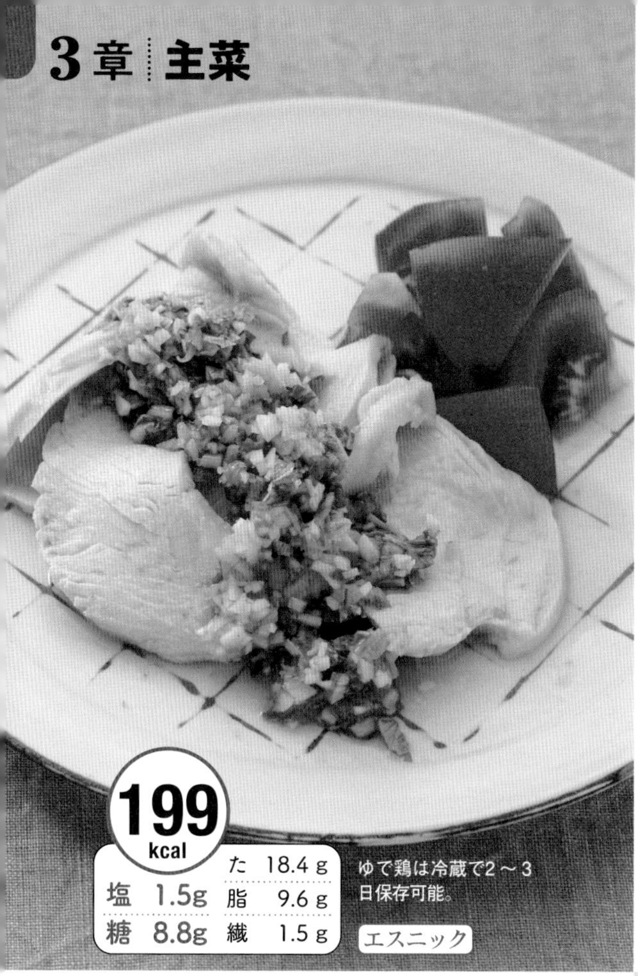

199 kcal

		た	18.4 g
塩	1.5g	脂	9.6 g
糖	8.8g	繊	1.5 g

ゆで鶏は冷蔵で2～3日保存可能。

エスニック

香菜とみょうが、ナンプラーでアジア風に

ゆで鶏の香味だれ

材料(1人分)

ゆで鶏 ※2人分

鶏むね肉
…小1枚(200ｇ)
A［しょうが(薄切り)2枚、長ねぎ適量］

トマト…小½個(75ｇ)

B［香菜・みょうが(各みじん切り)各10ｇ、にんにく(みじん切り)¼かけ分、レモン汁・ナンプラー・ごま油各小さじ1、砂糖小さじ½、こしょう少々］

作り方

❶鍋に鶏肉とA、たっぷりの水を入れて火にかける。煮立ったら、アクを除いて弱火にして7分加熱し、火を止めてそのまま粗熱をとる。ゆで汁を大さじ1取り分けておく。

❷ゆで鶏の半量を薄切りにし、器に盛り、乱切りにしたトマトを添える。ボウルにBと❶のゆで汁大さじ1を混ぜ、ゆで鶏にかける。

おすすめの献立 | 計481kcal

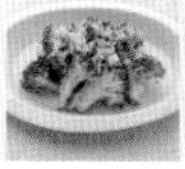

ブロッコリーのごままぶし

P.122

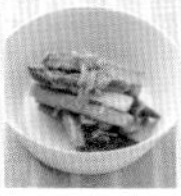

アスパラのなめたけあえ

P.96

ヘルシーなささみ×チーズでボリューム感を

鶏ささみのピザ風

材料(1人分)

鶏ささみ…2本(90g)
玉ねぎ…¼個(50g)
ミニトマト
…1個(15g)
ピーマン…½個(15g)
ロースハム…1枚(15g)
ピザ用チーズ…15ｇ
ピザソース…大さじ1
白ワイン…大さじ1
オリーブ油…小さじ1
黒こしょう…少々

作り方

❶ささみは観音開きにして薄くたたきのばす。

❷玉ねぎは薄切りに、ピーマンは輪切りに、ハムはせん切りにする。ミニトマトは6等分に切る。

❸フライパンに油をなじませ、❶を入れてピザソースを塗る。❷、ピザ用チーズをのせる。白ワインをふり、ふたをして3分蒸し焼きにして、黒こしょうをふる。

おすすめの献立 | 計508kcal

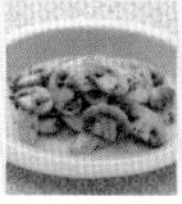

マッシュルームのソテー

P.130

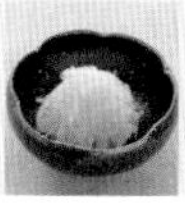

大根のゆず風味浅づけ

P.112

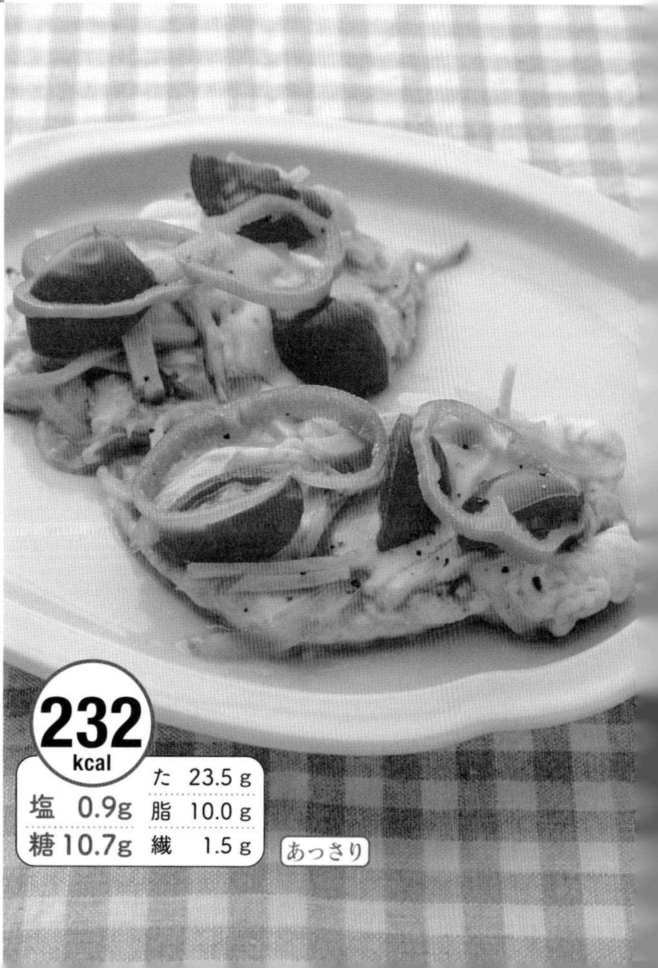

232 kcal

		た	23.5 g
塩	0.9g	脂	10.0 g
糖	10.7g	繊	1.5 g

あっさり

オイスターソースとラー油のコクで塩分控えめ

ささみのレンジ蒸し

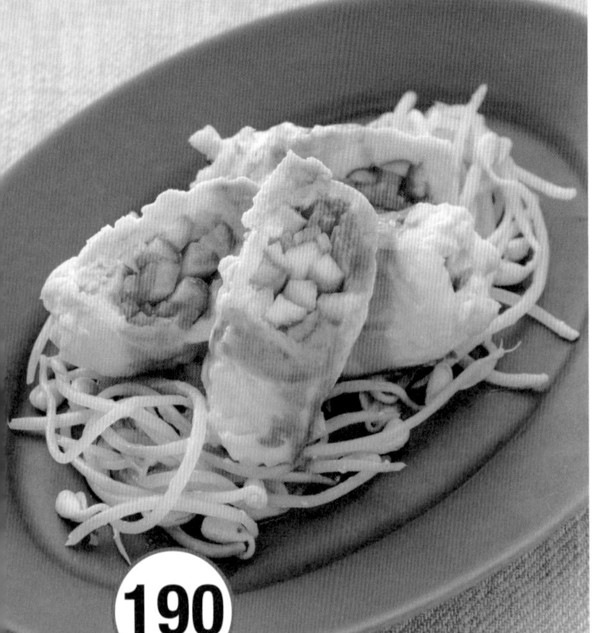

190 kcal

		た	21.5 g
塩	1.2g	脂	6.5 g
糖	8.1g	繊	3.2 g

あっさり

材料(1人分)

鶏ささみ…2本(90ｇ)
大豆もやし…80ｇ
アスパラガス…2本(40ｇ)
にんじん…25ｇ
薄力粉…少々
A［水大さじ1、酒小さじ1、鶏ガラスープの素0.8ｇ］
B［ごま油・オイスターソース各小さじ1、ラー油少々］

作り方

❶アスパラは根元を切り落とし、4㎝長さに切ってから縦半分にする。にんじんは4㎝長さのせん切りにする。
❷ささみは筋を取り、たたいて薄くのばす。薄力粉を薄くふり、❶を等分にのせて巻く。
❸耐熱皿にもやしを敷き、❷を均等な間隔でのせる。合わせたAをまわしかけ、ラップをふんわりとかけて電子レンジで3分加熱する。鶏肉を返して、ラップをふんわりとかけてさらに1分30秒加熱する。
❹❸を半分に切り、もやしと一緒に器に盛る。❸の蒸し汁小さじ2とBを合わせてかける。

おすすめの献立 | 計497kcal

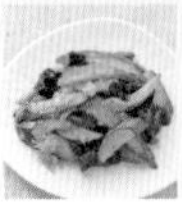
きゅうりのキムチ炒め
P.103

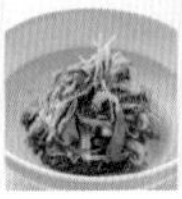
おかひじきと桜えびの煮つけ
P.98

ポン酢しょうゆで味をつけ、減塩に

鶏手羽元と大根のポン酢煮

材料(1人分)

鶏手羽元(骨つき)…2本(80ｇ)
大根…150ｇ
細ねぎ…30ｇ
A［しょうが(薄切り)½かけ分、だし200㎖、ポン酢しょうゆ大さじ1½、酒大さじ1］

作り方

❶大根は半月切りにし、15分ほどゆでる。細ねぎは4㎝長さに切る。
❷鍋に鶏肉、Aを火にかけ、煮立ったらアクを除く。大根を加えて落としぶたをし、中火で20分ほど煮る。
❸細ねぎを加え、さらに1分ほど煮て、器に盛り合わせる。

おすすめの献立 | 計499kcal

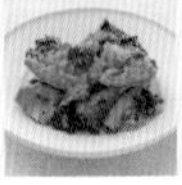
トマトのしそ炒め
P.115

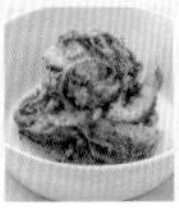
きゅうりのごまみそあえ
P.103

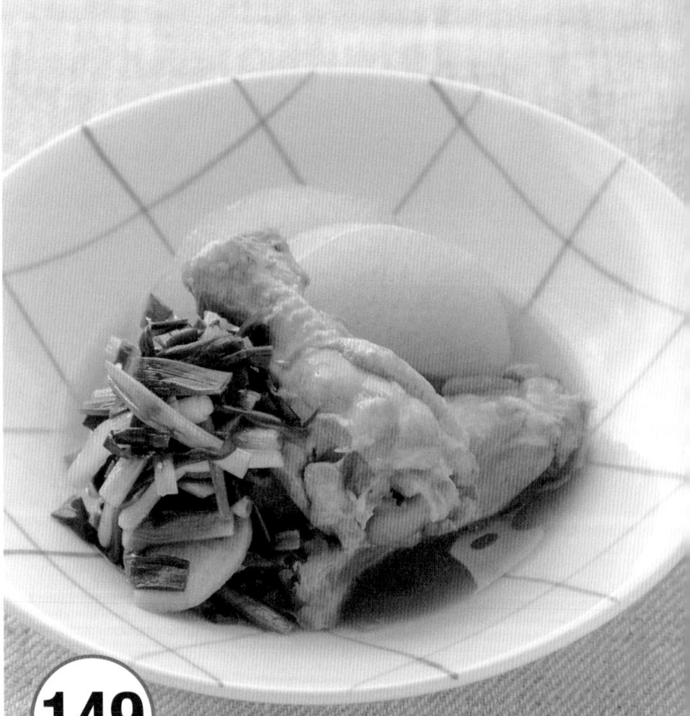

149 kcal

		た	11.4 g
塩	1.9 g	脂	6.8 g
糖	9.1 g	繊	2.9 g

さっぱり

からしマヨ味が食べ応えUP&アクセントに

鶏肉のからしマヨ味

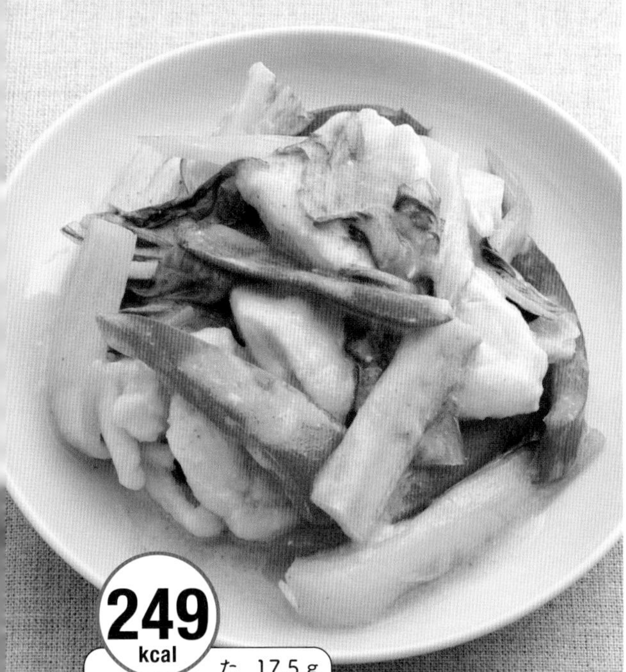

249 kcal

	た	17.5 g
塩 1.7g	脂	14.7 g
糖 10.6g	繊	1.7 g

こっくり

材料(1人分)

鶏むね肉…90ｇ
青梗菜…1株(100ｇ)
パプリカ(赤)
…¼個(30ｇ)
片栗粉…少々
A [マヨネーズ大さじ1、酒・しょうゆ・練りからし各小さじ1]
こしょう…少々

作り方

❶鶏肉はひと口大のそぎ切りにし、片栗粉を薄くまぶす。青梗菜は縦半分に切って、横に1cm幅に切る。パプリカは細めの乱切りにする。
❷耐熱皿に青梗菜の茎、パプリカ、鶏肉の順にのせ、水大さじ1をまわしかける。ラップをふんわりとかけ、電子レンジで3分加熱する。
❸取り出して全体に混ぜ、青梗菜の葉をのせ、合わせたAをかける。再びラップをかけ、さらに電子レンジで1分30秒加熱する。そのまま2分ほどおき、こしょうを加えて混ぜる。

おすすめの献立 | 計 565kcal

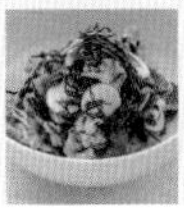

ごまドレ 海藻サラダ P.135

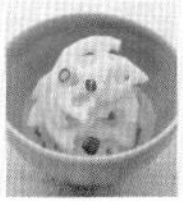

酢れんこん P.138

カレー粉にしょうゆを加えて味をしめる

タンドリーチキン

材料(1人分)

鶏手羽元(骨つき)
…2本(80ｇ)
トマト…約¼個(40ｇ)
かぶ…½個(35ｇ)
塩、こしょう…各少々
A [おろしにんにく½かけ分、無糖ヨーグルト45g、マーマレード10g、しょうゆ小さじ1、カレー粉小さじ½]

作り方

❶手羽元にフォークで数カ所穴を開け、塩、こしょうをもみ込む。保存袋にAと一緒に入れてなじませ、1時間以上(～1晩)つけ込む。
❷トマトは薄切りにする。かぶは茎2cmほど残して縦に薄切りにする。
❸オーブンシートを敷いた天板に、❶、かぶを並べる。200℃に予熱したオーブンで20分焼き、トマトと一緒に器に盛り合わせる。

おすすめの献立 | 計 513kcal

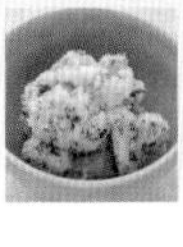

カリフラワーのソテー P.101

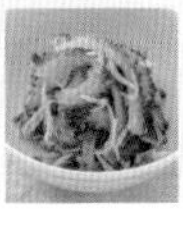

ゴーヤのカレー酢あえ P.104

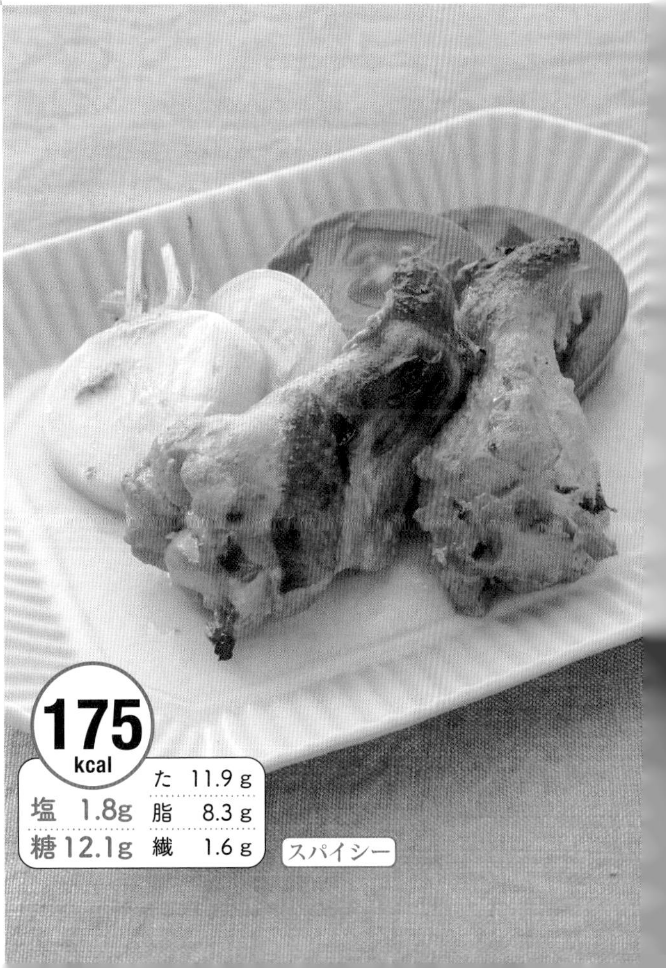

175 kcal

	た	11.9 g
塩 1.8g	脂	8.3 g
糖 12.1g	繊	1.6 g

スパイシー

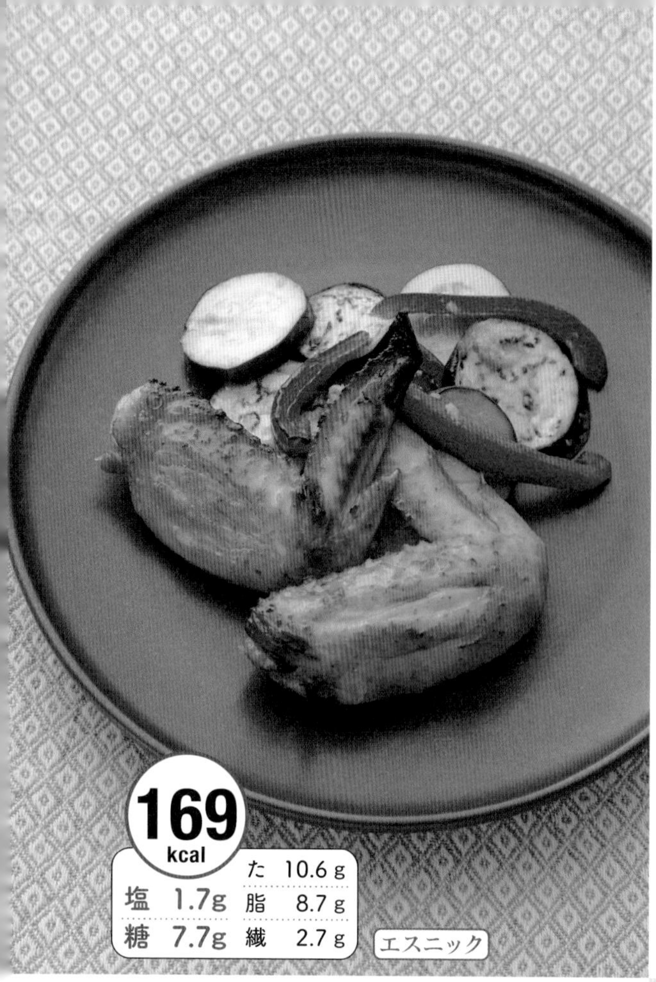

169 kcal

		た	10.6ｇ
塩	1.7g	脂	8.7ｇ
糖	7.7g	繊	2.7ｇ

エスニック

オーブンで焼いて、余分な油をカット！

手羽先のエスニックグリル

材料(1人分)

鶏手羽先(骨つき)
…2本(90ｇ)
ズッキーニ…⅓本(70ｇ)
なす…½本(40ｇ)
パプリカ(赤)
…⅓個(40ｇ)
Ａ[おろしにんにく小さじ½、酒大さじ1、ナンプラー・チリソース各小さじ1、こしょう少々]

作り方

❶手羽先は骨に沿って切り込みを入れ、ボウルにＡとともに合わせ、よくもみ込む。
❷ズッキーニ、なすは輪切りに、パプリカは縦に細切りにする。
❸オーブンシートを敷いた天板に手羽先、❷を並べる。❶の残りのつけ汁を上からかけ、200℃に予熱したオーブンで20分焼く。

おすすめの献立｜計570kcal

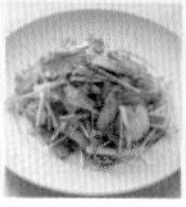
水菜とサーモンのサラダ
P.109

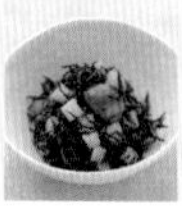
セロリのタバスコあえ
P.111

レバーに片栗粉をまぶすと少量の調味料もよくからむ

鶏レバーのみそ炒め蒸し

材料(1人分)

鶏レバー…70ｇ
生しいたけ…45ｇ
しし唐辛子…5本(35ｇ)
片栗粉…少々
サラダ油…小さじ2
Ａ[おろししょうが・みりん各小さじ1、だし大さじ2、みそ小さじ⅔、しょうゆ小さじ½]

作り方

❶レバーは血合いを取り除き、牛乳(分量外)をかぶるくらい入れて、30分つける。水でよく洗い、水けをふき取り、表面に片栗粉をまぶす。
❷しし唐辛子は斜め切りにし、しいたけはそぎ切りにする。
❸フライパンに油を熱し、❶を炒めて色が変わったら、❷を加えて炒める。合わせたＡを加えてふたをし、途中混ぜながら2分蒸し煮にする。

おすすめの献立｜計517kcal

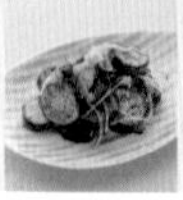
焼きなすのあえ物
P.116

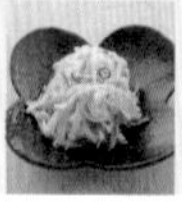
えのき入りなます
P.130

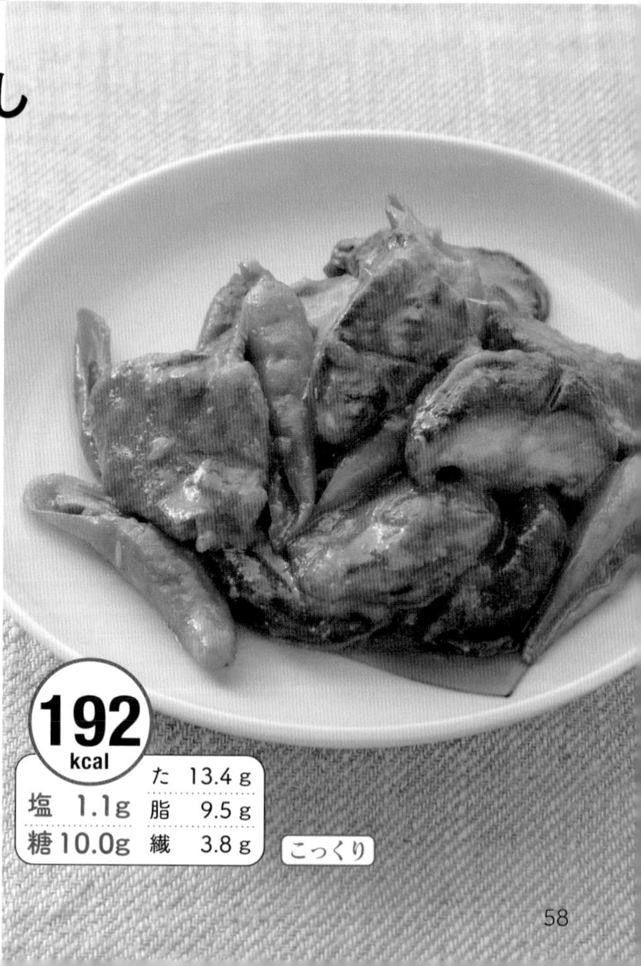

192 kcal

		た	13.4ｇ
塩	1.1g	脂	9.5ｇ
糖	10.0g	繊	3.8ｇ

こっくり

きのこでカサ増し&食物繊維をたっぷり

きのこたっぷりビーフシチュー

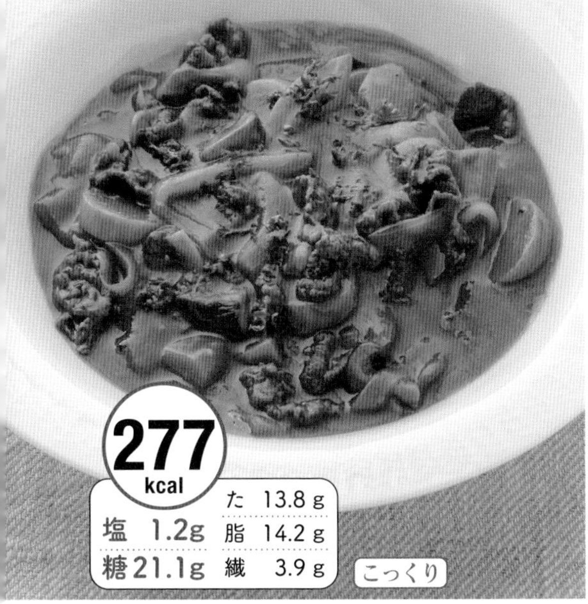

277 kcal

	た	13.8 g
塩 1.2g	脂	14.2 g
糖 21.1g	繊	3.9 g

こっくり

おすすめの献立 | 計 577 kcal

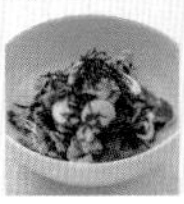
ごまドレ海藻サラダ P.135

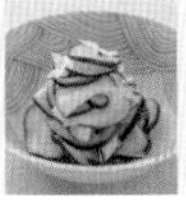
ズッキーニのすし酢づけ P.110

材料（作りやすい分量・2人分）

牛もも薄切り肉…120g
玉ねぎ…½個（100g）
エリンギ…80g
にんじん…50g
マッシュルーム…40g
にんにく（みじん切り）…1かけ分
バター…大さじ1
薄力粉…大さじ1
A［トマトジュース（無塩）150ml、水100ml、デミグラスソース80g、赤ワイン50ml］
牛乳…大さじ2
B［塩小さじ⅕、こしょう少々］

作り方

❶玉ねぎは薄切りに、エリンギは輪切りに、にんじんは乱切りにする。マッシュルームは4等分に切る。
❷フライパンにバターとにんにくを弱火にかけ、香りが立ったら牛肉、玉ねぎ、にんじんを加えて炒める。
❸肉の色が変わってきたら、きのこ類を加えて炒め、薄力粉をふり入れる。
❹粉っぽさがなくなったらAを加え、アクを除きながら7～8分煮る。牛乳を加えて3分ほど煮て、Bで味をととのえる。器に盛り、好みでパセリのみじん切りをちらす。

韓国でおなじみの炒め物。野菜もしっかり補給！

牛肉と野菜のチャプチェ

材料（1人分）

牛もも薄切り肉…70g
ほうれん草…60g
にんじん…30g
しょうが…8g
春雨…20g
A［おろしにんにく小さじ1、酒小さじ2、豆板醤小さじ½］
ごま油…小さじ1
B［テンメンジャン小さじ1、酒・みりん・めんつゆ（3倍濃縮）各小さじ1］
白ごま…少々

作り方

❶牛肉は細切りにし、Aをもみ込んでおく。ほうれん草は3cm長さに切り、にんじんとしょうがはせん切りにする。
❷春雨は熱湯に10分ほどもどし、ざるにあげる。
❸フライパンに油を熱し、牛肉、にんじん、しょうがを炒める。肉の色が変わってきたら、❷とほうれん草を加えて炒め、全体がしんなりしたら合わせたBを加えて炒め合わせる。器に盛り、ごまをふる。

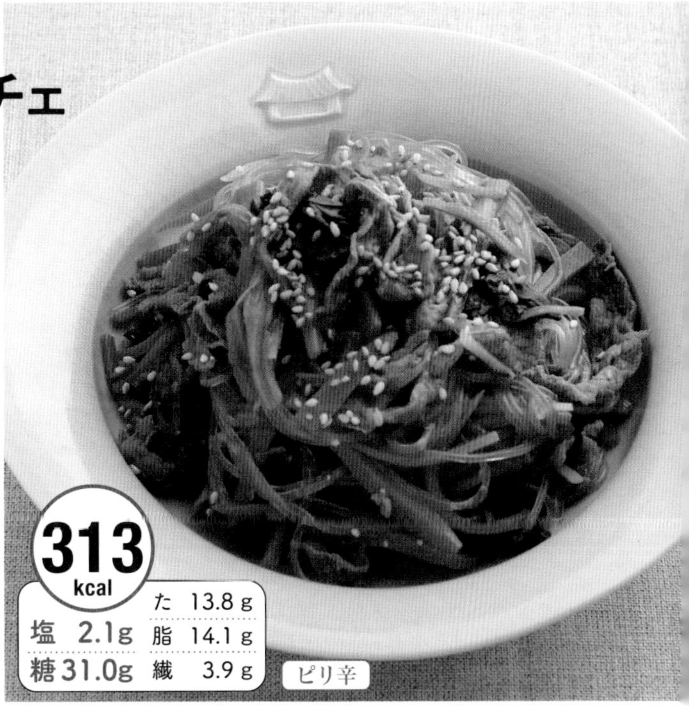

313 kcal

	た	13.8 g
塩 2.1g	脂	14.1 g
糖 31.0g	繊	3.9 g

ピリ辛

おすすめの献立 | 計 583 kcal

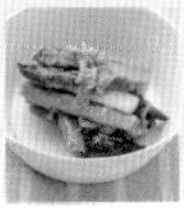
アスパラのなめたけあえ P.96

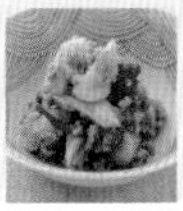
きゅうりとメンマの酢の物 P.103

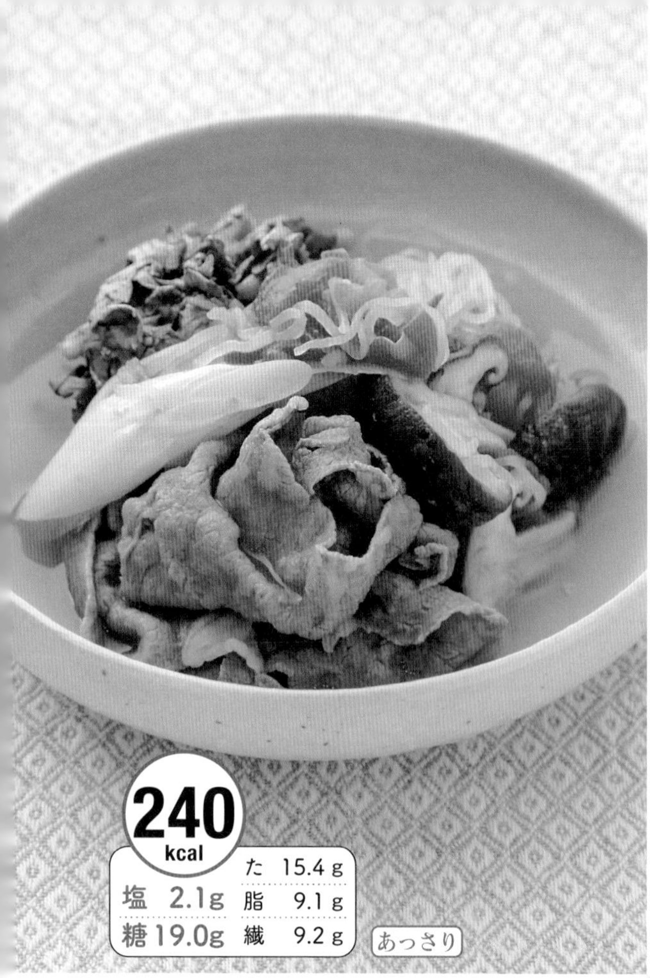

240 kcal

塩 2.1g　糖 19.0g　た 15.4g　脂 9.1g　繊 9.2g

あっさり

トマトのコクで調味料を控えめに

トマト入りすき焼き

材料（1人分）

牛もも薄切り肉
…70g
しらたき…100g
トマト
…小2個（200g）
春菊…50g
長ねぎ…½本（50g）
生しいたけ…30g
A［だし100ml、酒・めんつゆ（3倍濃縮）大さじ1］

作り方

❶牛肉は半分に切り、しらたきはゆでて食べやすい長さに切る。トマトは細かく刻み、春菊は根を切って4cm長さに切る。長ねぎは斜め切りにし、しいたけは半分に切る。
❷鍋にトマトとAを火にかけ、煮立ったら3分ほど煮る。残りの食材を加えて4～5分煮る。

おすすめの献立
計484kcal

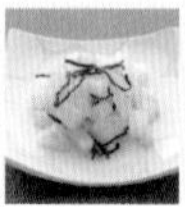

角切り大根の昆布あえ
P.134

きのこは2種以上を組み合わせると、うまみがアップ

牛肉ときのこの炒め

材料（1人分）

牛もも薄切り肉
…70g
えのきたけ…80g
しめじ…60g
ピーマン…1個（30g）
にんにく（みじん切り）
…½かけ分
酒…大さじ1
サラダ油…小さじ1
A［水大さじ2、しょうゆ小さじ1、一味唐辛子少々］

作り方

❶牛肉はひと口大に切り、酒をふる。
❷えのきは長さを半分に切り、しめじは小房に分ける。ピーマンはせん切りにする。
❸フライパンに油とにんにくを弱火にかける。香りが立ったら、❶を炒める。肉の色が変わってきたら、❷を加えて2分ほど炒める。合わせたAを加え、水分をとばすように強火で炒める。

おすすめの献立｜計527kcal

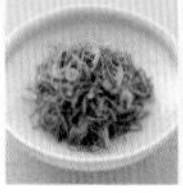

刻み昆布と桜えびの煮物
P.134

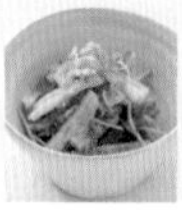

ごぼうの梅おかかあえ
P.105

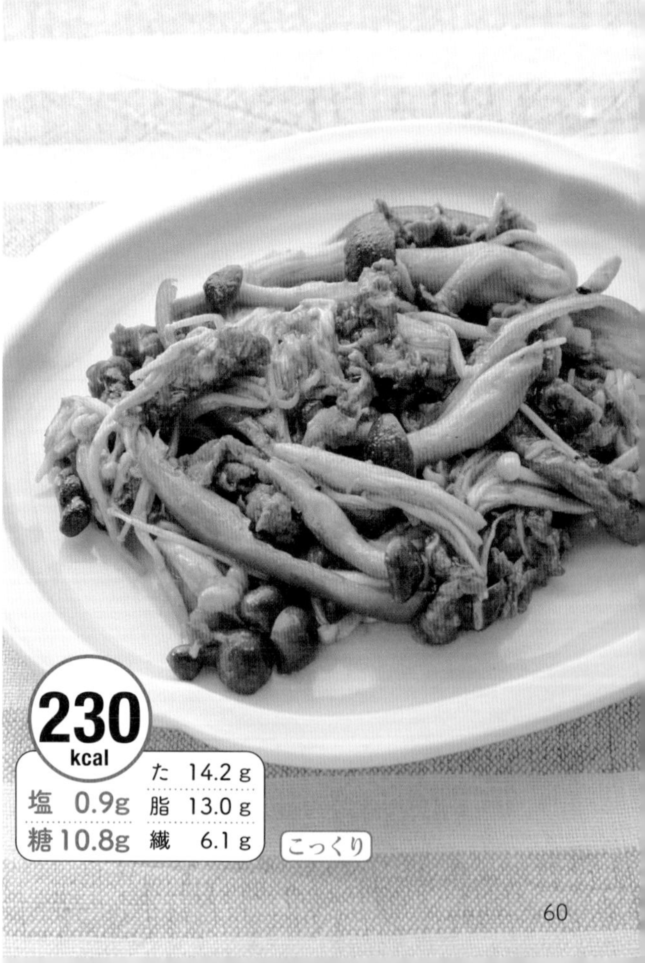

230 kcal

塩 0.9g　糖 10.8g　た 14.2g　脂 13.0g　繊 6.1g

こっくり

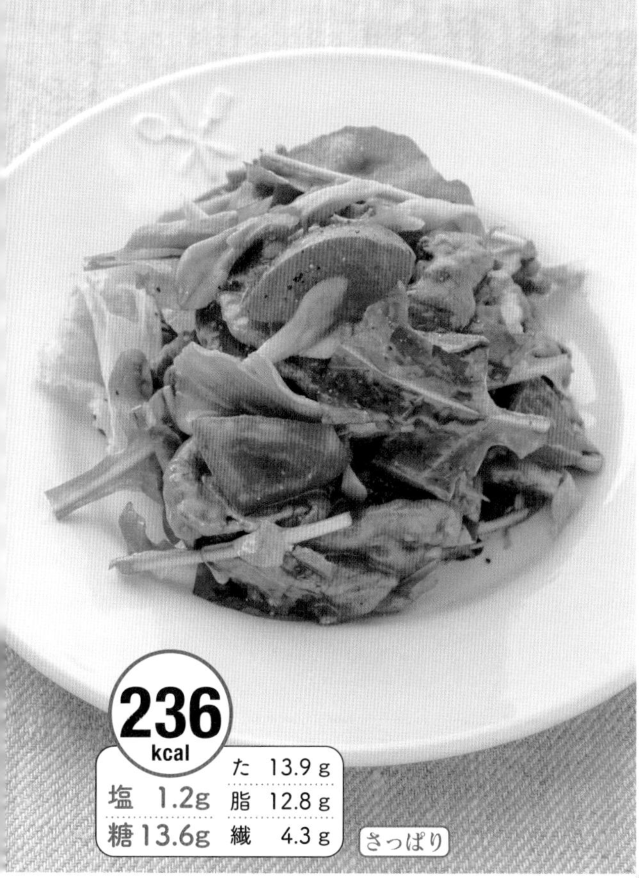

236 kcal

塩 1.2g　た 13.9g
糖 13.6g　脂 12.8g
繊 4.3g

さっぱり

もも肉の鉄分はルッコラのビタミンCで鉄の吸収率アップ

牛しゃぶのおかずサラダ

材料(1人分)

牛もも肉(しゃぶしゃぶ用)…70g
まいたけ…80g
トマト…½個(75g)
ルッコラ…30g
A[マスタード大さじ½、しょうゆ小さじ1、はちみつ小さじ⅔、オリーブ油小さじ1]
黒こしょう…少々

作り方

❶まいたけを小房に分け、耐熱皿にのせてラップをふんわりとかけ、電子レンジで2分加熱する。ルッコラは3cm長さに切り、トマトは乱切りにする。
❷牛肉はゆでて、氷水に放ち、水けをきる。
❸ボウルにAを合わせ、❶と❷をあえて器に盛る。黒こしょうをふる。

おすすめの献立
計522kcal

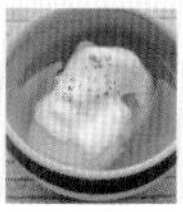

丸ごと玉ねぎのスープ
P.142

りんごの甘みを生かした絶品ソース

牛ステーキ りんごソース

材料(1人分)

牛ヒレ肉(ステーキ用)…1枚(90g)
りんご…60g
クレソン…15g
おろししょうが…小さじ1
にんにく(薄切り)…½かけ分
A[塩・こしょう各少々]
オリーブ油…大さじ½
B[トマトケチャップ・中濃ソース各小さじ1、しょうゆ小さじ½]

作り方

❶牛肉はAをふり、すりおろしたりんご、おろししょうがをからめ、30分つける。
❷フライパンに油とにんにくを弱火にかける。にんにくがきつね色になったら取り出し、❶の牛肉を両面1分30秒ずつ焼き、器に盛る。フライパンに❶のつけ汁とBを煮詰め、牛肉にかける。にんにく、クレソンを添える。

おすすめの献立
計506kcal

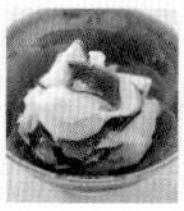

かぶとわかめの酢の物
P.100

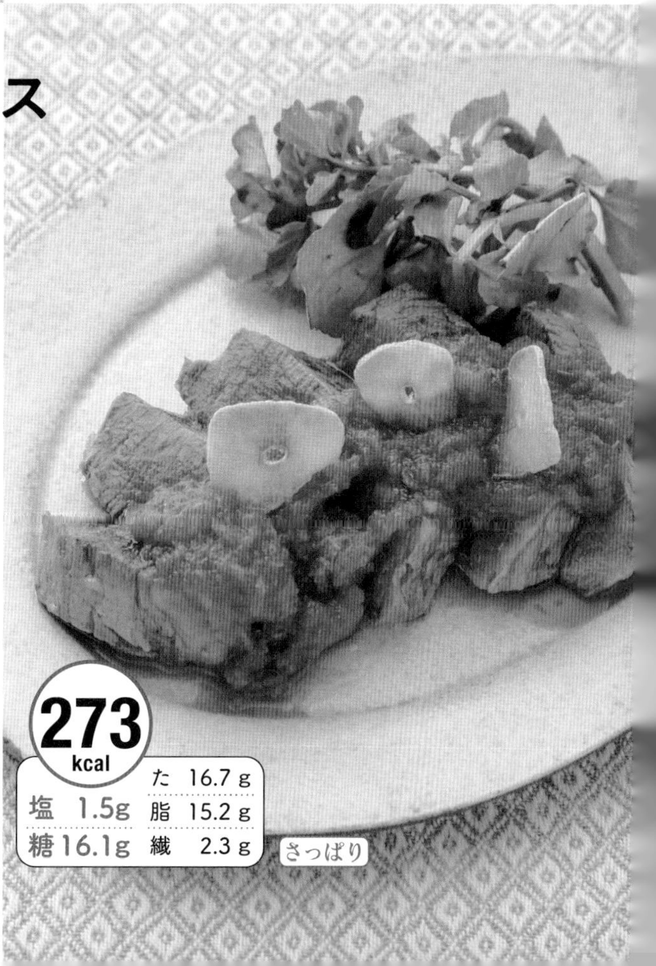

273 kcal

塩 1.5g　た 16.7g
糖 16.1g　脂 15.2g
繊 2.3g

さっぱり

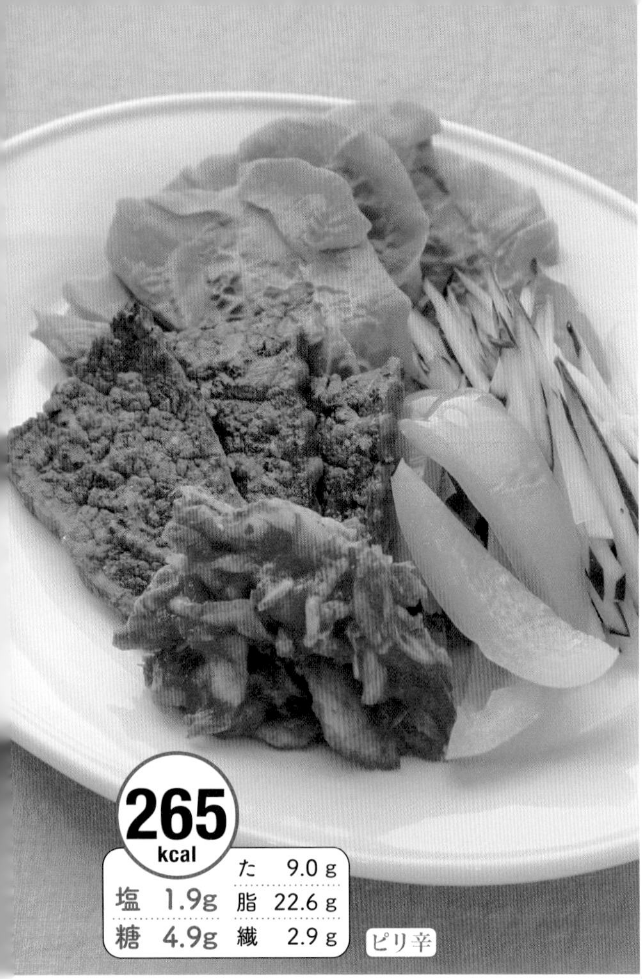

265 kcal

		た	9.0ｇ
塩	1.9g	脂	22.6ｇ
糖	4.9g	繊	2.9ｇ

ピリ辛

キムチがあるから、牛肉はこしょうのみで味つけ

牛カルビ焼き

材料(1人分)

牛カルビ肉…60ｇ
パプリカ(黄)
…¼個(30ｇ)
きゅうり…⅓本(30ｇ)
サンチュ…3枚(30ｇ)
白菜キムチ…70ｇ
こしょう…少々

作り方

❶牛肉はこしょうをふる。
❷パプリカは乱切りにし、きゅうりはせん切りにする。キムチは粗く刻む。
❸フライパンを熱し、牛肉を焼く。空いているところでパプリカを1分ほど焼く。
❹器に牛肉と野菜、キムチを盛り合わせる。

おすすめの献立
計 487kcal

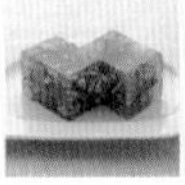

もずくの寒天寄せ
P.132

牛肉に昆布のだしがよく染み込みます

牛肉の昆布巻き煮

材料(作りやすい分量・2人分)

牛肩ロース薄切り肉…140ｇ
早煮昆布…2枚(10ｇ)
ほうれん草…100ｇ
にんじん…50ｇ
A［酒大さじ3、みりん大さじ2、しょうゆ大さじ1½］

作り方

❶昆布は水でもどし、牛肉と同じくらいの長さに切る。ほうれん草は4cm長さに切り、にんじんは短冊切りにする。
❷昆布を広げ、牛肉を重ねて巻く。鍋の幅に合わせて切り、鍋に並べる。昆布のもどし汁とAを注ぎ、牛肉がかぶるように水(分量外)を足す。
❸にんじんを加えて強火にかけ、煮立ったら落としぶたをして中火にして20分ほど煮る。ほうれん草を加えて2分ほど煮る。

おすすめの献立 | 計 549kcal

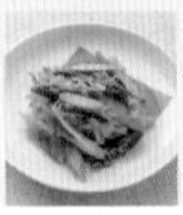

アスパラのしょうが炒め
P.96

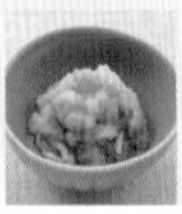

なめこのおろしあえ
P.129

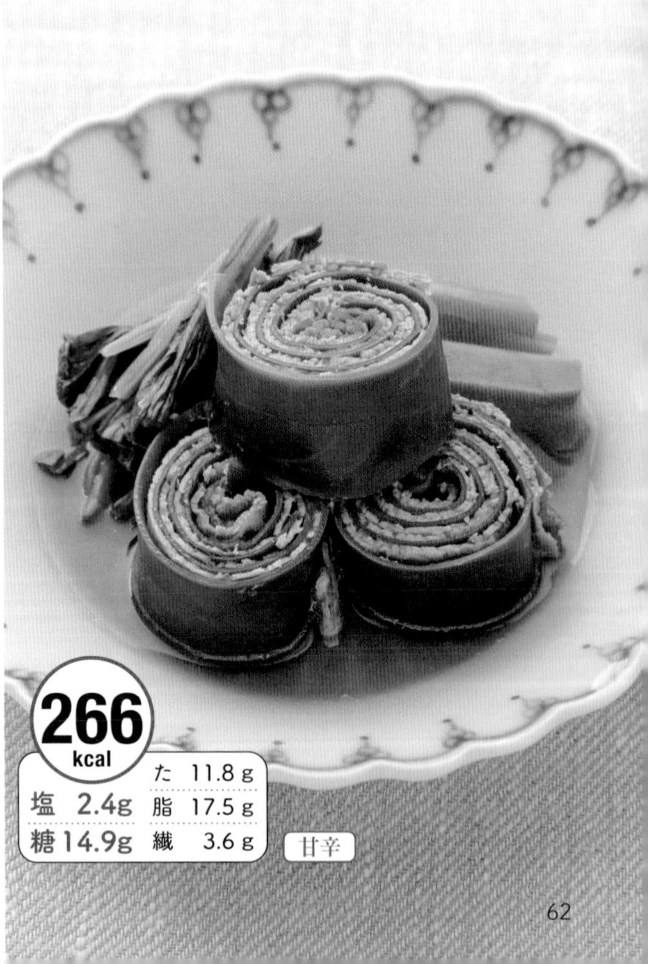

266 kcal

		た	11.8ｇ
塩	2.4g	脂	17.5ｇ
糖	14.9g	繊	3.6ｇ

甘辛

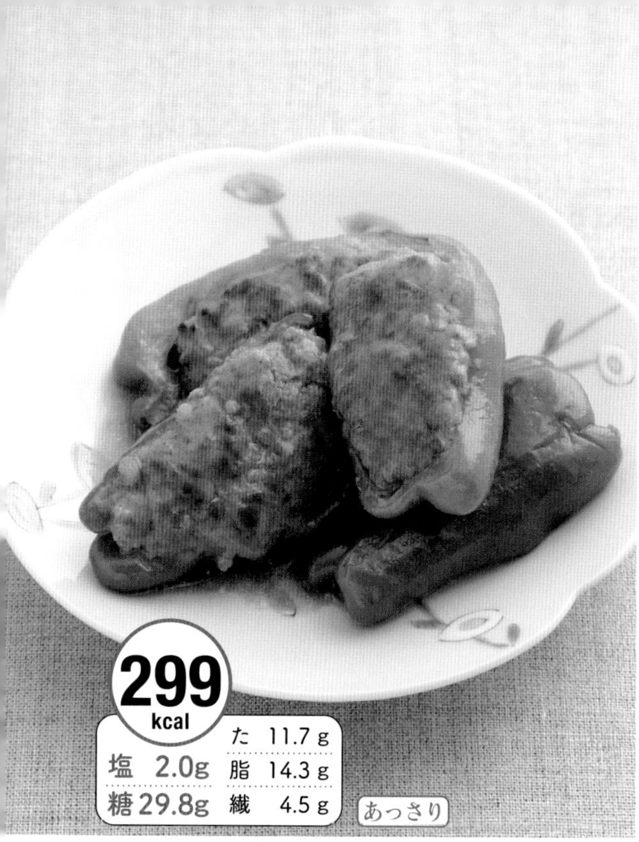

299
kcal

		た	11.7g
塩	2.0g	脂	14.3g
糖	29.8g	繊	4.5g

あっさり

おすすめの献立
計584kcal

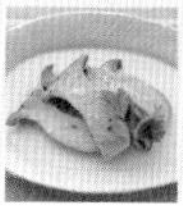

エリンギのステーキ
P.128

オートミールが
ひき肉がわり&つなぎに

ピーマンの肉詰め焼き

材料(1人分)

合いびき肉…55g
ピーマン…2個(60g)
玉ねぎ(みじん切り)
…¼個分(50g)
なめたけ…20g
オートミール(クイックオーツ)…15g
A[水・パン粉大さじ1、酒小さじ1]
薄力粉…少々
サラダ油…小さじ1
B[だし汁120ml、酒・みりん各小さじ2、しょうゆ小さじ1]
水溶き片栗粉[片栗粉小さじ⅔、水小さじ1]

作り方

❶ピーマンは縦半分に切る。
❷ボウルにひき肉、玉ねぎ、なめたけ、オートミール、Aを入れ、よく練り混ぜる。ピーマンの内側に薄力粉を薄くふり、等分に詰める。
❸小さめのフライパンに油を熱し、❷の肉の面を下にして入れ、色がつくまで焼く。Bを加え、ふたをして5分蒸し煮にし、器に盛る。
❹残りの蒸し汁を温め、水溶き片栗粉でとろみをつけ、1分ほど煮て❸にかける。

やさしい味わいに、ハムのうまみがきいています

豚ひき肉と白菜のトロトロ煮

材料(1人分)

豚ひき肉…60g
白菜…2枚(160g)
ロースハム…2枚(30g)
バター…小さじ½
A[水180ml、顆粒コンソメ小さじ⅓]
水溶き片栗粉[片栗粉大さじ½、水大さじ½]
塩…ひとつまみ
黒こしょう…少々

作り方

❶白菜はひと口大のそぎ切りにし、ハムは1cm四方に切る。
❷小さめのフライパンにバターとひき肉を入れて炒める。肉の色が変わってきたら、❶を加えて炒め、Aを加えて火にかける。沸騰したら中火にし、ふたをして5分ほど煮る。
❸水溶き片栗粉でとろみをつけ、1分煮る。塩を加えて混ぜ、器に盛り、黒こしょうをふる。

おすすめの献立 | 計555kcal

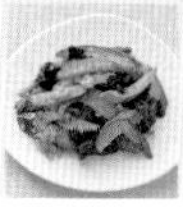

きゅうりのキムチ炒め
P.103

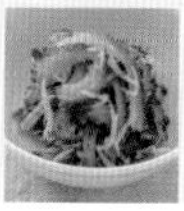

ゴーヤのカレー酢あえ
P.104

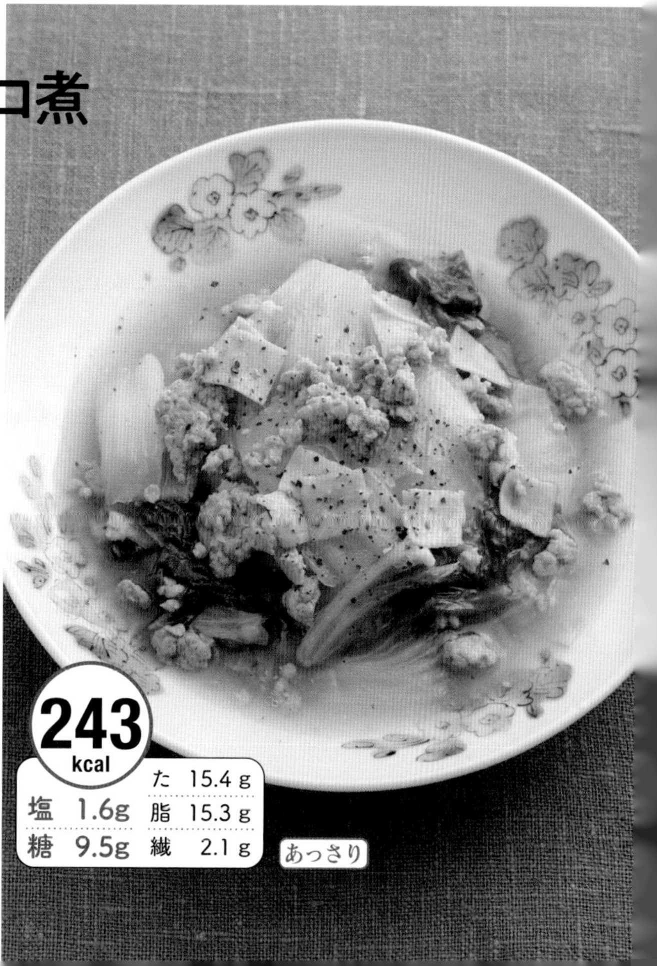

243
kcal

		た	15.4g
塩	1.6g	脂	15.3g
糖	9.5g	繊	2.1g

あっさり

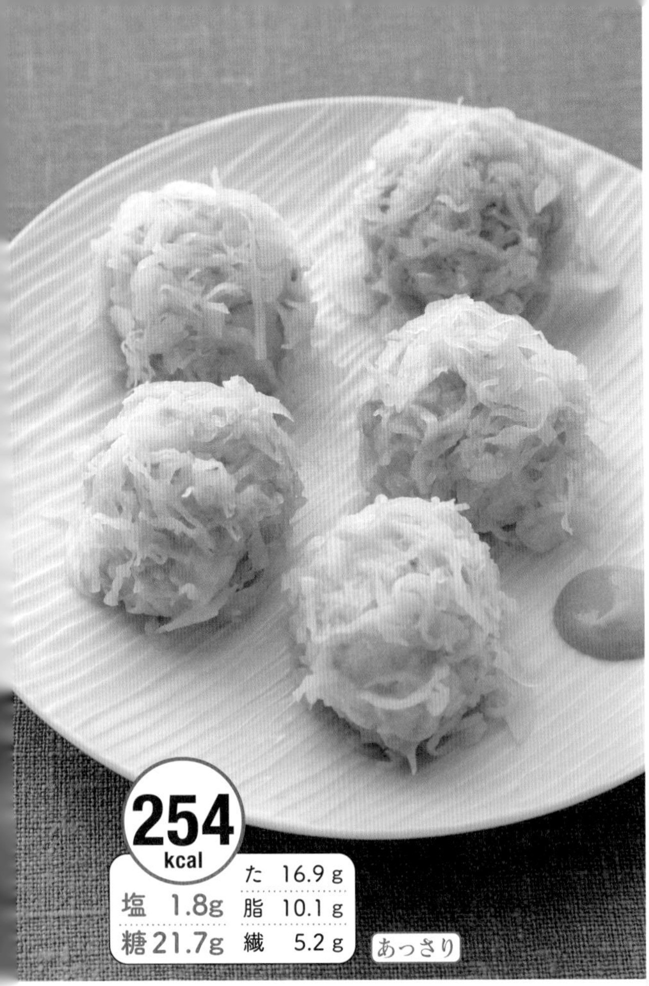

254 kcal

	た 16.9ｇ
塩 1.8g	脂 10.1ｇ
糖 21.7g	繊 5.2ｇ

あっさり

キャベツを肉だねに入れ、皮代わりにも使います

キャベツシュウマイ

材料(1人分)

豚ひき肉…60ｇ
キャベツ
…3枚(約240ｇ)
玉ねぎ…¼個(50ｇ)
ほたて水煮缶…30ｇ
塩…1ｇ
A[酒・片栗粉各小さじ1、しょうゆ小さじ½、こしょう少々]
薄力粉…小さじ2

作り方

❶玉ねぎはみじん切りにする。キャベツはせん切りにして塩もみし、水けをしぼる。ほたては汁けをきる。
❷ボウルにひき肉、玉ねぎ、ほたて、キャベツの半量、Aをよく混ぜ、5等分にして形を丸くととのえる。
❸表面に薄力粉を薄くふる。残りのキャベツをまわりにまぶしつける。蒸し器で10分ほど蒸す。好みで練りからしを添える。

おすすめの献立
計517kcal

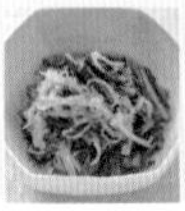

春菊としらたきの甘辛煮
P.108

炒めたきゅうりの食感を楽しんで

マーボーきゅうり

材料(1人分)

豚ひき肉…50ｇ
きゅうり…1本(100ｇ)
長ねぎ…30ｇ
A[にんにく・しょうが(各みじん切り)各⅓かけ分、豆板醤小さじ⅓]
ごま油…小さじ1
B[酒・トマトケチャップ各小さじ1、しょうゆ・鶏ガラスープの素各小さじ¼、水大さじ1]
水溶き片栗粉[片栗粉、水各小さじ2]

作り方

❶きゅうりは乱切りに、長ねぎはみじん切りにする。
❷フライパンに油を熱し、Aを弱火で炒める。香りが立ったら、ひき肉、❶を加えて強火にする。肉がポロポロになるまで炒める。
❸Bを加えて2分ほど強火で煮る。水溶き片栗粉でとろみをつけ、1分煮る。

おすすめの献立 | 計516kcal

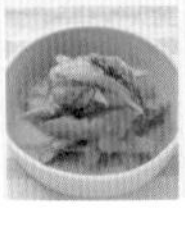

焼きパプリカのマリネ
P.121

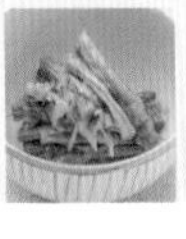

いんげんの甘酢しょうが煮
P.97

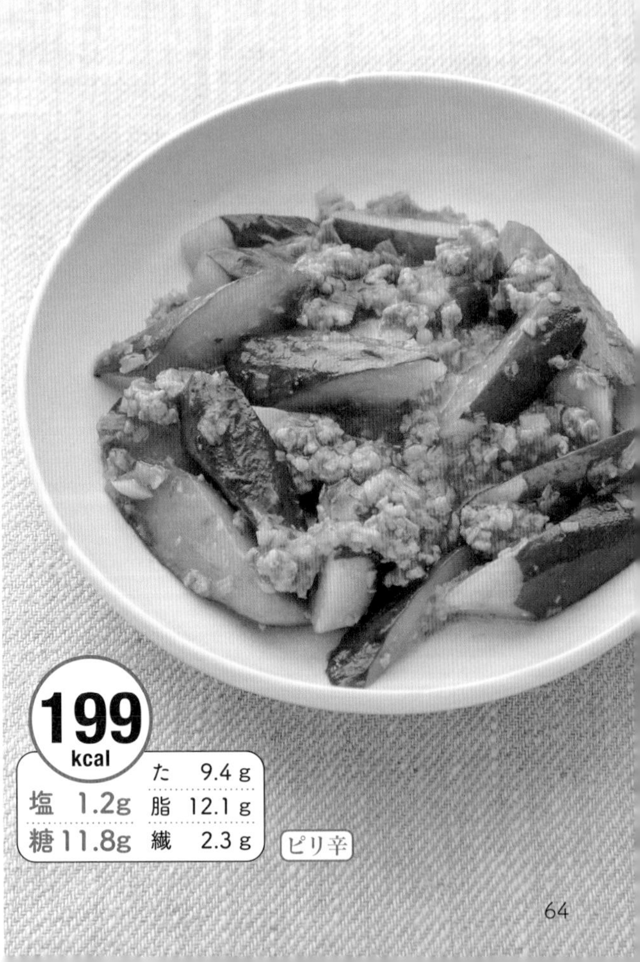

199 kcal

	た 9.4ｇ
塩 1.2g	脂 12.1ｇ
糖 11.8g	繊 2.3ｇ

ピリ辛

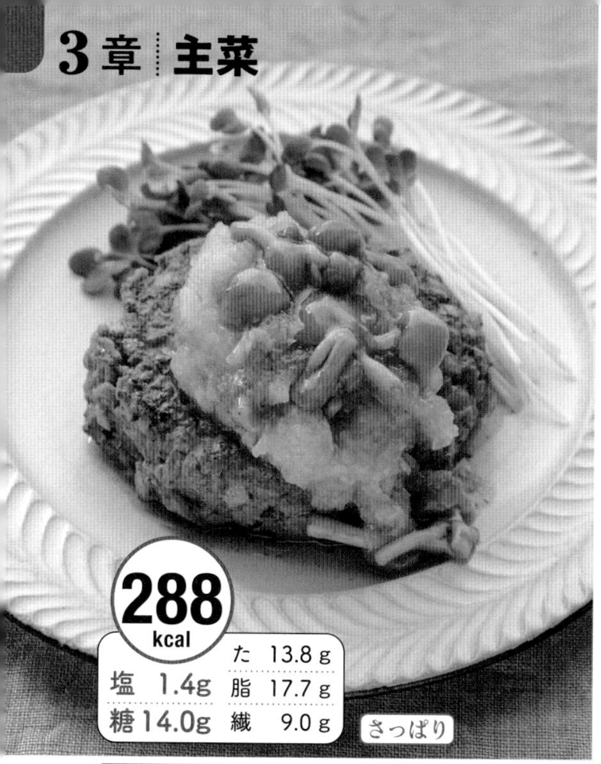

288 kcal
塩 1.4g　糖 14.0g
た 13.8 g　脂 17.7 g　繊 9.0 g
さっぱり

おすすめの献立 | 計565kcal

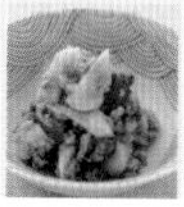

きゅうりとメンマの酢の物 P.103

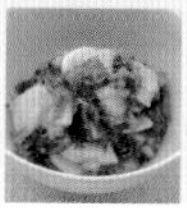

めかぶのわさびじょうゆ P.133

きのこは刻んで肉だねに混ぜて、ボリュームアップ

和風ハンバーグ

材料(1人分)

合いびき肉…70ｇ
玉ねぎ…約⅙個(30ｇ)
エリンギ…40ｇ
生しいたけ…15ｇ
かいわれ菜…15ｇ
A［だし大さじ3、パン粉大さじ1、ナツメグ少々］
サラダ油…小さじ1
B［大根おろし100ｇ、なめこ50ｇ］
C［だし80ml、ポン酢しょうゆ大さじ1、酒小さじ1］

作り方

❶玉ねぎはみじん切りにし、耐熱皿にのせて電子レンジで2分加熱し、粗熱をとる。きのこは刻む。
❷ボウルにひき肉、❶、Aを加えてよく練り混ぜる。丸くして、平たく形をととのえる。フライパンに油を熱し、両面を1分30秒ずつこんがりと焼く。ふたをして4分ほど蒸し焼きにし、器に盛る。かいわれ菜を添える。
❸Bの大根おろしは水けを軽くきり、なめこはざるにあげて水で洗う。フライパンにCを火にかけ、煮立ったら火からおろし、Bと混ぜ、ハンバーグにかける。

たっぷりのなすやトマト、チーズでボリューム満点に

なすとミートソースのチーズ焼き

材料(1人分)

合いびき肉…30ｇ
なす…2本(160ｇ)
カットトマト水煮缶…120ｇ
玉ねぎ…¼個(50ｇ)
オートミール（クイックオーツ）…15ｇ
ピザ用チーズ…15ｇ
オリーブ油…小さじ1
赤ワイン…大さじ1
A［水120ml、顆粒コンソメ小さじ½］
B［塩、黒こしょう各少々］
パセリ(みじん切り)…少々

作り方

❶玉ねぎはみじん切り、なすは輪切りにする。
❷フライパンに油とひき肉、玉ねぎを入れて炒める。肉の色が少し変わってきたら、赤ワインを加えて炒め合わせる。
❸なす、オートミールを加えて炒め、トマト、Aを加えて混ぜながら7～8分煮込む。Bを加えて混ぜ、チーズをちらしてふたをする。火を止めて3分ほど蒸らす。器に盛り、パセリをふる。

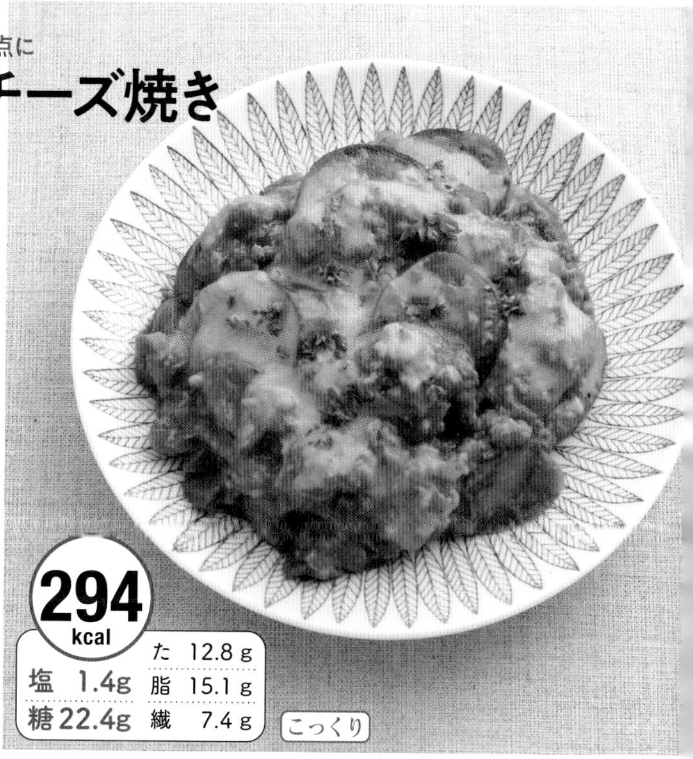

294 kcal
塩 1.4g　糖 22.4g
た 12.8 g　脂 15.1 g　繊 7.4 g
こっくり

おすすめの献立 計555kcal

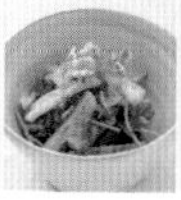

ごぼうの梅おかかあえ P.105

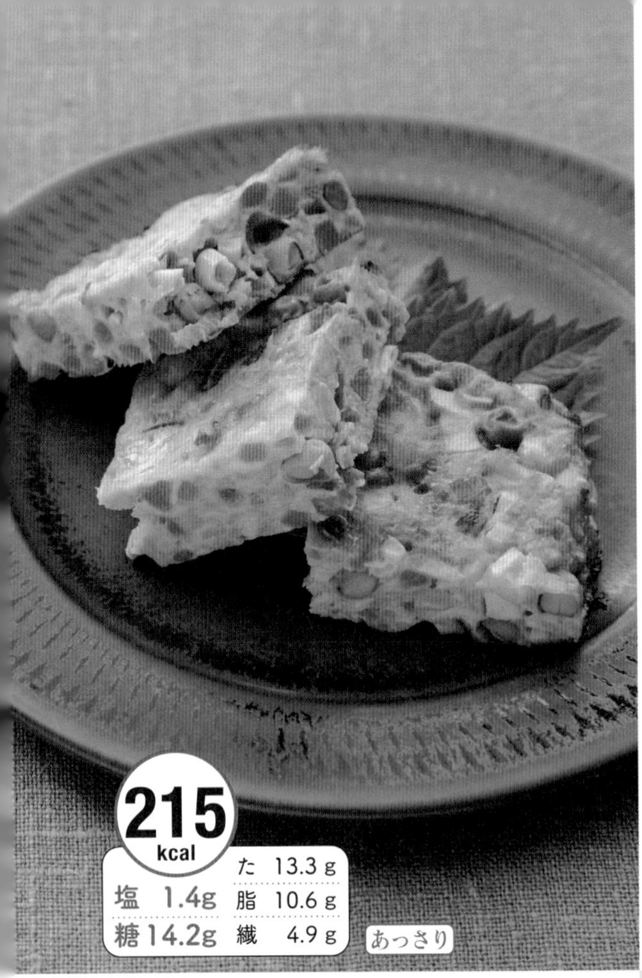

ミックスベジタブルで彩りよく

のし鶏

材料（作りやすい分量・2人分）

鶏ひき肉…140ｇ
冷凍ミックスベジタブル
…120ｇ
エリンギ（5mm角）
…40ｇ
青じそ…4枚
A［みそ大さじ1、酒・片栗粉各小さじ2、しょうゆ小さじ½、砂糖少々］
サラダ油…少々

作り方

❶ボウルにひき肉、解凍したミックスベジタブル、エリンギ、Aを混ぜ合わせる。
❷オーブントースターの天板にアルミ箔を敷き、油を薄く塗り、❶をのせて厚みを均等にのばし、表面を平らにする。アルミ箔をかぶせてオーブントースターで20分ほど焼く。器にしそを敷いて盛る。

215 kcal
た 13.3ｇ
塩 1.4ｇ 脂 10.6ｇ
糖 14.2ｇ 繊 4.9ｇ
あっさり

おすすめの献立｜計 539 kcal

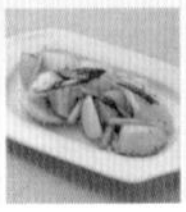
かぶのバター炒め P.100

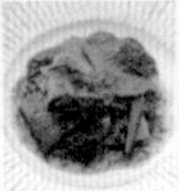
昆布ののり佃煮 P.133

ズッキーニは焼くことで甘みが増します

ズッキーニの肉詰めグリル

材料（1人分）

合いびき肉…50ｇ
ズッキーニ…1本（200ｇ）
エリンギ…40ｇ
玉ねぎ…約⅙個（30ｇ）
薄力粉…少々
A［卵白½個分、パン粉・牛乳各小さじ2、トマトケチャップ小さじ1、こしょう少々］
オリーブ油…小さじ1

作り方

❶ズッキーニは縦半分に切って、スプーンで実をくり抜いて細かく刻む。エリンギ、玉ねぎはみじん切りにする。
❷ボウルにひき肉、❶、Aを混ぜ合わせる。
❸ズッキーニのくり抜いた部分に、薄力粉をふり、❷を詰める。オーブンシートを敷いた天板にのせて、油をかける。200℃に予熱したオーブンで25分焼く。

おすすめの献立｜計 541 kcal

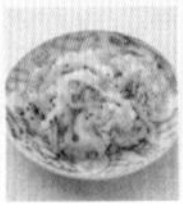
せん切り白菜のごま炒め P.119

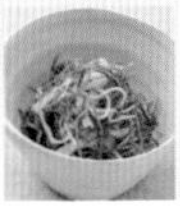
おかひじきの酢の物 P.98

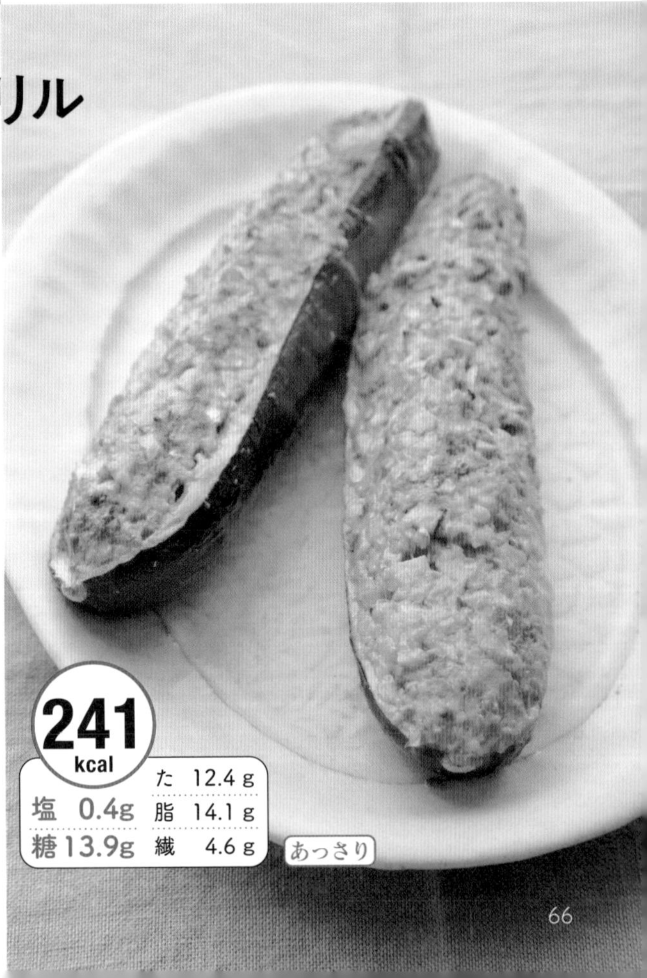

241 kcal
た 12.4ｇ
塩 0.4ｇ 脂 14.1ｇ
糖 13.9ｇ 繊 4.6ｇ
あっさり

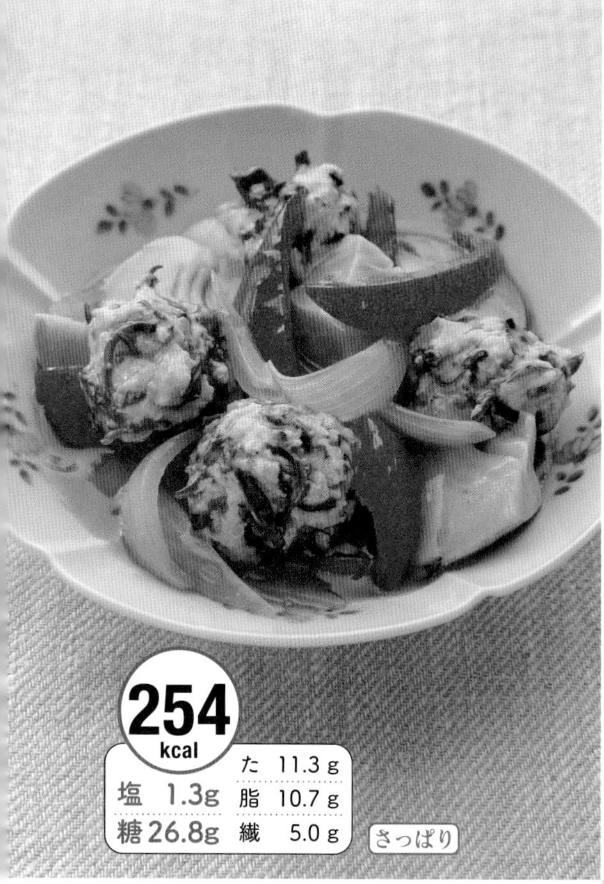

254 kcal
塩 1.3g
糖 26.8g
た 11.3 g
脂 10.7 g
繊 5.0 g
さっぱり

きくらげたっぷりの鶏団子。たけのこで噛み応えを

鶏団子の甘酢からめ

材料(1人分)

鶏ひき肉…60ｇ
玉ねぎ…¼個(50ｇ)
ゆでたけのこ…50ｇ
パプリカ(赤)…¼個(30g)
きくらげ(乾)…3ｇ
A［しょうが(みじん切り)½かけ分、酒・片栗粉各小さじ1］
ごま油…小さじ1
B［水50ml、酢・みりん各大さじ1、トマトケチャップ小さじ2、片栗粉小さじ1、オイスターソース小さじ⅔、鶏ガラスープの素0.8ｇ］

作り方

❶玉ねぎ、たけのこはくし形切りに、パプリカは乱切りにする。
❷きくらげは水でもどしてせん切りにし、ひき肉、Aとよく混ぜ合わせる。4等分にして丸める。
❸鍋に湯を沸かし、❷を2分ほどゆで、ざるにあげる。
❹別の鍋に油を熱し、❶を炒める。野菜がしんなりしてきたら、合わせたBを混ぜ、煮立ったら❸を加えて2分ほど煮る。

おすすめの献立 計503kcal

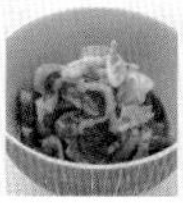

ピーマンの煮浸し P.120

おからパウダーを入れてヘルシーに

おから入り焼きチキンナゲット

材料(1人分)

鶏ひき肉…60ｇ
玉ねぎ(すりおろし)…¼個分(50ｇ)
おからパウダー…20g
A［おろしにんにく小さじ1、顆粒コンソメ小さじ⅓、こしょう・ナツメグ・塩各少々］
B［溶き卵½個分、水大さじ1、薄力粉小さじ2］
サラダ油、トマトケチャップ…各小さじ1
パセリ…少々

作り方

❶ひき肉、玉ねぎ、おからパウダー、Aを混ぜる。Bを加えてよく練り混ぜ、5等分にしてまとめる。
❷フライパンに油を熱し、❶を入れて、平たく形をととのえる。焼き色がつくまで3分ほど焼いて返し、ふたをしてさらに2分ほど焼く。器に盛り、ケチャップとパセリを添える。

おすすめの献立 計569kcal

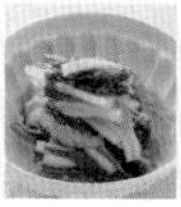

小松菜と油揚げの煮浸し P.106

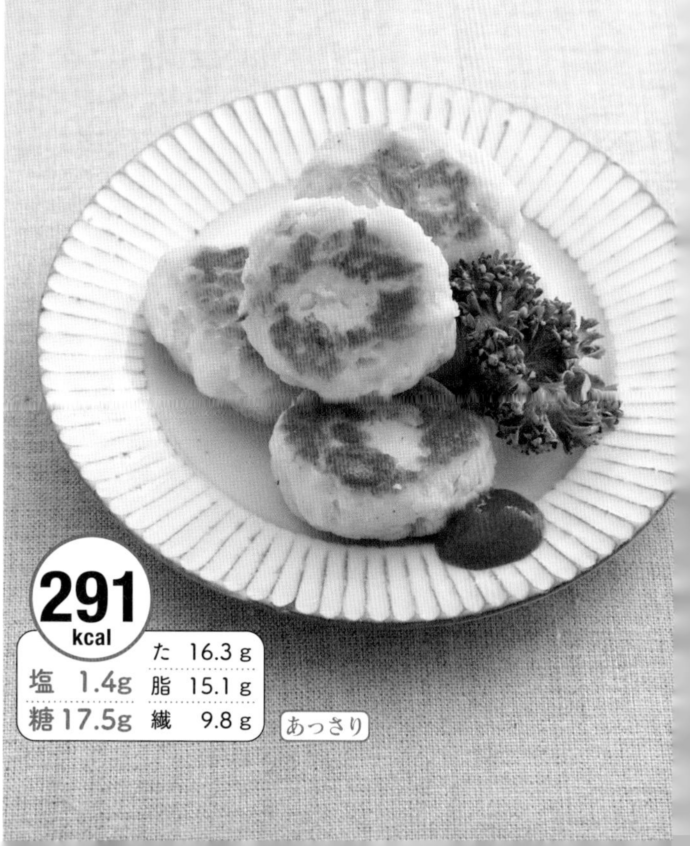

291 kcal
塩 1.4g
糖 17.5g
た 16.3 g
脂 15.1 g
繊 9.8 g
あっさり

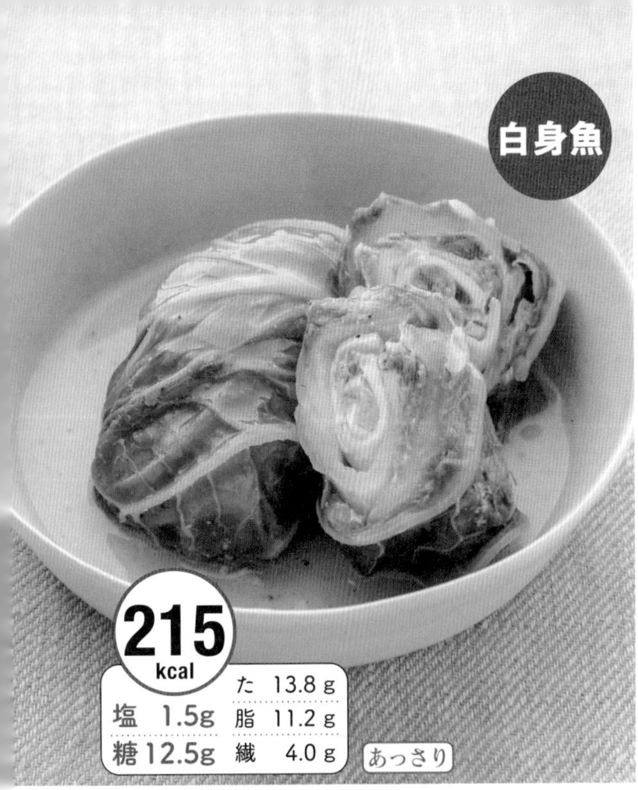

215 kcal

	た 13.8 g
塩 1.5g	脂 11.2 g
糖 12.5g	繊 4.0 g

あっさり

おすすめの献立｜計 558kcal

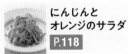

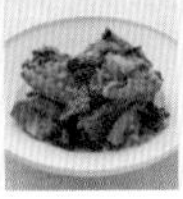
トマトの
しそ炒め
P.115

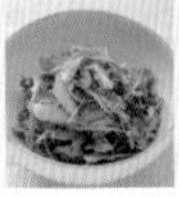
春菊と
みょうがのあえ物
P.108

エリンギを巻くことで、噛み応えアップ

サーモンのロール白菜

材料(1人分)

サーモン(刺身用さく)…70g
白菜…2枚(200g)
エリンギ…40g
薄力粉…少々
A［水180ml、顆粒コンソメ小さじ½、塩0.8g、こしょう少々］
水溶き片栗粉［片栗粉・水各小さじ1］

作り方

❶サーモンは薄くそぎ切りにする。エリンギは縦に薄切りにする。
❷白菜はゆで、厚めの部分はそぎ切りにし、せん切りにする。白菜の水けをふき取って2枚並べ、薄力粉を薄くふる。せん切りにした白菜、❶をのせて巻き込む。
❸鍋に❷を敷き詰め、Aを加えて強火にかける。煮立ったら中火にして落としぶたをして8分ほど煮込み、器に盛る。
❹残りの煮汁を温め、水溶き片栗粉でとろみをつけ、❸にかける。

トースターで焼いて手軽に！

鮭と里いもの和風オーブン焼き

材料(1人分)

鮭水煮缶…½缶(45g)
里いも…2個(160g)
しらす…20g
細ねぎ…3本(15g)
A［薄力粉小さじ1、しょうゆ小さじ⅔］
B［パン粉小さじ2、オリーブ油・黒ごま各小さじ1］

作り方

❶鮭は汁けをきる。細ねぎは小口切りにする。
❷里いもは皮をむき、やわらかくなるまでゆでる。熱いうちにボウルに入れてつぶす。❶、しらす、Aを加えてよく混ぜ合わせ、グラタン皿に入れる。
❸合わせたBをかけ、オーブントースターで表面が色づくまで7～8分焼く。

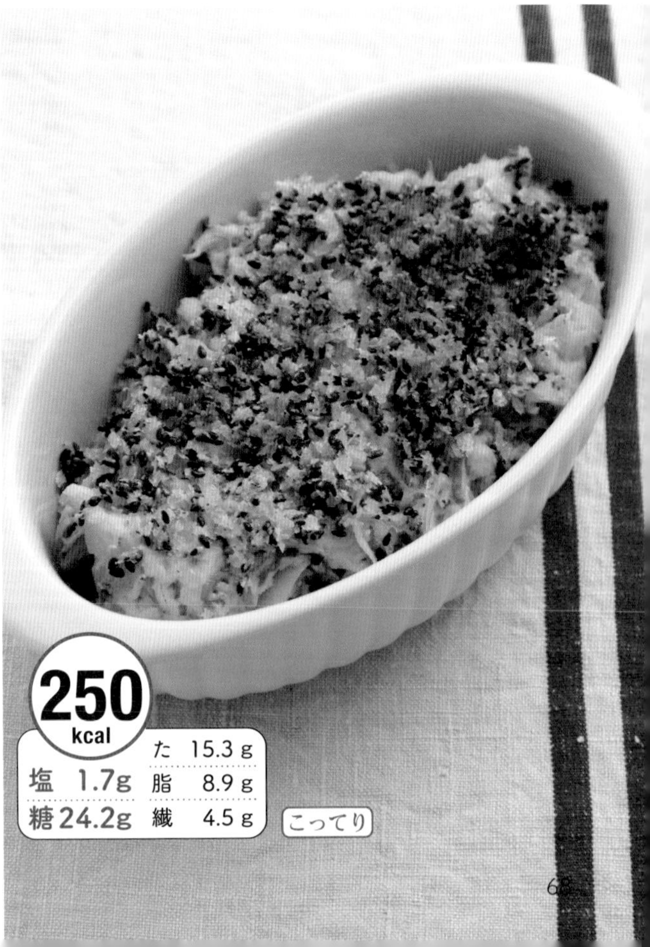

250 kcal

	た 15.3 g
塩 1.7g	脂 8.9 g
糖 24.2g	繊 4.5 g

こってり

おすすめの献立
計 552kcal

にんじんと
オレンジのサラダ
P.118

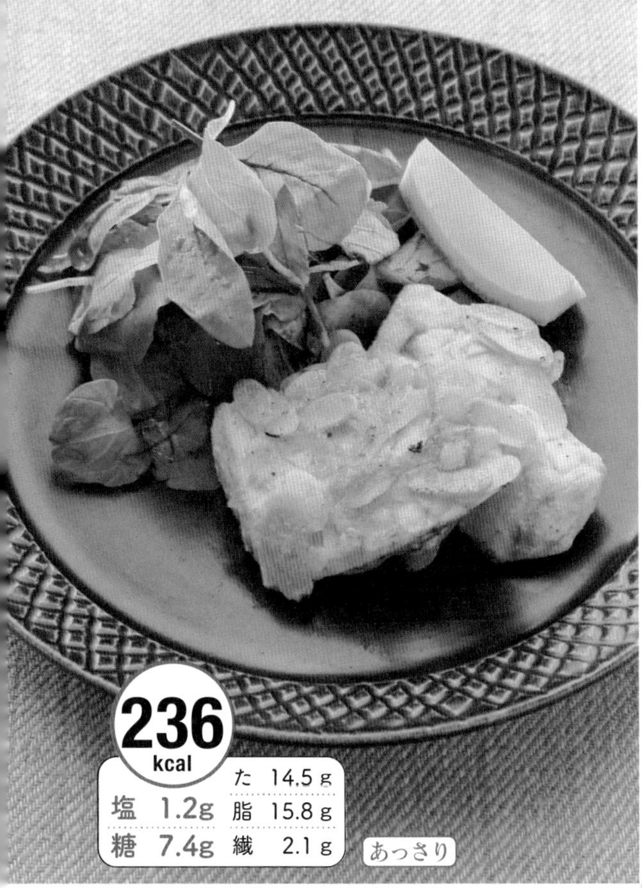

236 kcal

		た	14.5 g
塩	1.2g	脂	15.8 g
糖	7.4g	繊	2.1 g

あっさり

サクサク食感のアーモンドがアクセントに

かじきのアーモンド焼き

材料(1人分)

めかじき…70 g
ベビーリーフ…15 g
レモン(くし形切り)
…1切れ
塩…小さじ⅙
こしょう…少々
A［卵白½個分、薄力粉小さじ½］
オリーブ油…大さじ½
白ワイン…大さじ1
薄切りアーモンド…10g

作り方

❶かじきは半分にそぎ切りにし、塩、こしょうをふる。Aをからめ、表面にアーモンドをまぶす。
❷フライパンに油を熱し、❶を弱火で両面1分30秒ずつ焼く。
❸白ワインをふり入れ、ふたをして30秒ほど蒸し焼きにし、器に盛る。ベビーリーフとレモンを添える。

おすすめの献立
計506kcal

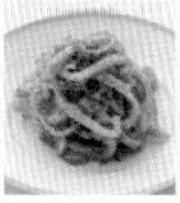

ピーマンの明太子あえ
P.120

キウイフルーツのソースは白身魚によく合う

たいのカルパッチョ

材料(1人分)

たい(刺身用)…70 g
玉ねぎ…¼個(50 g)
ズッキーニ…30 g
ミニトマト(赤・黄)
…各2個(各30 g)
A［キウイフルーツ50 g、オリーブ油小さじ1、レモン汁・はちみつ各小さじ1、塩0.8 g、こしょう少々］

作り方

❶たい、玉ねぎ、ズッキーニは薄切り、トマトはくし形切りにする。Aのキウイフルーツはすりおろす。
❷玉ねぎは水でさっと洗い、よく水けをきって器に敷き、たいとズッキーニとトマトを盛り合わせる。
❸Aを合わせ、❷にかける。

おすすめの献立 | 計509kcal

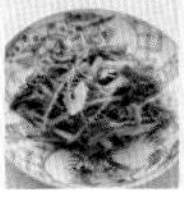

おかひじきのピリ辛炒め
P.98

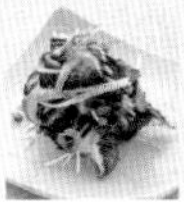

焼きしいたけのしょうゆあえ
P.128

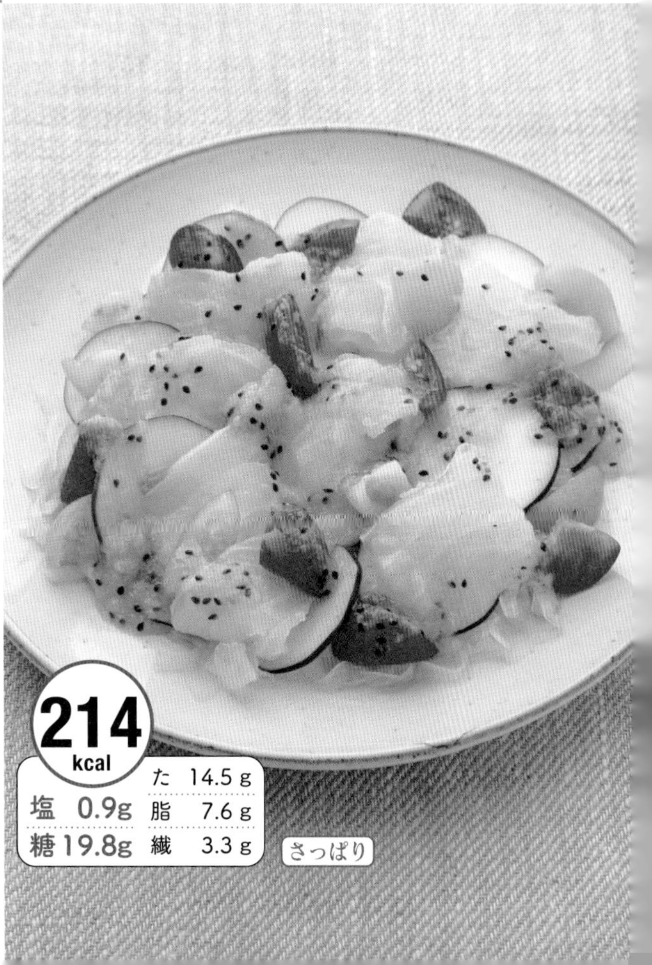

214 kcal

		た	14.5 g
塩	0.9g	脂	7.6 g
糖	19.8g	繊	3.3 g

さっぱり

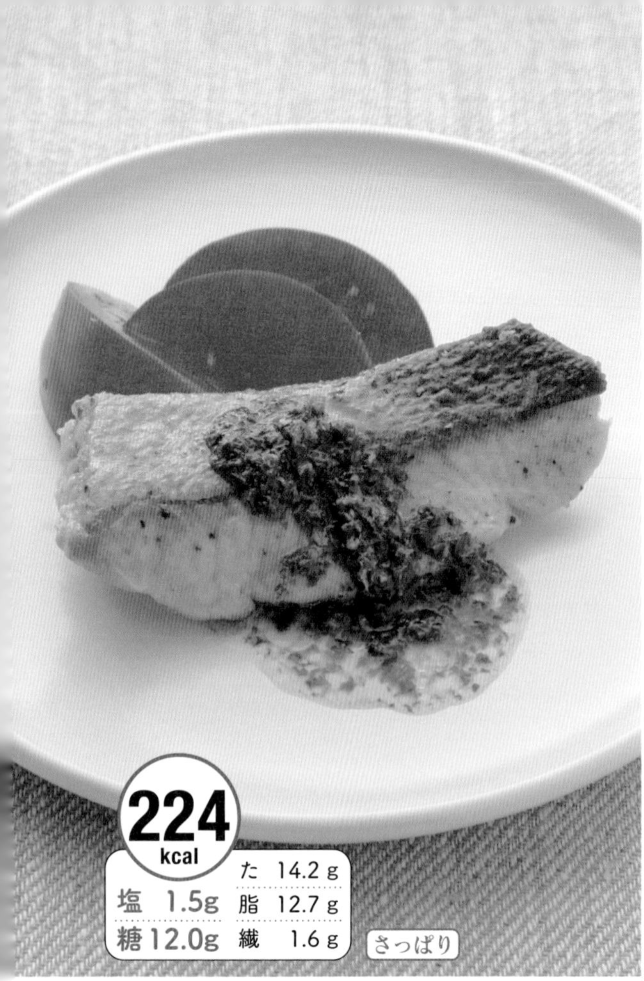

224
kcal

		た	14.2 g
塩	1.5g	脂	12.7 g
糖	12.0g	繊	1.6 g

さっぱり

風味豊かなパセリソースが味の決め手

鮭のムニエル

材料(1人分)

生鮭…70ｇ
トマト…½個(75ｇ)
玉ねぎ…¼個(50ｇ)
A［塩0.8ｇ、黒こしょう少々］
薄力粉…少々
サラダ油…小さじ1
B［白ワイン大さじ1、バター小さじ1］
C［パセリ(みじん切り)小さじ1、フレンチドレッシング小さじ2］

作り方

❶鮭にAをふり、薄力粉を薄くまぶす。トマトはくし形切りにし、玉ねぎはすりおろす。
❷フライパンに油を熱し、鮭を2分ほど焼く。焼き色がついたら、裏返して2分ほど焼く。Bを加えてふたをして1分蒸し焼きにして、器に盛る。
❸フライパンをさっとふき、玉ねぎ、Cを火にかけ、煮立ったら❷にかけ、トマトを添える。

おすすめの献立 | 計 540kcal

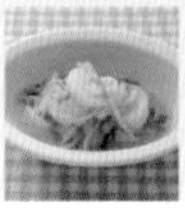
かぶのコンソメ煮
P.100

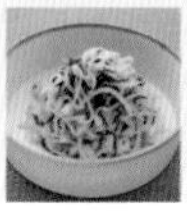
大豆もやしのラー油あえ
P.124

魚に湯をまわしかけて臭みをとり、薄味仕立てに

さわらとわかめの煮つけ

材料(1人分)

さわら…70ｇ
かぶ…1個(70ｇ)
カットわかめ…3ｇ
A［しょうが(薄切り)2枚、水150ml、酒大さじ1、しょうゆ大さじ½、みりん小さじ2、砂糖小さじ1］

作り方

❶さわらは皮目に十字に切り込みを入れ、ざるにのせて熱湯をまわしかける。
❷わかめは水でもどし、水けをきる。かぶは葉の部分を2cmほど残し、縦4等分にする。
❸鍋にAを火にかけ、煮立ったら❶とかぶを加える。再び煮立ったら、空いたところにわかめを入れて落としぶたをして弱めの中火にする。途中煮汁をかけながら、6～7分煮て器に盛る。
❹鍋の煮汁を1分ほど煮詰め、❸にかける。

おすすめの献立 | 計 497kcal

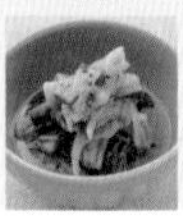
レンジなすの南蛮づけ
P.116

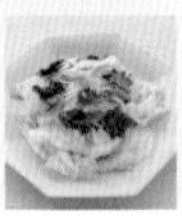
チョレギサラダ
P.125

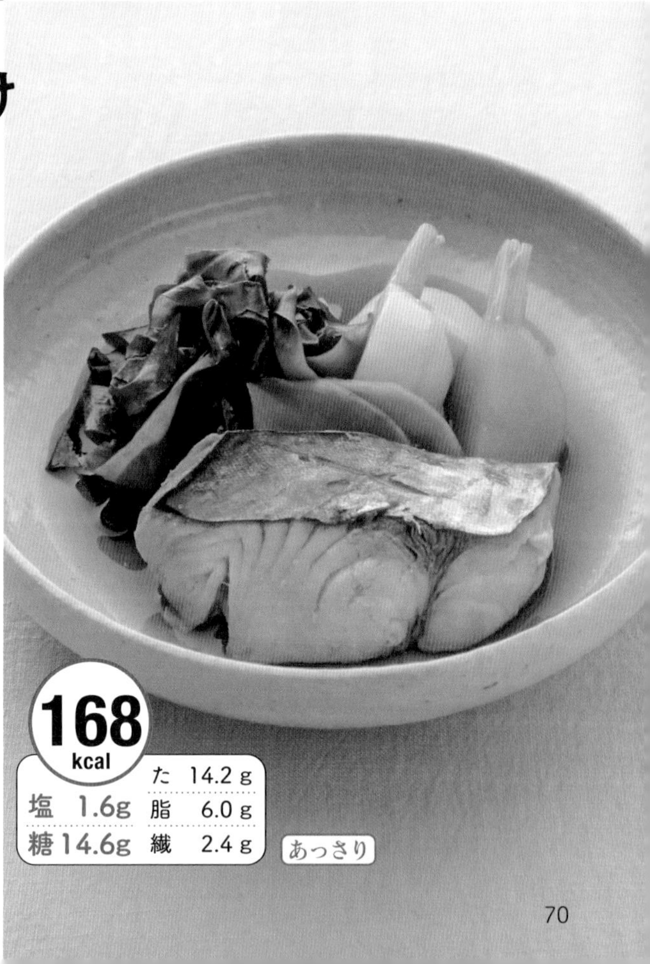

168
kcal

		た	14.2 g
塩	1.6g	脂	6.0 g
糖	14.6g	繊	2.4 g

あっさり

豆乳を使うことであっさりと。ホワイトソースもレンジで簡単！

たらの豆乳クリームグラタン

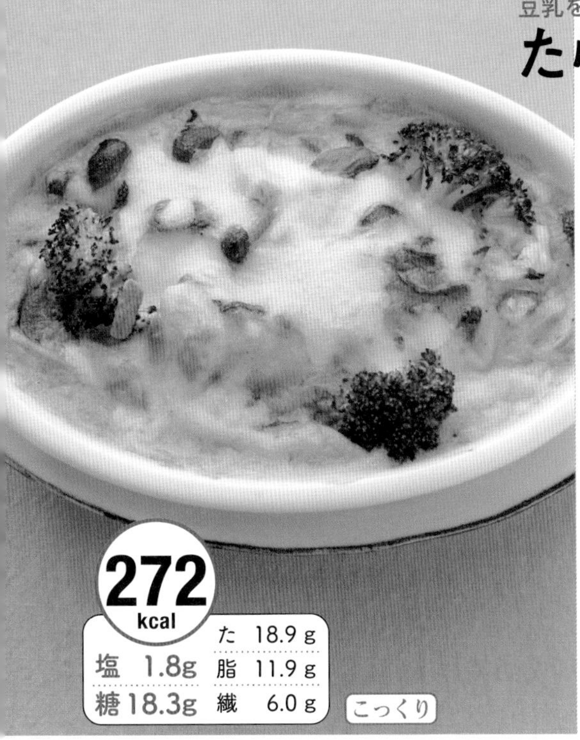

272 kcal

塩 1.8g
糖 18.3g
た 18.9g
脂 11.9g
繊 6.0g

こっくり

おすすめの献立 計532kcal

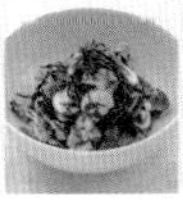

ごまドレ海藻サラダ P.135

材料(1人分)

たら…60g
玉ねぎ…¼個(50g)
ブロッコリー…50g
しめじ…50g
マッシュルーム…30g
白ワイン…小さじ2
A［薄力粉大さじ1、バター小さじ2］
無調整豆乳…80ml
B［顆粒コンソメ小さじ⅓、塩0.8g、ナツメグ・こしょう各少々］
ピザ用チーズ…15g

作り方

❶たらはひと口大に切り、玉ねぎ、マッシュルームは薄切りにし、しめじは小房に分ける。ブロッコリーは小房に分けてゆでる。
❷耐熱皿に玉ねぎ、きのこ類を並べ、上にたらをのせる。白ワインをまわしかけ、ラップをふんわりとかけて電子レンジで2分加熱する。
❸耐熱容器にAを入れて電子レンジで20秒ほど加熱し、よく混ぜる。豆乳を少しずつ加えて混ぜ、さらに電子レンジで1分30秒加熱し、よく混ぜる。Bも加えて混ぜ、❷を加える。グラタン皿に入れてブロッコリー、ピザ用チーズをのせ、200℃に予熱したオーブンで10～12分焼く。

塩を控える分、削り節でうまみをプラスして

たらのおかか揚げ

材料(1人分)

たら…70g
長いも…40g
しし唐辛子…2本(12g)
削り節…4g
A［酒・しょうゆ各小さじ1、みりん小さじ½］
揚げ油…適量

作り方

❶たらは3等分に切る。長いもは半月切りにし、しし唐辛子は包丁で切り込みを入れる。
❷バットにAを合わせ、たらを10分つける。
❸別のバットに削り節を広げ、❷の汁けを軽くふき取って加え、削り節をまぶす。
❹170℃に熱した油で、しし唐辛子、長いもを順に素揚げして取り出す。❸を入れて3分ほどこんがりと揚げる。

おすすめの献立 計500kcal

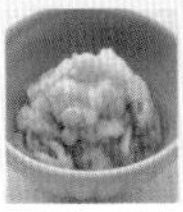

なめこのおろしあえ P.129

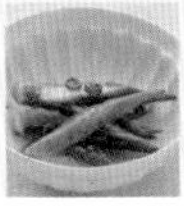

焼きオクラのだしづけ P.99

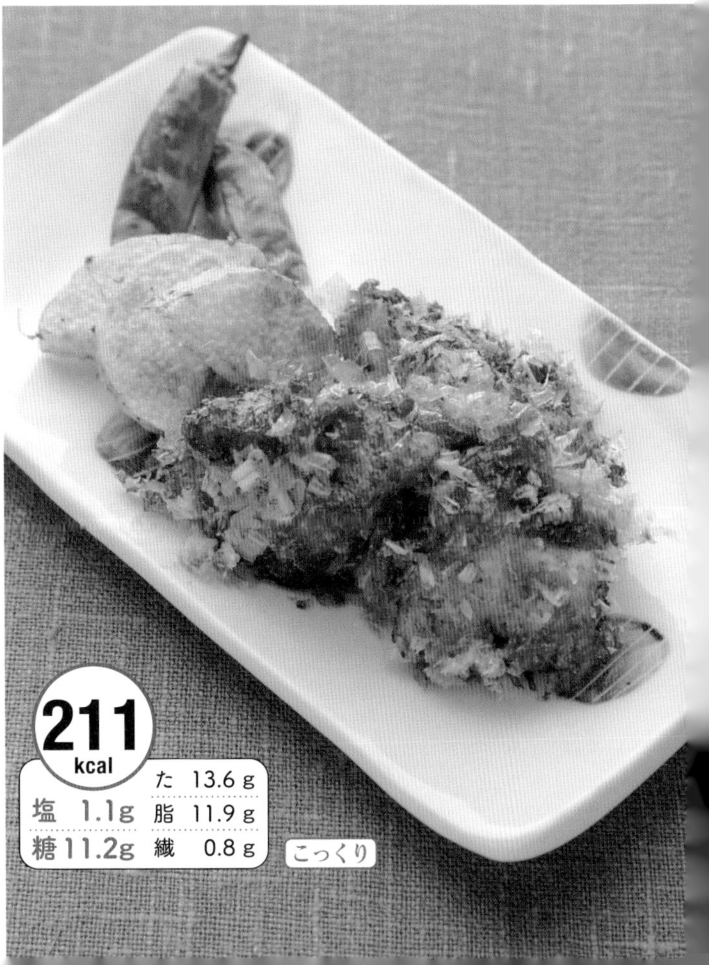

211 kcal

塩 1.1g
糖 11.2g
た 13.6g
脂 11.9g
繊 0.8g

こっくり

赤身魚

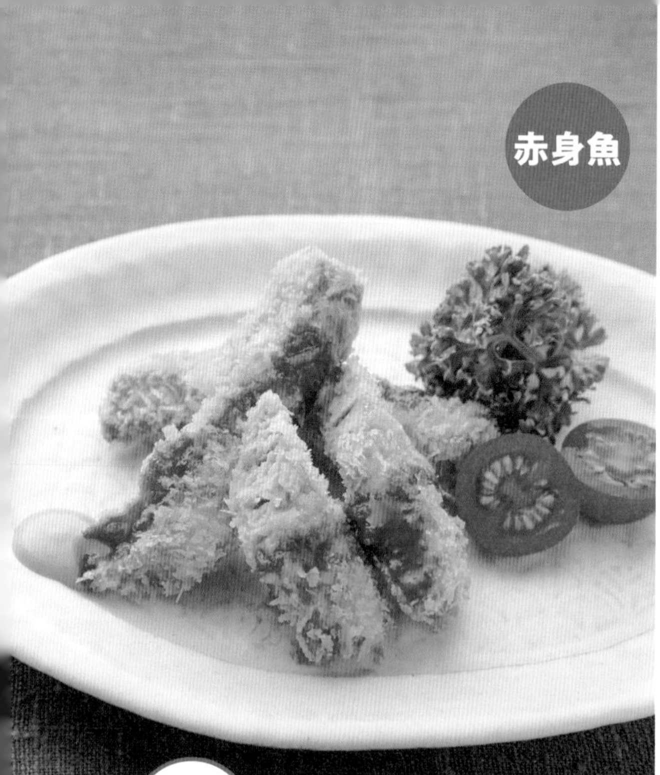

285 kcal
塩 1.2g　糖 19.8g
た 16.9g　脂 14.9g　繊 1.1g
こっくり

かけるソースはきちんと計量するのがポイント

まぐろカツ

材料(1人分)
まぐろ(赤身・刺身用さく)…70g
ミニトマト…1個(15g)
パセリ…少々
A[水小さじ2、薄力粉小さじ1、こしょう少々]
パン粉…15g
揚げ油…適量
中濃ソース…小さじ2
練りからし…小さじ½

作り方
❶バットにAを合わせ、まぐろにからめ、パン粉をまぶす。
❷トマトは半分に切る。
❸170℃に熱した油で、❶を1分ほど揚げて裏返し、さらに1分ほど揚げる。器にトマト、パセリと盛り合わせ、ソースをかけてからしを添える。

おすすめの献立 計576kcal
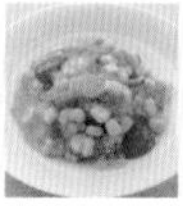
コーンのコンソメゼリー P.137

ヘルシーなはんぺんもツナマヨ、チーズで食べ応えあり!

ツナマヨとチーズのはんぺん挟み焼き

材料(1人分)
ツナ水煮缶…½缶(35g)
はんぺん…1枚(60g)
スライスチーズ…1枚(15g)
青じそ…2枚
A[マヨネーズ小さじ2、練りわさび小さじ⅓]
サラダ油…小さじ1

作り方
❶はんぺんは三角に半分に切り、厚みに切り込みを入れる。チーズは三角に半分に切る。
❷ツナは汁けをきり、Aを混ぜる。
❸はんぺんの切り込みに、青じそ、チーズ、❷を均等に詰める。
❹フライパンに油を熱し、❸を並べてふたをする。途中で返し、両面がこんがりと色づくまで蒸し焼きにする。

おすすめの献立 | 計544kcal
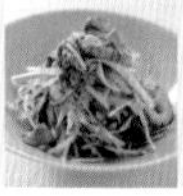
水菜のわさびじょうゆあえ P.109
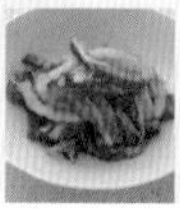
パプリカのきんぴら P.121

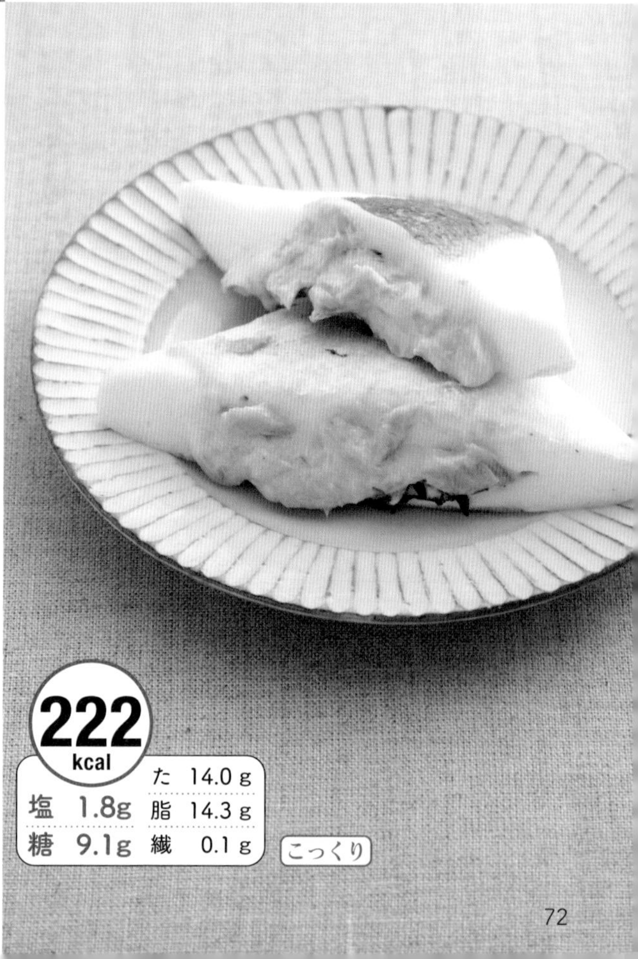

222 kcal
塩 1.8g　糖 9.1g
た 14.0g　脂 14.3g　繊 0.1g
こっくり

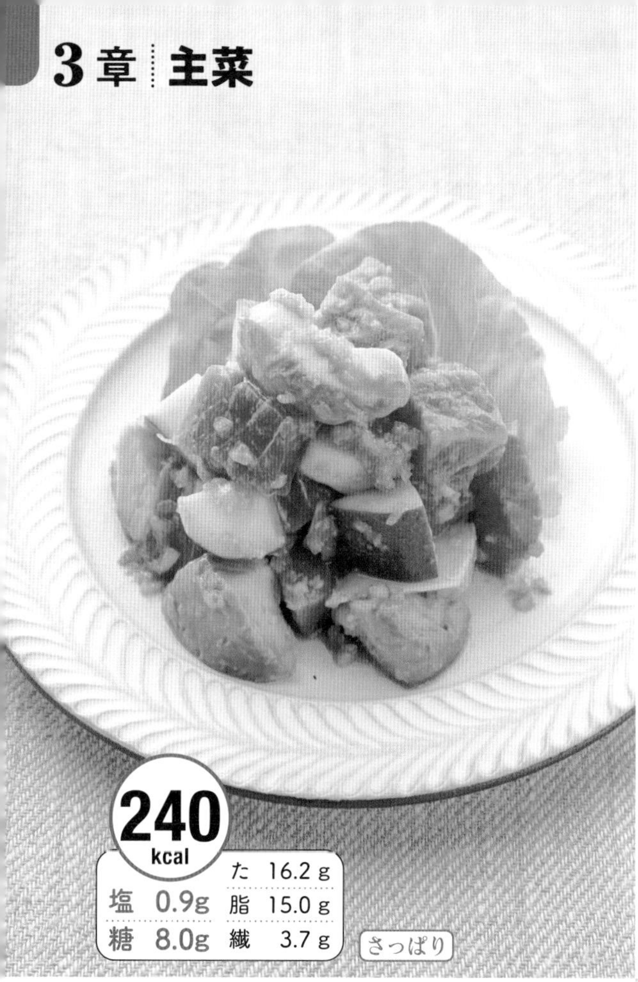

ハワイの定番料理。アボカドで良質な油を摂取

まぐろのポキ

材料(1人分)

まぐろ(赤身・刺身用さく)…70g
アボカド…¼個(40g)
ズッキーニ…40g
玉ねぎ…⅙個(30g)
サラダ菜…2枚(20g)
A[おろしにんにく小さじ⅓、しょうゆ・ごま油各小さじ1、酢小さじ½]

作り方

❶まぐろとアボカドは1.5cm角に、ズッキーニは1cm角に切る。玉ねぎはみじん切りにして水にさらし、水けをきる。
❷ボウルにAを合わせ、❶を加えてあえる。
❸器にサラダ菜を敷き、❷を盛り合わせる。

240 kcal

		た	16.2g
塩	0.9g	脂	15.0g
糖	8.0g	繊	3.7g

さっぱり

おすすめの献立
計529kcal

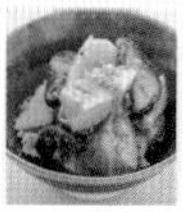

たけのこのおかか煮
P.113

まぐろは赤身を選んでカロリーダウン

まぐろのごまソテー

材料(1人分)

まぐろ(赤身・刺身用さく)…90g
大根おろし…80g
ブロッコリースプラウト…10g
練りわさび…小さじ½
白ごま、黒ごま…各小さじ1
ごま油…小さじ1
和風ノンオイルドレッシング…大さじ1

作り方

❶まぐろの片面に薄くわさびを塗り、ごまをまぶしつける。
❷フライパンに油を熱し、まぐろの表面を強火でさっと焼いて取り出す。そぎ切りにする。
❸器にスプラウトを敷き、❷を盛る。水けをきった大根おろしをのせ、ドレッシングをかける。

おすすめの献立 | 計535kcal

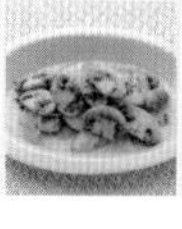

マッシュルームのソテー
P.130

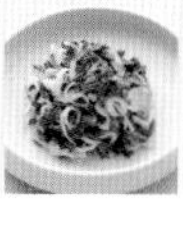

モロヘイヤの梅あえ
P.123

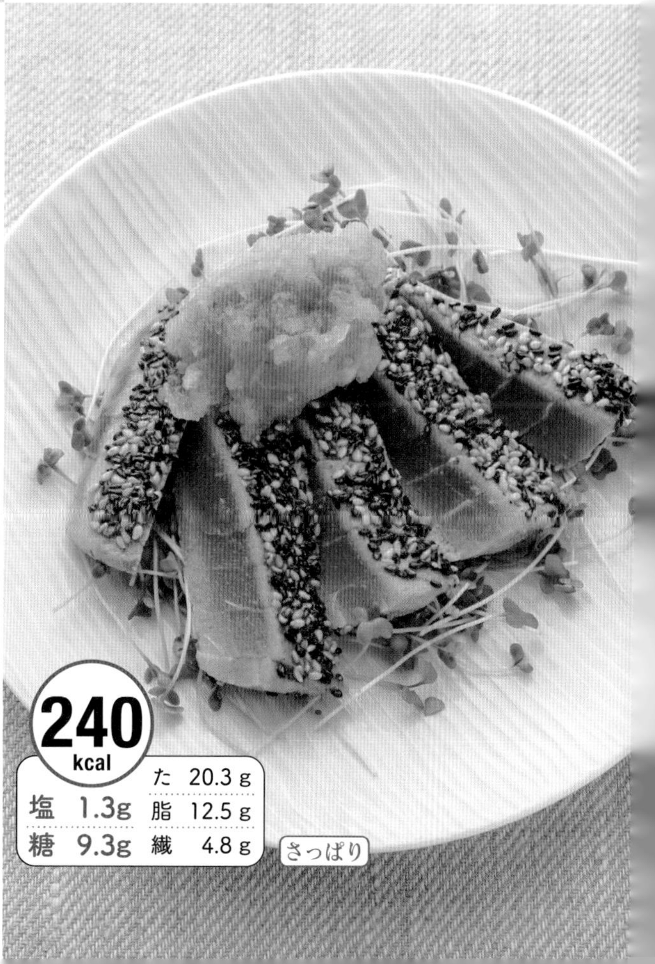

240 kcal

		た	20.3g
塩	1.3g	脂	12.5g
糖	9.3g	繊	4.8g

さっぱり

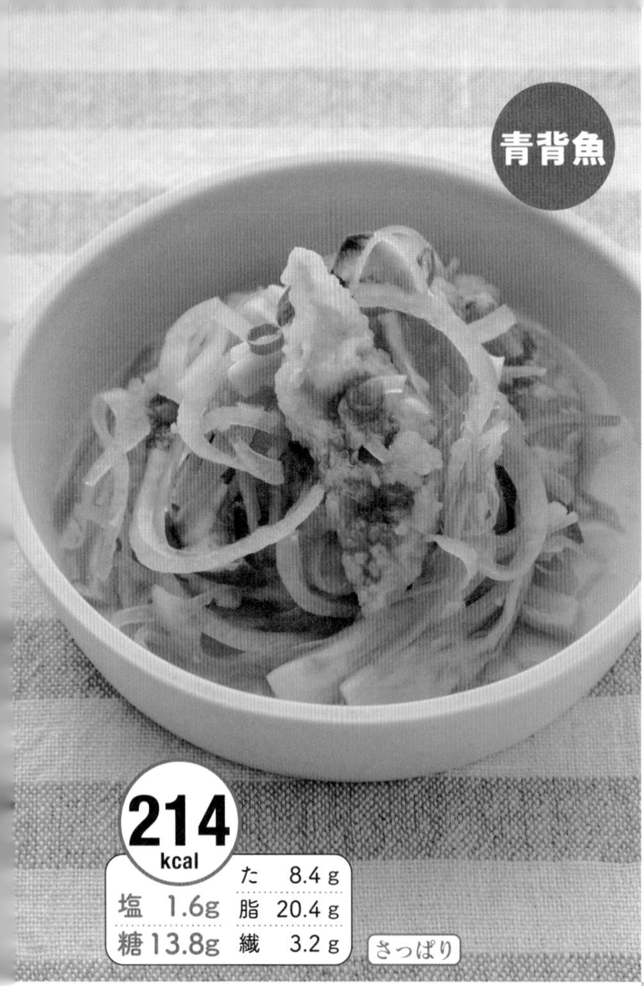

青背魚

熱いうちにつけ込み、しっかり味をなじませる

あじの南蛮づけ

材料(1人分)
あじ…1尾(70ｇ)
玉ねぎ…¼個(50ｇ)
エリンギ…40g
にんじん…25ｇ
片栗粉…少々
揚げ油…適量
A［赤唐辛子(小口切り)½本、だし50ml、酒・みりん・酢各大さじ1、しょうゆ大さじ½］

作り方
❶あじは三枚におろし、半分にそぎ切りにする。
❷玉ねぎは薄切りに、にんじんはせん切りにする。エリンギは縦にさく。にんじんとエリンギを20秒ほどゆでて、水けをよくきる。玉ねぎと一緒にバットに入れる。
❸鍋にAを火にかけ、煮立ったら❷に加える。
❹170℃に熱した油で、片栗粉を薄くまぶした❶を入れ、2～3分揚げる。熱いうちに❸につけ込む。

214 kcal
塩 1.6g
糖 13.8g
た 8.4ｇ
脂 20.4ｇ
繊 3.2ｇ
さっぱり

おすすめの献立｜計 **520** kcal

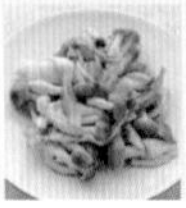
しめじのソース炒め P.131

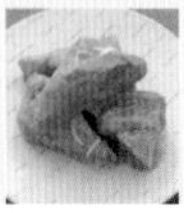
ゆずみそ田楽 P.126

黒酢を加えるから、塩分をおさえられる

かつおの納豆おろしだれ

材料(1人分)
かつお(刺身用さく)…70ｇ
大根おろし…50ｇ
水菜…30ｇ
ひき割り納豆…30g
みょうが…1個
ごま油…小さじ1
A［黒酢小さじ2、しょうゆ・みりん各小さじ1］

作り方
❶かつおはそぎ切りにする。大根おろしは水けを軽くきる。水菜は3㎝長さに切り、みょうがは小口切りにする。
❷フライパンに油をなじませ、かつおの表面をさっと焼いて取り出す。
❸ボウルに納豆、大根おろし、みょうが、Aをよく混ぜ合わせる。
❹器に水菜を敷き、かつおを盛り、❸をかける。

おすすめの献立｜計 **504** kcal

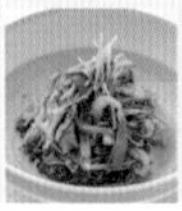
おかひじきと桜えびの煮つけ P.98

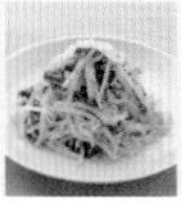
もやしと海藻の和風サラダ P.124

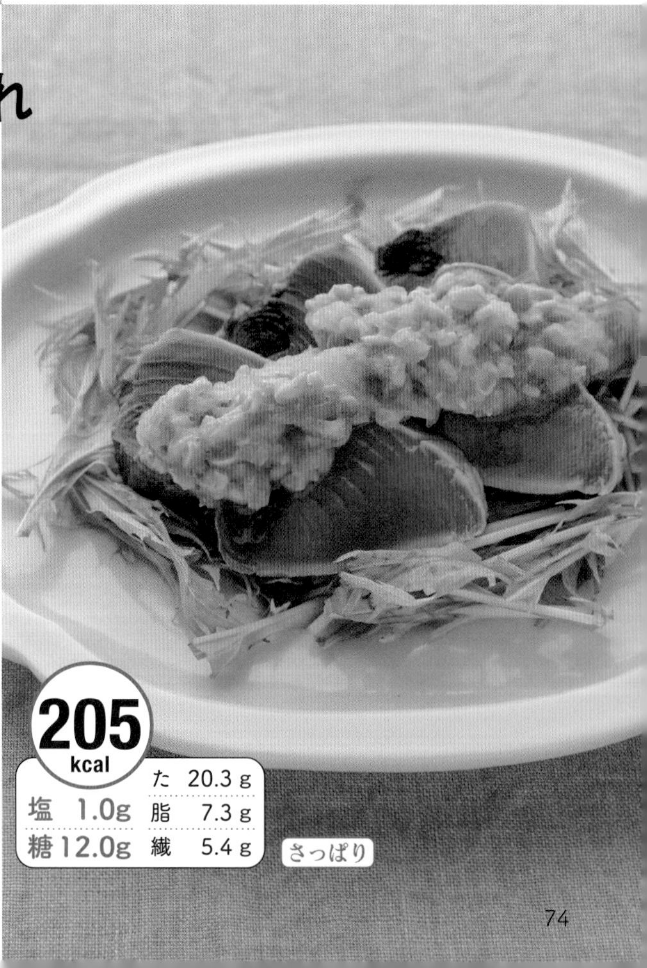

205 kcal
塩 1.0g
糖 12.0g
た 20.3ｇ
脂 7.3ｇ
繊 5.4ｇ
さっぱり

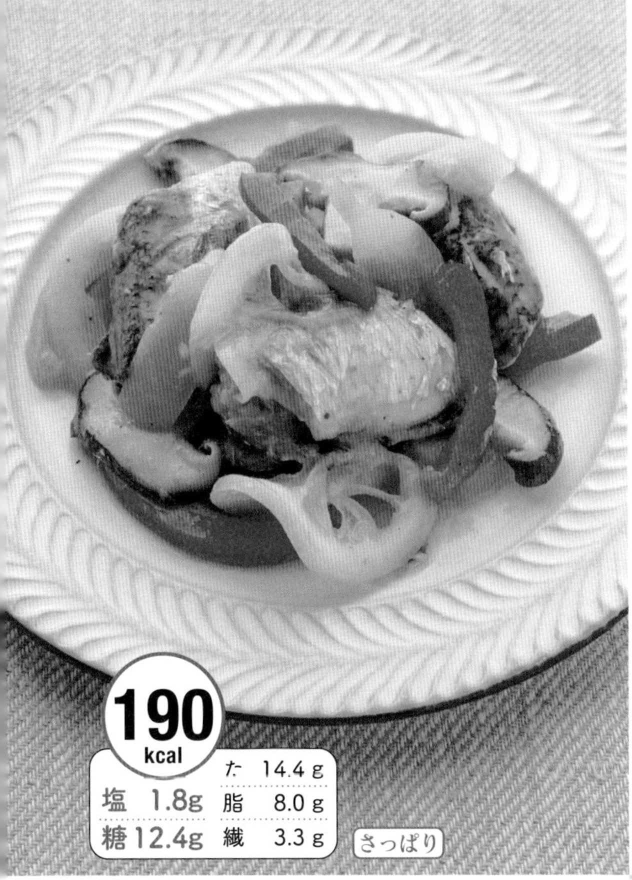

190 kcal

		た	14.4g
塩	1.8g	脂	8.0g
糖	12.4g	繊	3.3g

さっぱり

脂ののったいわしをレモン風味でさっぱりと

いわしのレモンマリネ

材料（1人分）

いわし…小2尾（80g）
生しいたけ…30g
パプリカ（赤、黄）
…各¼個（各30g）
塩…1g
A［白ワイン・レモン汁各大さじ1、砂糖小さじ⅔、オリーブ油小さじ½、塩小さじ⅙、こしょう少々］
レモン（輪切り）…4枚

作り方

❶いわしは頭を落として内臓を取り出し、水でよく洗い、水けをふいて塩をふる。
❷パプリカは細切りに、しいたけは薄切りにする。
❸耐熱皿に❷を並べ、いわしをのせる。合わせたAをかけてレモンをのせ、ラップをふんわりとかけて電子レンジで2分加熱する。
❹一度取り出し、汁をまわしかけ、ラップをかけて2分加熱し、粗熱がとれたら冷蔵庫で30分

おすすめの献立
計518kcal

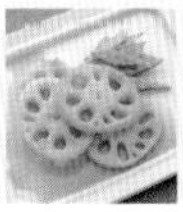

れんこんステーキ
P.138

香味みそだれをさばに塗って、味のアクセントに

さばのしそ巻き焼き

材料（1人分）

さば…70g
まいたけ…80g
青じそ…4枚
A［長ねぎ（みじん切り）10g、しょうが（みじん切り）½かけ分、みそ大さじ½、みりん・ごま油各小さじ½］
一味唐辛子…少々

作り方

❶さばはそぎ切りにし、まいたけは小房に分ける。
❷ボウルにAを合わせ、さばに塗って表面にしそを貼る。
❸グリルで❷、まいたけをこんがりと色づくまで7～8分焼く。器に盛り、一味唐辛子をふる。

おすすめの献立
計498kcal

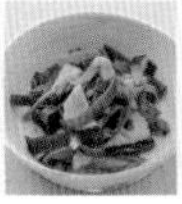

早煮昆布と油揚げの煮物
P.133

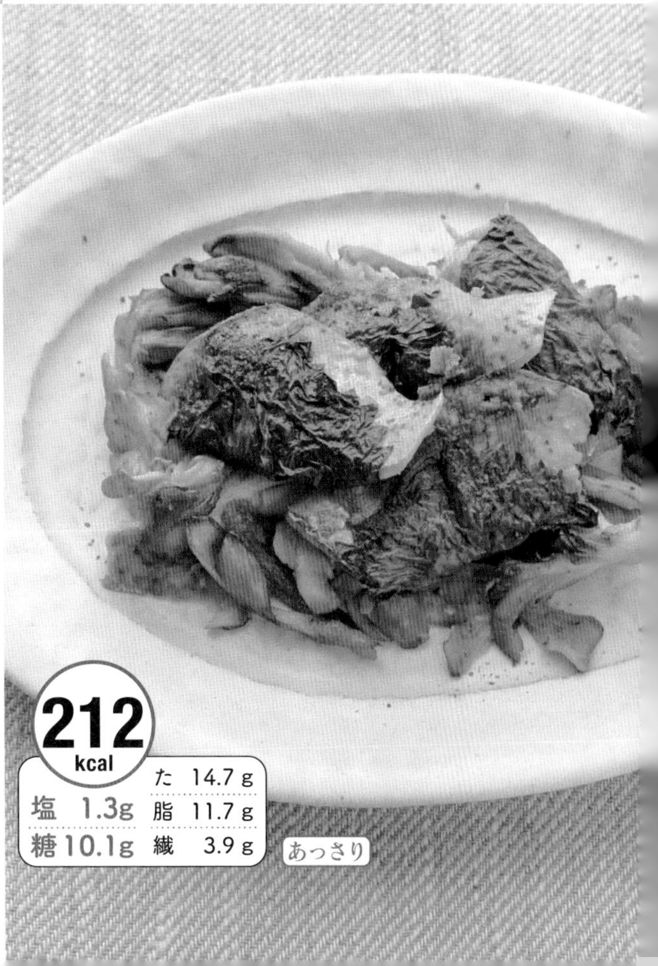

212 kcal

		た	14.7g
塩	1.3g	脂	11.7g
糖	10.1g	繊	3.9g

あっさり

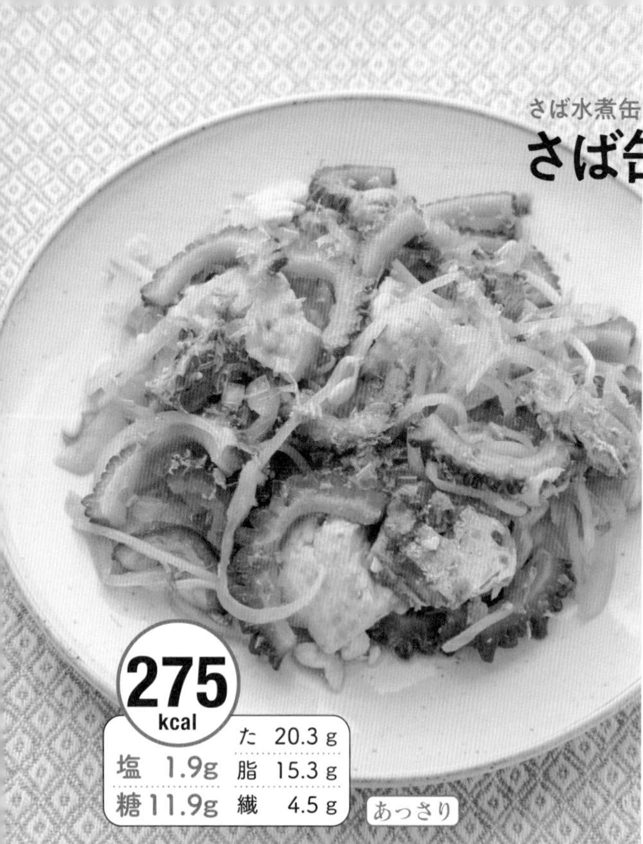

さば水煮缶は汁も味つけに使ってうまみをプラス

さば缶のゴーヤチャンプルー

275 kcal

	た	20.3 g
塩 1.9g	脂	15.3 g
糖 11.9g	繊	4.5 g

あっさり

おすすめの献立 計**517**kcal

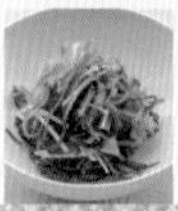

切り昆布のごま酢あえ P.135

材料(1人分)

さば水煮缶…60ｇ
ゴーヤ…約⅓本(60ｇ)
木綿豆腐…80ｇ
もやし…100ｇ
玉ねぎ…¼個(50ｇ)
ごま油…大さじ½
A［酒・だし各大さじ1、しょうゆ大さじ½］
削り節…3ｇ

作り方

❶さばは缶の汁大さじ1を取り分け、残りは汁けをきる。ゴーヤは縦半分に切り、わたを取って半月切りにし、ゆでる。
❷豆腐は水きりする。玉ねぎは薄切りにする。
❸フライパンに油小さじ1を熱し、豆腐を手で大きくちぎりながら加える。表面を焼いて一度取り出す。
❹フライパンに残りの油を熱し、水けをきったゴーヤ、玉ねぎを加えて炒める。しんなりしてきたら、もやしとさばも加えて炒め、❸をもどし入れる。A、取り分けておいたさば缶の汁を加えて2分ほど炒め合わせる。
❺削り節を加えて炒め、器に盛る。

しそがアクセント！　リピート間違いなし！

いわしと山いものひと口焼き

材料(1人分)

いわし水煮缶
…½缶(75ｇ)
冷凍山いも
(すりおろし)…60ｇ
長ねぎ(みじん切り)
…20ｇ
青じそ…3枚
A［片栗粉・薄力粉各小さじ2］
ポン酢しょうゆ
…小さじ2
ごま油…小さじ1

作り方

❶冷凍山いもは袋の表示通りに解凍する。いわしは汁けごと加え、長ねぎ、Aを混ぜ、ポン酢しょうゆを加えて混ぜる。
❷フライパンに油を熱し、❶をスプーンで⅓量ずつ丸く落とし入れて、青じそをのせる。3分ほど焼いて焼き色がついたら返し、さらに2～3分焼く。

おすすめの献立 | 計**564**kcal

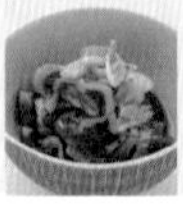

ピーマンの煮浸し P.120

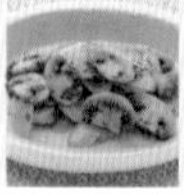

マッシュルームのソテー P.130

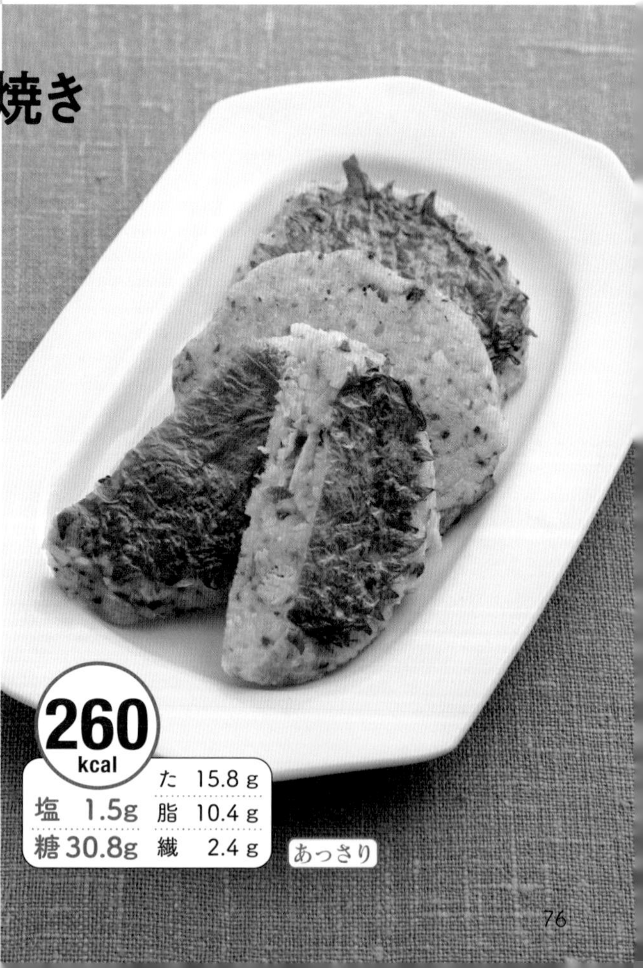

260 kcal

	た	15.8 g
塩 1.5g	脂	10.4 g
糖 30.8g	繊	2.4 g

あっさり

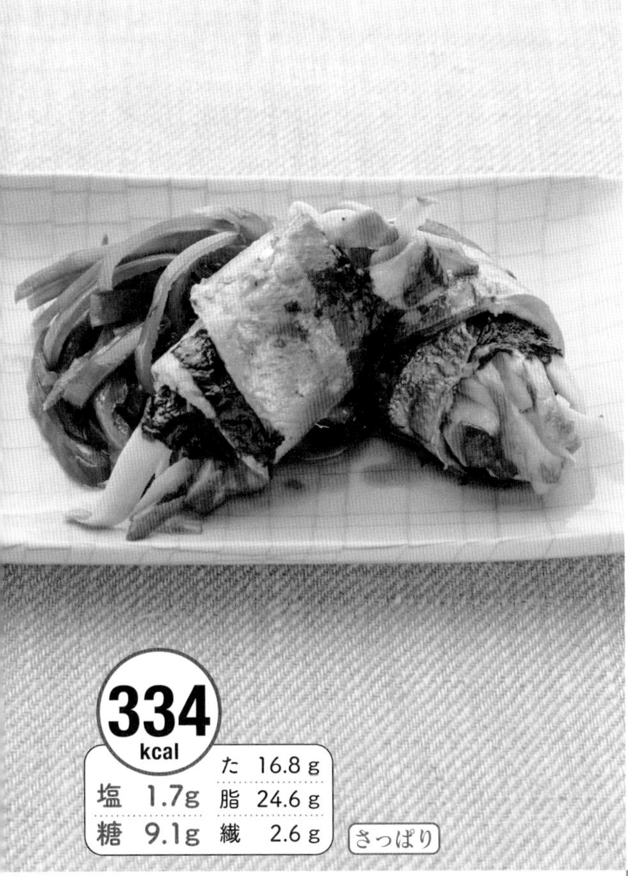

334 kcal
塩 1.7g 糖 9.1g た 16.8g 脂 24.6g 繊 2.6g
さっぱり

エリンギが噛み応えを、のりが風味をアップ

さんまのエリンギ巻き焼き

材料(1人分)
さんま…1尾(90ｇ)
エリンギ…40ｇ
ピーマン…1個(30ｇ)
のり…全型½枚(1.5ｇ)
薄力粉…少々
オリーブ油…小さじ1
A［白ワイン・レモン汁・水各大さじ1、しょうゆ大さじ½］

作り方
❶さんまは三枚におろす。エリンギは縦にさき、ピーマンはせん切りにする。のりは半分に切る。
❷さんまの内側に薄力粉を薄くふり、のり、エリンギをのせて巻き込む。2個作る。表面に薄力粉を薄くふる。
❸フライパンに油を熱し、❷、ピーマンを加えて返しながら1分ほど焼く。さんまの表面が色づいてきたらAをまわし入れ、ふたをして2分ほど蒸し焼きにする。

おすすめの献立
計577kcal

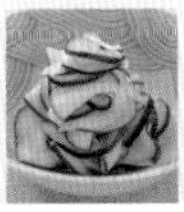

ズッキーニのすし酢づけ
P.110

黒酢＋わさびで塩分控えめに

ぶりと大根のソテー

材料(1人分)
ぶり…60ｇ
大根…100ｇ
大根の葉…30ｇ
薄力粉…少々
こしょう…少々
サラダ油…大さじ½
酒…大さじ1
A［黒酢大さじ½、しょうゆ・みりん各小さじ1、練りわさび小さじ⅓］

作り方
❶大根は1.5㎝幅の半月切りにし、10分ゆでる。大根の葉はゆでて小口切りにする。ぶりはこしょうをふり、薄力粉を薄くまぶす。
❷フライパンに油を熱し、水けをふいた大根を両面焼き、器に取り出す。同じフライパンでぶりを両面1分ずつ焼き、酒をふる。ふたをして30秒ほど蒸し焼きにして盛る。同じフライパンでAをひと煮立ちさせて、大根の葉をちらす。

おすすめの献立 計550kcal

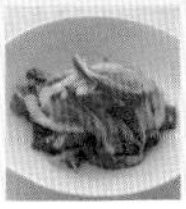

パプリカのきんぴら
P.121

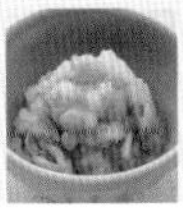

なめこのおろしあえ
P.129

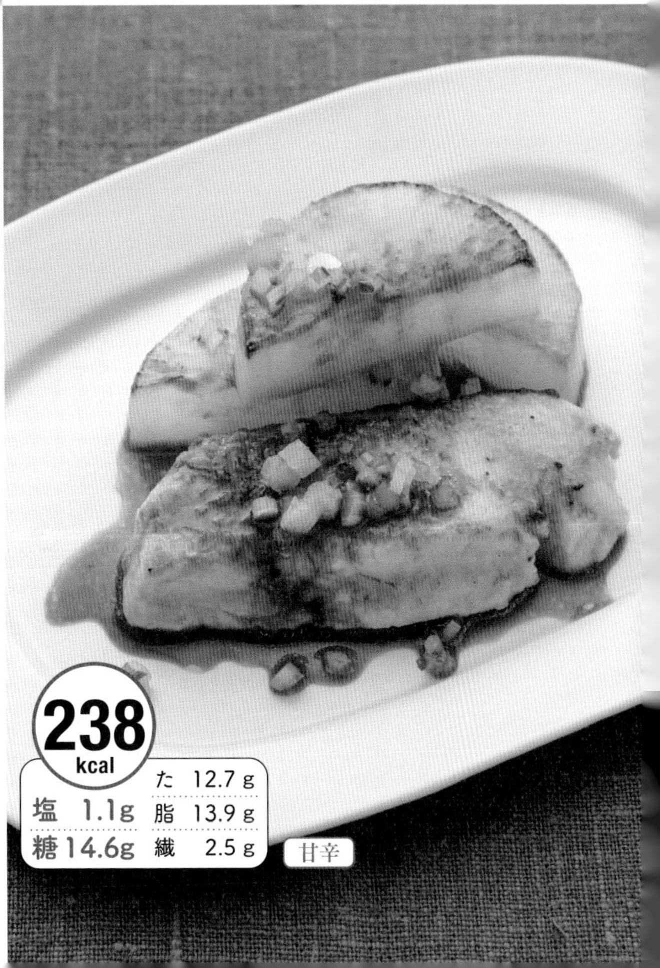

238 kcal
塩 1.1g 糖 14.6g た 12.7g 脂 13.9g 繊 2.5g
甘辛

いか・えび

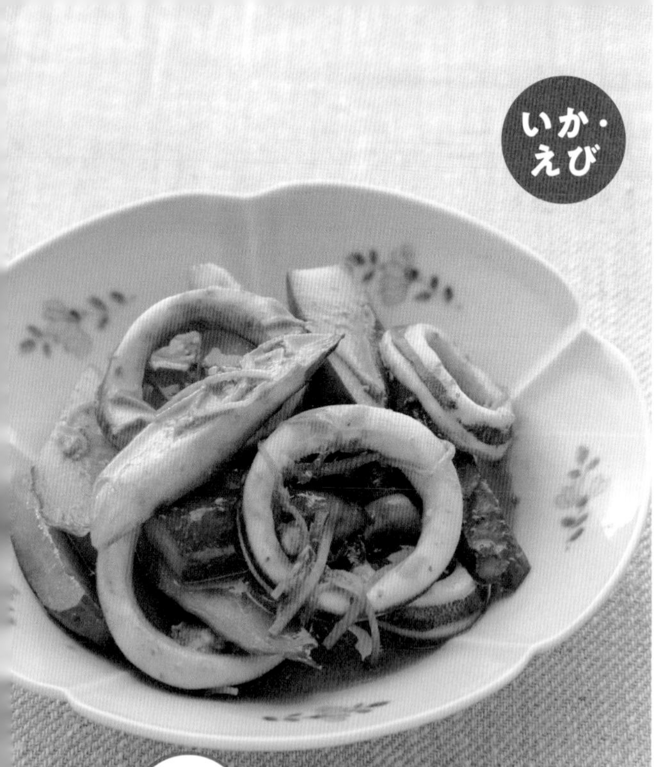

176 kcal

		た	14.6 g
塩	1.8g	脂	8.2 g
糖	10.7g	繊	1.4 g

こっくり

いかわたのコクと塩けで味つけして塩分は控えめに

いかのいかわた炒め

材料(1人分)

いか…90ｇ
きゅうり…1本(100ｇ)
ごま油…小さじ2
A［しょうが(せん切り)½かけ分、豆板醤小さじ⅓］
B［いかのわた大さじ1、酒小さじ2、しょうゆ・みりん各小さじ1］

作り方

❶いかは皮つきのまま輪切りにし、きゅうりは長めの乱切りにする。
❷フライパンに油、Aを弱火にかけ、香りが立ったら、中火にして❶を炒める。いかの色が変わってきたら、合わせたBを加え、2分ほど炒め合わせる。

おすすめの献立 | 計 531 kcal

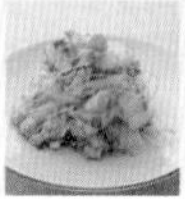

白菜のケチャップあえ P.119

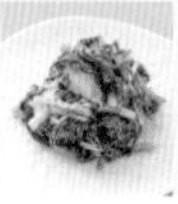

春菊としいたけのお浸し P.108

塩昆布の塩けで味がバッチリ決まる

いかと小松菜の塩昆布煮

材料(1人分)

いか…90ｇ
小松菜…80ｇ
長ねぎ…½本(50ｇ)
A［だし120ml、酒小さじ2、塩昆布6ｇ］
しょうゆ…小さじ½

作り方

❶いかは格子状に切り込みを入れ、ひと口大に切る。
❷小松菜は4㎝長さに切り、長ねぎは斜め切りにする。
❸鍋にAを火にかけ、煮立ったら❷を加えて2分ほど煮る。いかを加えてさらに2分ほど煮て、しょうゆを回し入れて火を止める。

おすすめの献立 | 計 522 kcal

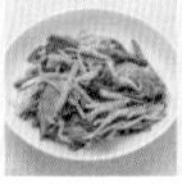

にらレバー炒め P.117

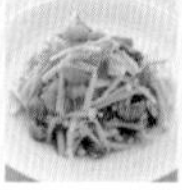

えのきとなめこのマリネ P.130

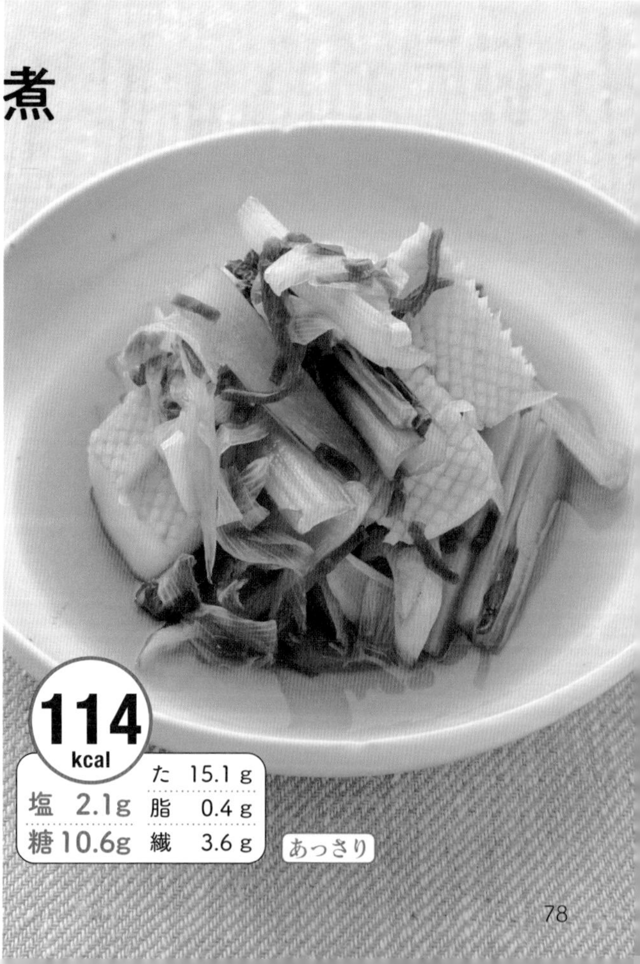

114 kcal

		た	15.1 g
塩	2.1g	脂	0.4 g
糖	10.6g	繊	3.6 g

あっさり

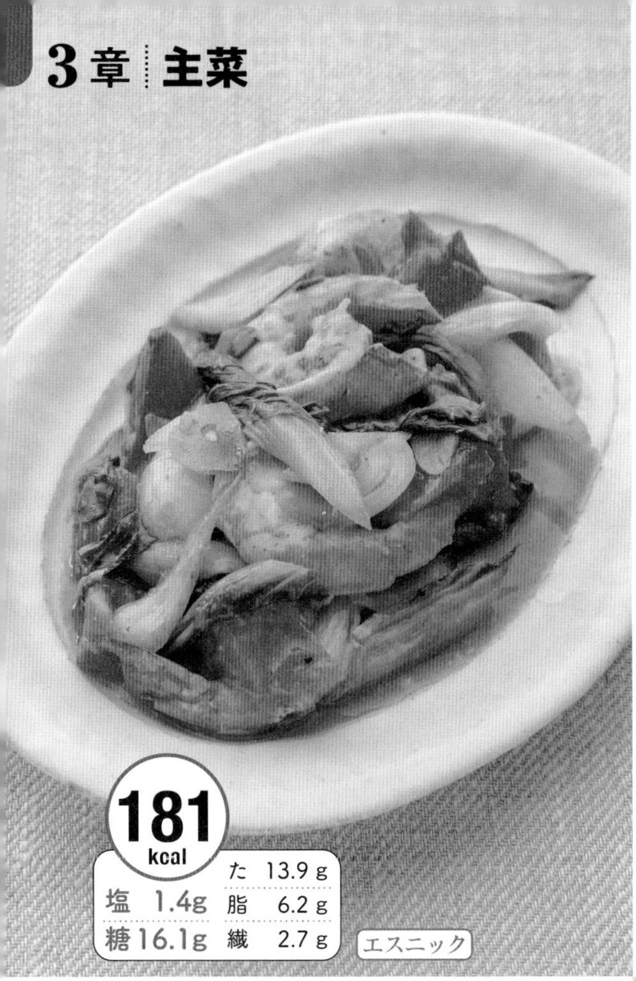

181 kcal
塩 1.4g　糖 16.1g
た 13.9g　脂 6.2g　繊 2.7g
エスニック

野菜もたっぷり炒めてボリュームアップ

えびのチリソース炒め

材料(1人分)

えび…4尾(80g)
青梗菜…1株(100g)
トマト…小1個(100g)
にんにく(薄切り)
…½かけ分
A[酒小さじ2、片栗粉小さじ1]
サラダ油…大さじ½
酒…大さじ1
B[チリソース大さじ1、黒こしょう少々]

作り方

❶えびはAをもみ込み、水で洗い、水けをふき取る。
❷青梗菜は縦4等分にして斜め切りにする。トマトは粗めの乱切りにする。
❸フライパンに油、にんにくを弱火にかけ、香りが立ったら中火にし、青梗菜と❶を加えて3分炒める。酒をまわし入れて、トマト、Bを2分ほど炒め合わせる。

おすすめの献立 計528kcal

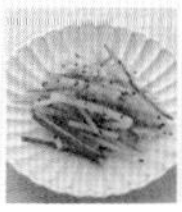

さつまいもの塩ごまきんぴら P.140

食材のうまみを片栗粉でとじ込めて

えびと白菜の中華うま煮

材料(1人分)

えび…4尾(80g)
白菜…1枚(100g)
スナップえんどう
…2本(16g)
干ししいたけ…9g
しょうが(薄切り)
…⅔かけ分
A[酒、片栗粉各小さじ1]
B[オイスターソース小さじ1、鶏ガラスープの素0.8g]
ごま油…小さじ2
片栗粉…小さじ1

作り方

❶えびはAをもみ込み、水で洗い、水けをふき取る。干ししいたけは水150ml(分量外)でもどし、そぎ切りにする。
❷白菜はひと口大のそぎ切りにする。スナップえんどうは筋を取り、ゆでて斜め切りにする。
❸鍋に油を熱し、しょうがと白菜を炒め、干ししいたけともどし汁、Bを加える。煮立ったら、アクを除きながら5分煮る。えびに片栗粉をまぶして一つずつ加え、2分煮る。

おすすめの献立 計457kcal

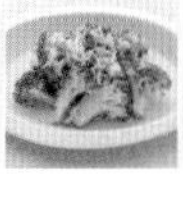

ブロッコリーのごままぶし P.122

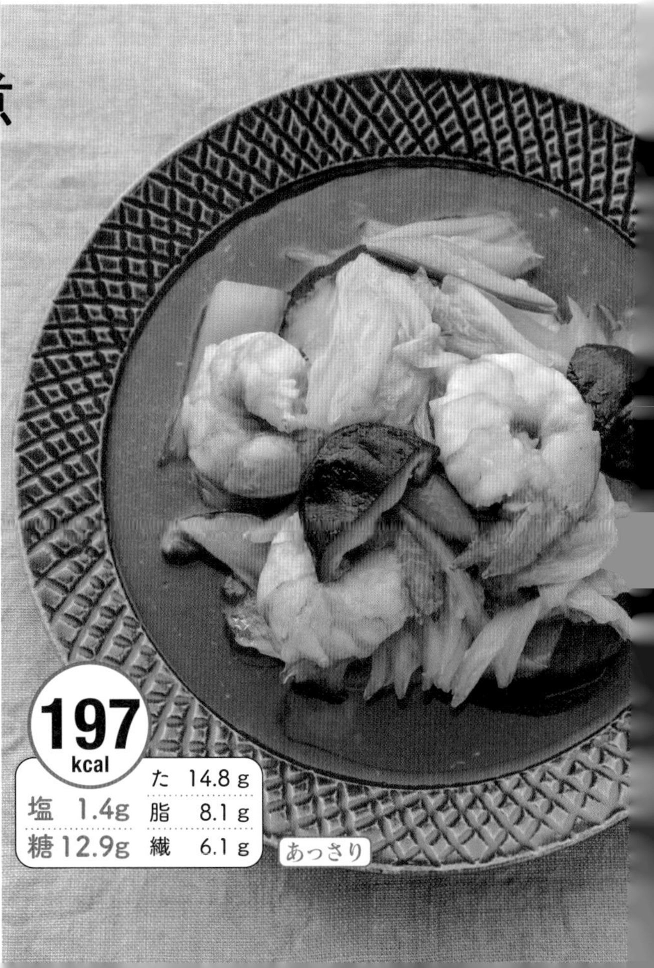

197 kcal
塩 1.4g　糖 12.9g
た 14.8g　脂 8.1g　繊 6.1g
あっさり

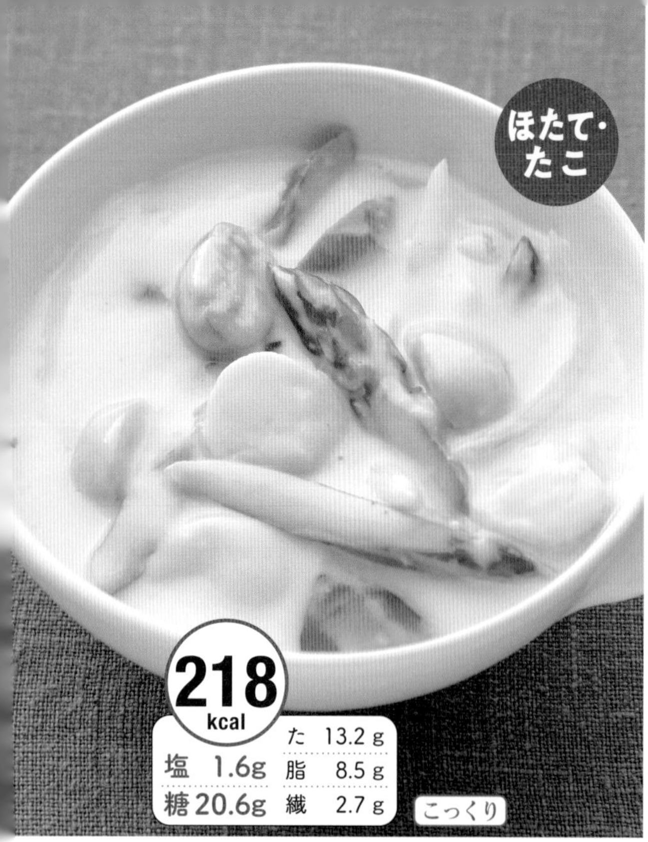

ほたて・たこ

218 kcal

		た	13.2ｇ
塩	1.6g	脂	8.5ｇ
糖	20.6g	繊	2.7ｇ

こっくり

おすすめの献立 計520kcal

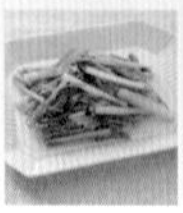

小松菜のアンチョビソテー P.106

玉ねぎをバターで炒めて甘みを引き出して

ほたてホワイトシチュー

材料(作りやすい分量・2人分)

ほたて…8個(160ｇ)
アスパラガス…4本(80g)
にんじん…80ｇ
玉ねぎ…¼個(50ｇ)
マッシュルーム…40ｇ
バター…大さじ1
薄力粉…大さじ1
A［水80ml、白ワイン大さじ1］
B［ホワイトソース80ｇ、牛乳60ml、顆粒コンソメ小さじ½］
C［塩小さじ⅙、こしょう少々］

作り方

❶ほたては厚みを半分に切る。アスパラは根元を切って斜め切りにしてゆでる。
❷にんじんは乱切りに、玉ねぎはくし形切りにする。マッシュルームは縦半分に切る。
❸鍋にバターを熱し、❷を2分ほど炒める。薄力粉小さじ2をふり入れて炒め、粉っぽさがなくなったら、Aを加える。
❹煮立ったら4分ほど煮て、Bを加える。ほたてに残りの薄力粉をまぶして加える。混ぜながら3分ほど煮て、アスパラを加え、Cをふる。

エバミルク(無糖練乳)でコクをプラス

ほたての重ね焼き

材料(1人分)

ほたて…4個(60ｇ)
トマト…½個(75ｇ)
かぶ…1個(70ｇ)
薄力粉…少々
ピザ用チーズ…15g
A［おろしにんにく小さじ½、エバミルク大さじ1、粒マスタード大さじ½、白ワイン小さじ2、顆粒コンソメ0.8ｇ、塩0.6ｇ、こしょう少々］

作り方

❶ほたては厚みを半分に切り、トマト、かぶは薄切りにする。
❷アルミ箔を敷いた天板に、薄力粉を薄くまぶしたほたて、トマト、かぶを交互に並べる。
❸合わせたAをかけてピザ用チーズをのせ、200℃に予熱したオーブンで10～12分焼く。器に盛り、好みでパセリのみじん切りをちらす。

おすすめの献立 ｜ 計525kcal

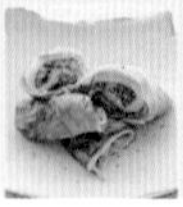

レタスロールのレンジ蒸し P.125

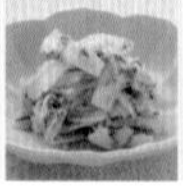

セロリの中華風浅づけ P.111

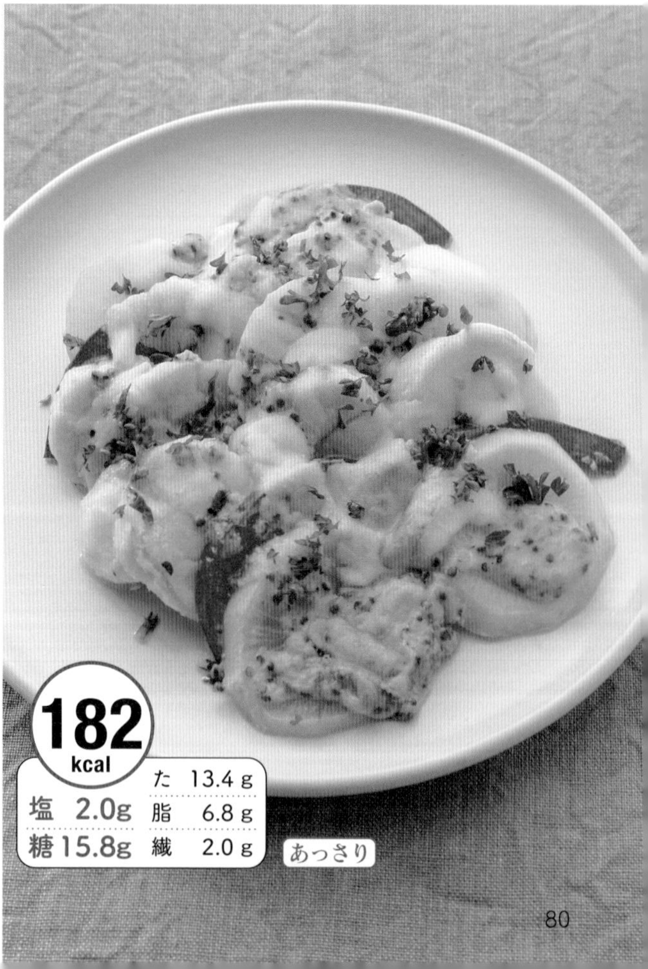

182 kcal

		た	13.4ｇ
塩	2.0g	脂	6.8ｇ
糖	15.8g	繊	2.0ｇ

あっさり

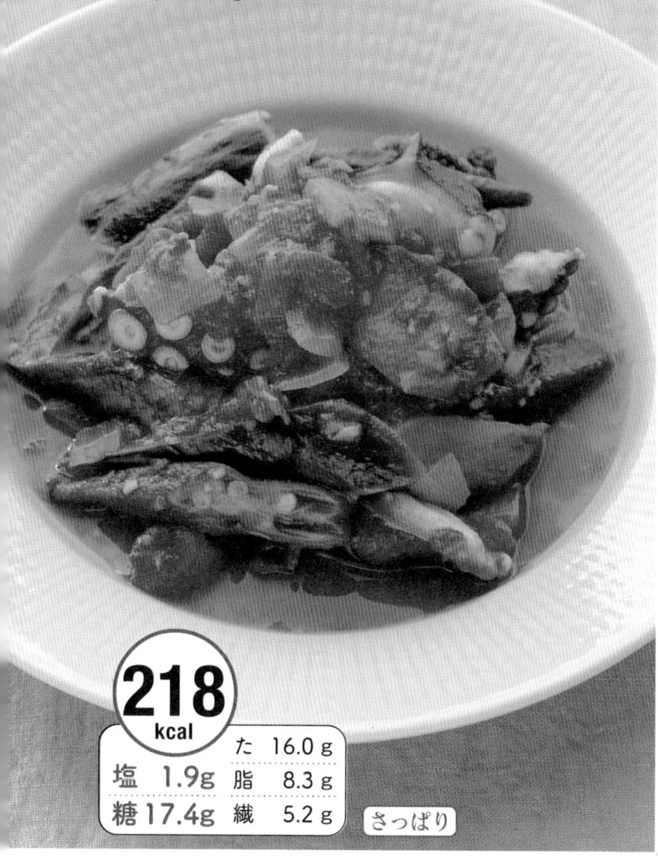

218 kcal

塩 1.9g　糖 17.4g

た 16.0ｇ　脂 8.3ｇ　繊 5.2ｇ

さっぱり

たこは最後に加えて、やわらかく

たことなすのトマト煮

材料(1人分)

ゆでだこ…90ｇ
カットトマト水煮缶
…100ｇ
なす…1本(80ｇ)
玉ねぎ…¼個(50g)
オクラ…3本(24ｇ)
にんにく(みじん切り)
…½かけ分
オリーブ油…小さじ2
A[水50ml、顆粒コンソメ小さじ¼、ローリエ1枚]
B[塩1ｇ、こしょう少々]

作り方

❶たことなすは乱切りにする。玉ねぎは1㎝角に切り、オクラはゆでて乱切りにする。
❷鍋に油、にんにくを弱火にかけ、香りが立ったら中火にして玉ねぎとなすを炒める。しんなりしてきたら、トマトとAを加えて8分煮る。たことオクラを加えてBをふり、さらに3分煮る。

おすすめの献立
計540kcal

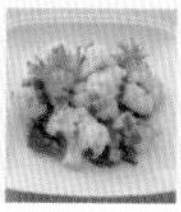

カリフラワーのサラダ
P.101

大豆で植物性たんぱく質も摂取！

魚介と大豆のマリネサラダ

シーフードミックス

材料(1人分)

冷凍シーフードミックス…60g
大豆水煮缶(ドライパック)…50g
きゅうり
…½本(50ｇ)
ミニトマト…3個(45ｇ)
A[レモン汁大さじ1、オリーブ油小さじ1、砂糖小さじ½、塩ひとつまみ、こしょう少々]
サラダ菜…2枚

作り方

❶冷凍シーフードミックスは冷凍のまま熱湯に入れ、30秒ほどゆでてざるにあげる。きゅうりは7～8㎜大の角切りにし、ミニトマトは半分に切る。
❷ボウルにAを混ぜ、❶、大豆を加えてよく混ぜる。冷蔵庫で30分ほど漬ける。
❸器にサラダ菜を敷き、❷を盛る。

おすすめの献立 | 計563kcal

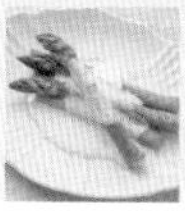

アスパラの卵ソース
P.96

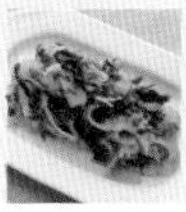

きくらげの中華炒め
P.131

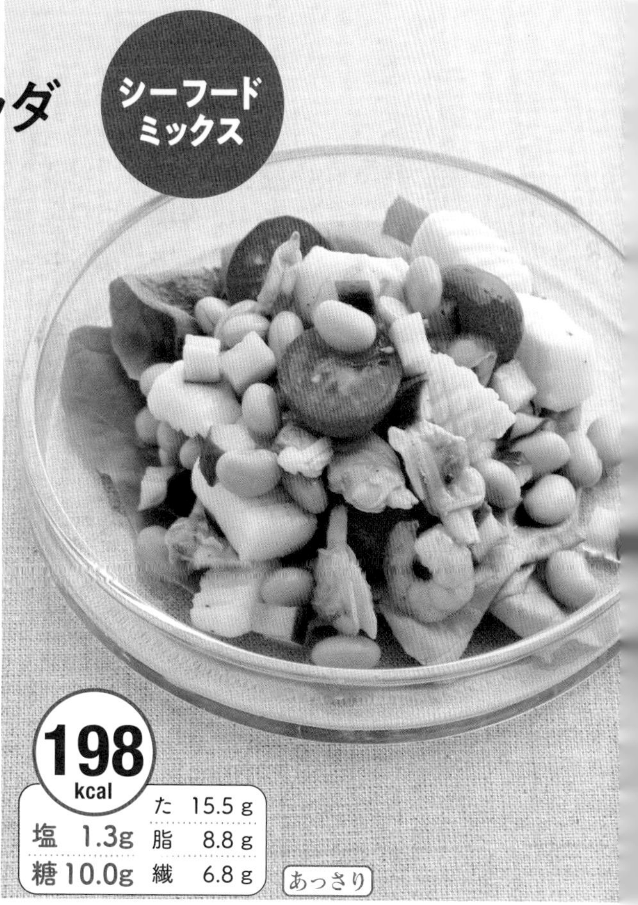

198 kcal

塩 1.3g　糖 10.0g

た 15.5ｇ　脂 8.8ｇ　繊 6.8ｇ

あっさり

噛み応えのある野菜を入れてボリュームアップ

スパニッシュオムレツ

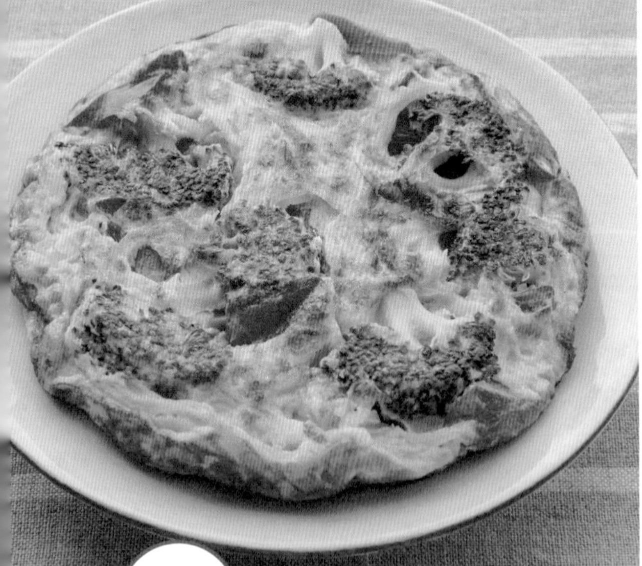

278 kcal

塩 1.5g　糖 12.0g　た 15.5g　脂 18.0g　繊 3.8g

あっさり

材料(1人分)
卵…2個
ブロッコリー…50g
玉ねぎ…¼個(50g)
パプリカ(赤)
…¼個(30g)
A[牛乳大さじ1、顆粒コンソメ小さじ⅓、塩0.6g、こしょう少々]
サラダ油…小さじ1
白ワイン…大さじ1
バター…小さじ1

作り方

❶ブロッコリーは小房に分けてゆでる。玉ねぎは薄切りにし、パプリカはひと口大に切る。
❷ボウルに卵を溶きほぐし、Aを加えて混ぜる。
❸フライパン(直径15cm)に油を熱し、玉ねぎ、パプリカを1分炒め、白ワインをふって1〜2分炒める。
❹バターを加え、❷、ブロッコリーを加えて全体をまわりから大きく混ぜ合わせる。まわりが固まってきたら弱火にし、ふたをして5分ほど蒸し焼きにする。底面が焼けたら裏返し、ふたをしてさらに3分ほど焼く。

おすすめの献立
計517kcal

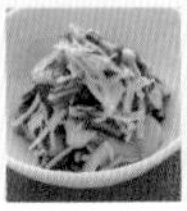

青梗菜のなめたけあえ
P.114

タルト生地はパンで代用すれば楽チン!

和風キッシュ

材料(1人分)
卵…1個
まいたけ…40g
長ねぎ…30g
ロースハム
…1枚(15g)
ピザ用チーズ…15g
サンドイッチ用食パン
…2枚(50g)
A[豆乳80ml、みそ小さじ1]

作り方

❶まいたけは小房に分け、長ねぎは小口切りにする。ハムは8等分に、パンは4等分に切る。
❷ボウルにAを入れて混ぜ、卵を溶き入れてよく混ぜる。
❸グラタン皿の側面にパンを敷き、まいたけ、長ねぎ、ハムを入れて❷を注ぐ。チーズをのせ、170℃に予熱したオーブンで20分ほど焼く。

おすすめの献立
計558kcal

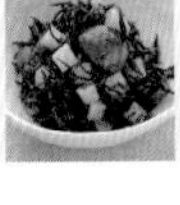

セロリのタバスコあえ
P.111

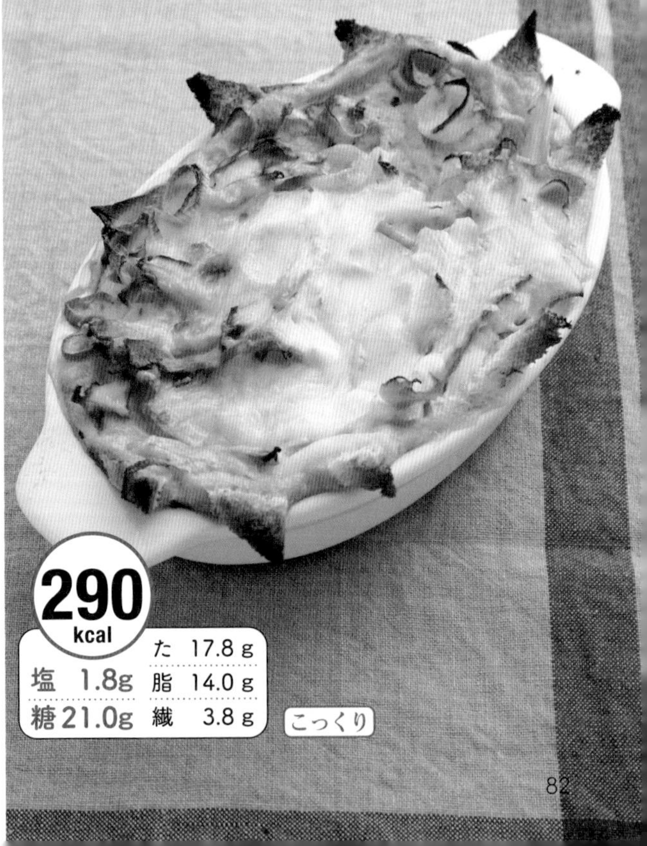

290 kcal

塩 1.8g　糖 21.0g　た 17.8g　脂 14.0g　繊 3.8g

こっくり

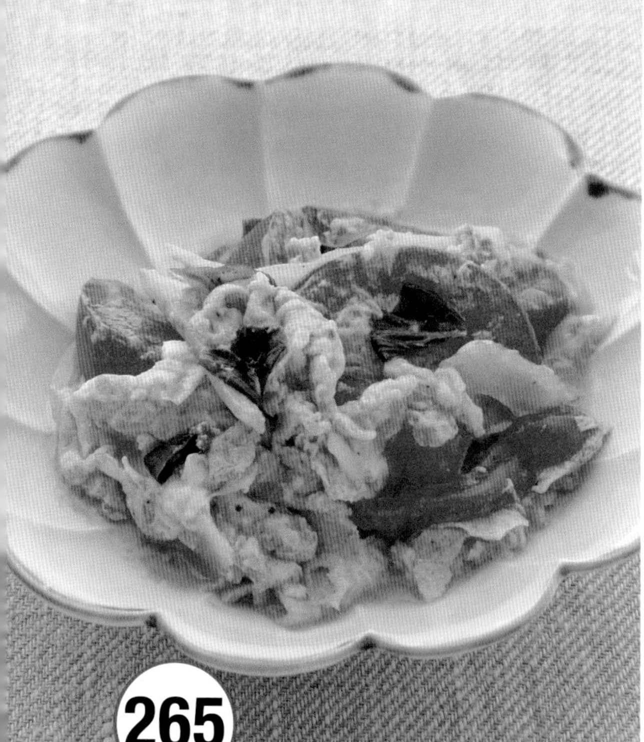

セロリとバジルで風味豊かに

トマト卵炒め

材料(1人分)
卵…2個
トマト…1個(150ｇ)
セロリ…¼本(約40ｇ)
A［白ワイン小さじ2、塩小さじ⅕、こしょう少々］
オリーブ油…小さじ2
バジル…2枚

作り方
❶トマトは乱切りにし、セロリは斜め薄切りにする。バジルはちぎる。
❷ボウルに卵を溶きほぐし、Aを混ぜる。
❸フライパンに油を熱し、セロリを1分炒め、トマトを加えて炒める。すぐに❷を加え、まわりから大きく混ぜ合わせる。バジルを加えて30秒ほど炒め、卵が半熟の状態で火を止める。

265 kcal

		た	13.4 g
塩	1.7g	脂	18.4 g
糖	10.1g	繊	2.2 g

さっぱり

おすすめの献立 | 計 529kcal

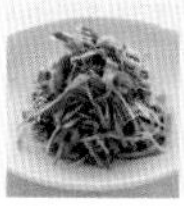
にらの中華浸し
P.117

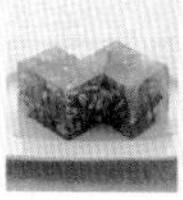
もずくの寒天寄せ
P.132

野菜はせん切りにすることで、包みやすい

オープンオムレツ

材料(1人分)
卵…1個
キャベツ…1枚(80g)
にんじん、ズッキーニ、ツナ水煮缶…各30g
A［白ワイン小さじ1、ナンプラー小さじ½、カレー粉小さじ⅓］
B［マヨネーズ小さじ1、マスタード小さじ½］
オリーブ油…小さじ2

作り方
❶キャベツ、にんじん、ズッキーニはせん切りにする。
❷フライパンに油を熱し、❶とツナの汁けをきって加え、2分炒める。Aを加えて水分がなくなるまで炒め、取り出す。
❸ボウルに卵を溶きほぐし、Bを混ぜる。
❹❷のフライパンを熱し、❸をまわし広げ、手前半分に❷をのせて30秒焼き、半分に折る。

おすすめの献立
計 480kcal

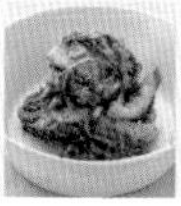
きゅうりのごまみそあえ
P.103

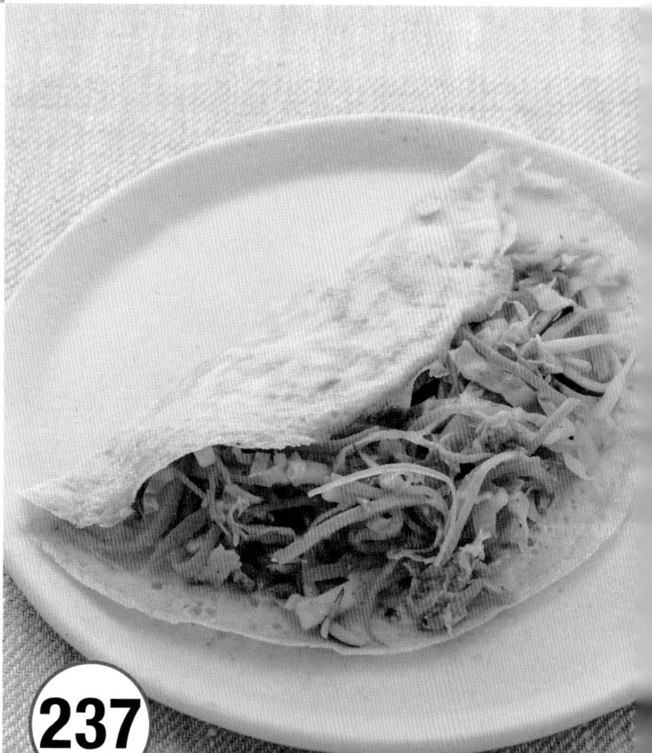

237 kcal

		た	11.8 g
塩	1.3g	脂	16.6 g
糖	9.1g	繊	2.8 g

あっさり

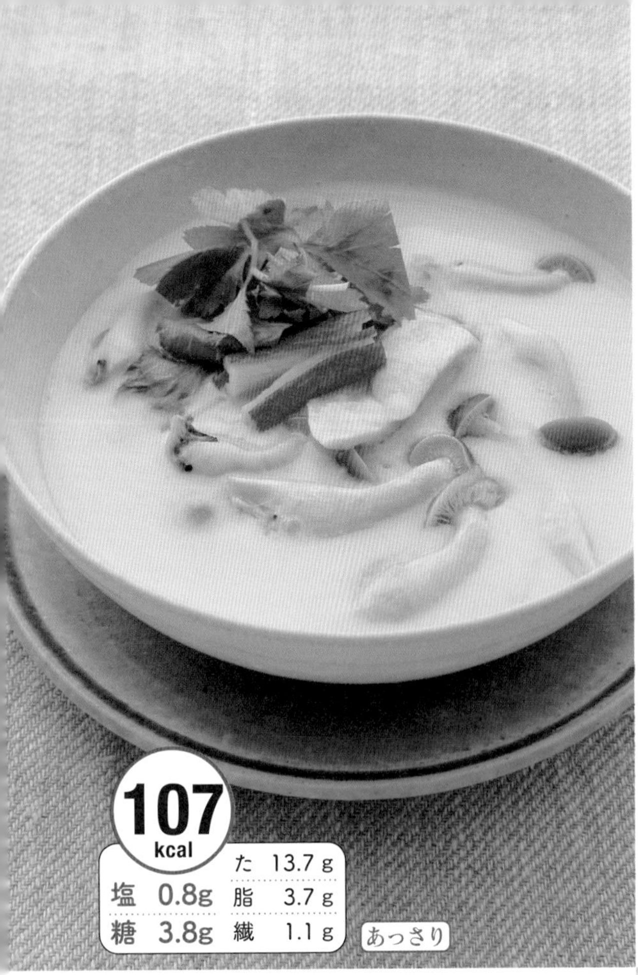

107 kcal
塩 0.8g　た 13.7g
　　　　 脂 3.7g
糖 3.8g　繊 1.1g
あっさり

ささみやかにかま入りでボリューム満点

具だくさん茶碗蒸し

材料(1人分)

溶き卵…⅔個分
鶏ささみ
…小1本(40g)
しめじ…25g
三つ葉…¼束(10g)
かに風味かまぼこ
…1本(8g)
A[だし80ml、塩ひとつまみ]

作り方

❶ささみはそぎ切りにし、しめじは小房に分ける。三つ葉は3cm長さに切り、かにかまはさく。
❷ボウルに溶き卵、Aをよく混ぜ、こす。
❸器にささみ、かにかま、しめじ各⅔量、三つ葉の茎の部分を入れ、❷を注ぐ。
❹蒸し器で❸を強火で1分加熱し、ごく弱火で12分加熱する。卵液の表面が固まってきたら、残りのささみ、かにかま、しめじをのせて7～8分蒸す。三つ葉を添える。

おすすめの献立 | 計505kcal

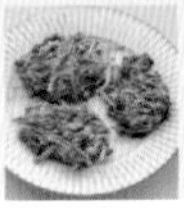
モロヘイヤの小判焼き P.123

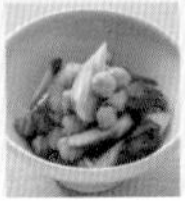
ひよこ豆のしょうがあえ P.139

きのこのうまみを卵でとじ込めて

きのこの卵とじ

材料(1人分)

卵…1個
玉ねぎ…¼個(50g)
なめこ…50g
えのきたけ、生しいたけ
…各30g
絹さや…3枚
A[だし120ml、酒・めんつゆ(3倍濃縮)各小さじ2]

作り方

❶玉ねぎ、しいたけは薄切りにし、えのきは3cm長さに切る。なめこはざるに入れ、水で洗う。絹さやはゆでて斜め切りにする。
❷鍋にA、玉ねぎ、きのこ類を強火にかけ、煮立ったら中火にし、3分ほど煮る。
❸卵を溶きほぐし、⅔量をまわしかけ、ふたをして1分煮る。残りの卵液をまわしかけて火を止め、さらに1分ほどふたをして蒸らす。器に盛り、絹さやを添える。

おすすめの献立 | 計500kcal

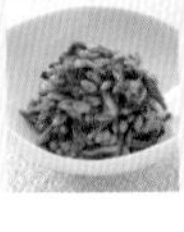
ほうれん草の納豆あえ P.107

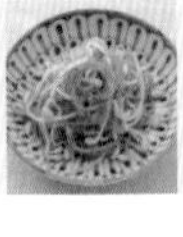
黒しらたきのソース炒め P.127

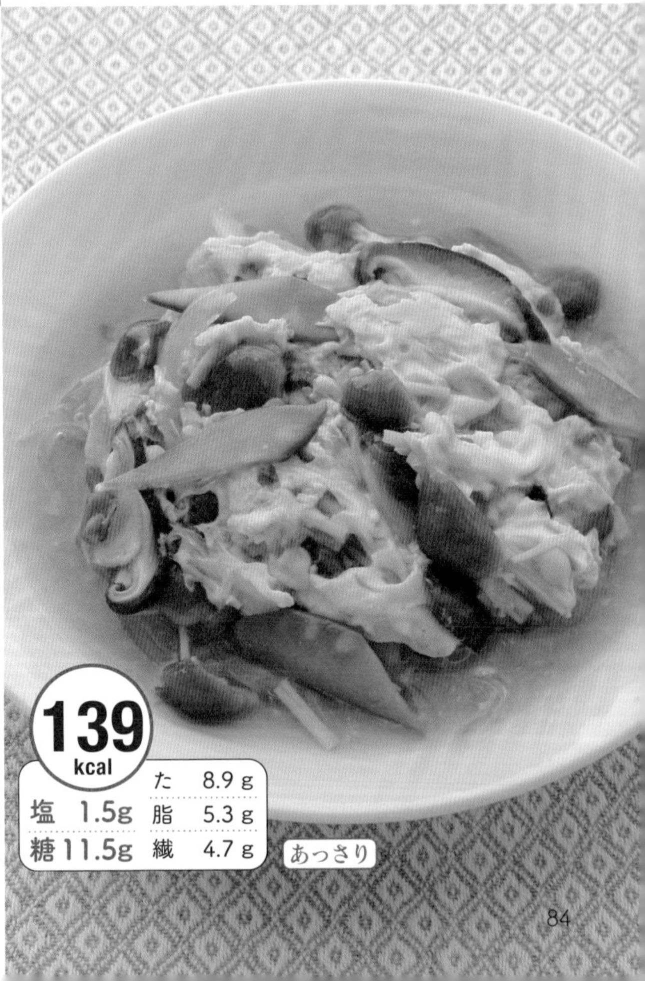

139 kcal
塩 1.5g　た 8.9g
　　　　 脂 5.3g
糖 11.5g　繊 4.7g
あっさり

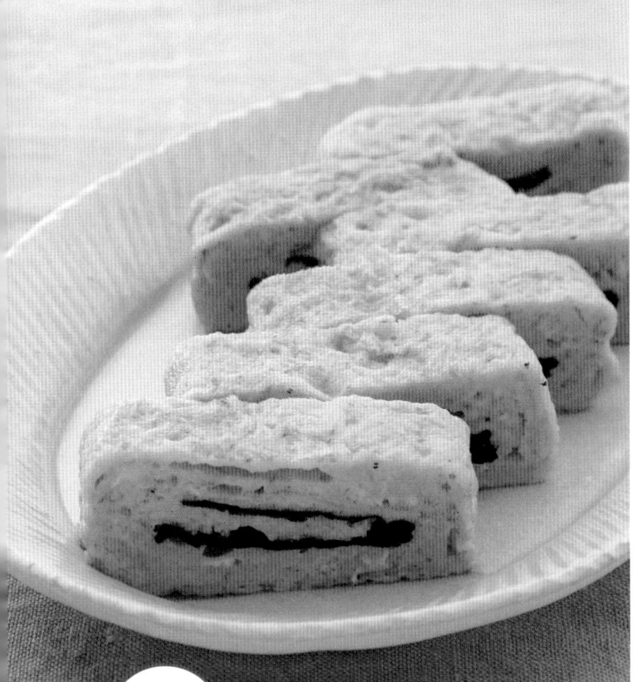

山いもを入れると、ふわふわ&もちもちに

とろろだし巻き卵

材料(1人分)
卵…2個
山いも…30g
しらす干し…10g
のり…全型½枚(1.5g)
A[だし大さじ1、酒小さじ1、しょうゆ小さじ⅔]
サラダ油…小さじ1

作り方
❶山いもはすりおろす。
❷ボウルに卵を溶きほぐし、Aとよく混ぜ合わせる。❶、しらすを混ぜる。
❸卵焼き器を熱し、油をなじませる。❷の⅓量を流し入れ、のりをのせる。奥から手前に巻き込み、奥に動かす。
❹❷の残りの半量を❸に流し入れ、同様にくり返して焼き、器に盛る。

247 kcal

		た	16.0g
塩	1.5g	脂	14.3g
糖	12.7g	繊	1.3g

あっさり

おすすめの献立 計532kcal

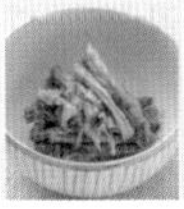

いんげんの甘酢しょうが煮 P.97

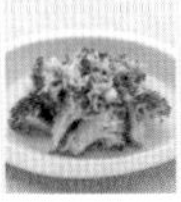

ブロッコリーのごままぶし P.122

じゃがいもが多いので、合わせる主食は少なめに

細ねぎのチヂミ

材料(1人分)
卵…1個
じゃがいも…小1個(100g)
細ねぎ…½束(50g)
A[湯小さじ1、鶏ガラスープの素小さじ⅓]
薄力粉…大さじ1
ごま油…大さじ½
B[みりん・赤みそ各小さじ⅔、おろしにんにく小さじ½]

作り方
❶じゃがいもはすりおろし、細ねぎは3cm長さに切る。
❷ボウルに卵を溶きほぐし、じゃがいも、Aを混ぜ合わせる。細ねぎに薄力粉をまぶして混ぜる。
❸フライパン(直径22cm)に油を熱し、❷をまわし広げ、3分ほど焼く。底面が焼けたら裏返して1～2分焼く。切って器に盛り、好みで糸唐辛子をちらし、合わせたBを添える。

おすすめの献立 計504kcal

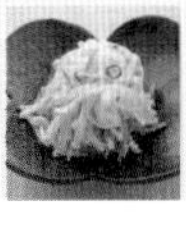

えのき入りなます P.130

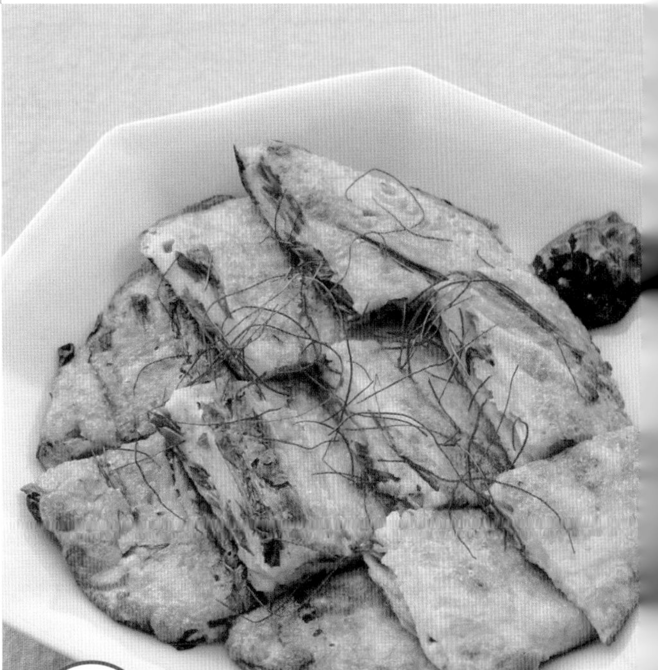

253 kcal

		た	99.6g
塩	1.2g	脂	11.4g
糖	22.5g	繊	10.7g

こっくり

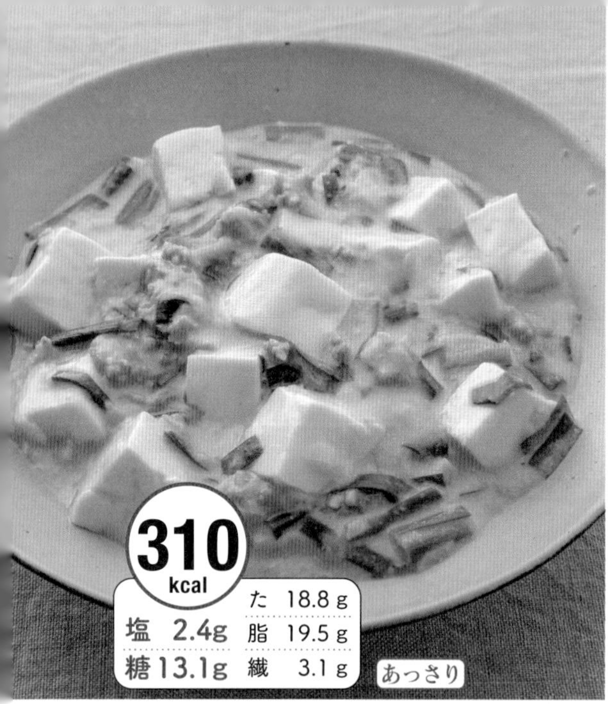

310 kcal
塩 2.4g　た 18.8g
糖 13.1g　脂 19.5g
繊 3.1g
あっさり

おすすめの献立
計552kcal

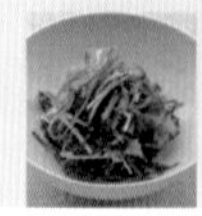

切り昆布の
ごま酢あえ
P.114

牛乳入りで
マイルドな味わいに

白マーボー豆腐

材料(1人分)
木綿豆腐…120g
豚ひき肉…40g
にら…30g
長ねぎ(みじん切り)
…¼本分(25g)
ごま油…小さじ1
A[にんにく(みじん切り)½かけ分、しょうが(みじん切り)⅓かけ分、豆板醤小さじ⅓]
B[水40ml、酒小さじ2、しょうゆ小さじ1、鶏ガラスープの素小さじ⅓、砂糖ひとつまみ]
牛乳…100ml
塩…0.5g
こしょう…少々
水溶き片栗粉[片栗粉、水各小さじ1]

作り方
❶豆腐は1.5cm角に切ってゆで、水けをきる。にらは1.5cm幅に切ってゆでる。
❷フライパンに油とAを弱火にかける。香りが立ったら、ひき肉を加え、ポロポロになるまで炒め、Bを加える。
❸煮立ったら❶、長ねぎを加えて1分ほど煮る。牛乳を加え、塩、こしょうで味をととのえる。水溶き片栗粉でとろみをつけ、1分ほど煮たら器に盛り、好みでラー油をふる。

豆腐をしっかり摂取でき、食べ応えあり！

豆腐のレンジ蒸し茶巾

材料(1人分)
木綿豆腐…140g
卵白…1個分
生しいたけ
…1枚(15g)
かに風味かまぼこ
…2本(16g)
塩…ひとつまみ
片栗粉…小さじ2
A[だし汁70ml、片栗粉小さじ⅔、めんつゆ(3倍濃縮)小さじ½]
かいわれ菜…8g

作り方
❶しいたけはせん切りにし、かにかまは半分に切ってさく。
❷豆腐はキッチンペーパーに包み、電子レンジで2分加熱する。手でくずしながらボウルに入れ、卵白、塩を加えてよく混ぜる。片栗粉を加えて混ぜ、粉っぽさがなくなったら、❶を加えて混ぜる。
❸耐熱皿にラップを広げ、❷を入れて、丸く茶巾状に包み、口を輪ゴムでとめる。電子レンジで1分30秒ほど、かたまるまで加熱する。粗熱がとれたら、ラップから取り出して器に盛る。
❹小鍋にAを混ぜながら加熱し、とろみがついたら、2分ほど煮る。❸にかけ、かいわれ菜を添える。

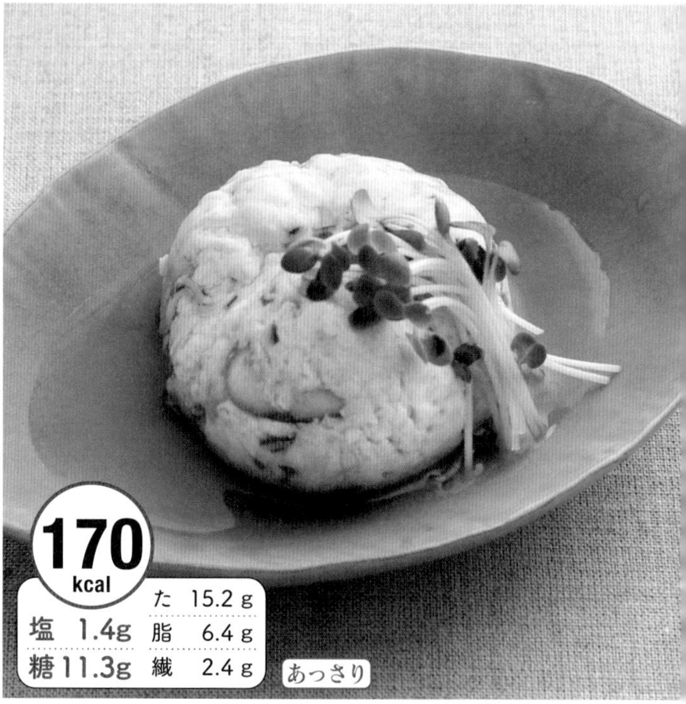

170 kcal
塩 1.4g　た 15.2g
糖 11.3g　脂 6.4g
繊 2.4g
あっさり

おすすめの献立｜計552kcal

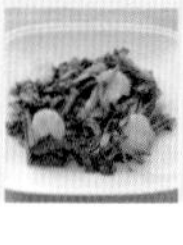

ほうれん草の
バター炒め
P.107

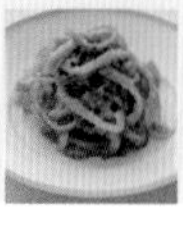

ピーマンの
明太子あえ
P.120

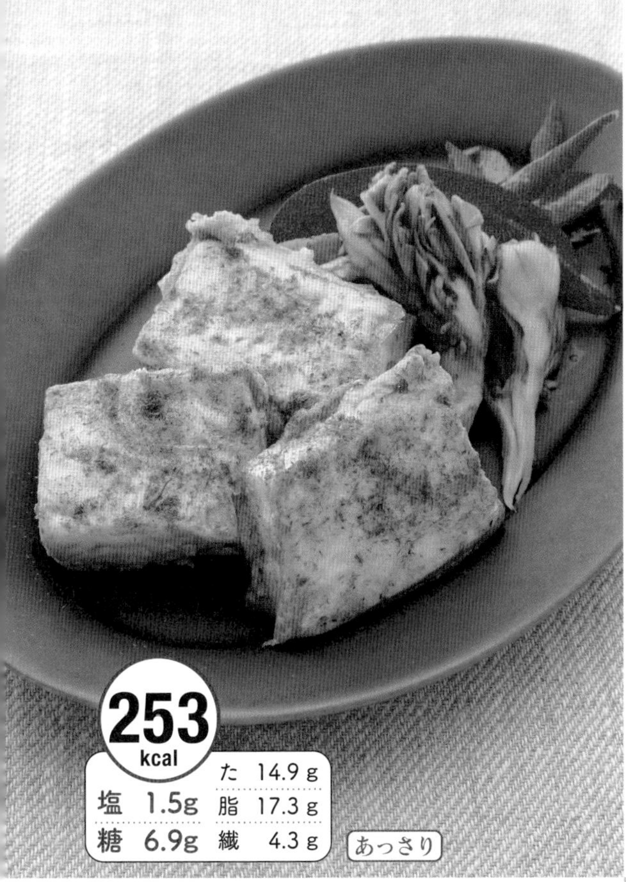

253 kcal

		た	14.9g
塩	1.5g	脂	17.3g
糖	6.9g	繊	4.3g

あっさり

豆腐はしっかり水きりして食感をよく

青のり風味の豆腐ピカタ

材料(1人分)

木綿豆腐…150g
まいたけ…50g
パプリカ(赤)
…¼個(30g)
A[溶き卵½個分、しょうゆ大さじ½、青のり小さじ1]
薄力粉…少々
サラダ油…小さじ2

作り方

❶豆腐は水きりする。まいたけは小房に分け、パプリカは薄切りにする。
❷バットにAを混ぜ合わせる。
❸豆腐は水けをよくふき取って3等分に切り、薄力粉を薄くまぶす。❷をからめる。
❹フライパンに油を熱し、❸を2分焼く。空いたところでまいたけとパプリカを2分炒める。豆腐は途中、残った卵液をからめながら焼き、裏返して2分こんがり焼く。

おすすめの献立 | 計529kcal

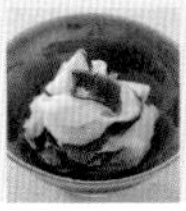
かぶとわかめの酢の物 P.100

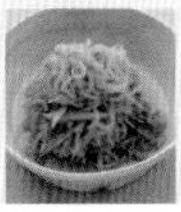
しらたきのしょうゆ煮 P.127

鶏肉の優しいそぼろが香ばしい焼き豆腐に合う

焼き豆腐の肉そぼろかけ

材料(1人分)

焼き豆腐…200g
鶏ひき肉…40g
白菜…1枚(100g)
いんげん…4本(28g)
A[酒小さじ2、みそ・片栗粉各小さじ1]
B[だし250ml、酒・みりん各小さじ2、しょうゆ小さじ½]

作り方

❶ひき肉はAと混ぜ合わせる。
❷焼き豆腐は3等分に切る。白菜はそぎ切りにし、いんげんは筋を取ってゆでて3等分に切る。
❸鍋にB、白菜を火にかけ、3～4分煮る。焼き豆腐を加え、さらに3分ほど煮て、器にいんげんと盛り合わせる。鍋の煮汁にひき肉を入れ、絶えず混ぜながら火にかけ、肉の色が変わってきたら2分ほど煮てかける。

おすすめの献立 | 計551kcal

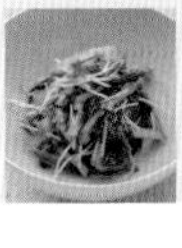
小松菜のにんにくじょうゆあえ P.106

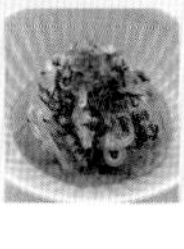
ひじきのからし酢かけ P.135

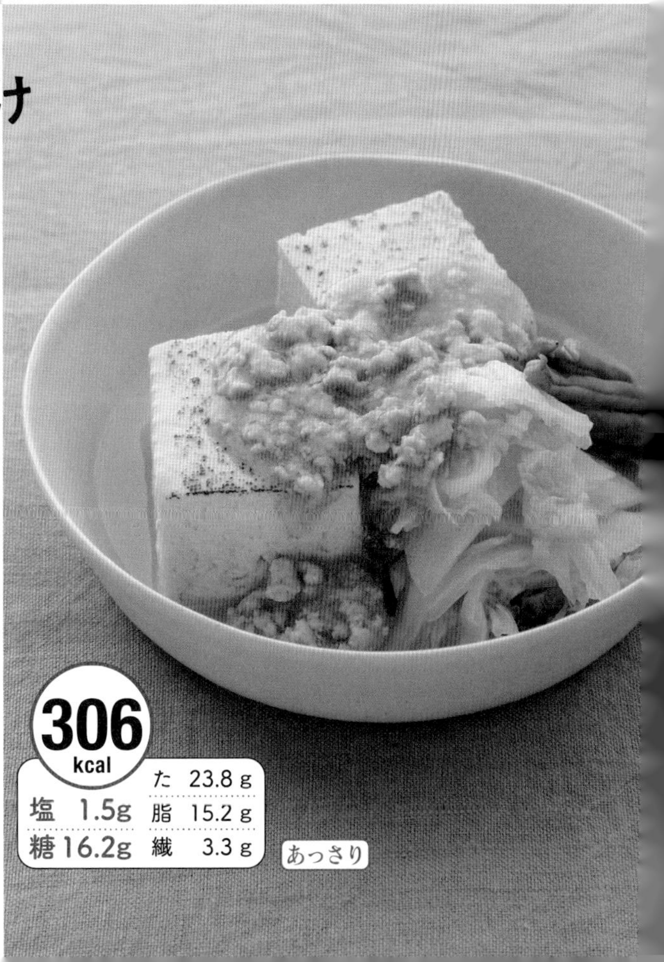

306 kcal

		た	23.8g
塩	1.5g	脂	15.2g
糖	16.2g	繊	3.3g

あっさり

大根おろしをたっぷりかけてボリュームアップ

揚げ出し豆腐

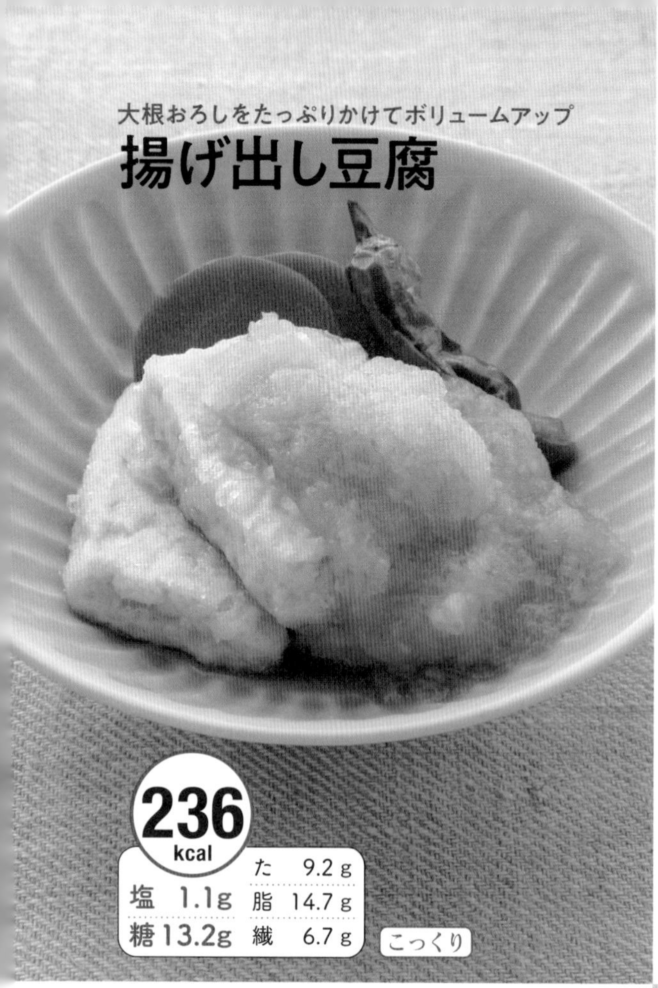

236 kcal

塩 1.1g　糖 13.2g

た 9.2g　脂 14.7g　繊 6.7g

こっくり

材料(1人分)

絹ごし豆腐…150g
大根おろし…80g
にんじん…30g
しし唐辛子…2本(14g)
片栗粉…少々
揚げ油…適量
A[だし80ml、めんつゆ(3倍濃縮)大さじ½]
水溶き片栗粉[片栗粉、水各小さじ1]

作り方

❶豆腐は水きりをして3等分にする。
❷大根おろしは水けを軽くきる。にんじんは輪切りにして5分ゆでる。しし唐辛子は切り込みを入れる。
❸170℃に熱した油で、しし唐辛子を1分素揚げする。豆腐に片栗粉を薄くまぶして加え、薄く色づくまで4分揚げる。器に盛り合わせる。
❹鍋にA、にんじんを入れて3分ほど煮る。にんじんを取り出し、❸に盛る。
❺煮汁を煮立たせ、水溶き片栗粉でとろみをつける。大根おろしを加えて1分ほど煮て❹にかける。

おすすめの献立 | 計 511 kcal

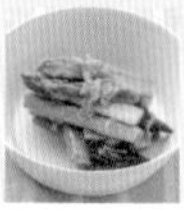

アスパラのなめたけあえ P.96

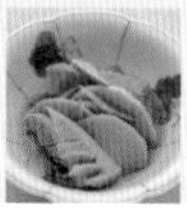

たけのことこんにゃくの含め煮 P.113

大根は下ゆですることで味がしっかりしみます

がんもどきのおでん

材料(1人分)

がんもどき
…2個(120g)
大根…200g
結びしらたき
…3個(45g)
結び昆布…1個(5g)
A[だし300ml、酒大さじ1、うす口しょうゆ大さじ½]
練りからし…少々

作り方

❶がんもどきは熱湯をまわしかけて油抜きをする。大根は輪切りにして15分ゆでる。
❷鍋にA、結び昆布、大根を強火にかける。煮立ったら中火にして15分ほど煮る。
❸がんもどき、しらたきを加えてさらに10分ほど煮て、器に盛り、からしを添える。

おすすめの献立 計 574 kcal

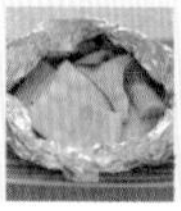

ズッキーニのチーズホイル焼き P.110

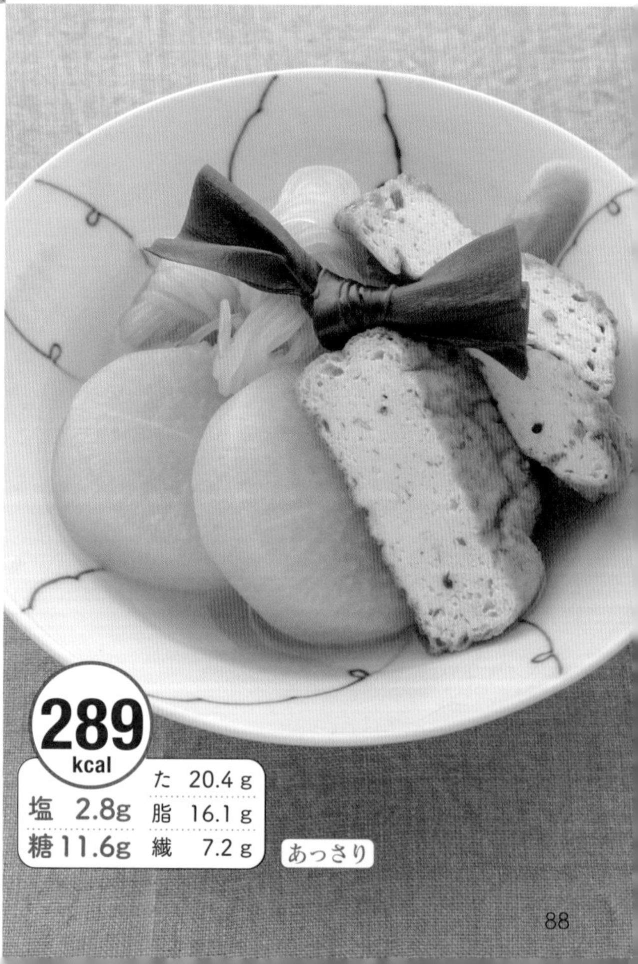

289 kcal

塩 2.8g　糖 11.6g

た 20.4g　脂 16.1g　繊 7.2g

あっさり

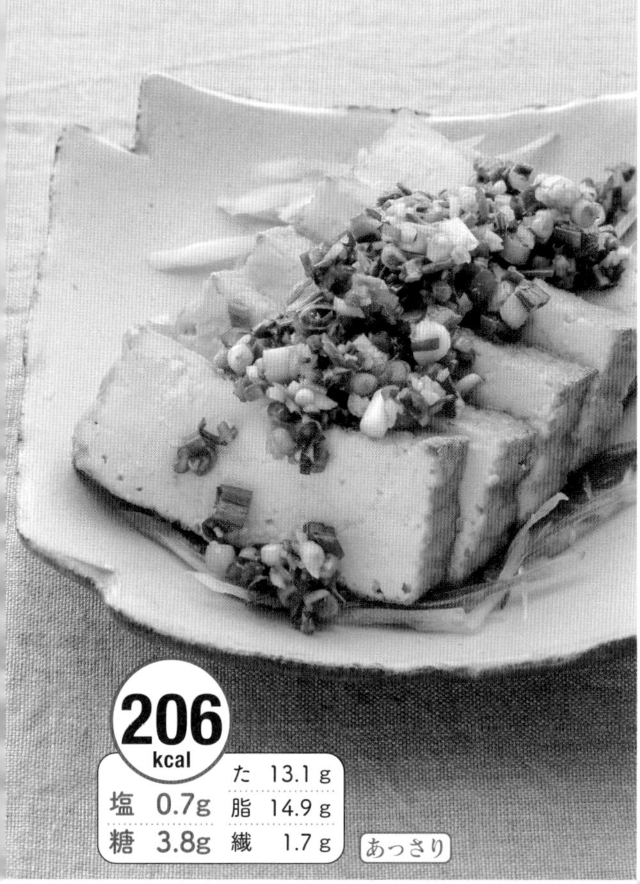

香ばしく焼いた厚揚げに、香味だれをかけて

厚揚げのグリル

材料(1人分)
厚揚げ…120g
みょうが(せん切り)
…1個分
A[細ねぎ4本分(20g)、しょうが(みじん切り)½かけ分、ポン酢しょうゆ小さじ2、ごま油小さじ1、ラー油・粉山椒各少々]

作り方
❶厚揚げは熱湯をまわしかけて油抜きをする。オーブントースターで5分ほどこんがり焼き、1cm厚さに切り分ける。
❷器にみょうがを敷き、❶を盛り、合わせたAをかける。

206 kcal

		た	13.1g
塩	0.7g	脂	14.9g
糖	3.8g	繊	1.7g

あっさり

おすすめの献立 | 計 **492**kcal

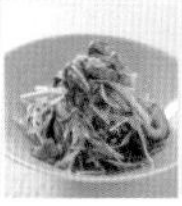

水菜のわさびじょうゆあえ
P.109

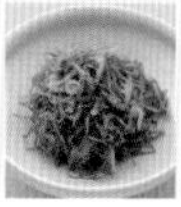

刻み昆布と桜えびの煮物
P.134

あさりのうまみとしょうがの香りが味の決め手

厚揚げとあさりのうま煮

材料(1人分)
厚揚げ…120g
あさり水煮缶…60g
玉ねぎ
…½個(100g)
豆苗…50g
A[おろししょうが小さじ2、だし180ml、しょうゆ大さじ½、酒小さじ2]
片栗粉…少々

作り方
❶厚揚げは熱湯をまわしかけて油抜きをし、ひと口大に切る。
❷玉ねぎはくし形切りにし、豆苗は3cm長さに切る。
❸鍋にA、あさり、玉ねぎを強火にかけ、煮立ったら中火にして5～6分煮る。
❹❶に片栗粉を薄くまぶして一つずつ加えて1分煮る。豆苗も加えて3分ほど煮る。

おすすめの献立
計 **548**kcal

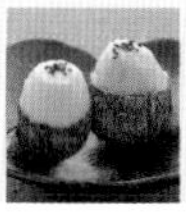

里いもの衣かつぎ
P.140

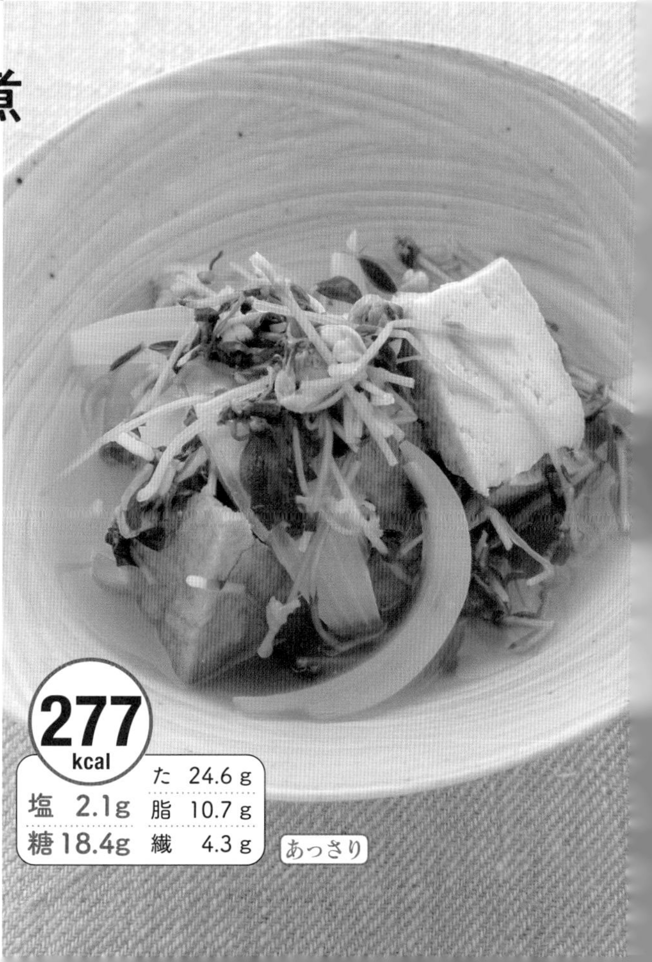

277 kcal

		た	24.6g
塩	2.1g	脂	10.7g
糖	18.4g	繊	4.3g

あっさり

食材のうまみを高野豆腐がたっぷり吸収します

高野豆腐のえびはさみ煮

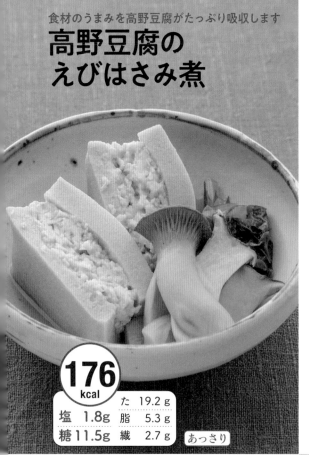

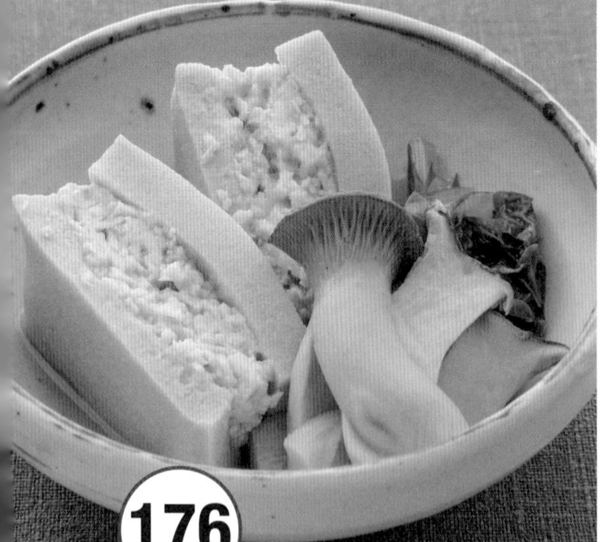

176
kcal

		た	19.2ｇ
塩	1.8g	脂	5.3ｇ
糖	11.5g	繊	2.7ｇ

あっさり

材料(1人分)
高野豆腐…1枚(16ｇ)
片栗粉…少々
むきえび…50ｇ
エリンギ…40ｇ
小松菜…40ｇ
A［長ねぎ(みじん切り)5㎝分、卵白½個分、酒・片栗粉各小さじ1］
B［だし180ml、めんつゆ(3倍濃縮)小さじ2］

作り方

❶高野豆腐はぬるま湯でもどし、水けをしぼって厚みを半分に切る。むきえびは細かくたたく。エリンギは縦に薄切りにし、小松菜は4㎝長さに切る。
❷ボウルにえび、Aをよく混ぜる。
❸高野豆腐の切った面を上にして片栗粉を薄くふる。片面に❷を均等にのせ、もう1枚の高野豆腐ではさむ。
❹耐熱皿に小松菜とエリンギを広げて❸をのせ、ラップをふんわりとかけて電子レンジで2分加熱する。
❺鍋にB、❹を強火にかけ、落としぶたをして煮立ったら中火で8分ほど煮る。❹の小松菜とエリンギを加えて1分ほど煮る。

おすすめの献立｜計524kcal

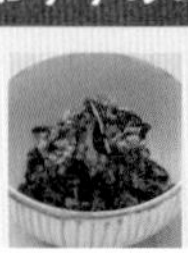

ゴーヤとのりの佃煮
P.104

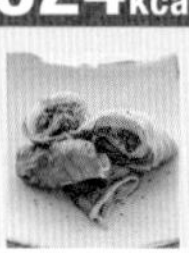

レタスロールのレンジ蒸し
P.125

エリンギも一緒に巻くことで、ボリュームUP

高野豆腐の豚肉巻き

材料(1人分)
高野豆腐…1枚(16g)
豚もも薄切り肉(しゃぶしゃぶ用)…3枚(45ｇ)
エリンギ…1本(40g)
A［だし汁80ml、酒・みりん各小さじ2、しょうゆ大さじ½］
薄力粉…少々
ごま油…小さじ1
一味唐辛子…少々

作り方

❶高野豆腐はぬるま湯でもどし、水けをしぼって厚みを3等分に切る。エリンギは縦に3等分に切る。
❷鍋にAと高野豆腐を入れ、5分煮る。高野豆腐の汁けをしぼり、煮汁は取りおく。
❸豚肉を広げ、薄力粉を薄くふり、❶、❷を均等にのせて巻く。薄力粉を薄くふる。
❹フライパンに油を熱し、❸を焼き、返して焼く。肉に焼き色がついたら、❷の煮汁を加え、ふたをして2～3分蒸し焼きにする。器に盛り、一味唐辛子をふる。

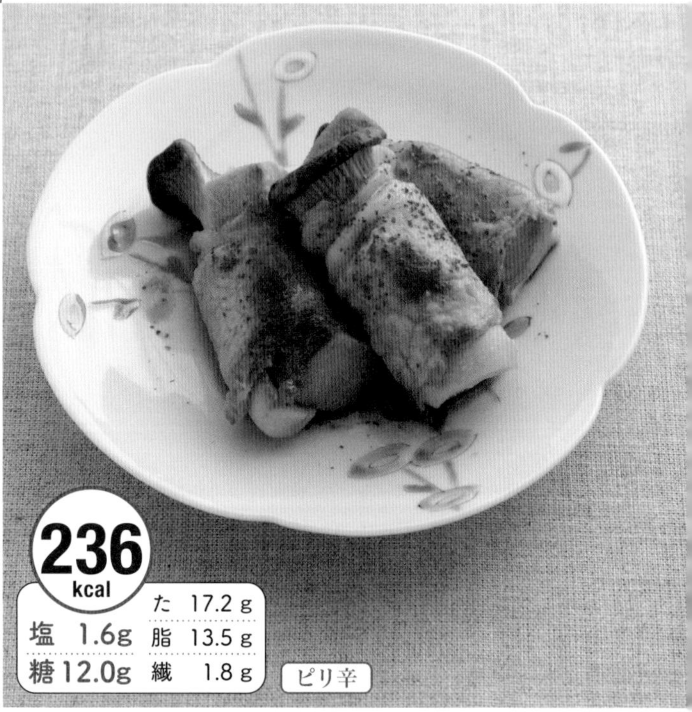

236
kcal

		た	17.2ｇ
塩	1.6g	脂	13.5ｇ
糖	12.0g	繊	1.8ｇ

ピリ辛

おすすめの献立｜計557kcal

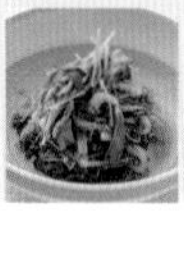

おかひじきと桜えびの煮つけ
P.98

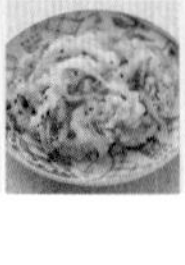

せん切り白菜のごま炒め
P.119

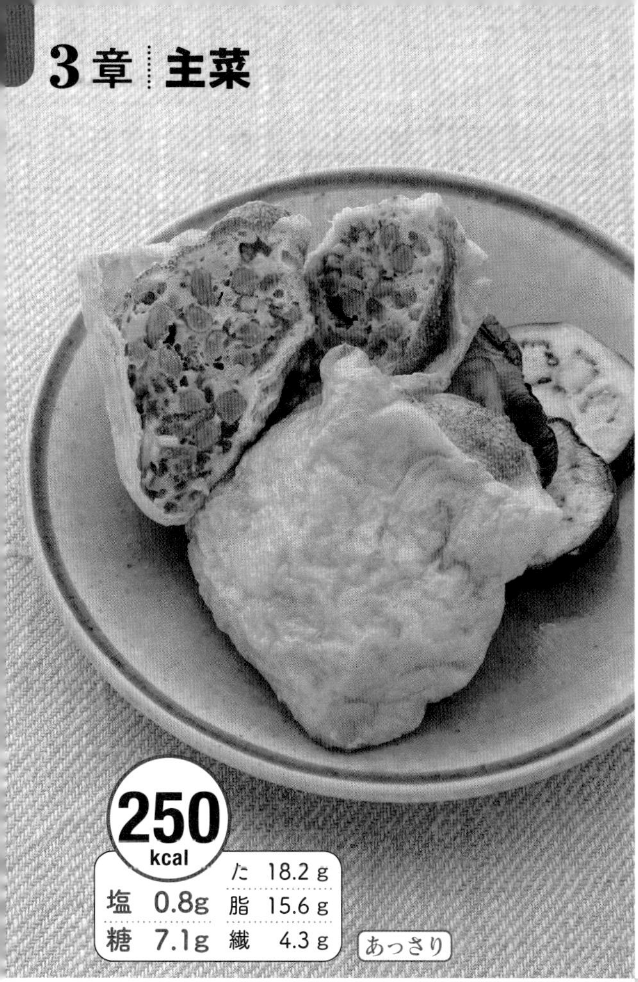

250 kcal
塩 0.8g　糖 7.1g　た 18.2g　脂 15.6g　繊 4.3g
あっさり

甘酢しょうがが味のアクセントに

油揚げの袋焼き

材料（1人分）
油揚げ…1枚（30ｇ）
卵…1個
納豆…30ｇ
なす…½本（40ｇ）
オクラ…2本（16ｇ）
A［甘酢しょうが（みじん切り）10ｇ、ポン酢しょうゆ小さじ1］

作り方
❶油揚げは熱湯をまわしかけて油抜きをし、半分に切る。なすは輪切りに、オクラは小口切りにする。
❷ボウルに卵を溶きほぐし、納豆、オクラ、Aを加えて混ぜる。
❸油揚げに、❷を等分して詰め、ようじで口をとめる。
❹オーブントースターの天板になすを並べ、上に❸をのせて、20～25分焼く。

おすすめの献立｜計554kcal

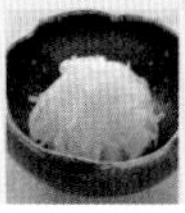
大根のゆず風味浅づけ P.112

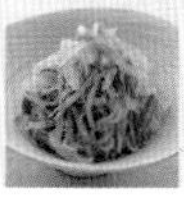
しらたきのチャプチェ風 P.127

一晩漬け込むと、味が染みておいしい

焼き油揚げのポン酢漬け

材料（1人分）
油揚げ…1枚（30ｇ）
生しいたけ…2枚（30ｇ）
しし唐辛子…2本（12ｇ）
ゆで卵…1個
A［だし汁100ml、酒・ポン酢しょうゆ各小さじ2］

作り方
❶油揚げは熱湯をまわしかけて油抜きをし、三角に4等分に切る。しいたけは半分に切り、しし唐辛子は包丁で切り込みを入れる。
❷小鍋にAを入れて火にかけ、沸騰したらバットなどに入れる。
❸魚焼きグリルに❶を並べて、こんがりと色づくまで4～5分焼く。熱いうちに❷に漬け込み、ゆで卵も加え、30分以上おいてなじませる。

おすすめの献立｜計541kcal

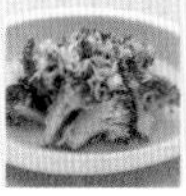
ブロッコリーのごままぶし P.122

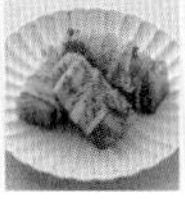
こんにゃくのベーコン巻き P.126

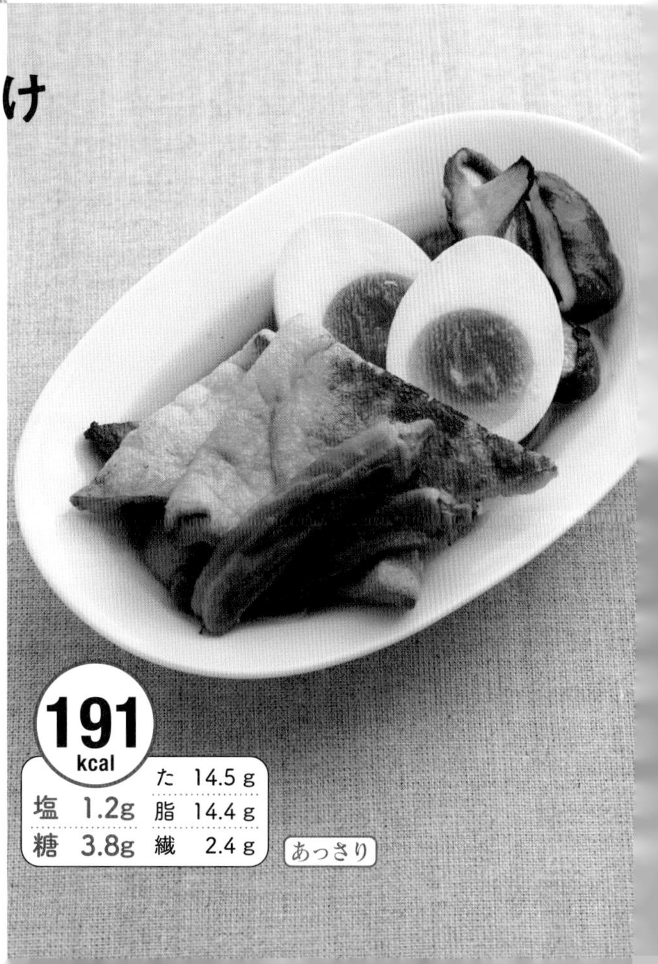

191 kcal
塩 1.2g　糖 3.8g　た 14.5g　脂 14.4g　繊 2.4g
あっさり

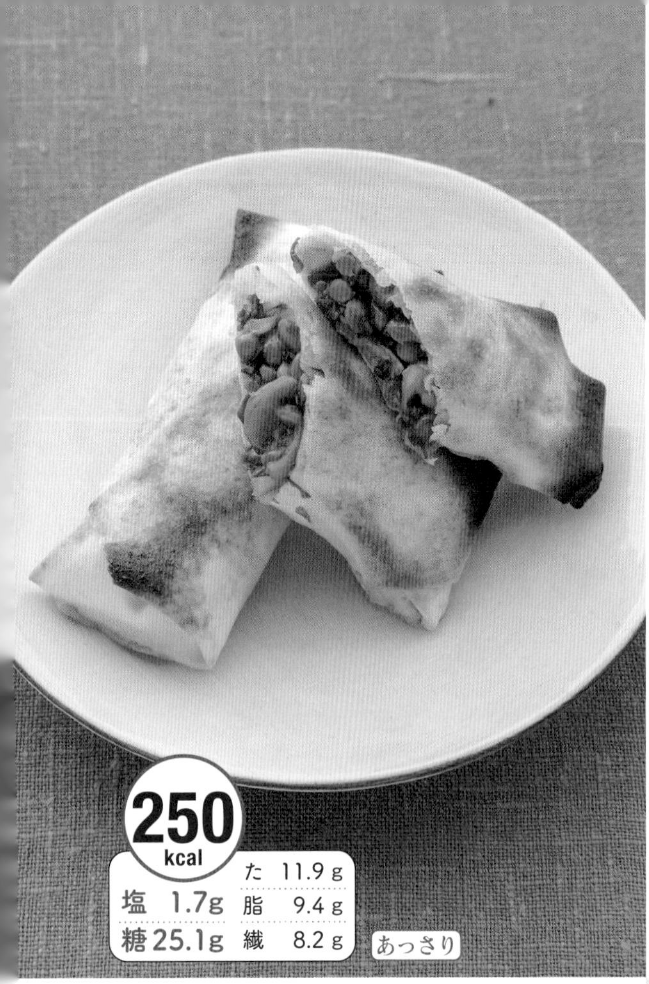

250
kcal
塩 1.7g
糖 25.1g
た 11.9g
脂 9.4g
繊 8.2g
あっさり

揚げずに、トースターで焼いてカロリーオフ

納豆焼き春巻き

材料(1人分)

納豆…50g
白菜キムチ…50g
細ねぎ…4本(20g)
なめこ…100g
春巻きの皮…2枚
ごま油…小さじ1

作り方

❶キムチは刻み、細ねぎは小口切りにする。なめこはざるにあげ、水で洗う。
❷ボウルに納豆、❶を入れて混ぜる。
❸春巻きの皮を広げ、❷を等分にのせて包む。
❹オーブントースターの天板にアルミ箔を敷き、❸をのせる。表面に油を塗り、オーブントースターでこんがり色づくまで8分ほど焼く。

おすすめの献立 | 計 528kcal

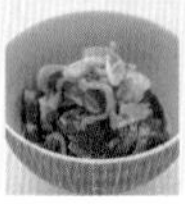
ピーマンの煮浸し
P.120

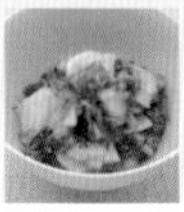
めかぶのわさびじょうゆ
P.133

噛み応えのあるきくらげ入りで立派なおかずに

納豆そぼろのピリ辛炒め

材料(1人分)

納豆…30g
豚ひき肉…40g
にんにくの芽…40g
きくらげ(乾)…5g
サラダ菜…2枚(20g)
A[にんにく(みじん切り)½かけ分、豆板醤小さじ¼]
ごま油…小さじ1
B[酒小さじ2、ナンプラー小さじ1、黒こしょう少々]

作り方

❶にんにくの芽は細かく刻み、きくらげは水でもどし、せん切りにする。
❷フライパンに油、Aを弱火にかけ、香りが立ったら中火にして、❶、ひき肉を炒める。肉の色が変わってきたら、納豆、Bを炒め合わせる。
❸器にサラダ菜を敷き、❷を盛る。

おすすめの献立
計 505kcal

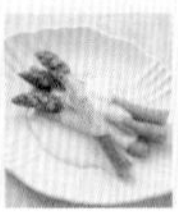
アスパラの卵ソース
P.96

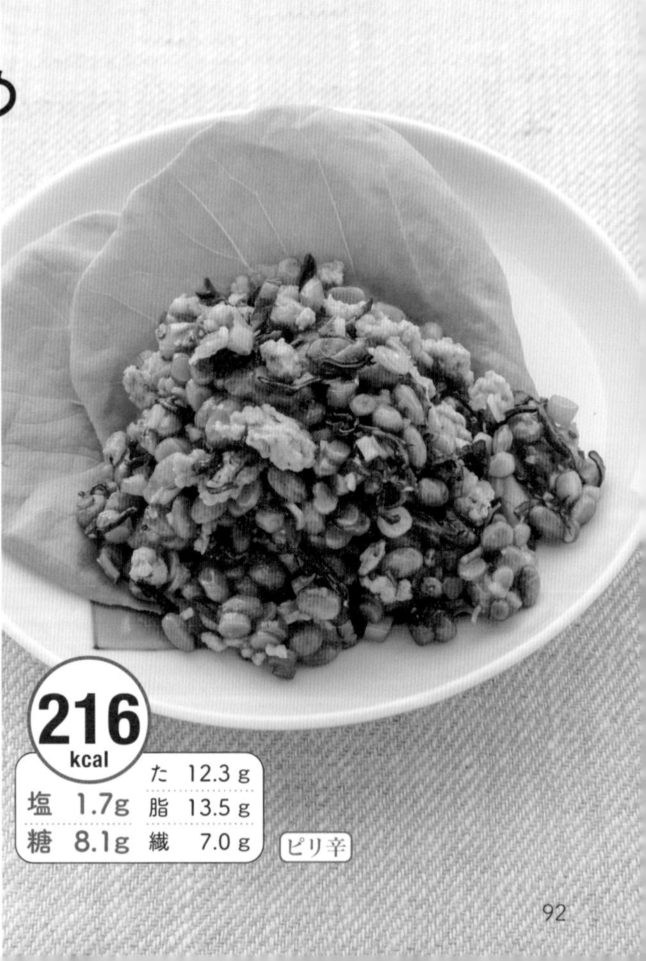

216
kcal
塩 1.7g
糖 8.1g
た 12.3g
脂 13.5g
繊 7.0g
ピリ辛

野菜がたっぷりとれてお腹も満足!

おすすめの1人鍋

肉、魚などのたんぱく質源の他、
野菜もたっぷり入った鍋を紹介します。
ごはんを合わせるだけで、立派な献立になります。

えのきとひじきたっぷりの鶏団子は、優しい味わいに

鶏団子の豆乳鍋

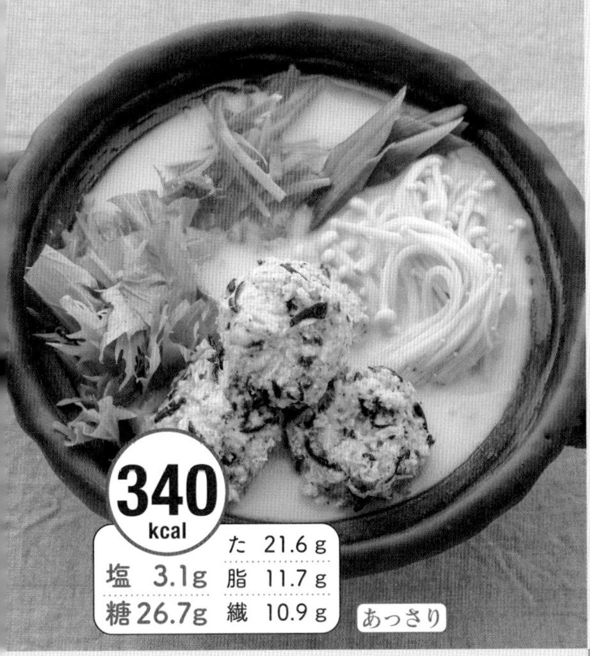

340 kcal

		た	21.6g
塩	3.1g	脂	11.7g
糖	26.7g	繊	10.9g

あっさり

材料(1人分)

鶏団子
- **鶏ひき肉**…70g
- えのきたけ…30g
- ひじき(乾)…3g
- A[しょうが(みじん切り)8g、酒小さじ2、片栗粉小さじ1]

水菜…80g

えのきたけ…70g

にんじん…40g

長ねぎ…⅔本分(60g)

B[水200ml、白ワイン大さじ1、顆粒コンソメ小さじ1]

無調整豆乳…200ml

塩…小さじ¼

こしょう…少々

作り方

❶ひじきは水でもどし、水けをきる。えのき30gは細かく刻む。

❷ボウルにひき肉、❶、Aをよく混ぜ合わせる。

❸水菜は4cm長さに切る。にんじんはせん切りに、長ねぎは斜め切りにする。

❹鍋にBとにんじん、長ねぎを5分ほど煮る。残りのえのき、水菜を加える。

❺❷の鶏団子のたねを4等分してスプーンですくって丸め、❹に落とし入れる。豆乳を加えて混ぜ、8分煮て塩、こしょうをふる。

ゴロゴロ野菜をよく噛んで満腹感をアップ

あさりと鮭のポトフ

材料(1人分)

あさり(殻付き・砂出ししたもの)…140g

生鮭…1切れ(60g)

キャベツ…180g

にんじん…¼本(45g)

じゃがいも…小1個(100g)

A[水400ml、酒大さじ1]

顆粒コンソメ…0.8g

B[塩・こしょう各少々]

粒マスタード…小さじ1

作り方

❶生鮭は半分に切る。キャベツはくし形切り、にんじんは乱切りにし、じゃがいもは半分に切る。

❷鍋にあさりとAを入れて火にかける。沸騰してあさりの殻が開いたら、火を止めてあさりを取り出す。

❸❷の鍋に野菜、いもを並べ、コンソメを加えて落としぶたをして20分ほど煮る。あさりを戻し入れて、鮭、Bを加え、さらに5分ほど煮る。粒マスタードを添える。

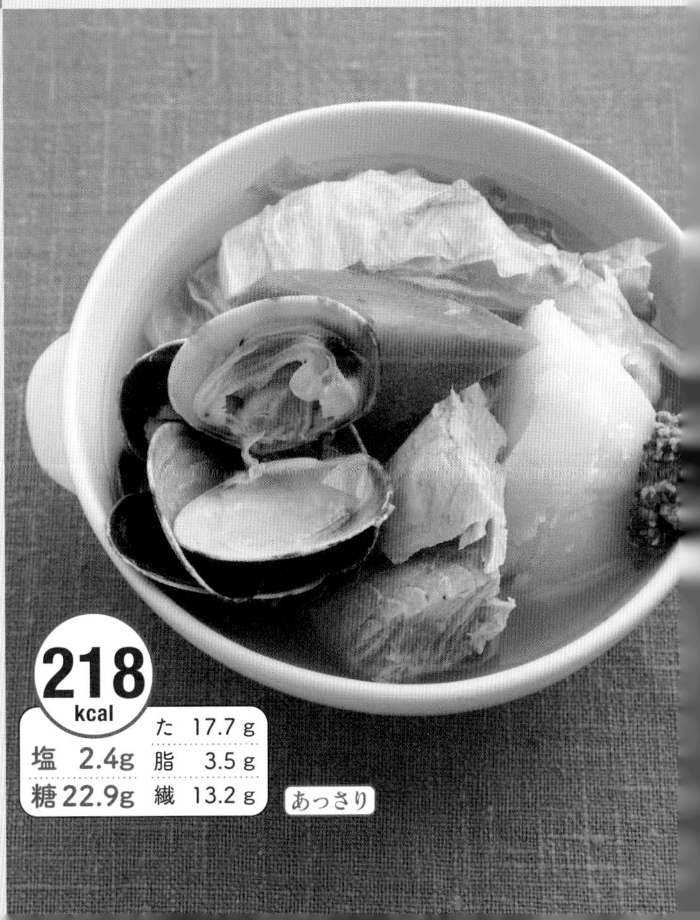

218 kcal

		た	17.7g
塩	2.4g	脂	3.5g
糖	22.9g	繊	13.2g

あっさり

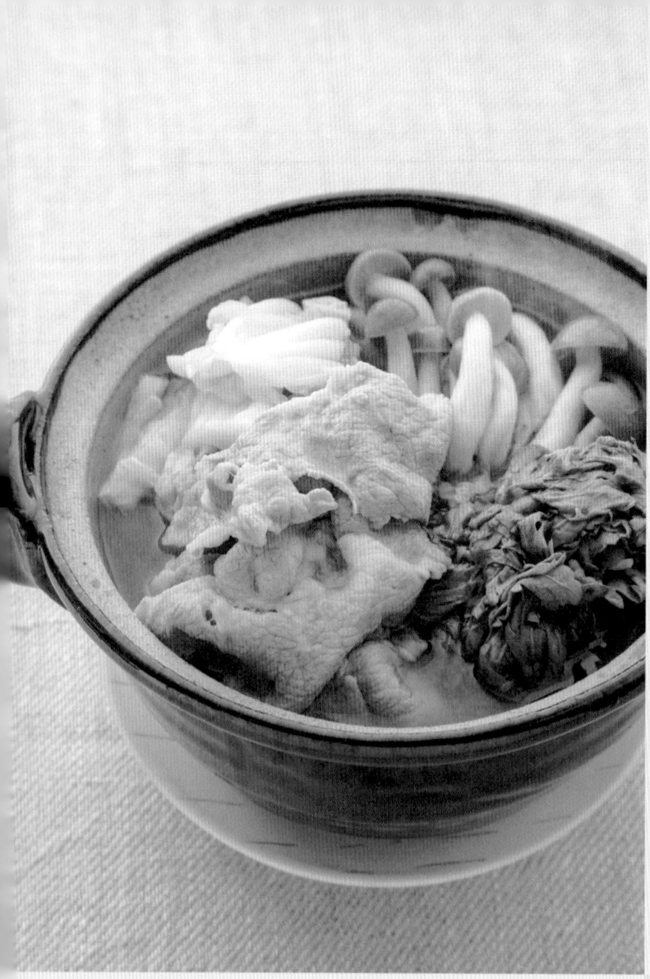

春菊、ごま、白みその風味を生かして

豚肉と白菜の白みそ鍋

材料(1人分)

豚もも薄切り肉…80ｇ
白菜…2枚(200ｇ)
しめじ…100ｇ
春菊…80ｇ
A［だし300ml、酒・白すりごま各大さじ1、しょうゆ小さじ1］
白みそ…大さじ1

作り方

❶豚肉は半分の長さに切り、白菜はそぎ切りにし、しめじは小房に分ける。春菊は4cm長さに切る。
❷鍋にAを火にかけ、温まったら白みそを溶き入れ、白菜としめじを加えて10分ほど煮る。豚肉と春菊を加えて8分ほど煮る。

287 kcal

	た 21.2ｇ
塩 2.4g	脂 11.5ｇ
糖 20.0g	繊 9.5ｇ

こっくり

大根おろしがたっぷりだから薄味でも大満足

ぶりときのこのみぞれ鍋

材料(1人分)

ぶり…1切れ(80ｇ)
大根おろし…180ｇ
ほうれん草…80ｇ
エリンギ…80ｇ
生しいたけ…45ｇ
A［昆布1枚(約5ｇ)、しょうが(薄切り)4枚、水300ml、酒大さじ2、しょうゆ大さじ1］

作り方

❶ぶり、しいたけはそぎ切りにし、エリンギは縦にさく。
❷ほうれん草は4cm長さに切る。大根おろしは軽く水けをきる。
❸鍋にAを火にかけて温まったら、きのこ類を加えて5分煮る。ぶりとほうれん草、大根おろしを加えて7～8分煮る。

289 kcal

	た 20.9ｇ
塩 3.1g	脂 10.9ｇ
糖 21.0g	繊 10.0ｇ

あっさり

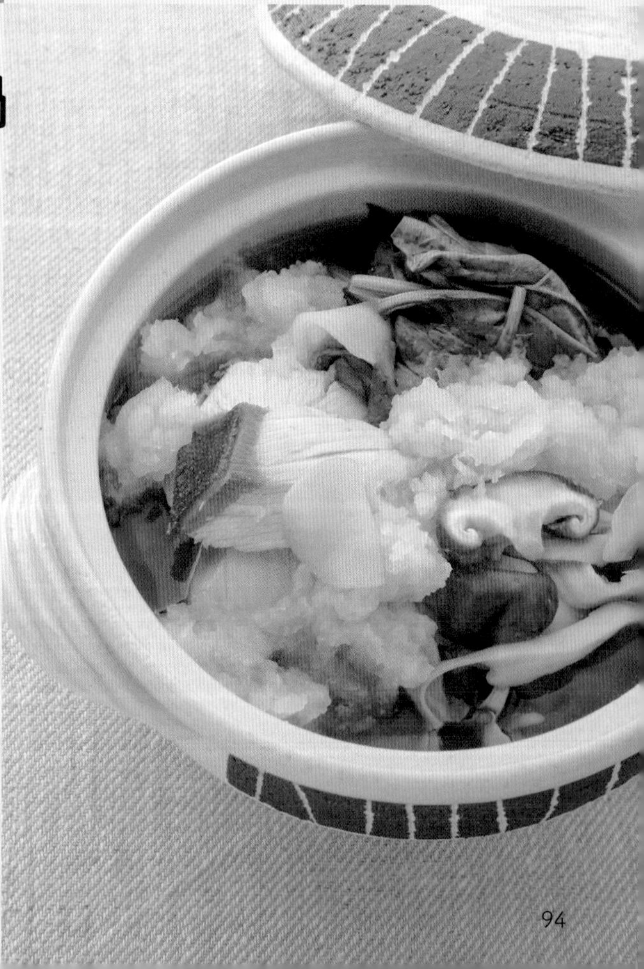

4章

副菜

野菜をたっぷり使った
副菜や汁物を紹介します。
副菜メニューがいろいろあると、
飽きずに食事療法を続けられます。

グリーンアスパラガス

市販のなめたけをあえるだけ

アスパラのなめたけあえ

材料（1人分）
アスパラガス…3本（60ｇ）
A［なめたけ大さじ1、しょうゆ小さじ⅓］

作り方
①アスパラは根元を切り落とし、4cm長さに切って縦半分に切り、ゆでてざるにあげ、水けをきる。
②ボウルにA、①を入れて混ぜる。

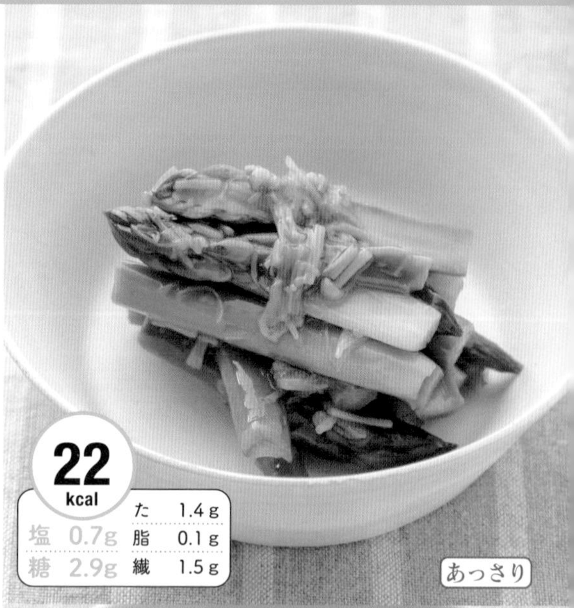

22 kcal
塩 0.7g　糖 2.9g
た 1.4g　脂 0.1g　繊 1.5g
あっさり

しょうがとみょうがをきかせて減塩

アスパラのしょうが炒め

材料（1人分）
アスパラガス…3本（60ｇ）
みょうが…1個
ごま油…小さじ⅔
しょうが（せん切り）…⅓かけ分
A［酒・ポン酢しょうゆ各小さじ1］

作り方
①アスパラは根元を切り落とし、斜め切りにする。みょうがは薄切りにする。
②フライパンに油としょうがを入れて弱火にかける。香りが立ったら中火にして、①を加えて2分炒める。
③水大さじ1（分量外）をふり入れ、ふたをして1分蒸し焼きにする。合わせたAを加え、水分をとばすように1分ほど炒め合わせる。

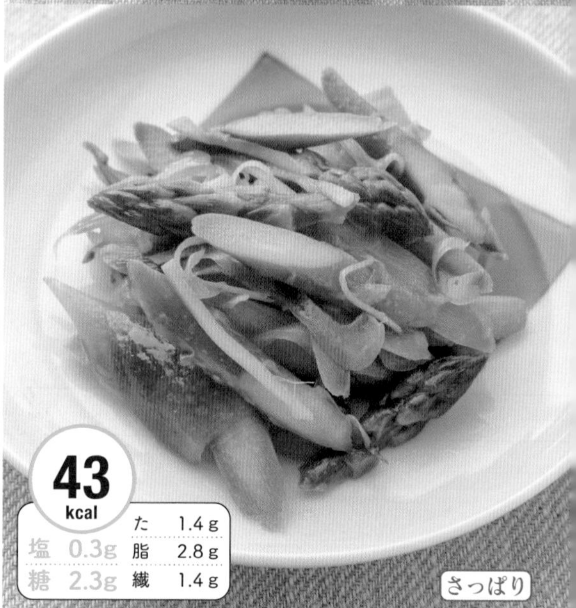

43 kcal
塩 0.3g　糖 2.3g
た 1.4g　脂 2.8g　繊 1.4g
さっぱり

濃厚な卵ソースをからめて

アスパラの卵ソース

材料（1人分）
アスパラガス…3本（60ｇ）
オリーブ油…小さじ1
A［卵黄1個分、白ワイン・レモン汁各小さじ1、塩0.5ｇ、こしょう少々］

作り方
①アスパラは根元を切り落とし、半分の長さに切る。
②フライパンに油を熱し、①を転がしながらこんがり焼く。水大さじ1（分量外）を加えてふたをし、1分ほど蒸し焼きにして器に盛る。
③ボウルにAを混ぜ、湯せんにかけながらもったりとするまで泡立て、半量を②にかける。＊湯せんが熱すぎると、卵が固まってしまうので注意する。

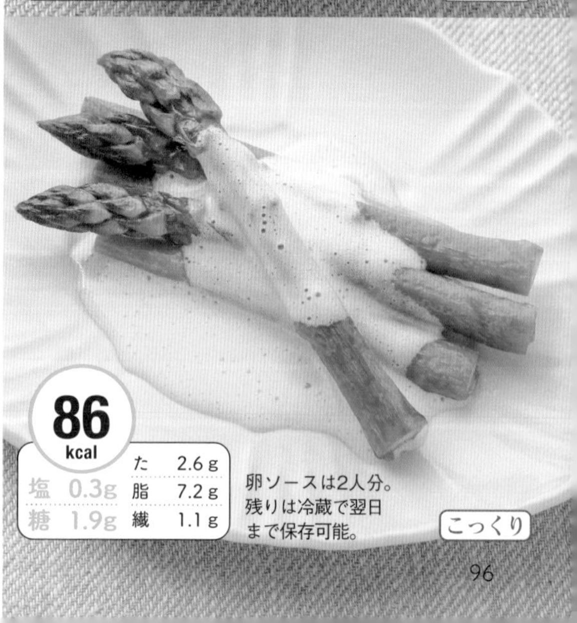

86 kcal
塩 0.3g　糖 1.9g
た 2.6g　脂 7.2g　繊 1.1g
卵ソースは2人分。残りは冷蔵で翌日まで保存可能。
こっくり

さやいんげん

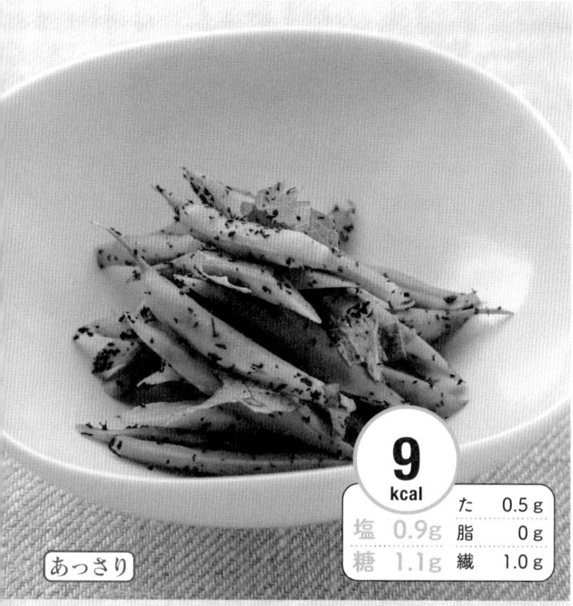
9
kcal
た 0.5g
塩 0.9g 脂 0g
糖 1.1g 繊 1.0g
あっさり

しそとゆかりで風味よく

いんげんのゆかりあえ

材料(1人分)

いんげん…5本(35g)
青じそ…2枚
ゆかり…小さじ1

作り方

❶いんげんは筋を取ってゆで、ざるにあげて水けをきり、斜め切りにする。しそはちぎる。
❷ボウルに❶、ゆかりを入れて混ぜ合わせる。

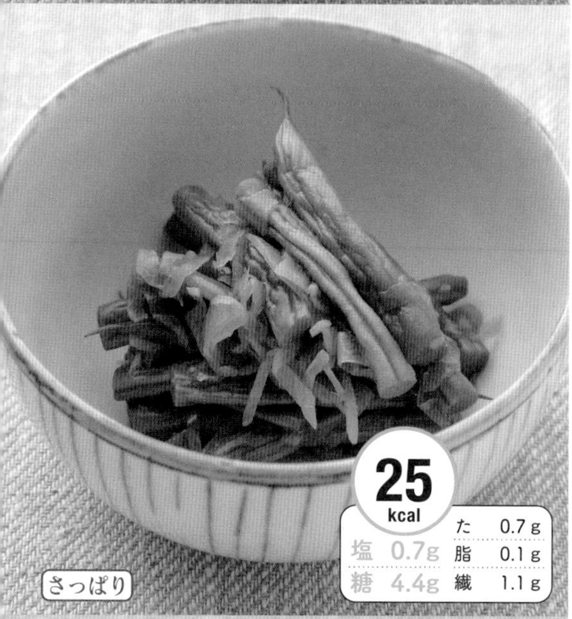
25
kcal
た 0.7g
塩 0.7g 脂 0.1g
糖 4.4g 繊 1.1g
さっぱり

市販の甘酢しょうがを使って

いんげんの甘酢しょうが煮

材料(1人分)

いんげん…5本(35g)
甘酢しょうが…15g
A [だし80ml、すし酢小さじ1]

作り方

❶いんげんは筋を取って3cm長さに切る。甘酢しょうがはせん切りにする。
❷鍋にAと❶を火にかけ、混ぜながら水分がとぶまで5～6分煮含める。

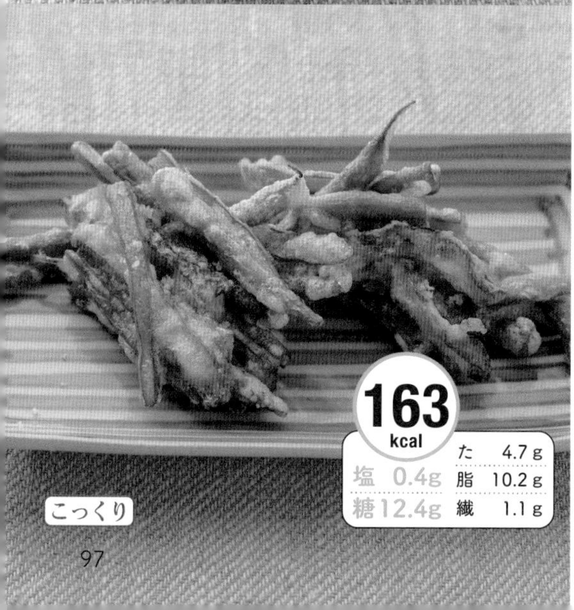
163
kcal
た 4.7g
塩 0.4g 脂 10.2g
糖 12.4g 繊 1.1g
こっくり

ちくわで香ばしさとうまみをプラス

いんげんのかき揚げ

材料(1人分)

いんげん…5本(35g)
ちくわ…1本(15g)
薄力粉…小さじ1
A [卵白½個分、薄力粉大さじ1、水小さじ2]
揚げ油…適量

作り方

❶いんげんは筋を取る。3cm長さに切って縦半分に切る。ちくわは3cm長さに切って縦6等分に切る。
❷ボウルに❶を入れて混ぜ、薄力粉をふり入れて全体にまぶす。合わせたAを加えて混ぜ合わせる。
❸フライパンに深さ2cmほど油を入れて170℃に熱し、❷をスプーンでひと口大ずつ、落とし入れる。途中返しながら、3分ほど揚げる。

かにかまとあえるから簡単

おかひじきの酢の物

材料(1人分)
おかひじき…40ｇ
かいわれ菜…10ｇ
かに風味かまぼこ
…1本(10ｇ)
A［酢大さじ1、砂糖小さじ½、塩0.6ｇ］

作り方
❶おかひじきは3～4㎝長さに切り、さっとゆでる。かいわれ菜は半分に切って、熱湯をかける。かにかまは縦にさく。
❷おかひじき、かいわれ菜は水けをよくきり、かにかま、合わせたAと混ぜ合わせる。

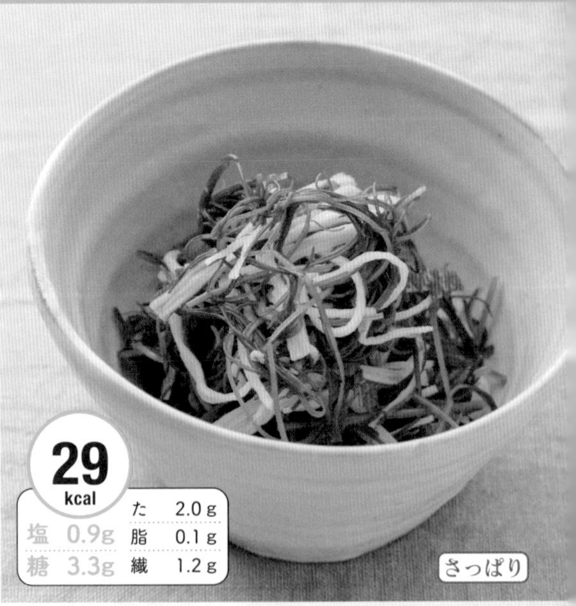
29
kcal
塩 0.9g
糖 3.3g
た 2.0ｇ
脂 0.1ｇ
繊 1.2ｇ
さっぱり

桜えびのおいしいだしを生かして

おかひじきと桜えびの煮つけ

材料(1人分)
おかひじき…40ｇ
細ねぎ…4本(20ｇ)
A［桜えび5ｇ、だし120㎖、酒大さじ½、めんつゆ(3倍濃縮)小さじ1］

作り方
❶おかひじき、細ねぎは3～4㎝長さに切る。
❷鍋にAを入れて強火にかけ、❶を加えて中火にし、途中混ぜながら5～6分煮る。

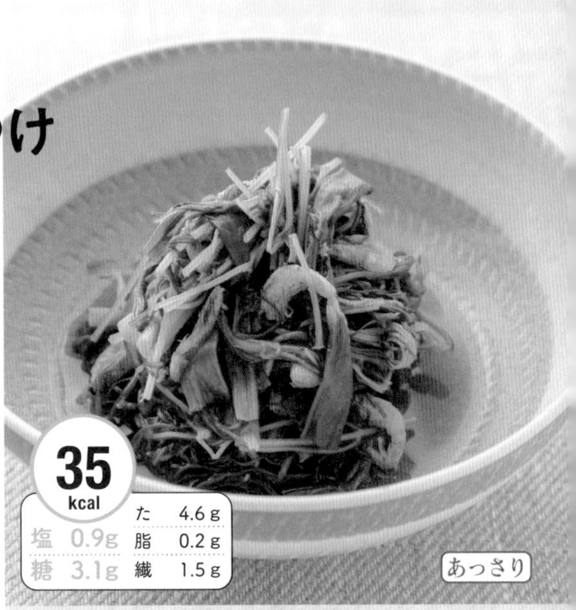
35
kcal
塩 0.9g
糖 3.1g
た 4.6ｇ
脂 0.2ｇ
繊 1.5ｇ
あっさり

一味唐辛子でピリッと辛みをアクセントに

おかひじきのピリ辛炒め

材料(1人分)
おかひじき…50ｇ
にら…30ｇ
にんにく(薄切り)
…½かけ分
ごま油…小さじ1
A［水大さじ1、酒・しょうゆ・みりん各小さじ1］
一味唐辛子…少々

作り方
❶おかひじきは長さを半分に切る。にらは3～4㎝長さに切る。
❷フライパンに油とにんにくを弱火にかけ、香りが立ったら中火にして❶を炒める。合わせたAを加えて炒め、水分がとんだら、一味唐辛子も加えて炒め合わせる。

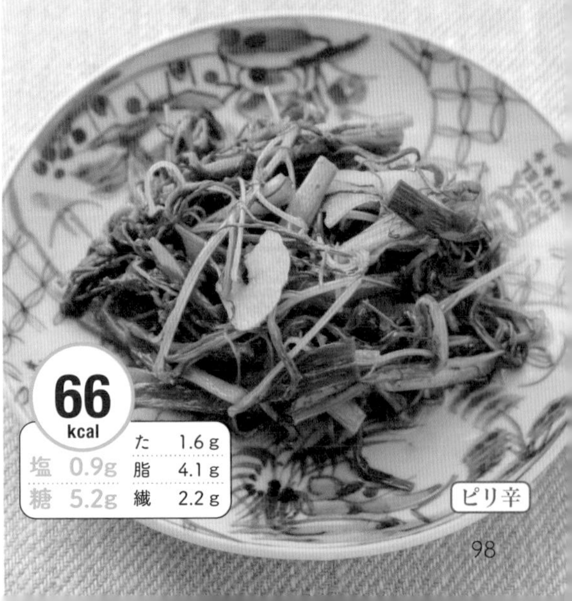
66
kcal
塩 0.9g
糖 5.2g
た 1.6ｇ
脂 4.1ｇ
繊 2.2ｇ
ピリ辛

オクラ

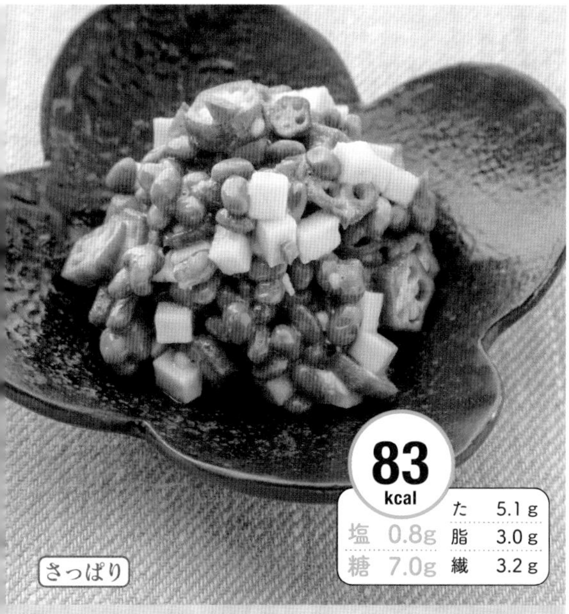

83 kcal

		た	5.1 g
塩	0.8g	脂	3.0 g
糖	7.0g	繊	3.2 g

さっぱり

ごはんにのせて食べてもおいしい

オクラのネバネバあえ

材料(1人分)

オクラ…2本(16ｇ)
納豆…30ｇ
山いも…30ｇ
カリカリ梅…2個(4ｇ)
ポン酢しょうゆ
…小さじ⅓

作り方

❶オクラはゆでて小口切りにする。山いもは5㎜の角切りにし、梅は細かく刻む。

❷ボウルにすべての材料を入れ、よく混ぜる。

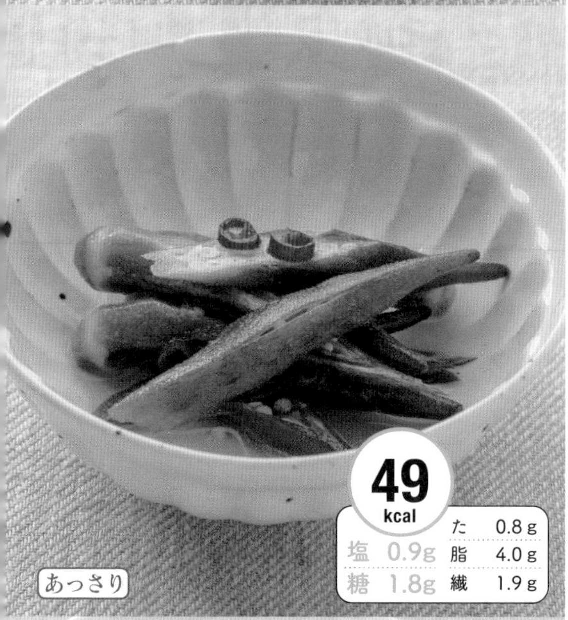

49 kcal

		た	0.8 g
塩	0.9g	脂	4.0 g
糖	1.8g	繊	1.9 g

あっさり

焼くと香ばしさが出て、味なじみもよくなる

焼きオクラのだしづけ

材料(1人分)

オクラ…4本(32ｇ)
ごま油…小さじ1
A［赤唐辛子(小口切り)⅓本、だし80ml、酒大さじ1、塩0.8ｇ］

作り方

❶フライパンに油とオクラを弱火にかけ、じっくりと炒める。

❷鍋にAを火にかけ、煮立ったら❶を加えて火を止め、20分以上つける。

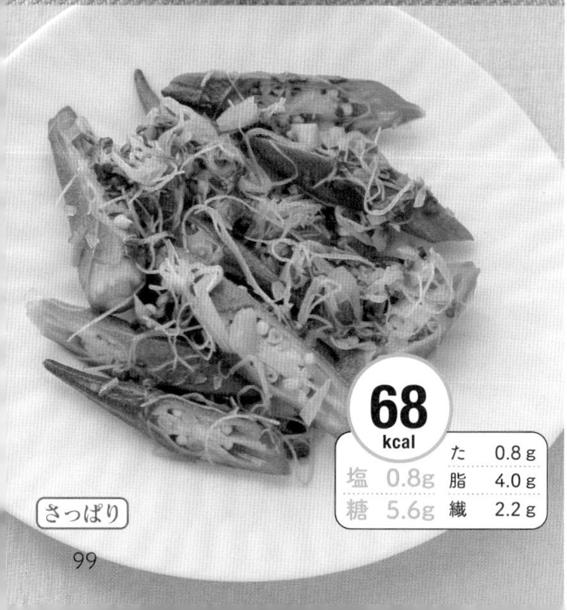

68 kcal

		た	0.8 g
塩	0.8g	脂	4.0 g
糖	5.6g	繊	2.2 g

さっぱり

らっきょうが味と食感のアクセントに

オクラのらっきょう炒め

材料(1人分)

オクラ…4本(32ｇ)
ブロッコリースプラウト
…15ｇ
らっきょう…2個(10ｇ)
サラダ油…小さじ1
A［すし酢小さじ1、しょうゆ小さじ⅓］

作り方

❶オクラはゆでて斜め切りにする。らっきょうは粗く刻む。

❷フライパンに油を熱し、❶とスプラウトを炒め、Aを混ぜる。

ラディッシュを入れると彩りがぐんとアップ

かぶとわかめの酢の物

材料(1人分)
かぶ…1個(70ｇ)
ラディッシュ…1個(10ｇ)
カットわかめ…2ｇ
塩…0.6ｇ
A［酢大さじ1、砂糖小さじ½］

作り方
❶かぶ、ラディッシュは薄切りにする。わかめは水でもどす。
❷かぶとラディッシュに塩をふり、10分ほどおく。
❸ボウルにAを合わせ、❷とわかめの水けをきって加え、あえる。

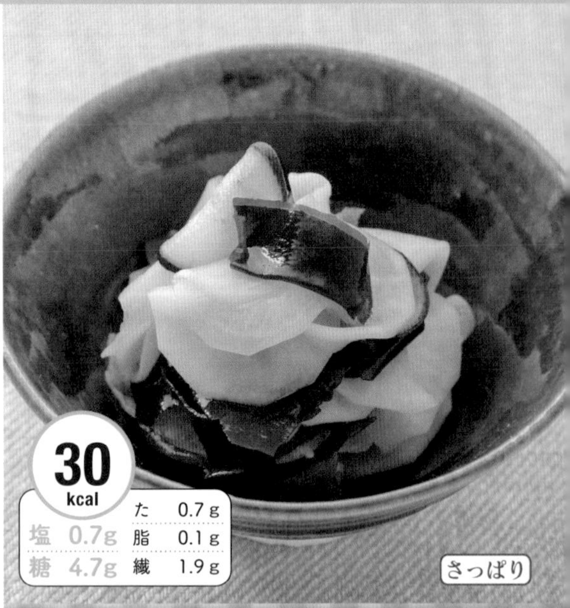

30 kcal
塩 0.7g　糖 4.7g
た 0.7ｇ　脂 0.1ｇ　繊 1.9ｇ
さっぱり

ホッとするやさしい味わいにハムでコクをプラス

かぶのコンソメ煮

材料(1人分)
かぶ…2個(140ｇ)
ロースハム…1枚(15ｇ)
かぶの葉…2本(20ｇ)
A［水140ml、顆粒コンソメ0.8ｇ］
片栗粉…少々
B［塩0.5ｇ、こしょう少々］

作り方
❶かぶはくし形切りに、ハムはせん切りにする。かぶの葉はゆでて小口切りにする。
❷鍋にAとハムを強火にかけ、煮立ったら、片栗粉を薄くまぶしたかぶを1つずつ加える。中火にして落としぶたをして、5分煮る。B、かぶの葉を混ぜる。

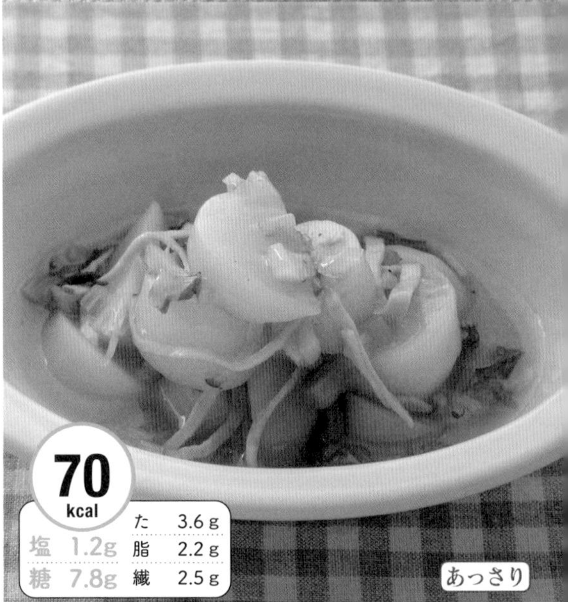

70 kcal
塩 1.2g　糖 7.8g
た 3.6ｇ　脂 2.2ｇ　繊 2.5ｇ
あっさり

淡泊なかぶにバターの風味を足して

かぶのバター炒め

材料(1人分)
かぶ…2個(140ｇ)
かぶの葉…2本(20ｇ)
サラダ油…小さじ1
A［白ワイン・水各大さじ1］
B［バター小さじ½、しょうゆ小さじ⅔、黒こしょう少々］

作り方
❶かぶは乱切りにし、かぶの葉は4cm長さに切る。
❷フライパンに油を熱し、❶を炒める。
❸Aを加え、ふたをして1分ほど、蒸し焼きにする。Bを加えて炒め合わせる。

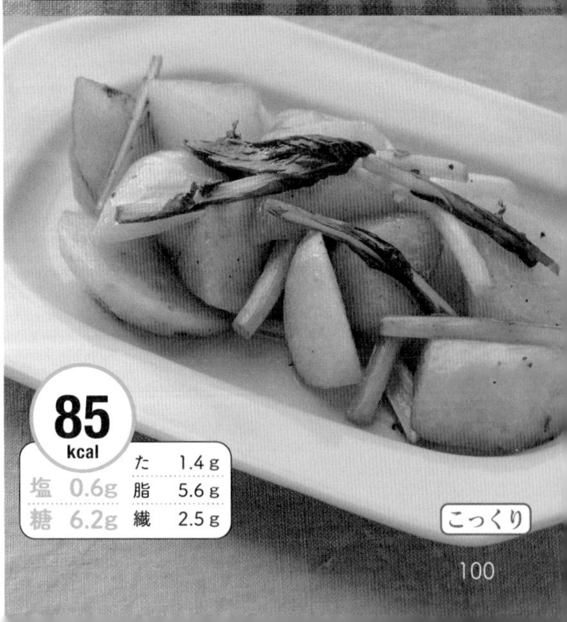

85 kcal
塩 0.6g　糖 6.2g
た 1.4ｇ　脂 5.6ｇ　繊 2.5ｇ
こっくり

カリフラワー

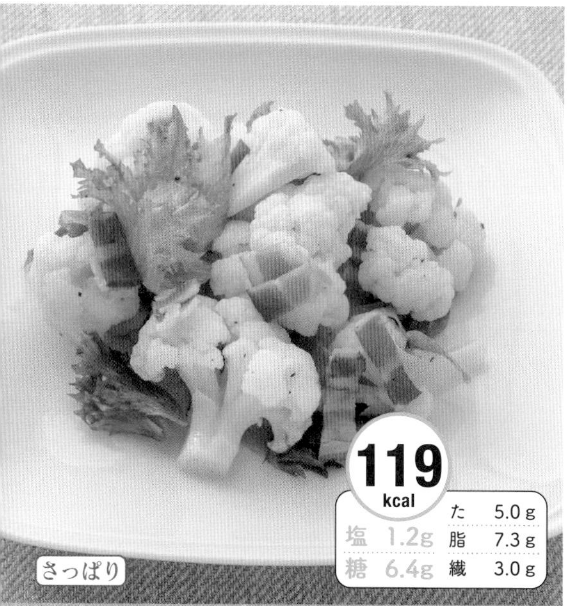

119 kcal
塩 1.2g 糖 6.4g
た 5.0g 脂 7.3g 繊 3.0g
さっぱり

カリカリベーコンが食感のアクセント

カリフラワーのサラダ

材料(1人分)
カリフラワー…90g
ベーコン…2枚(20g)
リーフレタス…1枚(18g)
A[フレンチドレッシング大さじ1、こしょう少々]

作り方
❶カリフラワーは小房に分けてゆでる。ベーコンは7～8㎜幅に切る。レタスは食べやすい大きさに切る。
❷フライパンにベーコンを弱火にかけてカリカリに炒め、カリフラワーを加え、強火で2分ほど炒める。Aとレタスをあえる。

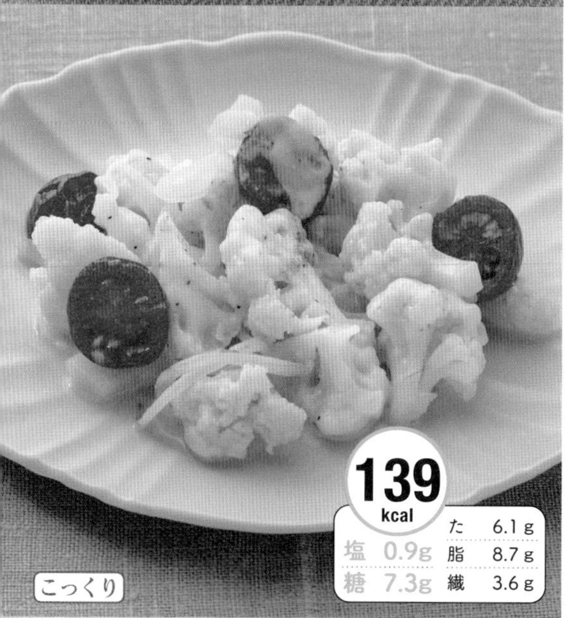

139 kcal
塩 0.9g 糖 7.3g
た 6.1g 脂 8.7g 繊 3.6g
こっくり

蒸し焼きにしてとろけたチーズがソース代わり

カリフラワーのチーズ焼き

材料(1人分)
カリフラワー…90g
ミニトマト…2個(30g)
玉ねぎ…⅙個(約30g)
オリーブ油…小さじ1
塩…0.6g
こしょう…少々
ピザ用チーズ…15g
A[白ワイン・水各大さじ1]
タバスコ…少々

作り方
❶カリフラワーは小房に分けてゆでる。トマトは半分に切る。玉ねぎは薄切りにする。
❷フライパンに油を熱し、玉ねぎとカリフラワーを炒め、塩、こしょうをふる。玉ねぎがしんなりしてきたら、トマトを加え、ピザ用チーズをのせる。Aをまわし入れ、ふたをして1分ほど蒸し焼きにする。器に盛り、タバスコをふる。

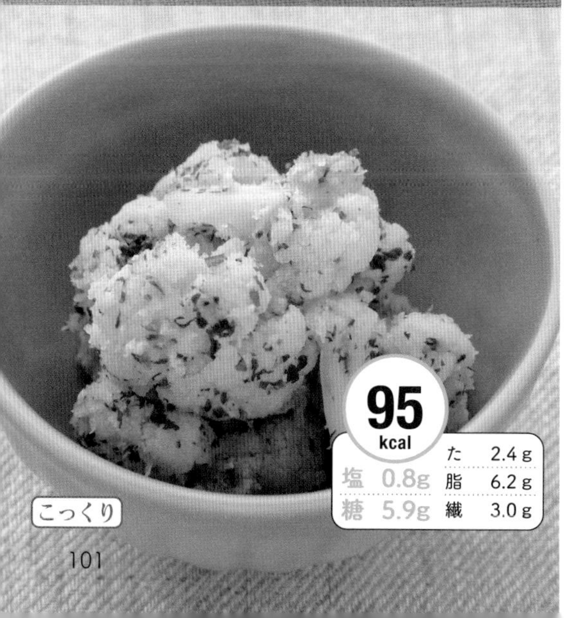

95 kcal
塩 0.8g 糖 5.9g
た 2.4g 脂 6.2g 繊 3.0g
こっくり

パセリ入りパン粉が香ばしく食が進む

カリフラワーのソテー

材料(1人分)
カリフラワー…90g
オリーブ油…大さじ½
塩…0.8g
こしょう…少々
A[水大さじ2、白ワイン大さじ1]
B[にんにく(みじん切り)½かけ分、パセリ(みじん切り)小さじ1、パン粉大さじ1]

作り方
❶カリフラワーは小房に分ける。
❷フライパンに油の半量と❶を弱火で炒め、塩、こしょうをふる。表面が少し色づいたらAを加え、ふたをして2～3分蒸し焼きにする。
❸残りの油をまわし入れ、Bを順に加え、パン粉が色づくまで2分ほど炒め合わせる。

にんにく＆アンチョビのソースがクセに

キャベツのグリル

材料(1人分)

キャベツ…約⅛個(180ｇ)
アンチョビ…1切れ(3ｇ)
にんにく(みじん切り)
…½かけ分
オリーブ油…小さじ2
白ワイン…大さじ1
バター…小さじ1

作り方

❶キャベツはくし形切りにし、アンチョビは刻む。
❷アルミ箔の上にキャベツをのせて、油の半量をかける。180℃に予熱したオーブンで15分ほどこんがりと焼き、器に盛る。
❸フライパンに残りの油とにんにく、アンチョビを弱火にかける。香りが立ち、にんにくが色づいてきたら、白ワインを加えて中火で水分をとばし、バターを加える。❷にかける。

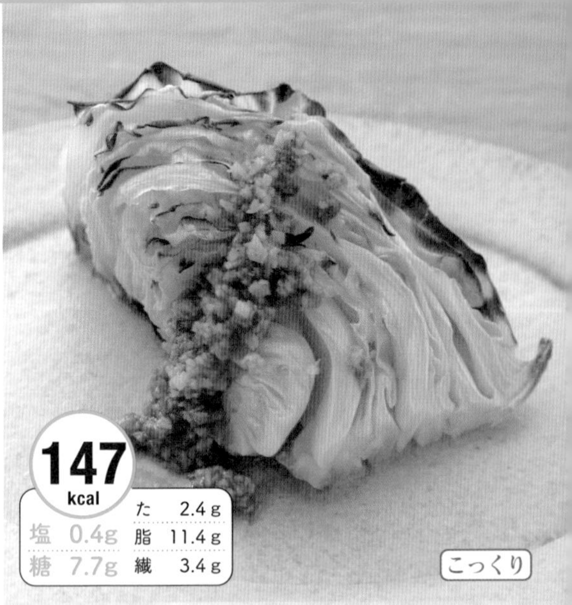

147 kcal
塩 0.4g　糖 7.7g
た 2.4ｇ　脂 11.4ｇ　繊 3.4ｇ
こっくり

クミンをきかせ、塩分をおさえる

ザワークラウト

材料(作りやすい分量・3人分)

キャベツ…3枚(300ｇ)
A［砂糖小さじ1、塩小さじ½］
クミンシード…小さじ⅓

作り方

❶キャベツはせん切りにする。
❷ボウルに❶を入れてAを混ぜ、10分ほどおいてよく混ぜる。クミンを混ぜ、保存容器に移して冷蔵庫に入れ、1日以上つける。

＊途中、何回か混ぜ合わせる。5日ほどつけるとおいしい。

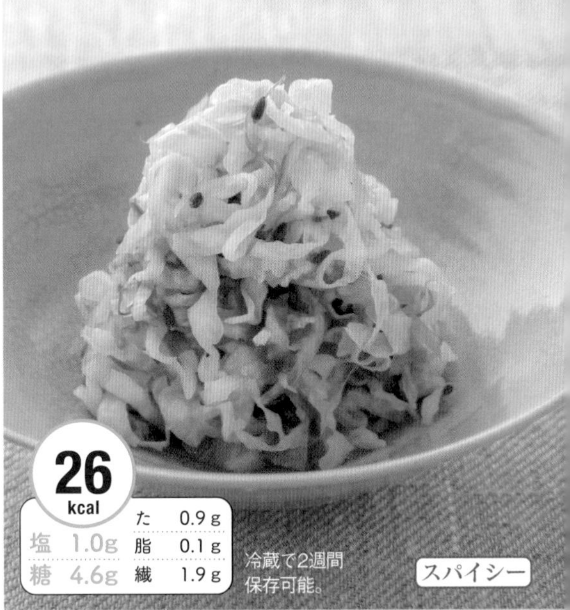

26 kcal
塩 1.0g　糖 4.6g
た 0.9ｇ　脂 0.1ｇ　繊 1.9ｇ
冷蔵で2週間保存可能。
スパイシー

コンビーフが味に深みを出します

キャベツのコンソメ煮

材料(1人分)

キャベツ…2枚弱(180ｇ)
玉ねぎ…¼個(50ｇ)
コンビーフ…50ｇ
A［水160ml、顆粒コンソメ0.8ｇ］
B［塩0.5ｇ、こしょう少々］

作り方

❶キャベツはざく切りに、玉ねぎは薄切りにする。
❷鍋にコンビーフを炒め、油が出てきたら、❶を炒める。Aを加え、途中混ぜながら8分ほど煮込み、Bで調味する。

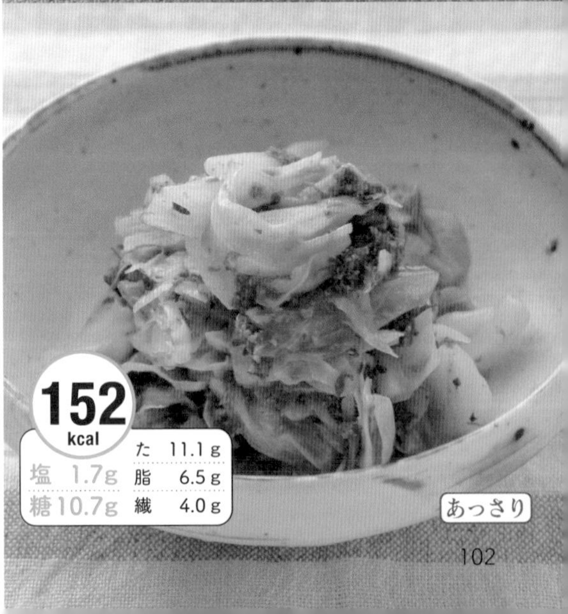

152 kcal
塩 1.7g　糖 10.7g
た 11.1ｇ　脂 6.5ｇ　繊 4.0ｇ
あっさり

きゅうり

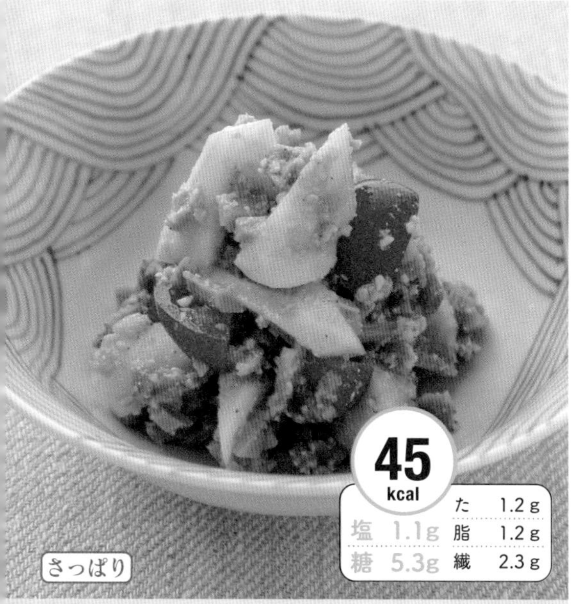
45
kcal
た 1.2g
塩 1.1g 脂 1.2g
糖 5.3g 繊 2.3g
さっぱり

市販のメンマはあえ物の味方です

きゅうりとメンマの酢の物

材料(1人分)
きゅうり…½本(50g)
ミニトマト…2個(30g)
メンマ…30g
A[酢大さじ1、白すりごま小さじ1、砂糖小さじ⅔、塩0.8g]

作り方
❶きゅうりは皮をむいて乱切りにする。トマトはくし形切りにする。メンマは粗く刻む。
❷ボウルにAを合わせ、❶をあえる。

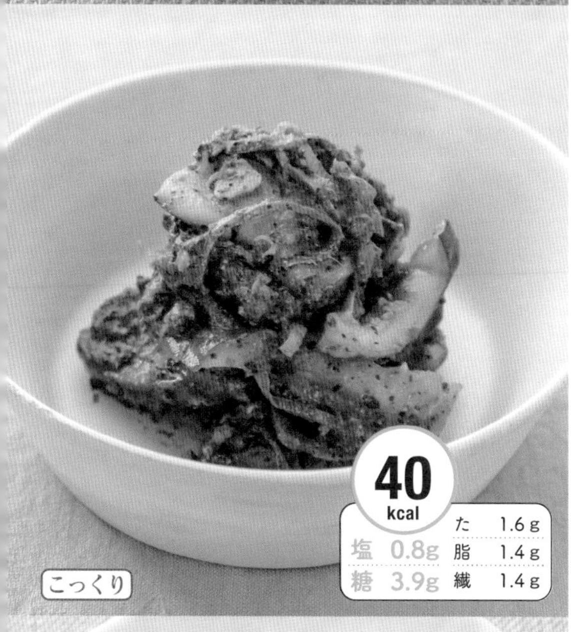
40
kcal
た 1.6g
塩 0.8g 脂 1.4g
糖 3.9g 繊 1.4g
こっくり

たたくと味がしみ込みやすくなります

きゅうりのごまみそあえ

材料(1人分)
きゅうり…⅔本(65g)
みょうが…1個
A[赤みそ・黒すりごま各小さじ1、みりん小さじ½]

作り方
❶きゅうりはめん棒などで粗くたたき、ひと口大にする。みょうがは輪切りにする。
❷ボウルにAを合わせ、❶をあえる。

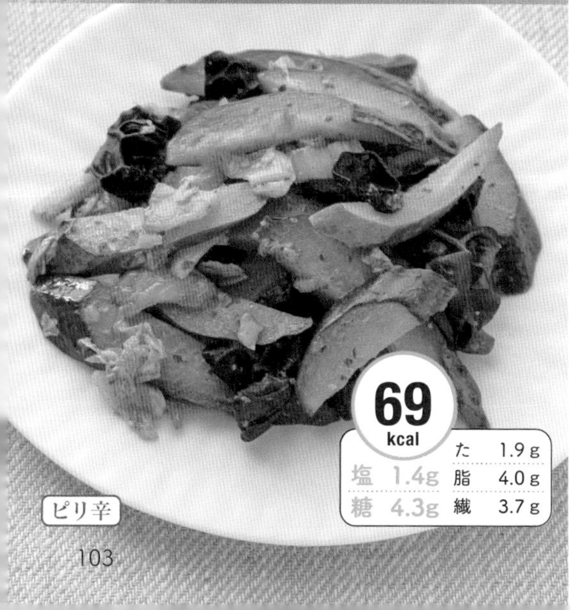
69
kcal
た 1.9g
塩 1.4g 脂 4.0g
糖 4.3g 繊 3.7g
ピリ辛

キムチを使うと味が決まる!

きゅうりのキムチ炒め

材料(1人分)
きゅうり…1本(100g)
白菜キムチ…40g
きくらげ(乾)…3g
ごま油…小さじ1
A[酒小さじ2、めんつゆ(3倍濃縮)小さじ⅓]

作り方
❶きゅうりは縦半分に切り、斜め薄切りにする。キムチは刻む。きくらげは水でもどし、2～3等分に切る。
❷フライパンに油を熱し、きゅうりときくらげを炒める。キムチ、Aを炒め合わせる。

ゴーヤの苦みをカレー酢でマイルドに

ゴーヤのカレー酢あえ

材料(1人分)

ゴーヤ…⅓本(70g)
青じそ(せん切り)…3枚分
しらす干し…8g
A[すし酢小さじ2、カレー粉小さじ½]

作り方

❶ゴーヤは薄切りにし、ゆでる。
❷ボウルにAを合わせ、水けをきったゴーヤとしそ、しらすをあえる。

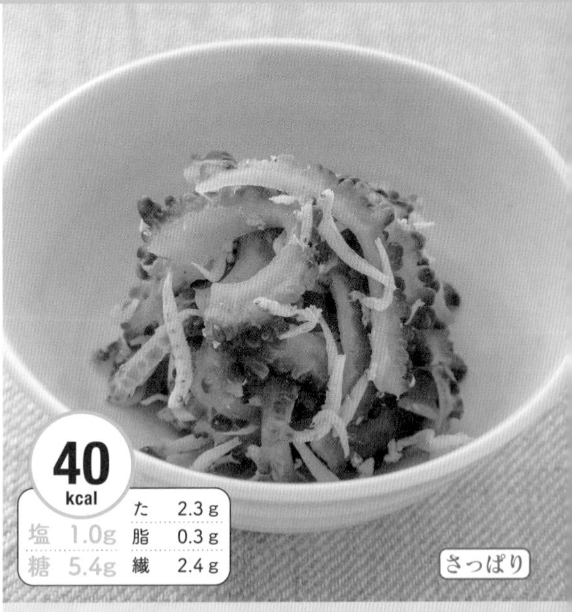

40 kcal
た 2.3g
塩 1.0g　脂 0.3g
糖 5.4g　繊 2.4g
さっぱり

磯のいい香りが口の中に広がる

ゴーヤとのりの佃煮

材料(作りやすい分量・3人分)

ゴーヤ…1本(200g)
焼きのり…2枚(6g)
ごま油…大さじ1
A[しょうが(せん切り)1かけ分、だし400ml、しょうゆ・酒・みりん各大さじ1]

作り方

❶ゴーヤは5mm幅の半月切りにする。のりはちぎる。
❷鍋に油を入れて弱火にかけ、香りが立ってきたら、中火にしてゴーヤを加えて炒める。しんなりしてきたら、A、のりを加え、混ぜながら20分ほど煮る。

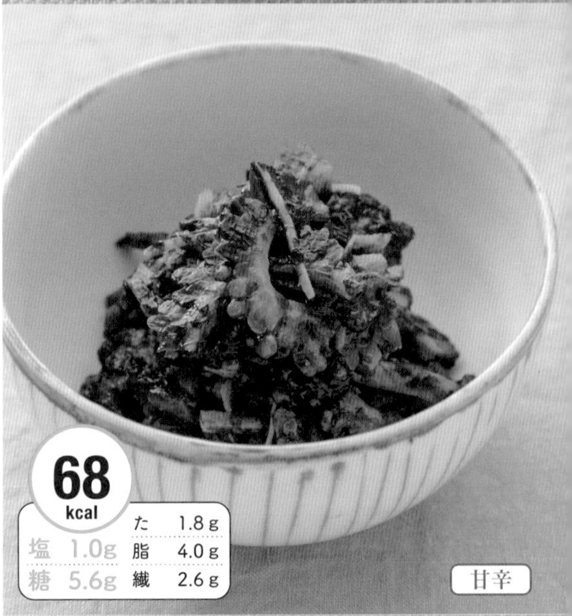

68 kcal
た 1.8g
塩 1.0g　脂 4.0g
糖 5.6g　繊 2.6g
甘辛

コク出し役のツナをプラス

ゴーヤの豆板醤炒め

材料(1人分)

ゴーヤ…⅓本(70g)
大豆もやし…90g
ツナ水煮缶…30g
ごま油…小さじ1
豆板醤…小さじ¼
A[水大さじ2、みりん小さじ2、酒小さじ1、しょうゆ小さじ⅔]

作り方

❶ゴーヤは4cm長さに切って縦に棒状に切る。
❷フライパンに油と豆板醤を弱火にかける。1分ほどたったら中火にし、❶、もやし、水けをきったツナを加えて3分炒める。
❸Aをまわしかけ、ふたをして1分ほど蒸し焼きにする。水分をとばすように炒める。

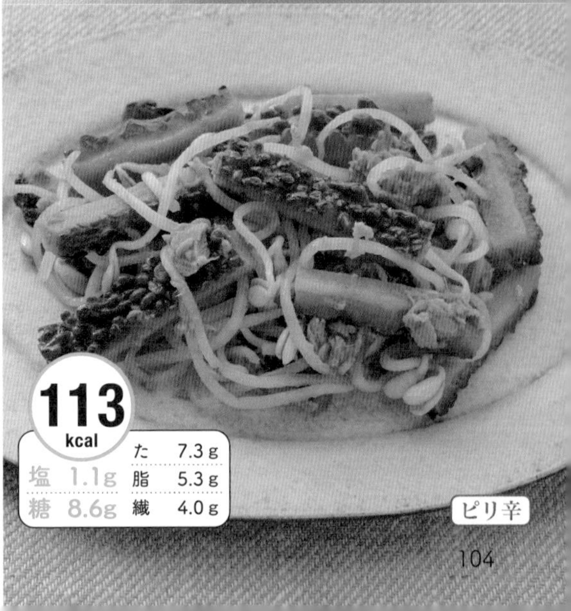

113 kcal
た 7.3g
塩 1.1g　脂 5.3g
糖 8.6g　繊 4.0g
ピリ辛

ごぼう

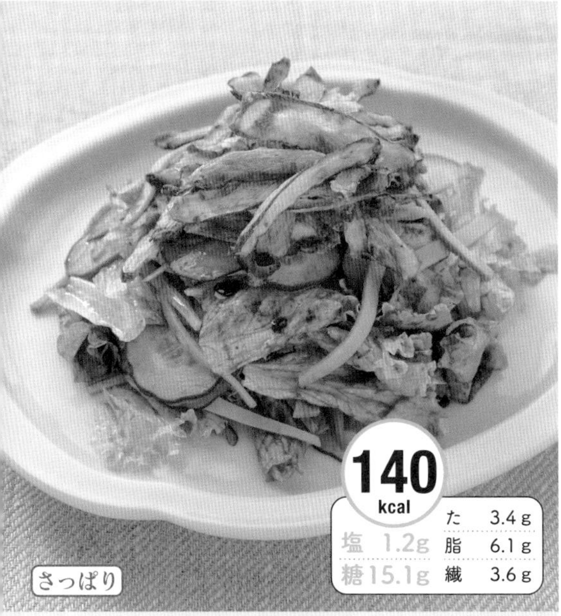

140 kcal
た 3.4g
塩 1.2g 脂 6.1g
糖 15.1g 繊 3.6g

さっぱり

ごぼうチップスは電子レンジで簡単に

ごぼうチップスのせサラダ

材料(1人分)
ごぼう…40g
きゅうり、にんじん…各25g
サニーレタス…1枚(20g)
ロースハム…1枚(15g)
A［バルサミコ酢小さじ2、オリーブ油・はちみつ各小さじ1、塩0.8g、こしょう少々］

作り方
1 きゅうりは輪切りに、ハムとにんじんはせん切りにする。レタスはちぎる。
2 ごぼうは斜め薄切りにし、耐熱皿に重ならないように並べる。電子レンジで4分加熱する。＊色が変わらないときは加熱時間を長くする。
3 器に1、2を盛り、合わせたAをかける。

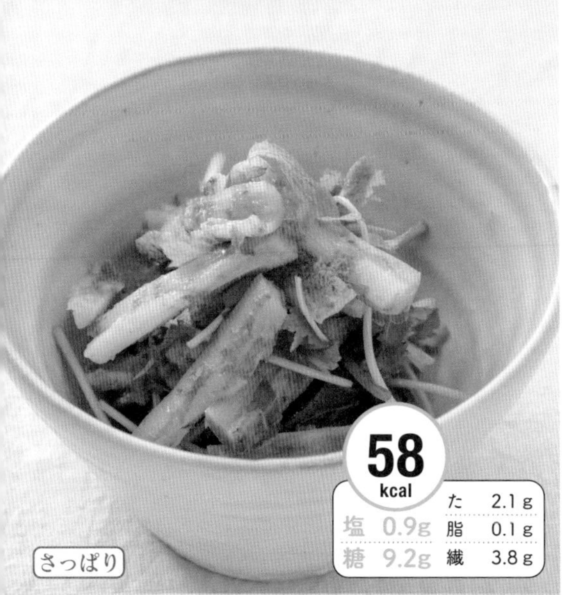

58 kcal
た 2.1g
塩 0.9g 脂 0.1g
糖 9.2g 繊 3.8g

さっぱり

おかかの風味がおいしさの決め手

ごぼうの梅おかかあえ

材料(1人分)
ごぼう…60g
三つ葉…10g
A［梅肉5g、みりん小さじ1、削り節2g］

作り方
1 ごぼうは4cm長さに、三つ葉は3cm長さに切る。
2 酢適量(分量外)を加えた熱湯でごぼうを3分ほどゆで、ざるにあげる。めん棒などで粗くたたき、縦にさく。
3 ボウルにAを合わせ、2と三つ葉をあえる。

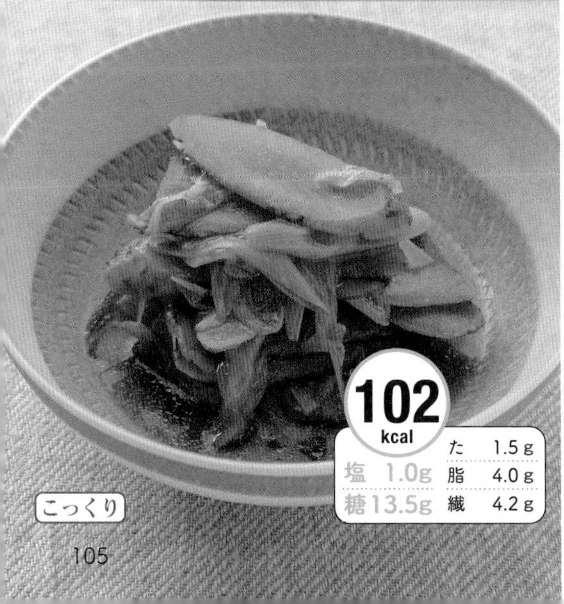

102 kcal
た 1.5g
塩 1.0g 脂 4.0g
糖 13.5g 繊 4.2g

こっくり

クタクタに煮て、ごぼうの甘みを引き出します

ごぼうのクタクタ煮

材料(1人分)
ごぼう…60g
長ねぎ…⅓本(30g)
サラダ油…小さじ1
A［水180ml、酢・みりん各大さじ½、オイスターソース・しょうゆ各小さじ⅔］

作り方
1 ごぼうは斜め薄切りに、長ねぎは斜め切りにする。
2 鍋に油を熱して1を炒める。全体に油がなじんだら、Aを加え、混ぜながら15分ほど煮る。

小松菜

にんにく×しょうゆの間違いない組み合わせ

小松菜のにんにくじょうゆあえ

材料(1人分)
小松菜…80ｇ
かいわれ菜…15ｇ
A［おろしにんにく小さじ½、しょうゆ小さじ1］

作り方
❶小松菜はゆでて3㎝長さに切る。かいわれ菜は3等分に切る。
❷ボウルにAを合わせ、❶の水けをよくきって加え、あえる。

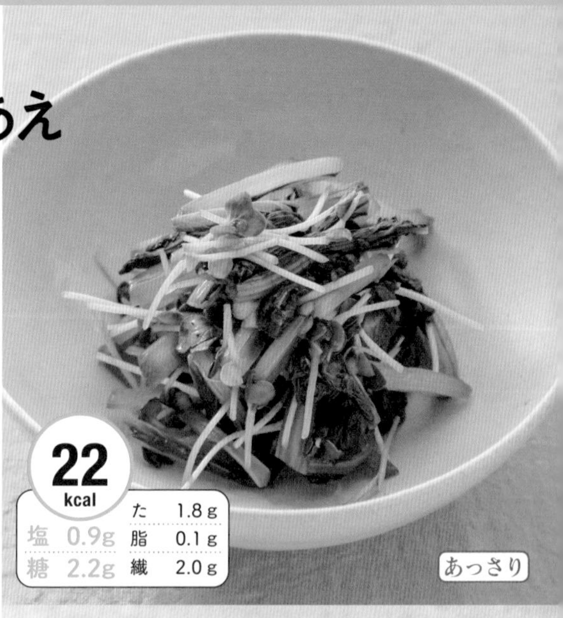

22 kcal
塩 0.9g　糖 2.2g
た 1.8ｇ　脂 0.1ｇ　繊 2.0ｇ
あっさり

油揚げのうまみと油を味つけに利用

小松菜と油揚げの煮浸し

材料(1人分)
小松菜…70ｇ
油揚げ…½枚(15ｇ)
みょうが…1個
A［だし120ml、しょうゆ大さじ½、酒小さじ2、削り節2ｇ］

作り方
❶小松菜は4㎝長さに切り、みょうがは斜め切りにする。油揚げは熱湯をまわしかけて油抜きをし、4等分に切る。
❷鍋にAを火にかける。❶を加え、5分ほど煮る。

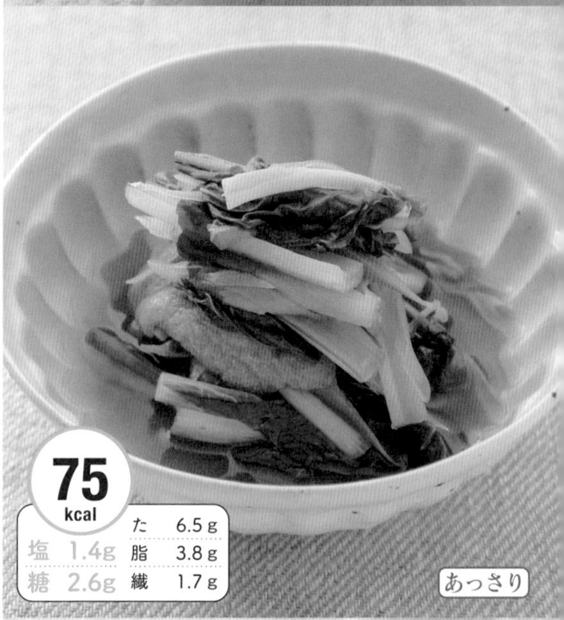

75 kcal
塩 1.4g　糖 2.6g
た 6.5ｇ　脂 3.8ｇ　繊 1.7ｇ
あっさり

アンチョビをきかせて大人向けの味つけ

小松菜のアンチョビソテー

材料(1人分)
小松菜…80ｇ
にんじん…25ｇ
にんにく(薄切り)
…½かけ分
アンチョビ…1枚(3ｇ)
オリーブ油…小さじ2
白ワイン…大さじ1
A［塩0.6ｇ、こしょう少々］

作り方
❶小松菜は4㎝長さに切る。にんじんはせん切りにする。アンチョビは刻む。
❷フライパンに油とにんにく、アンチョビを弱火にかける。香りが立ったら中火にし、にんじんと小松菜を加えて1分炒める。
❸白ワインをふり入れて、水分をとばすように炒め、Aで調味する。

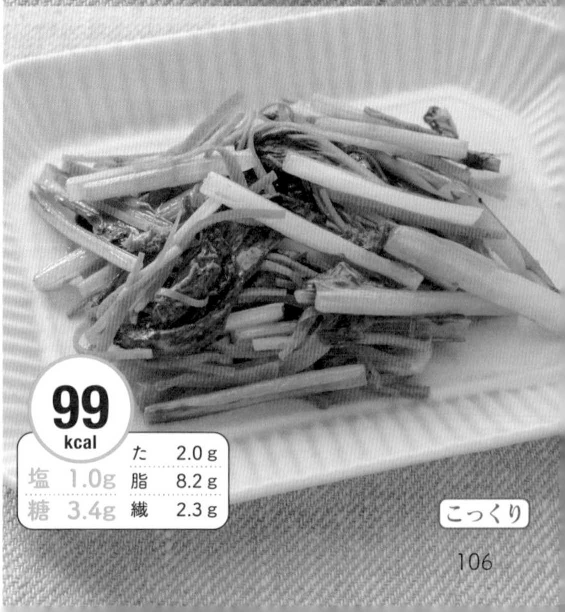

99 kcal
塩 1.0g　糖 3.4g
た 2.0ｇ　脂 8.2ｇ　繊 2.3ｇ
こっくり

ほうれん草

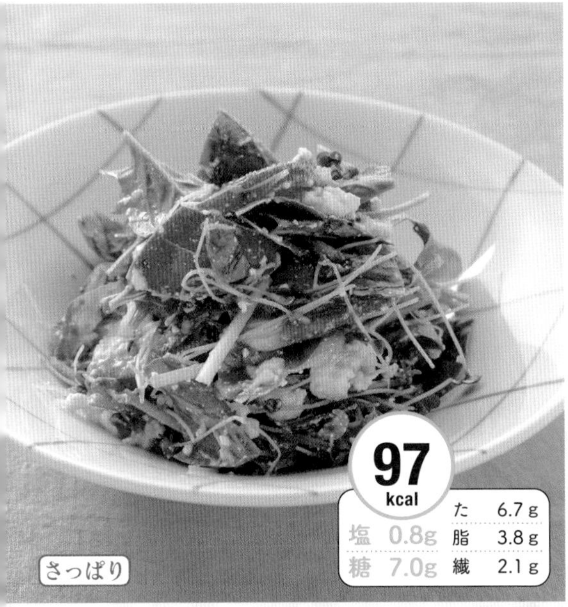

97 kcal
た 6.7g
塩 0.8g 脂 3.8g
糖 7.0g 繊 2.1g
さっぱり

チーズはカッテージチーズでヘルシーに

ほうれん草のサラダ

材料(1人分)

サラダほうれん草…40g
トマト…½個(75g)
カッテージチーズ…40g
ブロッコリースプラウト
…10g
A[りんご酢小さじ1、オリーブ油・しょうゆ・はちみつ各小さじ½]

作り方

❶ほうれん草は3～4cm長さに切る。トマトは乱切りにする。
❷ボウルにAを合わせ、❶と残りの具材をあえる。

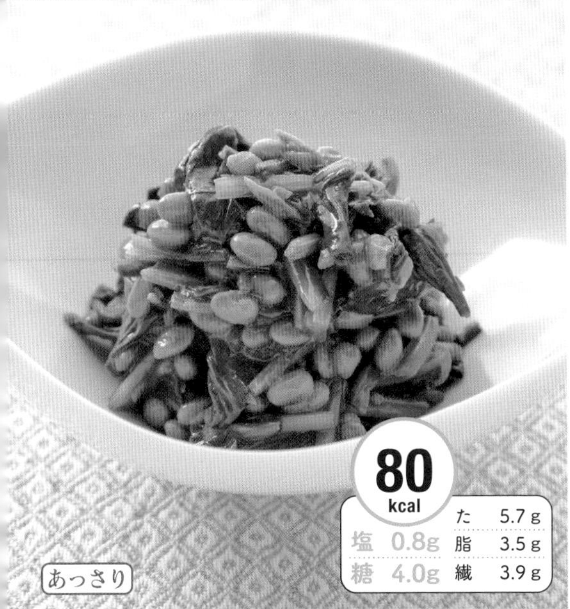

80 kcal
た 5.7g
塩 0.8g 脂 3.5g
糖 4.0g 繊 3.9g
あっさり

ごはんやうどん、そばにのせてもおいしい

ほうれん草の納豆あえ

材料(1人分)

ほうれん草…60g
納豆…30g
紅しょうが…8g
A[だし小さじ1、練りからし小さじ½、しょうゆ小さじ⅓]

作り方

❶ほうれん草はゆでて2cm長さに切り、水けをきる。紅しょうがは刻む。
❷ボウルにAと納豆を入れてよく混ぜる。❶をあえる。

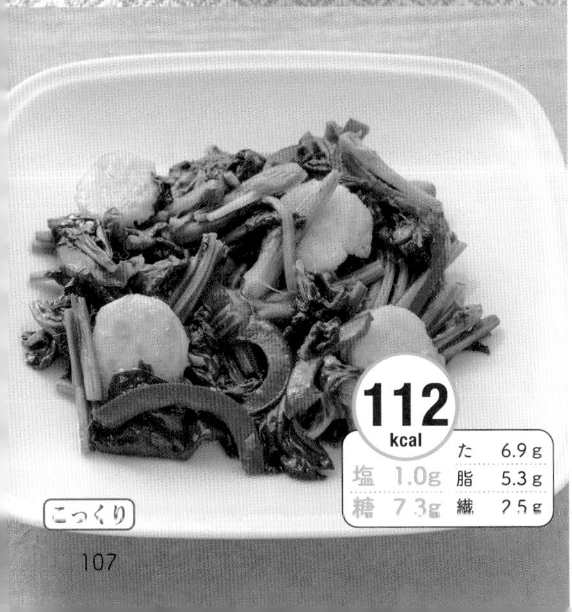

112 kcal
た 6.9g
塩 1.0g 脂 5.3g
糖 7.3g 繊 2.5g
こっくり

ほたては焼き過ぎないように気をつけて

ほうれん草のバター炒め

材料(1人分)

ほうれん草…70g
ほたて貝柱(刺身用)
…2個(40g)
パプリカ(赤)
…¼個(30g)
薄力粉…少々
オリーブ油…小さじ½
A[白ワイン大さじ1、バター・しょうゆ各小さじ1、黒こしょう少々]

作り方

❶ほうれん草は4cm長さに切る。パプリカは薄切りにし、ほたては厚みを半分に切る。
❷フライパンに油を熱し、ほうれん草とパプリカを1分炒める。空いたところに、薄力粉を薄くまぶしたほたてを加えて1分炒め、Aを加えて炒め合わせる。

香りのよい春菊とみょうがを合わせて

春菊とみょうがのあえ物

材料(1人分)
春菊…40g
みょうが…1個
ささかまぼこ…15g
A［和風ドレッシング小さじ2、粉山椒少々］

作り方
❶春菊は葉先をつみ取り、軸を斜め薄切りにする。みょうがは縦半分に切って、斜め切りにし、ささかまぼこはひと口大に切る。
❷ボウルにAを合わせ、❶をあえる。

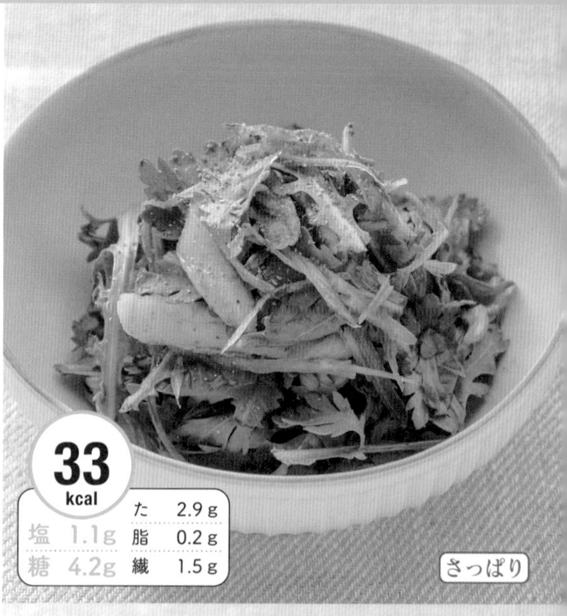

33 kcal
塩 1.1g　糖 4.2g
た 2.9g　脂 0.2g　繊 1.5g
さっぱり

しらたきに春菊のうまみを吸わせて

春菊としらたきの甘辛煮

材料(1人分)
春菊…70g
しらたき…100g
えのきたけ…50g
にんじん…30g
A［だし200ml、酒大さじ1、めんつゆ(3倍濃縮)小さじ1］
七味唐辛子…少々

作り方
❶春菊はゆでて4cm長さに、しらたきは下ゆでして食べやすい長さに切る。にんじんは輪切りにし、えのきは半分の長さに切る。
❷鍋にAとにんじんを強火にかける。沸騰したら中火にしてしらたき、えのきを加えて6分煮る。春菊を加え2分ほど煮たら、器に盛り、七味唐辛子をふる。

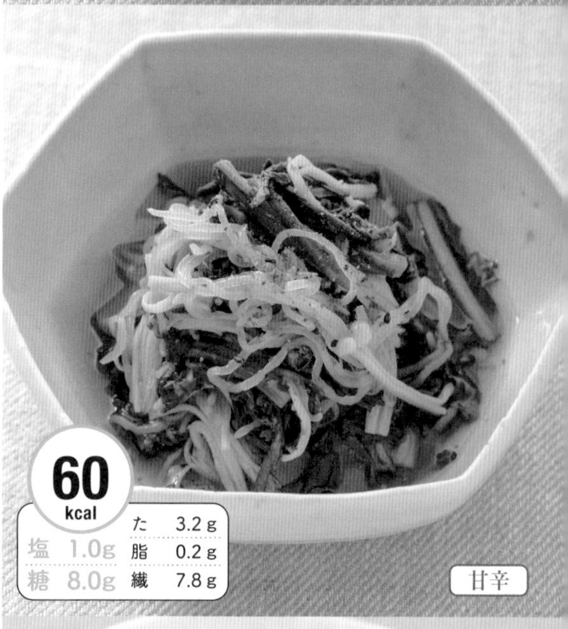

60 kcal
塩 1.0g　糖 8.0g
た 3.2g　脂 0.2g　繊 7.8g
甘辛

しいたけを焼いて香ばしさをプラス

春菊としいたけのお浸し

材料(1人分)
春菊…70g
生しいたけ…30g
長ねぎ(白い部分)…15g
A［だし大さじ1、しょうゆ・みりん各小さじ⅔、練りわさび小さじ⅓］

作り方
❶春菊はゆでて3cm長さに切り、水けをきる。長ねぎはせん切りにする。しいたけはグリルで4分ほどこんがり焼き、そぎ切りにする。
❷ボウルにAを合わせ、❶をあえる。

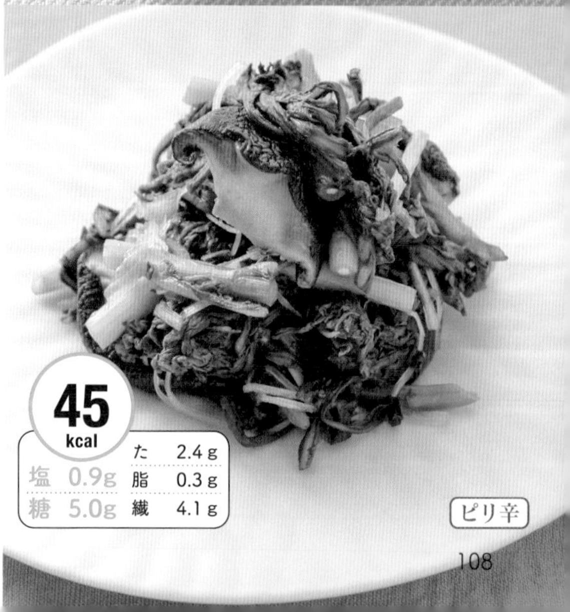

45 kcal
塩 0.9g　糖 5.0g
た 2.4g　脂 0.3g　繊 4.1g
ピリ辛

水菜

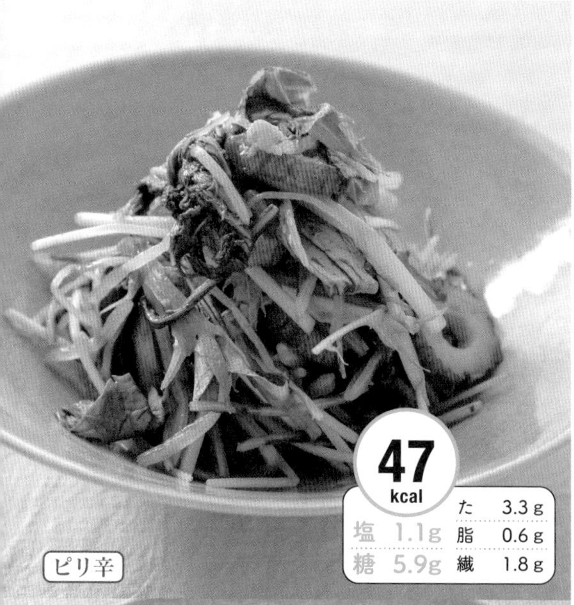

47 kcal
塩 1.1g 糖 5.9g
た 3.3g 脂 0.6g 繊 1.8g
ピリ辛

火を使わず、あえるだけ

水菜のわさびじょうゆあえ

材料(1人分)
水菜…60g
ちくわ…1本(15g)
A[しょうゆ小さじ⅔、練りわさび小さじ½、砂糖小さじ⅓]

作り方
❶水菜はゆでて3cm長さに切り水けをきる。ちくわは輪切りにする。
❷ボウルにAを合わせ、❶をあえる。

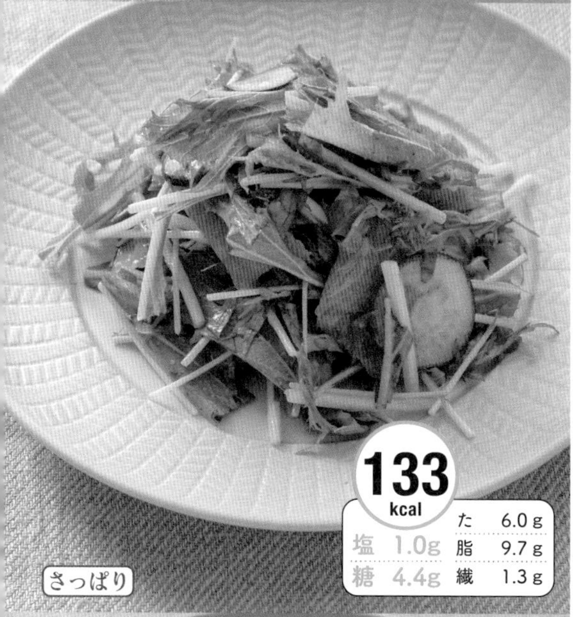

133 kcal
塩 1.0g 糖 4.4g
た 6.0g 脂 9.7g 繊 1.3g
さっぱり

市販のドレッシングは塩分があるので分量通りに

水菜とサーモンのサラダ

材料(1人分)
水菜…40g
ラディッシュ…1個(10g)
スモークサーモン…2枚(30g)
A[フレンチドレッシング大さじ1、マスタード小さじ½、黒こしょう少々]

作り方
❶水菜は3cm長さに切り、ラディッシュは薄切りにする。サーモンは食べやすい大きさにちぎる。
❷ボウルにAを合わせ、❶をあえる。

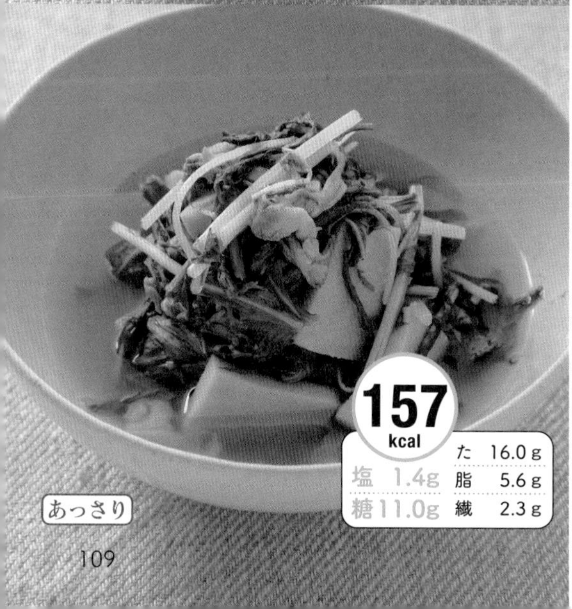

157 kcal
塩 1.4g 糖 11.0g
た 16.0g 脂 5.6g 繊 2.3g
あっさり

主菜のボリュームが足りないときの補充にぴったり

水菜のさっと煮

材料(1人分)
水菜…60g
高野豆腐…1枚(16g)
あさり水煮缶…40g
A[だし140ml、みりん小さじ2、酒・おろししょうが各小さじ1、しょうゆ小さじ⅔]

作り方
❶水菜はゆでて3～4cm長さに切る。高野豆腐は水でもどし、拍子木切りにする。
❷鍋に汁けをきったあさりと、Aを強火にかける。❶を加え、中火で6分ほど煮る。

蒸し焼きにすると甘みが出てジューシー

ズッキーニのチーズホイル焼き

材料(1人分)

ズッキーニ…⅓本(65ｇ)
エリンギ…40ｇ
A［塩0.6ｇ、こしょう少々］
白ワイン…大さじ1
ピザ用チーズ…15ｇ

作り方

❶ズッキーニは3㎝長さに切り、縦に薄切りにする。エリンギは長さを半分に切って縦に薄切りにする。
❷ボウルにズッキーニを入れ、Aをふる。エリンギも加え、白ワインをからめる。
❸アルミホイルに❷をのせ、上にピザ用チーズをちらして包みオーブントースターで10分焼く。

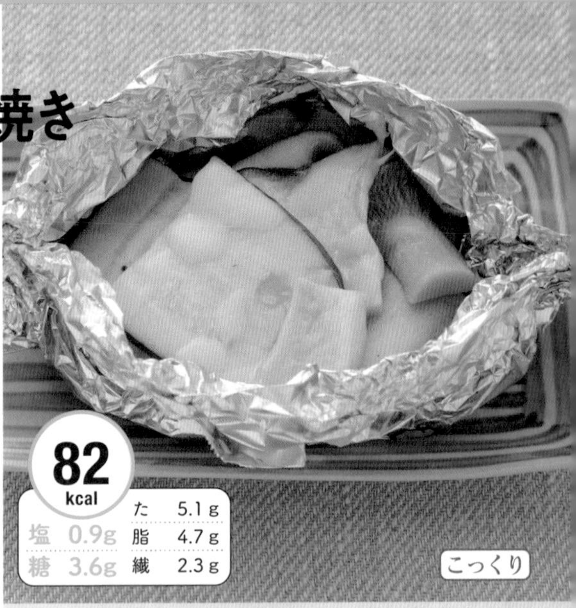

衣にカレー粉を入れてスパイシーに

ズッキーニのカレーフリット

材料(作りやすい分量・2人分)

ズッキーニ…⅔本(130ｇ)
薄力粉…小さじ2
A［卵白1個分、塩1ｇ］
B［卵黄1個分、水大さじ2、薄力粉小さじ2、カレー粉小さじ⅙］
揚げ油…適量

作り方

❶ズッキーニは3㎝長さに切り、縦に棒状に切る。
❷ボウルにAを入れ、泡立て器で泡立ててメレンゲを作る。
❸別のボウルにBを合わせ、❷に加えて混ぜ合わせる。
❹❸に薄力粉をまぶしたズッキーニをからめ、170℃に熱した油で3分ほど、こんがり揚げる。

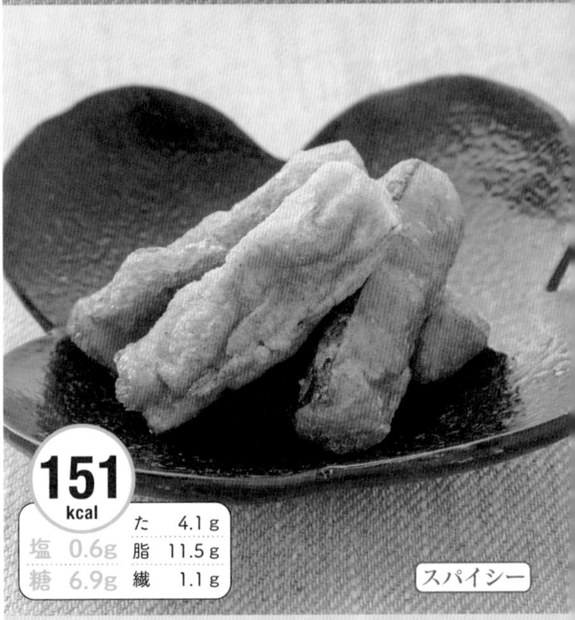

冷蔵庫で冷やして味をしっかりなじませて

ズッキーニのすし酢づけ

材料(作りやすい分量・2人分)

ズッキーニ…½本(100ｇ)
玉ねぎ…¼個(50ｇ)
塩…0.5ｇ
すし酢…大さじ2

作り方

❶ズッキーニは薄い輪切りにし、玉ねぎは長さを半分に切って薄切りにする。
❷保存袋に❶を入れて塩を加え、よくもみ混ぜる。すし酢を混ぜ、冷蔵庫で1晩以上つける。

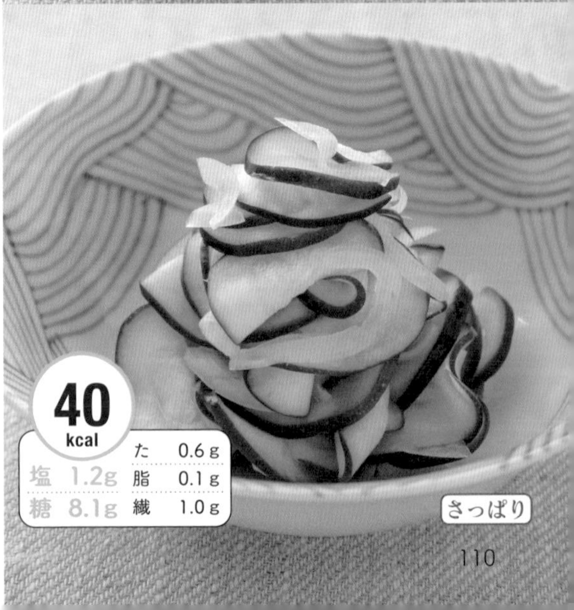
40
kcal
た 0.6ｇ
塩 1.2ｇ 脂 0.1ｇ
糖 8.1ｇ 繊 1.0ｇ
さっぱり

セロリ

ゆでて混ぜるだけの即席つけ物

セロリの中華風浅づけ

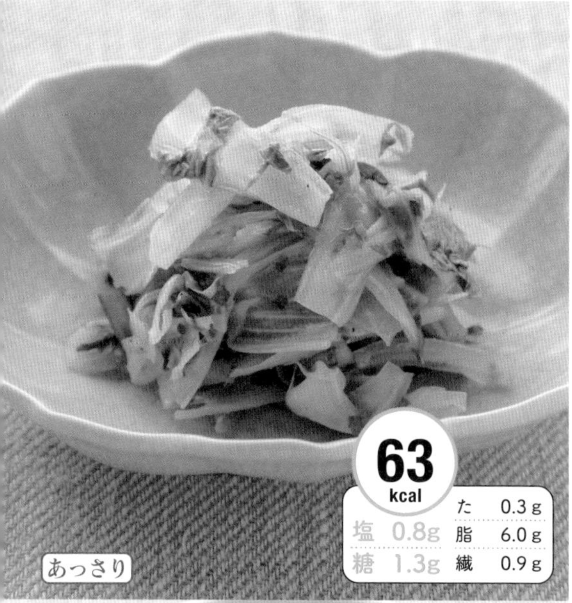
63
kcal
塩 0.8g
糖 1.3g
た 0.3g
脂 6.0g
繊 0.9g
あっさり

材料(作りやすい分量・2人分)

セロリ…1本(120g)

A[ごま油大さじ1、鶏ガラスープの素小さじ½、塩0.8g、こしょう少々]

作り方

❶セロリは4cm長さに切って縦に薄切りにする。葉はせん切りにする。

❷❶を20秒ほどゆでて、ざるにあげる。

❸保存袋によく水けをきった❷を入れ、Aをよくもみ混ぜる。

洋のセロリとタバスコがひじきに合う！

セロリのタバスコあえ

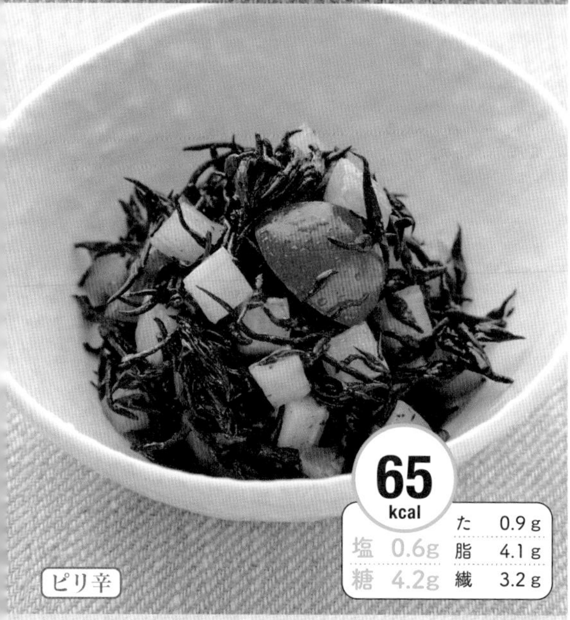
65
kcal
塩 0.6g
糖 4.2g
た 0.9g
脂 4.1g
繊 3.2g
ピリ辛

材料(1人分)

セロリ…⅓本(40g)

ひじき(乾)…4g

ミニトマト…2個(30g)

A[オリーブ油・トマトケチャップ各小さじ1、しょうゆ小さじ⅓、タバスコ少々]

作り方

❶セロリは7～8mmの角切りにする。ひじきは水でもどす。トマトは4等分にする。

❷セロリとひじきを20秒ほどゆでて、ざるにあげる。

❸ボウルにAを合わせ、よく水けをきった❷と、トマトをあえる。

マヨネーズを油代わりに使うのがポイントです

セロリのマヨ炒め

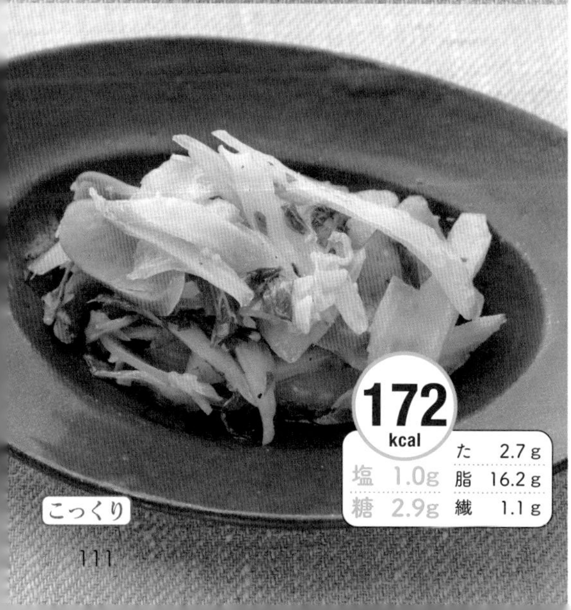
172
kcal
塩 1.0g
糖 2.9g
た 2.7g
脂 16.2g
繊 1.1g
こっくり

材料(1人分)

セロリ…½本(60g)

ウインナーソーセージ…1本(20g)

にんにく(みじん切り)…½かけ分

マヨネーズ…大さじ1

A[フレンチドレッシング・白ワイン各小さじ1、黒こしょう少々]

作り方

❶セロリは薄切りにし、葉はせん切りにする。ソーセージは斜め切りにする。

❷フライパンにマヨネーズとにんにくを火にかける。香りが立ったら、セロリとソーセージを2分炒める。合わせたA、セロリの葉を炒め合わせる。

ゆずをレモンに代えてもおいしい

大根のゆず風味浅づけ

材料(作りやすい分量・2人分)

大根…200ｇ

塩…小さじ¼

A［ゆず果汁大さじ1、ゆずの皮(せん切り)少々］

作り方

大根はせん切りにし、保存袋に入れて、塩を加え、よくもみ混ぜる。大根は汁けを軽くきり、Aを加え、さらにもみ混ぜる。

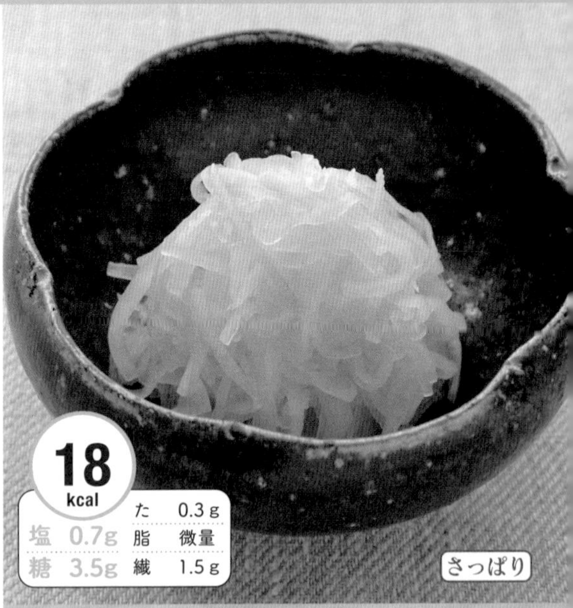
18
kcal
塩 0.7g
糖 3.5g
た 0.3ｇ
脂 微量
繊 1.5ｇ
さっぱり

大根はじっくり焼いて甘みを引き出す

大根ステーキ

材料(1人分)

大根…180ｇ

薄力粉…少々

サラダ油…小さじ1

A［水大さじ1、酒小さじ2、ポン酢しょうゆ小さじ2］

青じそ(せん切り)…2枚

作り方

❶大根は2等分の輪切りにし、両面に格子状に切り込みを入れて15分ゆでる。

❷フライパンに油を熱し、薄く薄力粉をまぶした❶の両面に焼き色をつけるように3分ずつ焼き、器に盛る。

❸フライパンにAを火にかけ煮立ったら火からおろし、❷にかけてしそを添える。

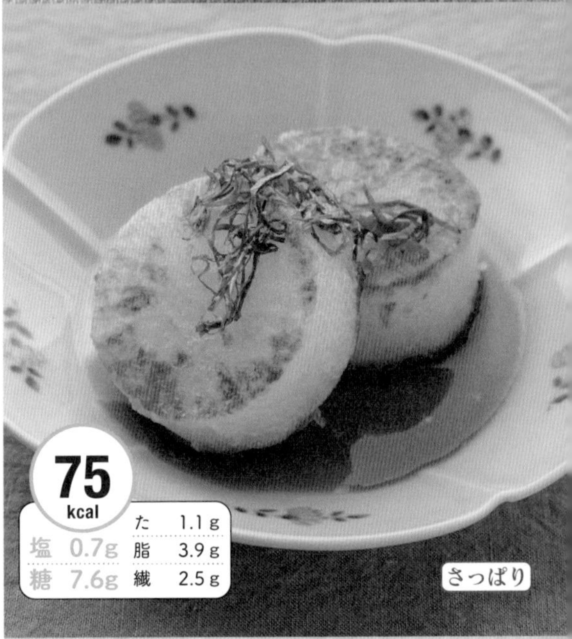
75
kcal
塩 0.7g
糖 7.6g
た 1.1ｇ
脂 3.9ｇ
繊 2.5ｇ
さっぱり

やさしい味わいの大根に、そぼろがアクセント

大根のそぼろあんかけ

材料(1人分)

大根…140ｇ

鶏ひき肉…50ｇ

A［だし150ml、酒大さじ1］

B［おろししょうが小さじ½、みりん大さじ½、しょうゆ小さじ1］

水溶き片栗粉［片栗粉小さじ½、水小さじ1］

細ねぎ(小口切り)…1本(5ｇ)

作り方

❶大根は乱切りにする。

❷鍋に❶とAを強火にかけ、煮立ったら中火にし20分ほど煮て、大根を器に盛る。

❸ひき肉にB、❷の汁を25mlほど加えてよく混ぜ、鍋にもどし入れる。混ぜながら火にかけ、アクを除きながら5分ほど煮る。水溶き片栗粉でとろみをつけ、細ねぎを加え、❷にかける。

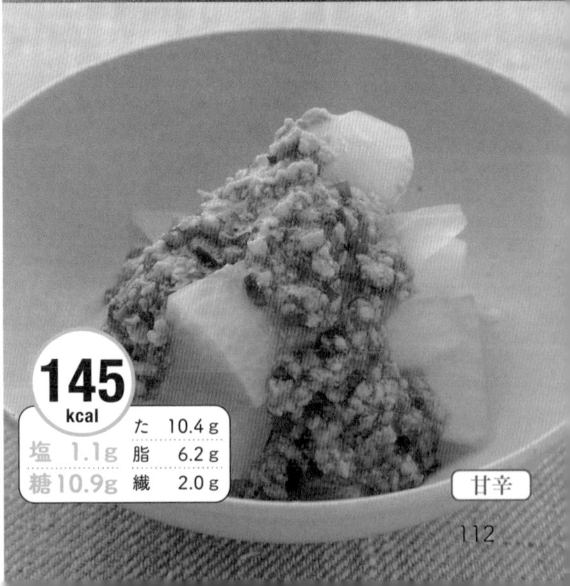
145
kcal
塩 1.1g
糖 10.9g
た 10.4ｇ
脂 6.2ｇ
繊 2.0ｇ
甘辛

たけのこ

おかかとしいたけのうまみで満足できる

たけのこのおかか煮

材料（1人分）

ゆでたけのこ…120ｇ
生しいたけ…30ｇ
A［だし180ml、酒・みりん各大さじ1、しょうゆ大さじ½、粉山椒小さじ½］
削り節…2ｇ

作り方

1. たけのこは乱切りに、しいたけはそぎ切りにする。
2. 鍋にA、1を加え強火にかける。煮立ったら中火にして、落としぶたをして8分煮る。火を止めて、削り節を混ぜる。

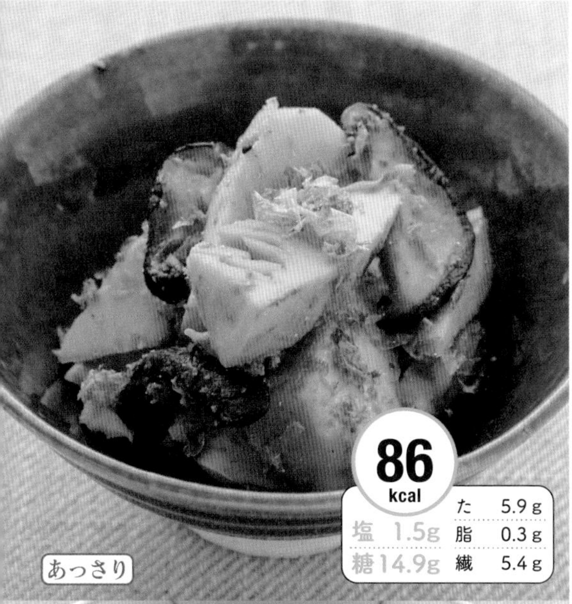
86
kcal
塩 1.5g
糖 14.9g
た 5.9g
脂 0.3g
繊 5.4g
あっさり

薄味仕立てでたけのこの風味を楽しんで

たけのことこんにゃくの含め煮

材料（1人分）

ゆでたけのこ…100ｇ
こんにゃく…75ｇ
絹さや…2枚
A［だし150ml、酒・めんつゆ（3倍濃縮）各大さじ½］

作り方

1. たけのこは穂先をくし形切りに、根の部分を半月切りにする。こんにゃくは格子状に切り込みを入れてひと口大に切る。絹さやはゆでて斜め切りにする。
2. 鍋にA、たけのこ、こんにゃくを加えて強火にかける。煮立ったら中火にして、落としぶたをして10分煮る。器に盛り、絹さやをちらす。

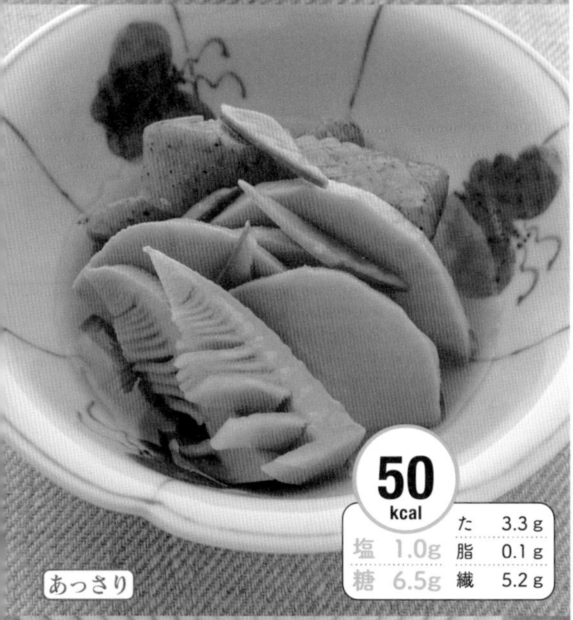
50
kcal
塩 1.0g
糖 6.5g
た 3.3g
脂 0.1g
繊 5.2g
あっさり

冷蔵庫で3～4日保存できるので、作りおきに◎

手作りメンマ

材料（作りやすい分量・2人分）

ゆでたけのこ…200ｇ
A［しょうが（みじん切り）1かけ分、豆板醤小さじ¼］
ごま油…大さじ1
B［水250ml、酒・みりん各大さじ1、しょうゆ・オイスターソース各小さじ1、鶏ガラスープの素0.8ｇ］

作り方

1. たけのこは穂先を薄切りに、中央を短冊切りにする。
2. 鍋に油とAを弱火にかける。香りが立ったら中火にして、1を加えて炒める。
3. 全体に油がまわったら、Bを加え、混ぜながら、水分がなくなるまで15分ほど煮る。

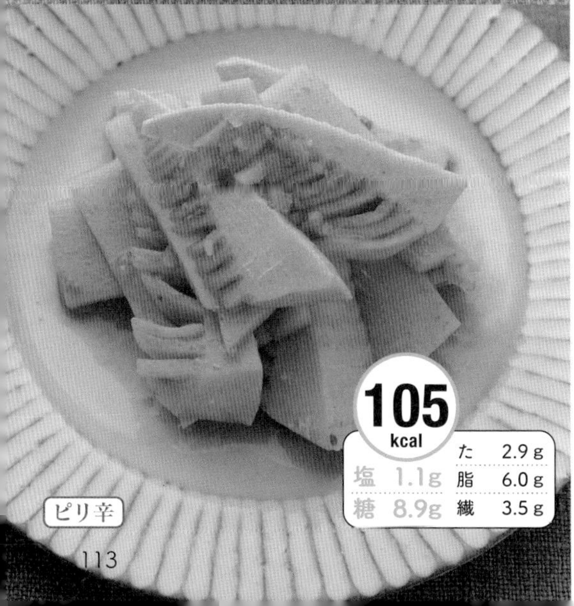
105
kcal
塩 1.1g
糖 8.9g
た 2.9g
脂 6.0g
繊 3.5g
ピリ辛

めんつゆでほんのり甘みをプラス

青梗菜のなめたけあえ

材料(1人分)
青梗菜…½株(50ｇ)
えのきたけ…50ｇ
A［なめたけ15ｇ、めんつゆ(3倍濃縮)小さじ½］

作り方
①青梗菜は縦2等分にして横1cm幅に切る。えのきは3等分に切る。
②①はさっとゆで、ざるにあげる。水けをよくきり、Aとあえる。

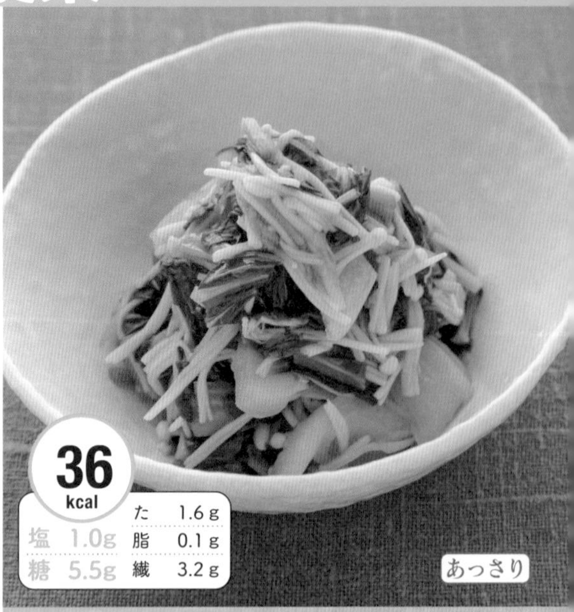
36
kcal
た 1.6ｇ
塩 1.0g 脂 0.1ｇ
糖 5.5g 繊 3.2ｇ
あっさり

ハムのうまみと塩けを生かす

青梗菜とハムのミルク煮

材料(1人分)
青梗菜…1株(100ｇ)
長ねぎ…¼本(25ｇ)
ロースハム…1枚(15ｇ)
A［水150ml、鶏ガラスープの素0.8ｇ、塩0.5ｇ、こしょう少々］
B［牛乳100ml、片栗粉小さじ⅔］

作り方
①青梗菜は縦4等分にして3cm長さに切る。長ねぎは斜め切りに、ハムはいちょう切りにする。
②鍋にA、長ねぎ、ハムを加えて強火にかける。煮立ったら青梗菜を加えて中火にし、ふたをして5分煮る。
③合わせたBでとろみをつけ、混ぜながら2分煮る。

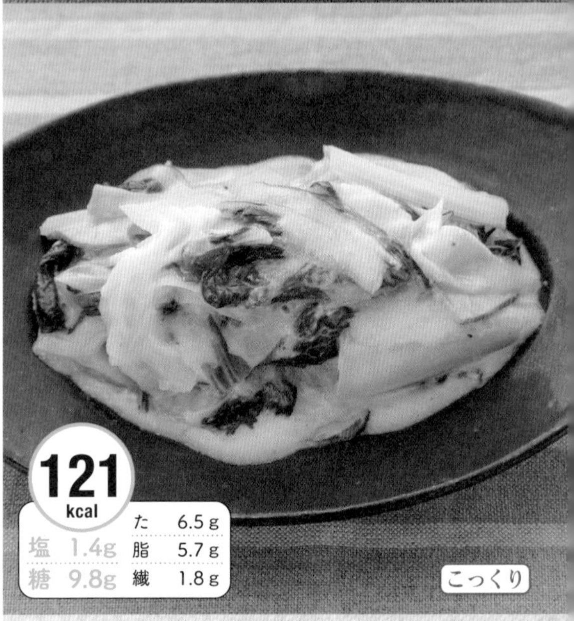
121
kcal
た 6.5ｇ
塩 1.4g 脂 5.7ｇ
糖 9.8g 繊 1.8ｇ
こっくり

市販のドレッシングで味が簡単に決まる

青梗菜の炒め物

材料(1人分)
青梗菜…1株(100ｇ)
ミニトマト…3個(45ｇ)
玉ねぎ…⅙個(約30ｇ)
フレンチドレッシング…小さじ2
A［水大さじ1、粒マスタード小さじ½］
B［塩0.6ｇ、こしょう少々］

作り方
①青梗菜は縦4等分に切って、斜め切りにする。玉ねぎは薄切りにする。トマトは半分に切る。
②フライパンにドレッシングを入れて火にかけ、玉ねぎと青梗菜を炒める。Aを加え、ふたをして1分ほど蒸し焼きにする。トマトを加え、Bをふる。

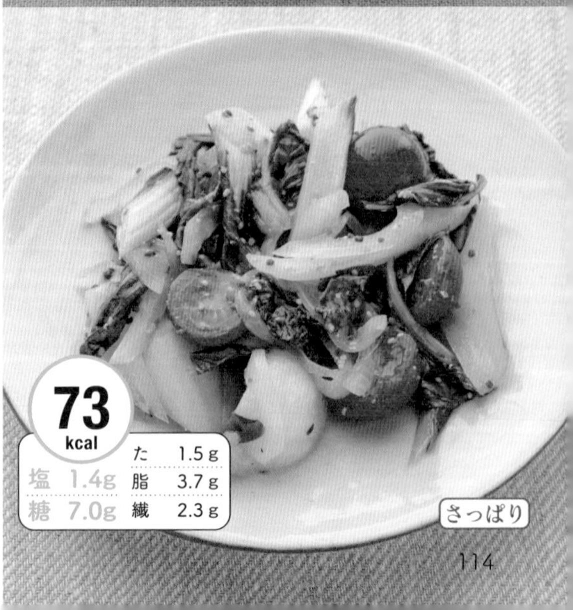
73
kcal
た 1.5ｇ
塩 1.4g 脂 3.7ｇ
糖 7.0g 繊 2.3ｇ
さっぱり

トマト・ミニトマト

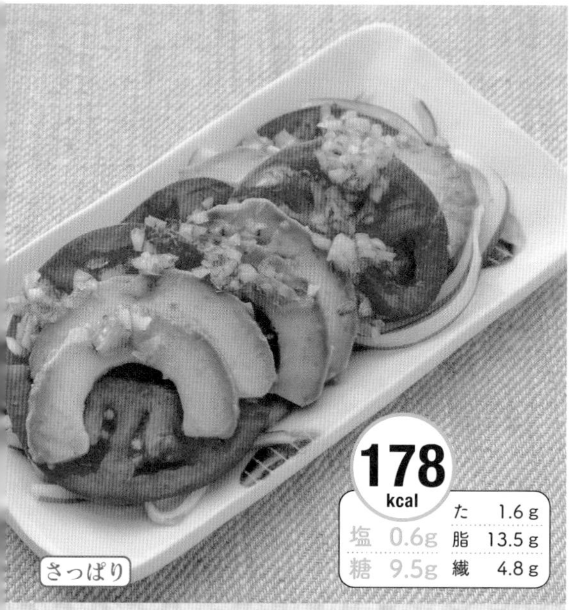
178
kcal
た 1.6g
塩 0.6g 脂 13.5g
糖 9.5g 繊 4.8g
さっぱり

コクのあるアボカドと玉ねぎの辛みを合わせて

トマトとアボカドのサラダ

材料(1人分)
トマト…½個(75g)
アボカド…小½個(60g)
紫玉ねぎ…¼個(40g)
A[レモン汁小さじ2、オリーブ油小さじ1、砂糖小さじ⅓、塩0.8g、こしょう少々]

作り方
❶トマト、アボカドは薄切りにする。玉ねぎは半量を薄切りにし、残りはみじん切りにする。
❷器に、薄切りした玉ねぎを敷き、トマトとアボカドを盛る。Aとみじん切りにした玉ねぎを合わせてかける。

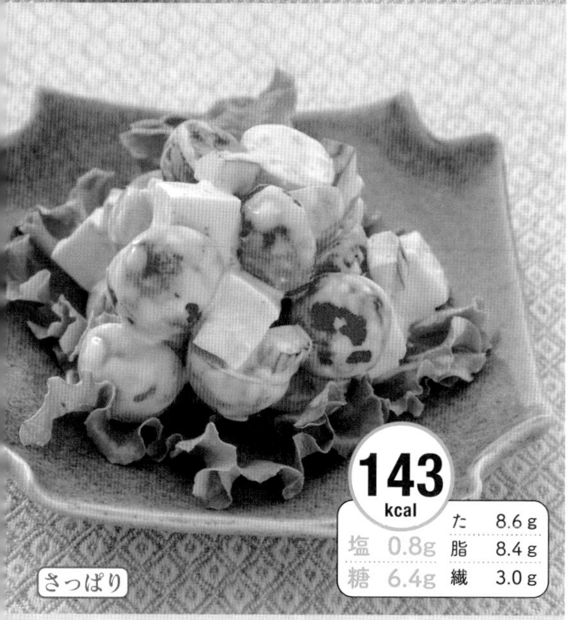
143
kcal
た 8.6g
塩 0.8g 脂 8.4g
糖 6.4g 繊 3.0g
さっぱり

和洋の組み合わせをマスタードがまとめる

ミニトマトと豆腐のあえ物

材料(1人分)
ミニトマト(赤・黄)
…各3個(各45g)
木綿豆腐…100g
きゅうり…⅓本(約30g)
リーフレタス…1枚(20g)
A[無糖ヨーグルト大さじ1、マヨネーズ小さじ1、マスタード小さじ½、塩0.6g、こしょう少々]

作り方
❶トマトは半分に切る。きゅうりは7～8㎜の角切りにする。豆腐は水けをきって1.5㎝角に切る。
❷ボウルにAを合わせ、❶をあえる。
❸レタスはちぎって器に敷き、❷を盛る。

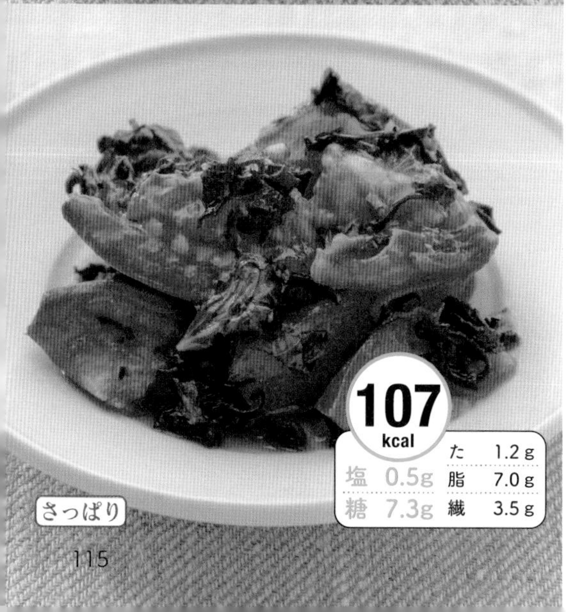
107
kcal
た 1.2g
塩 0.5g 脂 7.0g
糖 7.3g 繊 3.5g
さっぱり

きくらげの食感、しその風味を楽しんで

トマトのしそ炒め

材料(1人分)
トマト…1個(150g)
青じそ…3枚
きくらげ(乾)…3g
ごま油…小さじ1
A[和風ドレッシング大さじ1、ラー油少々]

作り方
❶トマトは乱切りにし、しそはちぎる。きくらげは水でもどしてせん切りにする。
❷フライパンに油を熱し、きくらげを加えて炒める。
❸トマト、Aを加え強火で30秒ほど炒め、しそを炒め合わせる。

オイスターソースでコクをプラス

なすとしし唐辛子の炒め

材料(1人分)

なす…1本(80ｇ)
しし唐辛子…5本(35ｇ)
みょうが…1個
サラダ油…大さじ½
A［酒・水各大さじ1、オイスターソース小さじ1、鶏ガラスープの素0.8ｇ］

作り方

❶なすは縦半分に切って斜め切りにする。しし唐辛子は縦半分に切る。みょうがは斜め切りにする。
❷フライパンに油を熱し、❶を加えて炒める。Aを加え、ふたをして1分ほど蒸し焼きにする。水分をとばすように炒め合わせる。

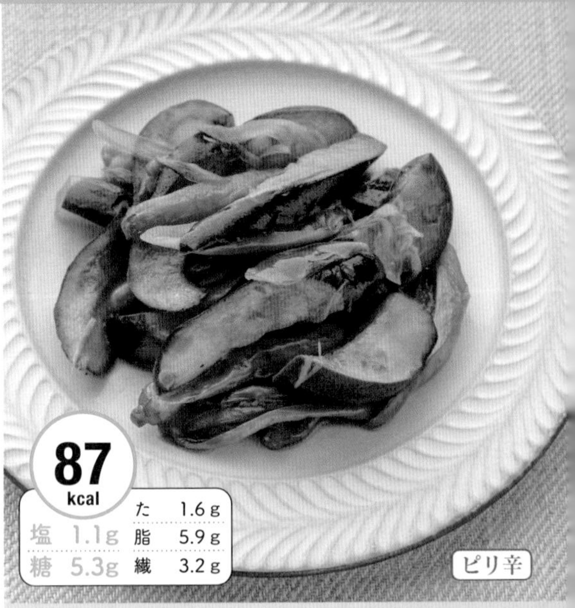

87 kcal
塩 1.1g　糖 5.3g
た 1.6ｇ　脂 5.9ｇ　繊 3.2ｇ
ピリ辛

しょうがの風味をきかせて減塩に

焼きなすのあえ物

材料(1人分)

なす…2本(160ｇ)
かいわれ菜…15ｇ
ごま油…小さじ1
A［おろししょうが小さじ½、しょうゆ小さじ1］
おろししょうが…少々

作り方

❶なすは輪切りにし、かいわれ菜は長さを半分に切る。
❷なすに油をあえて、グリルで8分ほど焼く。
❸ボウルにAを合わせ、❷、かいわれ菜をあえて器に盛る。おろししょうがを添える。

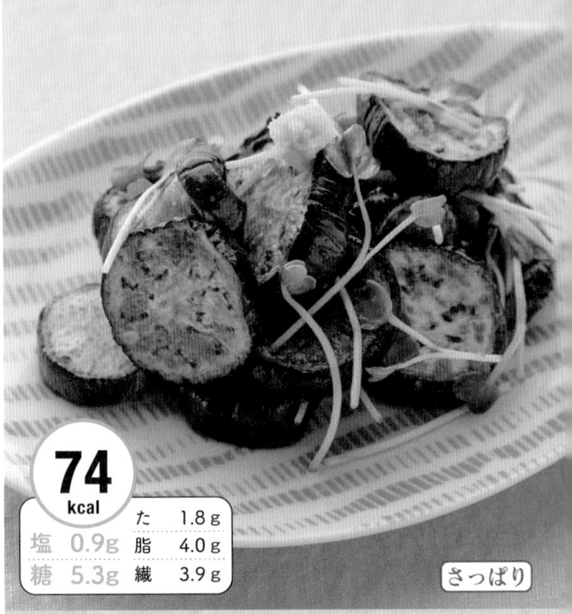

74 kcal
塩 0.9g　糖 5.3g
た 1.8ｇ　脂 4.0ｇ　繊 3.9ｇ
さっぱり

熱いうちに調味料をかけると味がよくなじむ

レンジなすの南蛮づけ

材料(1人分)

なす…2本(160ｇ)
玉ねぎ…¼個(50ｇ)
A［だし100ml、赤唐辛子⅓本、酢大さじ1、みりん小さじ2、しょうゆ小さじ1、七味唐辛子少々］

作り方

❶なすは切り込みを数カ所入れ、1本ずつラップで包んで電子レンジで3分加熱する。玉ねぎは薄切りにする。
❷鍋にAを入れて火にかけ、煮立ったら火からおろす。
❸保存容器に玉ねぎを敷き、❷を熱いうちにかける。
❹縦に粗くさいたなすを❸につけ込む。途中混ぜながら、1時間以上つける。

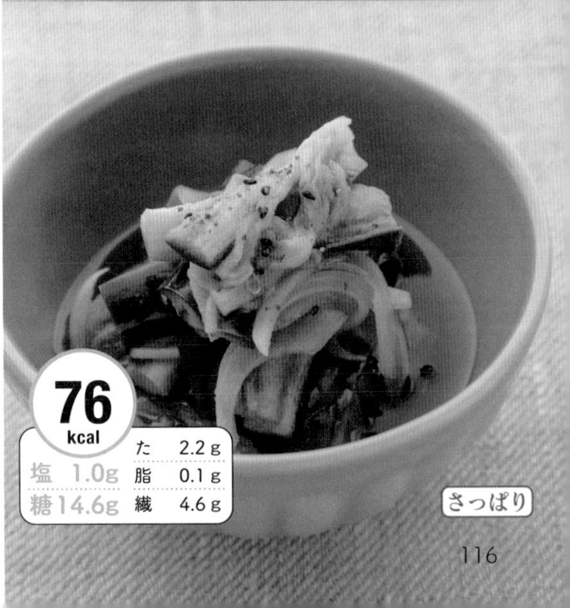

76 kcal
塩 1.0g　糖 14.6g
た 2.2ｇ　脂 0.1ｇ　繊 4.6ｇ
さっぱり

にら

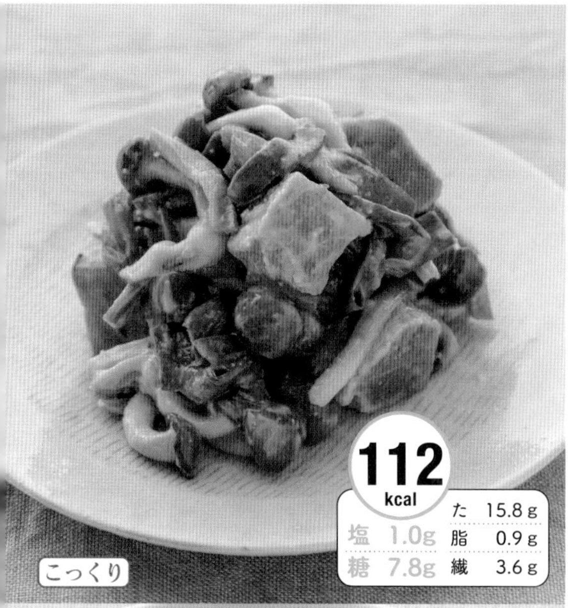
112
kcal
た 15.8g
塩 1.0g 脂 0.9g
糖 7.8g 繊 3.6g
こっくり

まぐろで満腹感がアップ

にらとまぐろのぬた

材料(1人分)
にら…50g
まぐろ(赤身・刺身用さく)…60g
しめじ…50g
A［白みそ大さじ½、酢小さじ1、しょうゆ小さじ½］

作り方
❶にらは3cm長さに切り、しめじは小房に分け、30秒ほどゆでて水けをきる。
❷❶と同じ湯にまぐろを10秒ほどくぐらせて水けをきり、1.5cm大の角切りにする。
❸ボウルにAを合わせ、❶、❷を加え、あえる。

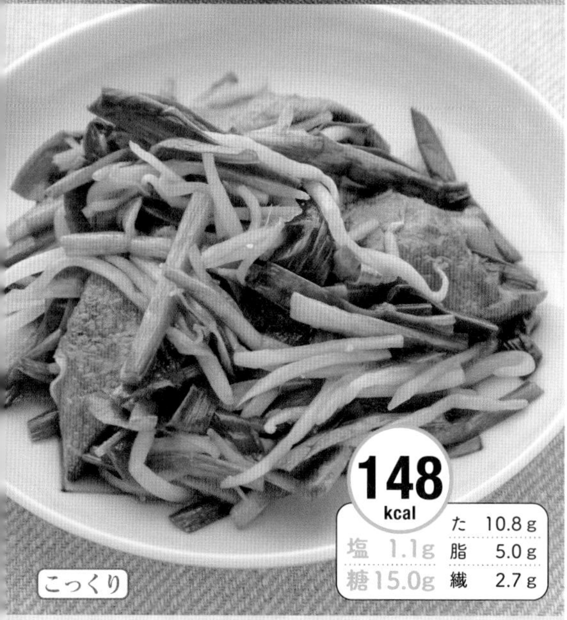
148
kcal
た 10.8g
塩 1.1g 脂 5.0g
糖 15.0g 繊 2.7g
こっくり

鉄とビタミンCをしっかり摂取

にらレバー炒め

材料(1人分)
にら、豚レバー…各50g
もやし…80g
しょうが(せん切り)…½かけ分
片栗粉…少々
サラダ油…小さじ1
A［おろししょうが・しょうゆ各小さじ1、酒大さじ1、みりん小さじ2、中濃ソース小さじ½］

作り方
❶レバーは血合いを取り除き、牛乳(分量外)をかぶるくらい入れて20分つけておく。にらは4cm長さに切る。
❷レバーは水洗いして薄切りし、水けをよくふき取って片栗粉を薄くまぶす。
❸フライパンに油、しょうがを熱し、香りが立ったら❷を炒める。レバーの色が変わってきたら、もやし、にらを加えて2分炒める。合わせたAを炒め合わせる。

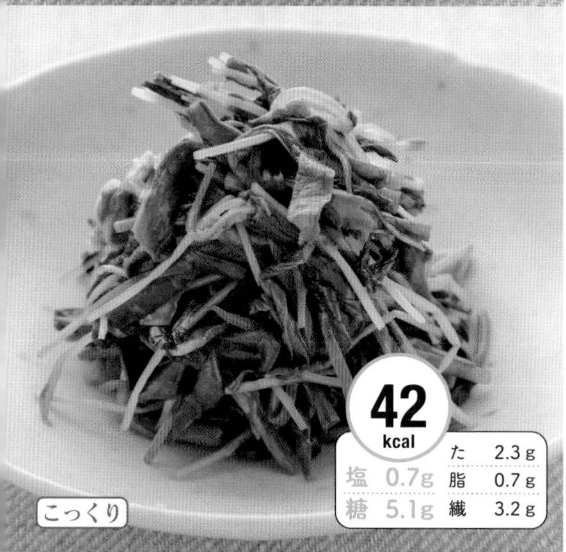
42
kcal
た 2.3g
塩 0.7g 脂 0.7g
糖 5.1g 繊 3.2g
こっくり

アクセントがほしいときは、ラー油を増やして

にらの中華浸し

材料(1人分)
にら…60g
豆苗…40g
にんじん…20g
A［オイスターソース小さじ1、おろしにんにく小さじ½、ラー油少々］

作り方
❶にらはゆでて4cm長さに切り、にんじんはせん切りにする。豆苗、にら、にんじんの順にゆでて水けをきり、豆苗は3cm長さに切る。
❷ボウルにAを合わせ、❶を加えてあえる。

オレンジの酸味と甘みで洋風のサラダに

にんじんとオレンジのサラダ

材料(1人分)

にんじん…約¼本(40g)
ブロッコリースプラウト…15g
オレンジ…½個(80g)
A[オレンジ果汁大さじ1、オリーブ油小さじ1、カレー粉小さじ⅓、塩0.6g、こしょう少々]

作り方

①にんじんはピーラーで細く削る。オレンジは果肉を取り出す。＊このときに出る果汁をAに使用する。
②ボウルにAを合わせ、①、スプラウトをあえる。

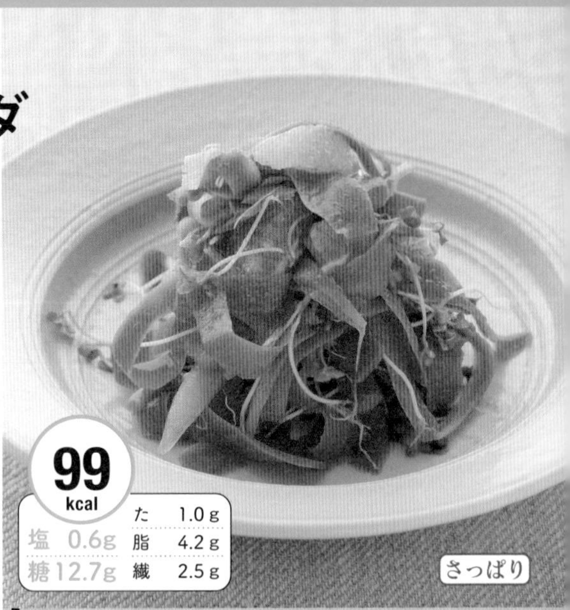
99
kcal
塩 0.6g
糖 12.7g
た 1.0g
脂 4.2g
繊 2.5g
さっぱり

にんじんとパセリの相性は抜群です

にんじんのパセリソースかけ

材料(1人分)

にんじん…⅓本(60g)
玉ねぎ…⅒個(20g)
リーフレタス…1枚(20g)
ツナ水煮缶…25g
白ワイン…大さじ1
A[パセリ(みじん切り)小さじ½、マヨネーズ大さじ½、マスタード小さじ½、こしょう少々]

作り方

①にんじんは乱切りにし、玉ねぎはみじん切りにする。レタスはちぎる。
②耐熱皿ににんじんを並べ、白ワインをまわしかけ、ラップをふんわりとかけて電子レンジで3分加熱する。
③ボウルにA、汁けをきったツナ、玉ねぎ、②の蒸し汁小さじ1を入れて混ぜる。器に盛ったレタスとにんじんにかける。

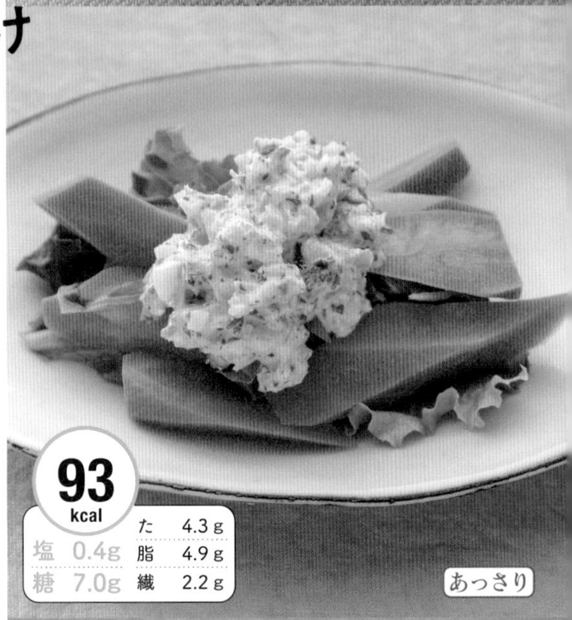
93
kcal
塩 0.4g
糖 7.0g
た 4.3g
脂 4.9g
繊 2.2g
あっさり

くるみの食感をアクセントに

にんじんきんぴら

材料(1人分)

にんじん…¼本強(50g)
くるみ…15g
サラダ油…小さじ1
A[だし大さじ2、酒小さじ2、しょうゆ・みりん各小さじ1]

作り方

①にんじんは2～3cm長さの棒状に切り、くるみはから炒りして粗く刻む。
②フライパンに油を熱し、にんじんを炒める。少ししんなりしてきたら、Aを加えて水分がなくなるまで4分炒める。くるみを加え、炒め合わせる。

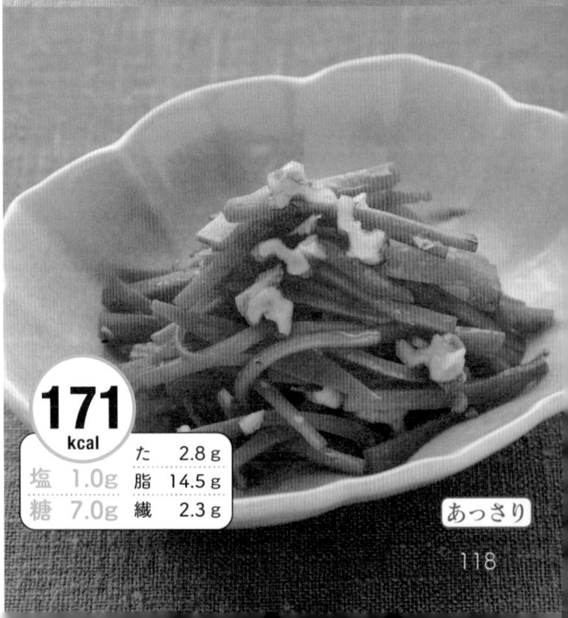
171
kcal
塩 1.0g
糖 7.0g
た 2.8g
脂 14.5g
繊 2.3g
あっさり

白菜

ケチャップ×コンソメで味に深みを出す

白菜のケチャップあえ

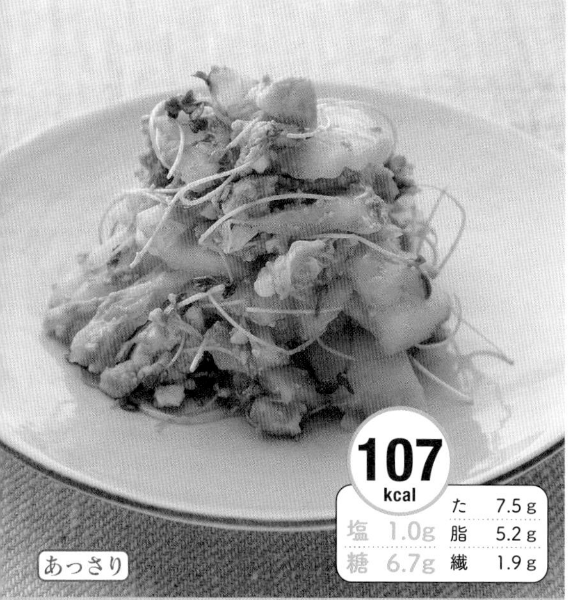
107
kcal
た 7.5g
塩 1.0g 脂 5.2g
糖 6.7g 繊 1.9g
あっさり

材料(1人分)
白菜…1枚(120g)
ゆで卵…1個
かいわれ菜…15g
A[トマトケチャップ小さじ1、しょうゆ小さじ⅓、顆粒コンソメ0.8g、こしょう少々]

作り方
❶白菜は細めのそぎ切りにし、ゆでる。
❷ボウルにゆで卵を粗くほぐし、Aを混ぜる。水けをきった❶とかいわれ菜を加え、あえる。

甘辛味でごはんが進む

白菜のおかかみそ煮

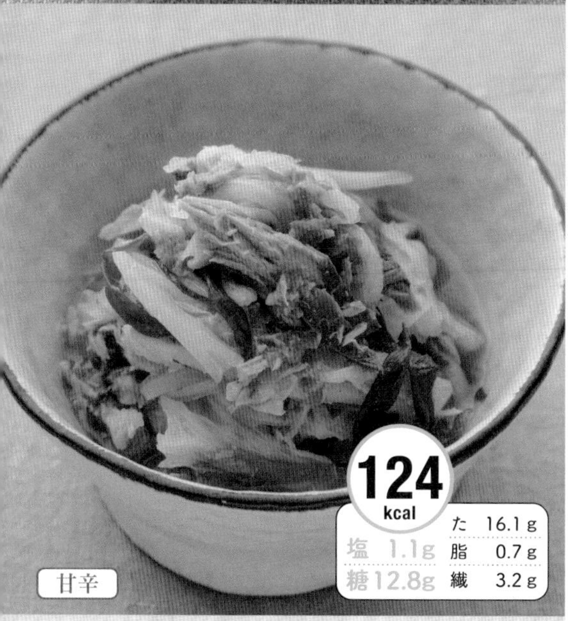
124
kcal
た 16.1g
塩 1.1g 脂 0.7g
糖 12.8g 繊 3.2g
甘辛

材料(1人分)
白菜…1 ½枚(180g)
なまり節…40g
細ねぎ(斜め切り)
…3本分(15g)
A[しょうが(薄切り)½かけ分、だし220ml、酒・みりん・みそ各小さじ1、削り節2g]

作り方
❶白菜はそぎ切りにし、なまり節は粗くほぐす。
❷鍋にAを火にかける。煮立ったら❶を加え、途中混ぜながら8分ほど煮る。細ねぎを加え、1分ほど煮る。

ザーサイは白菜と同じように切ってよくからめて

せん切り白菜のごま炒め

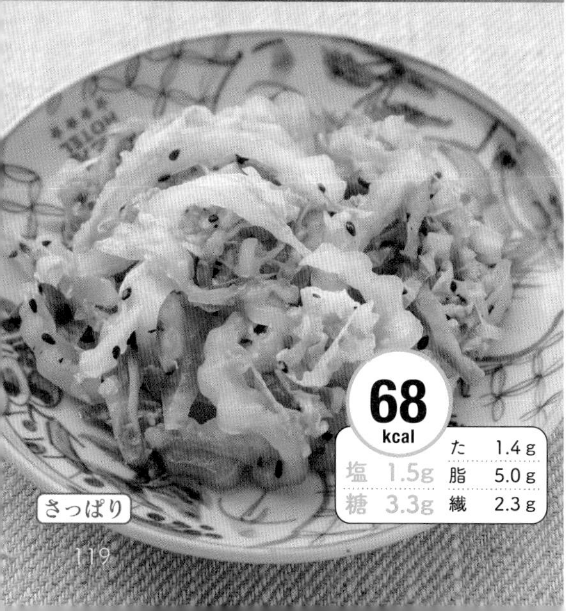
68
kcal
た 1.4g
塩 1.5g 脂 5.0g
糖 3.3g 繊 2.3g
さっぱり

材料(1人分)
白菜…1枚(120g)
ザーサイ…10g
ごま油…小さじ1
A[酒小さじ2、ポン酢しょうゆ小さじ½]
黒ごま…小さじ1

作り方
❶白菜は横にせん切りに、ザーサイはせん切りにする。
❷フライパンに油を熱し、❶を炒める。少ししんなりしてきたら、Aをまわしかけ、水分をとばすように2分炒め、ごまをふる。

桜えびのうまみがピーマンの苦味をやわらげる

ピーマンの煮浸し

材料(1人分)

ピーマン…2個(60ｇ)
長ねぎ…⅓本(30ｇ)
桜えび…3ｇ
A［だし120ml、酒小さじ2、しょうゆ・みりん各小さじ1］

作り方

❶ピーマンは縦半分に切って横に薄切りにする。長ねぎは3cm長さに切り、縦4等分にする。
❷鍋にAと桜えびを火にかける。煮立ったらピーマンと長ねぎを加え、5分煮る。

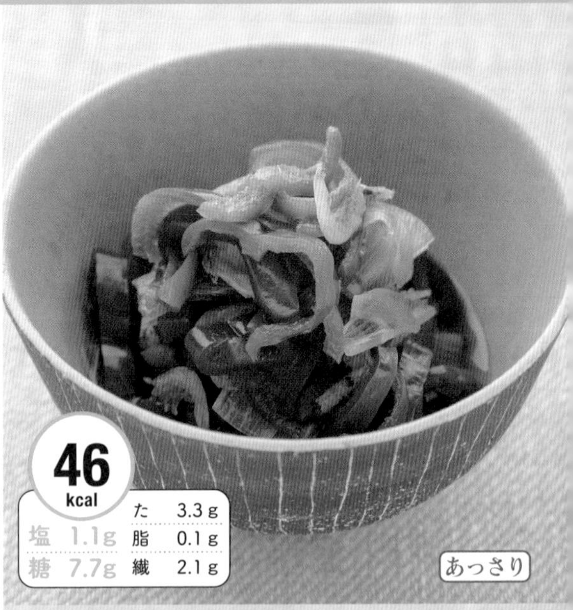

46 kcal
た 3.3ｇ
塩 1.1g 脂 0.1ｇ
糖 7.7g 繊 2.1ｇ

あっさり

バターが入るから、洋風おかずとも相性よし

ピーマンの明太子あえ

材料(1人分)

ピーマン…2個(60ｇ)
明太子…20ｇ
A［バター小さじ1、めんつゆ(3倍濃縮)小さじ⅓］

作り方

❶ピーマンは縦に細切りにし、明太子は身を取り出す。
❷ピーマンは1分ほどゆでてざるにあげる。ボウルにA、明太子を入れ、ピーマンが熱いうちに加え、あえる。

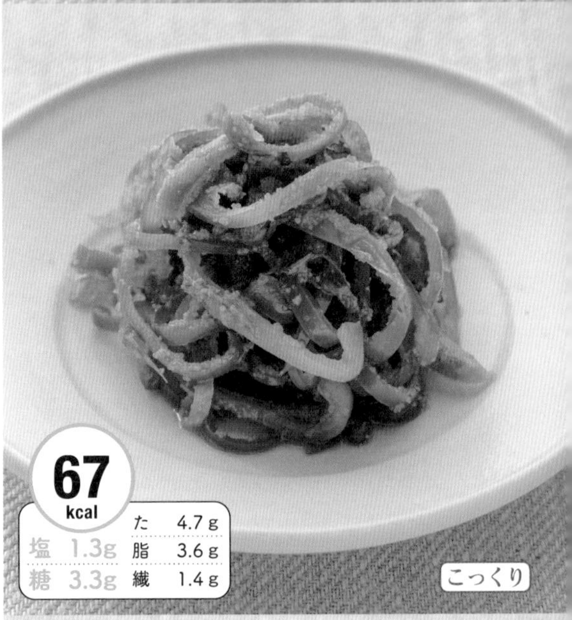

67 kcal
た 4.7ｇ
塩 1.3g 脂 3.6ｇ
糖 3.3g 繊 1.4ｇ

こっくり

ツナの油で炒めるのがポイントです

ピーマンのポン酢炒め

材料(1人分)

ピーマン…2個(60ｇ)
にんにくの芽…30ｇ
ツナ油漬け缶…40ｇ
A［ポン酢しょうゆ大さじ½、酒小さじ2、七味唐辛子少々］

作り方

❶ピーマンは乱切りにする。にんにくの芽は3cm長さに切る。
❷フライパンにツナ缶の油を小さじ1入れて、火にかける。❶、油をきったツナを加えて炒め、しんなりしてきたらAを加え、2分ほど炒め合わせる。

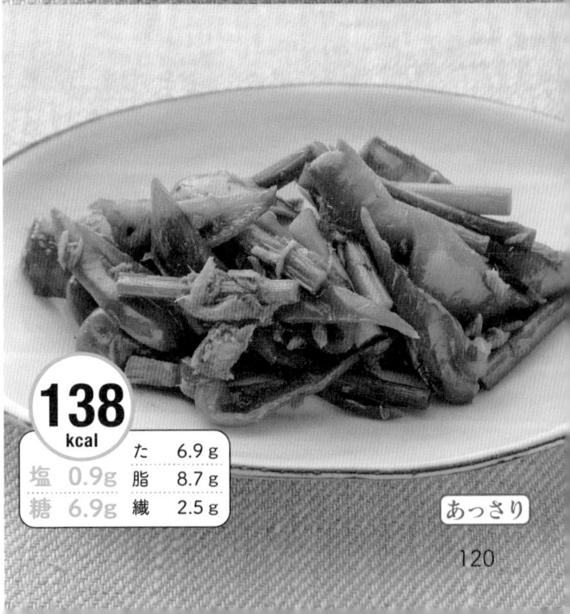

138 kcal
た 6.9ｇ
塩 0.9g 脂 8.7ｇ
糖 6.9g 繊 2.5ｇ

あっさり

パプリカ

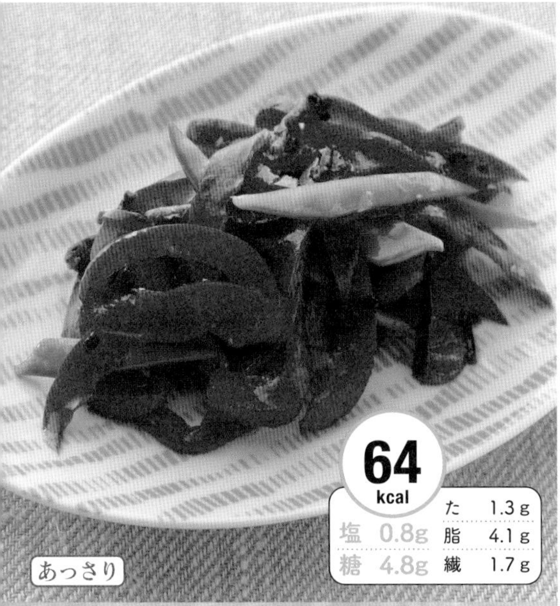

64 kcal
た 1.3g
塩 0.8g 脂 4.1g
糖 4.8g 繊 1.7g
あっさり

塩昆布とごま油の風味とコクがよく合う

パプリカの塩昆布あえ

材料(1人分)
パプリカ(赤)…½個(60ｇ)
絹さや…3枚
A［塩昆布3ｇ、ごま油小さじ1、しょうゆ小さじ⅓］

作り方
❶パプリカは薄切りにし、絹さやは斜め切りにし、30秒ほどゆでてざるにあげる。
❷ボウルにAを合わせ、❶の水けをきって加えてあえる。

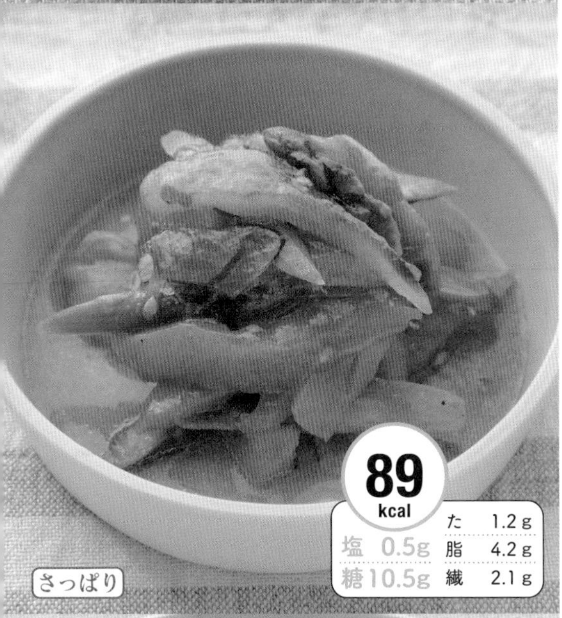

89 kcal
た 1.2g
塩 0.5g 脂 4.2g
糖 10.5g 繊 2.1g
さっぱり

パプリカをよく焼くことで、甘みを引き出す

焼きパプリカのマリネ

材料(作りやすい分量・2人分)
パプリカ(黄)…1個(120ｇ)
トマト…小1個(120ｇ)
紫玉ねぎ…¼個(40ｇ)
アスパラガス…2本(40ｇ)
A［オリーブ油・レモン汁各小さじ2、はちみつ小さじ1、塩1ｇ、こしょう少々］

作り方
❶パプリカはグリルで黒くなるまで、10分ほど焼く。皮をむき、7～8㎜幅に切る。
❷玉ねぎは薄切りにする。アスパラは根元を切り落とし、斜め切りしてゆでる。トマトはすりおろす。
❸ボウルにトマト、Aを合わせ、残りの野菜を加えてあえる。冷蔵庫で30分ほどなじませる。

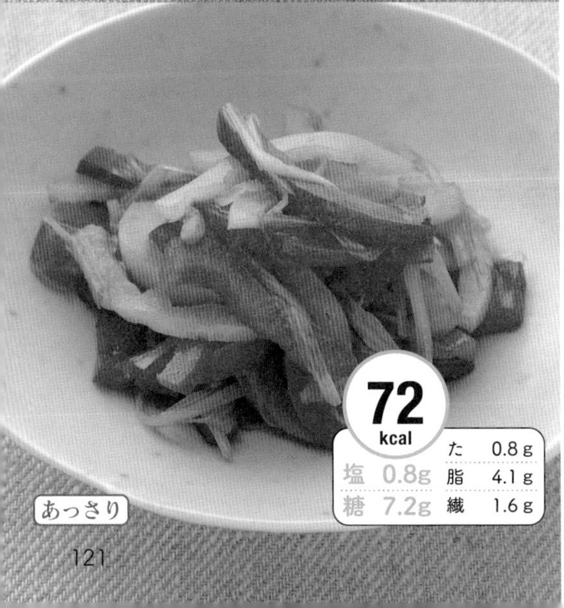

72 kcal
た 0.8g
塩 0.8g 脂 4.1g
糖 7.2g 繊 1.6g
あっさり

冷めてもおいしいから、お弁当のおかずにも◎

パプリカのきんぴら

材料(1人分)
パプリカ(赤・黄)…各¼個(各30ｇ)
長ねぎ…¼本(25ｇ)
オリーブ油…小さじ1
A［水大さじ2、中濃ソース小さじ1、顆粒コンソメ小さじ⅓］

作り方
❶パプリカは横に薄切りに、ねぎはせん切りにする。
❷フライパンに油を熱し、❶を炒める。しんなりしてきたら、Aを加えて水分がとぶまで2分ほど炒める。

しらすを足してうまみをプラス

ブロッコリーのごまぶし

材料(1人分)

ブロッコリー…80g
しらす干し…6g
A［白すりごま・酢各小さじ1、砂糖小さじ⅓、しょうゆ小さじ½］

作り方

❶ブロッコリーは小房に分けてゆでる。
❷ボウルにA、しらすを合わせ、❶をあえる。

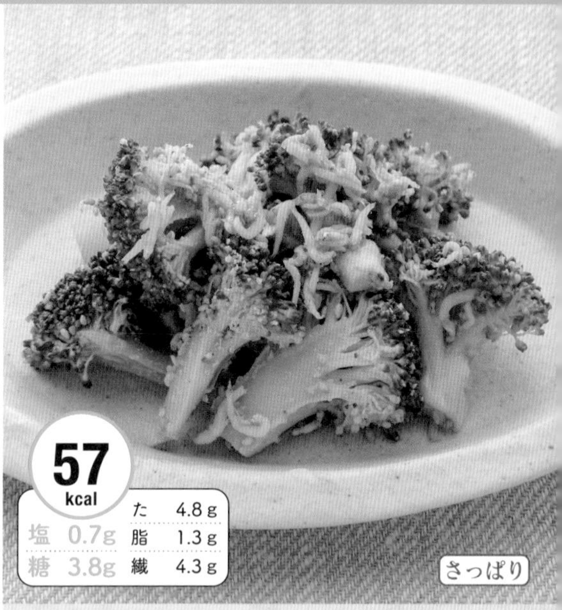
57
kcal
塩 0.7g
糖 3.8g
た 4.8g
脂 1.3g
繊 4.3g
さっぱり

ドレッシング+チーズで満足感アップ

ブロッコリーのチーズがけ

材料(1人分)

ブロッコリー…80g
ピザ用チーズ…15g
フレンチドレッシング…小さじ2

作り方

❶ブロッコリーは小房に分ける。耐熱皿に並べ、水大さじ1（分量外)をまわしかけ、ラップをふんわりとかけ、電子レンジで2分加熱する。
❷ラップをはずしてドレッシングをかけ、ピザ用チーズをのせる。ラップをかけずに、さらに1分30秒加熱する。

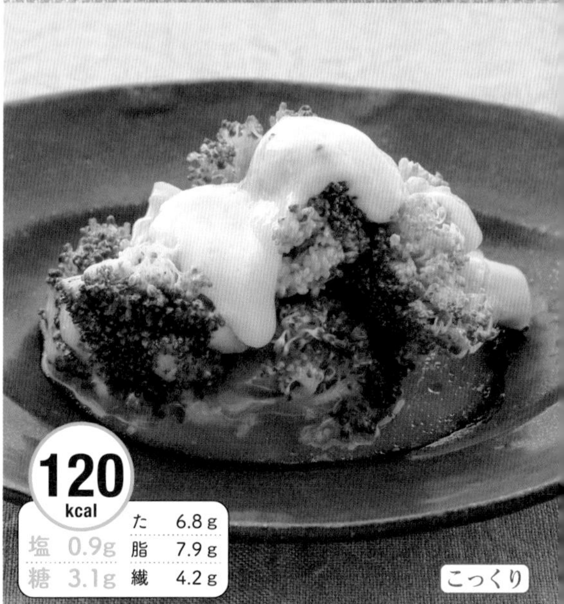
120
kcal
塩 0.9g
糖 3.1g
た 6.8g
脂 7.9g
繊 4.2g
こっくり

辛みそは甘みのある野菜に合います

ブロッコリーの辛みそがけ

材料(1人分)

ブロッコリー…90g
エリンギ…40g
ごま油…小さじ1
A［酒・みそ・みりん各小さじ1、豆板醤小さじ⅕］

作り方

❶ブロッコリーは小房に分ける。エリンギは長さを半分に切って縦に薄切りにする。
❷フライパンに油を熱し、❶を焼き色がつくまで1分炒める。水大さじ2（分量外)をまわし入れてふたをし、1分蒸し焼きにする。水分をとばすように炒め、器に盛り、合わせたAをかける。

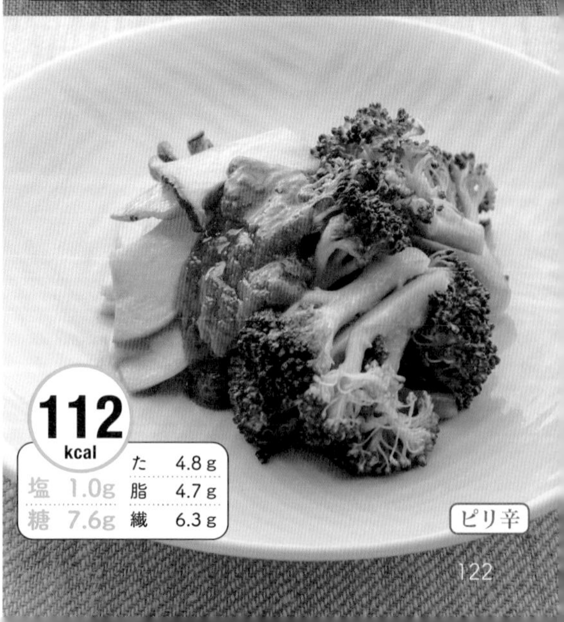
112
kcal
塩 1.0g
糖 7.6g
た 4.8g
脂 4.7g
繊 6.3g
ピリ辛

モロヘイヤ

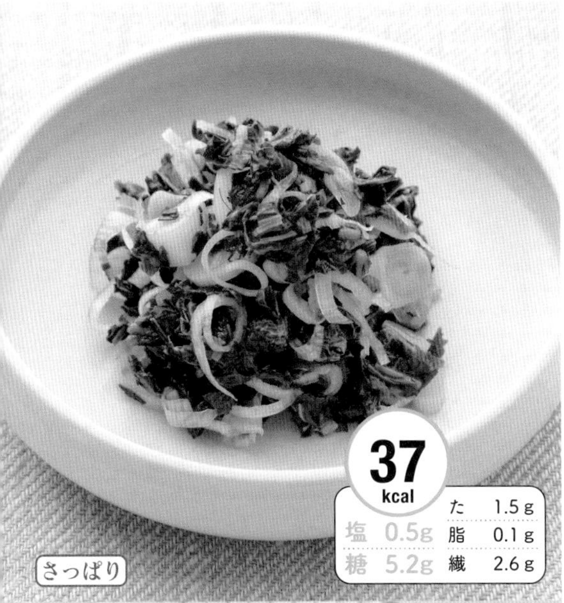
37
kcal
塩 0.5g
糖 5.2g
た 1.5g
脂 0.1g
繊 2.6g
さっぱり

モロヘイヤ特有のネバネバ食感を楽しんで

モロヘイヤの梅あえ

材料（1人分）
モロヘイヤ…30ｇ
長ねぎ…30ｇ
A［小梅1個（2ｇ）、みりん小さじ1、ポン酢しょうゆ小さじ⅓］

作り方
❶モロヘイヤは葉先をつみ取ってゆで、粗く刻む。長ねぎは小口切りにする。
❷小梅は細かく刻み、他のAを合わせる。❶とあえる。

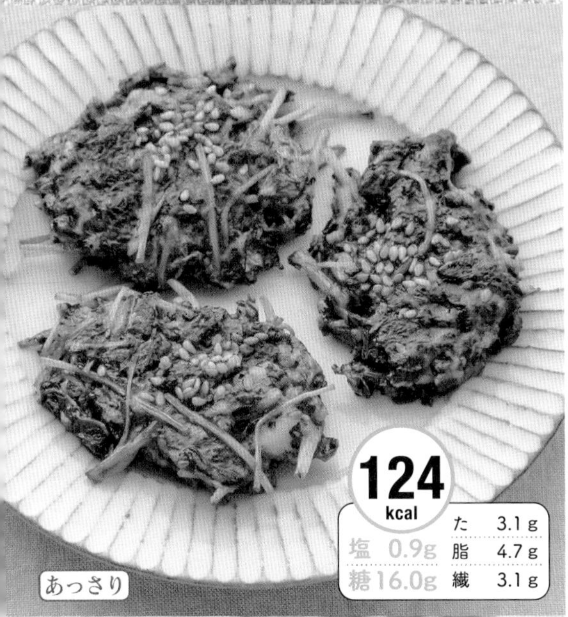
124
kcal
塩 0.9g
糖 16.0g
た 3.1g
脂 4.7g
繊 3.1g
あっさり

山いもでつないでボリュームアップ

モロヘイヤの小判焼き

材料（1人分）
モロヘイヤ…30ｇ
山いも…30ｇ
三つ葉…15ｇ
薄力粉…小さじ2
ごま油…小さじ1
白ごま…小さじ½
A［水大さじ1、酒小さじ2、しょうゆ・みりん各小さじ1］

作り方
❶モロヘイヤは葉先をつみ取ってゆで、刻む。山いもはすりおろし、三つ葉は3～4㎝長さに切る。
❷ボウルに❶を合わせ、薄力粉をよく混ぜ合わせる。
❸フライパンに油を熱し、❷を水でぬらしたスプーンで3等分してすくい入れる。平たく形をととのえ、上にごまをちらす。片面を2分ほど焼いたら、裏返しさらに1分ほど焼く。合わせたAをまわし入れ、からめる。

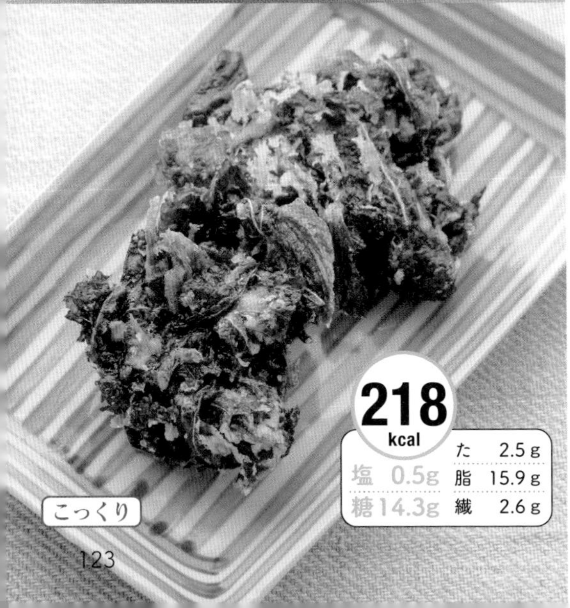
218
kcal
塩 0.5g
糖 14.3g
た 2.5g
脂 15.9g
繊 2.6g
こっくり

モロヘイヤと紅しょうがの組み合わせは絶品

モロヘイヤのかき揚げ

材料（1人分）
モロヘイヤ…30ｇ
紅しょうが…15ｇ
薄力粉…大さじ2
揚げ油…適量

作り方
❶モロヘイヤは葉先をつみ取って、食べやすい大きさに切る。紅しょうがは刻む。
❷ボウルに❶を入れて薄力粉をふり入れ、水大さじ2（分量外）を加えて混ぜる。
❸170℃に熱した油に、❷をスプーンで2等分してすくい入れる。2分ほど揚げて裏返し、2分ほど揚げる。

みょうがと酢のダブル使いで減塩に

もやしと海藻の和風サラダ

材料(1人分)

もやし…80g
海藻ミックス(乾)…5g
みょうが(せん切り)…1個分
A[酢小さじ2、しょうゆ・白すりごま各小さじ1、ごま油小さじ½]

作り方

❶もやしはゆでる。海藻は水でもどし、ざるにあげる。
❷ボウルにAを合わせ、❶の水けをきって加える。みょうがを加えてあえ、器に盛る。

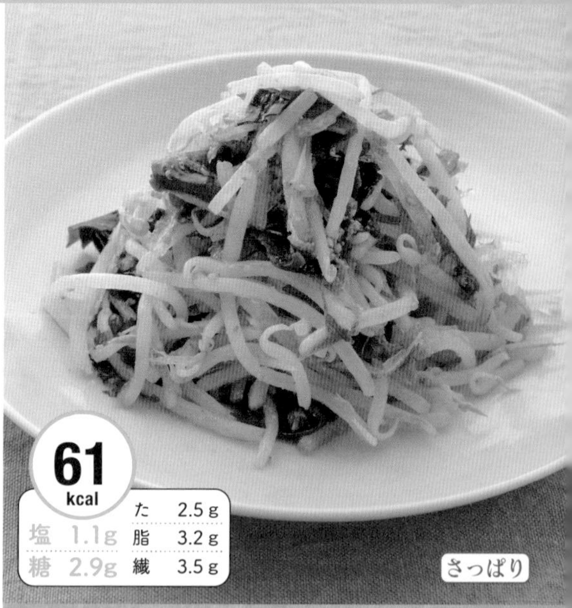

61 kcal
塩 1.1g　糖 2.9g　た 2.5g　脂 3.2g　繊 3.5g

栄養価が高い大豆もやしを使って

大豆もやしのラー油あえ

材料(1人分)

大豆もやし…90g
ひじき(乾)…4g
A[湯小さじ1、鶏ガラスープの素0.8g、塩0.5g、こしょう・ラー油各少々]

作り方

❶もやしはゆでる。ひじきは水でもどし、ゆでてざるにあげる。
❷ボウルにAを合わせ、❶の水けをきって加え、あえる。

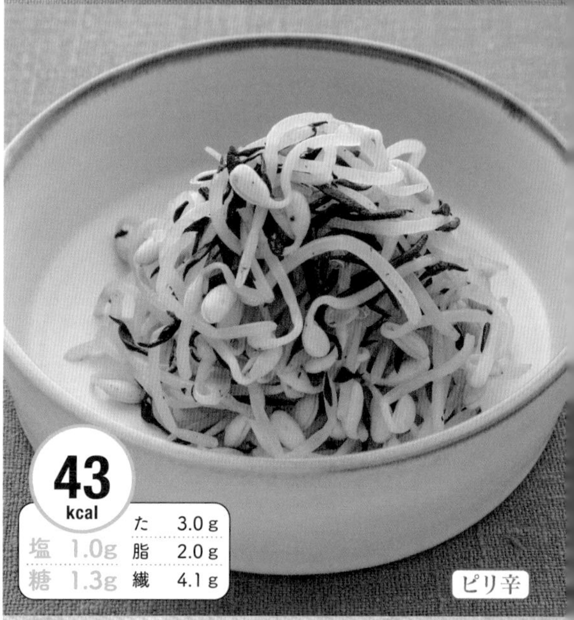

43 kcal
塩 1.0g　糖 1.3g　た 3.0g　脂 2.0g　繊 4.1g

淡泊なもやしに卵でボリュームアップ

もやしの卵炒め

材料(1人分)

もやし…90g
卵…1個
ごま油…小さじ1
干しえび…3g
A[酒・みりん各小さじ1、ナンプラー小さじ½、こしょう少々]

作り方

❶干しえびは刻む。
❷フライパンに油を熱し、もやし、❶を炒める。Aを加えて1分ほど炒める。溶きほぐした卵をまわし入れて、30秒ほど炒め合わせる。

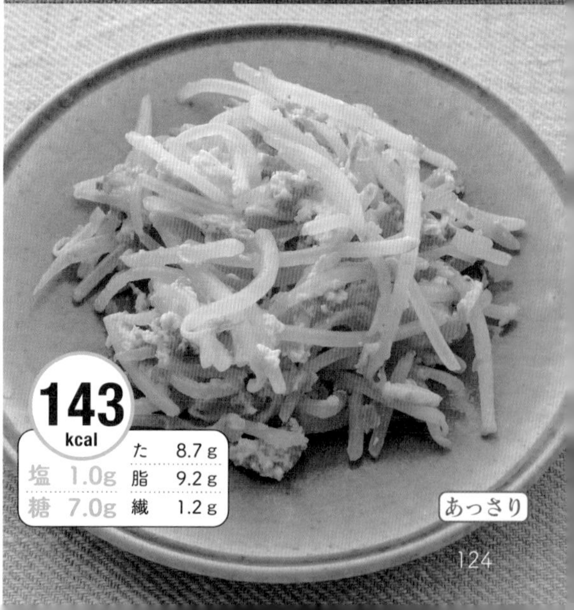

143 kcal
塩 1.0g　糖 7.0g　た 8.7g　脂 9.2g　繊 1.2g

レタス

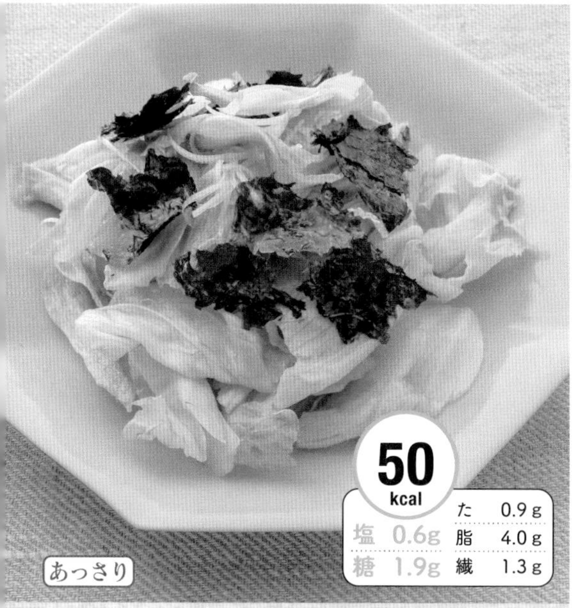
50
kcal
た 0.9g
塩 0.6g
脂 4.0g
糖 1.9g
繊 1.3g
あっさり

シンプルなサラダはごま油で風味よく

チョレギサラダ

材料(1人分)

レタス…2枚(40g)
長ねぎ(白い部分)…10g
A[ごま油小さじ1、塩0.6g、こしょう少々]
韓国のり…2g

作り方

❶レタスはちぎり、長ねぎはせん切りにする。
❷ボウルにAを合わせ、❶をあえる。器に盛り、ひと口大にちぎったのりをちらす。

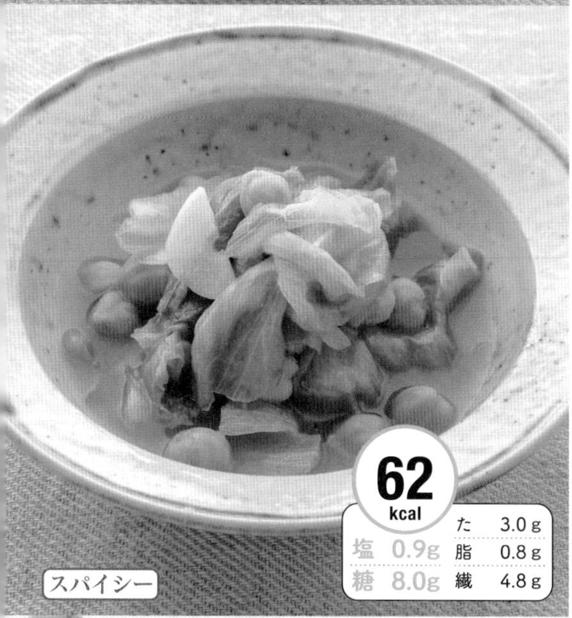
62
kcal
た 3.0g
塩 0.9g
脂 0.8g
糖 8.0g
繊 4.8g
スパイシー

温かいレタスも食感が違っておいしい

レタスのカレーコンソメ煮

材料(1人分)

レタス…3枚(60g)
ひよこ豆(水煮)…30g
A[にんにく(薄切り)½かけ分、水180ml、カレー粉小さじ⅔、顆粒コンソメ小さじ⅓]
B[塩0.5g、こしょう少々]

作り方

❶レタスはちぎる。
❷鍋にAを火にかけ、ひよこ豆を2分ほど煮る。❶を加え30秒ほど煮たら、Bで調味する。

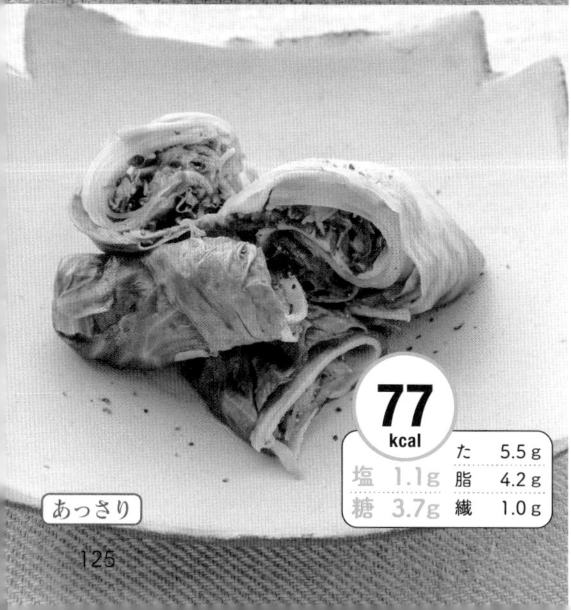

生でも食べられる食材だから、短時間加熱でOK！

レタスロールのレンジ蒸し

材料(1人分)

レタス…大2枚(60g)
ロースハム…2枚(30g)
ブロッコリースプラウト…20g
A[水大さじ2、顆粒コンソメ小さじ⅓]
黒こしょう…少々

作り方

❶レタスにハム、スプラウトをのせ、くるくると巻く。
❷耐熱皿にのせ、合わせたAをかけてラップをふんわりとかけ、電子レンジで2分加熱する。半分に切って器に盛り、黒こしょうをふる。

ヘルシーなこんにゃくに、さっぱりとしたゆずみそを

ゆずみそ田楽

材料(1人分)

こんにゃく…120g

A[だし大さじ1、みそ大さじ½、酒小さじ1]

B[ゆず果汁小さじ1、ゆずの皮(せん切り)少々]

作り方

❶こんにゃくは三角形に切ってゆでる。

❷鍋にAを火にかけてとろみがつくまで1分ほど煮る。Bを加えて火を止め、❶を加えてあえる。

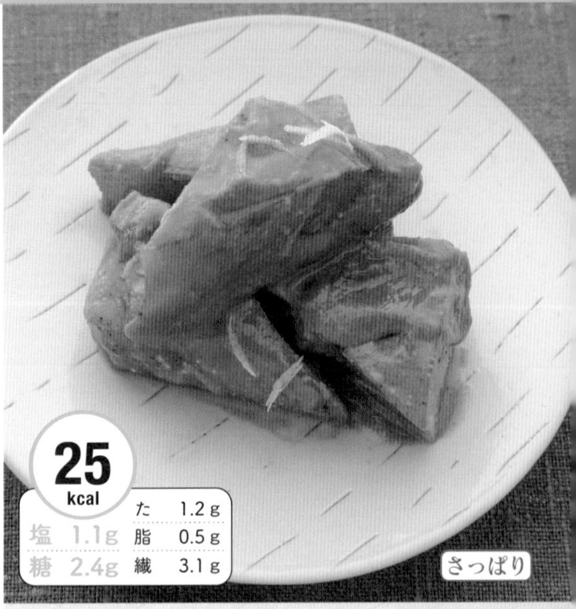

25 kcal
た 1.2g
塩 1.1g 脂 0.5g
糖 2.4g 繊 3.1g
さっぱり

ゆず胡椒をピリリときかせた大人の味

こんにゃくのゆず胡椒炒め

材料(1人分)

こんにゃく…100g

まいたけ…50g

サラダ油…小さじ1

A[だし大さじ3、酒小さじ1、ゆず胡椒小さじ⅔]

作り方

❶こんにゃくはちぎってゆでる。まいたけは小房に分ける。

❷フライパンに油を熱し、❶を炒める。Aを混ぜ、ふたをして2分ほど加熱する。ふたを取って水分をとばすように炒める。

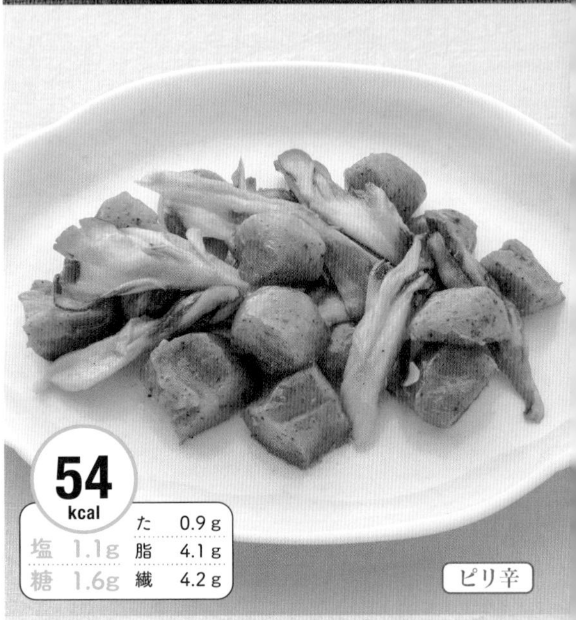

54 kcal
た 0.9g
塩 1.1g 脂 4.1g
糖 1.6g 繊 4.2g
ピリ辛

淡泊なこんにゃくに、ベーコンでコクをプラス

こんにゃくのベーコン巻き

材料(1人分)

こんにゃく…120g

ベーコン…2枚(20g)

青じそ…4枚

A[水80ml、顆粒コンソメ0.8g]

黒こしょう…少々

作り方

❶こんにゃくはゆでて5mm幅の棒状に切る。ベーコンは縦半分に切る。

❷鍋にA、こんにゃくを入れて、途中混ぜながら水分がなくなるまで3分ほど煮る。

❸ベーコンにしそをのせ、❷を等分にのせて、くるくると巻いてようじを刺す。フライパンで転がしながら3分ほど焼く。器に盛り、黒こしょうをふる。

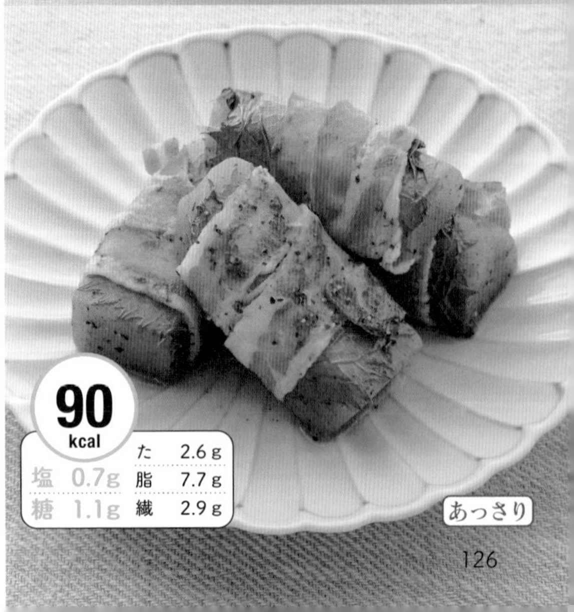

90 kcal
た 2.6g
塩 0.7g 脂 7.7g
糖 1.1g 繊 2.9g
あっさり

しらたき

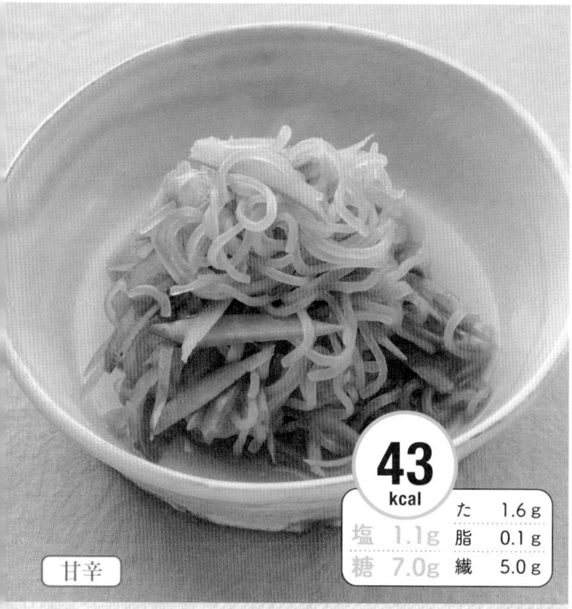
43
kcal
塩 1.1g
糖 7.0g
た 1.6g
脂 0.1g
繊 5.0g
甘辛

ごぼうで噛み応えをプラスします

しらたきのしょうゆ煮

材料(作りやすい分量・2人分)
しらたき…200g
ごぼう…60g
絹さや…6枚
A[だし500ml、酒大さじ1、しょうゆ小さじ2、みりん小さじ1]

作り方
❶しらたきはゆでて食べやすい長さに切る。ごぼうはささがきにして酢水(分量外)にさらす。絹さやは斜め切りにする。
❷鍋にA、しらたき、ごぼうを強火にかける。煮立ったら中火にし、7分煮る。絹さやを加え、混ぜながら汁けがなくなるまで、3分ほど煮る。

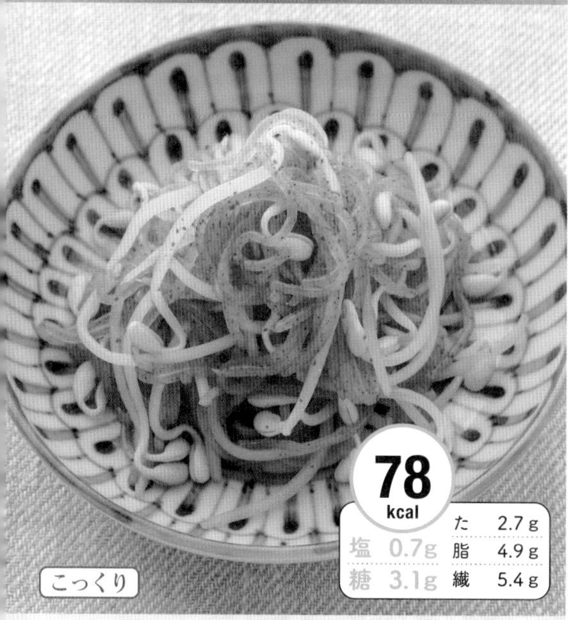
78
kcal
塩 0.7g
糖 3.1g
た 2.7g
脂 4.9g
繊 5.4g
こっくり

ソースに一味唐辛子を合わせ、風味をアップ

黒しらたきのソース炒め

材料(1人分)
黒しらたき…120g
大豆もやし…80g
サラダ油…小さじ1
A[水大さじ2、中濃ソース小さじ1、顆粒コンソメ0.8g]
一味唐辛子…少々

作り方
❶しらたきはゆでて食べやすい長さに切る。
❷フライパンに油を熱し、しらたきを1分炒める。もやしを加えて2分炒め、Aを加えて水分をとばすように3分ほど炒める。器に盛り、一味唐辛子をふる。

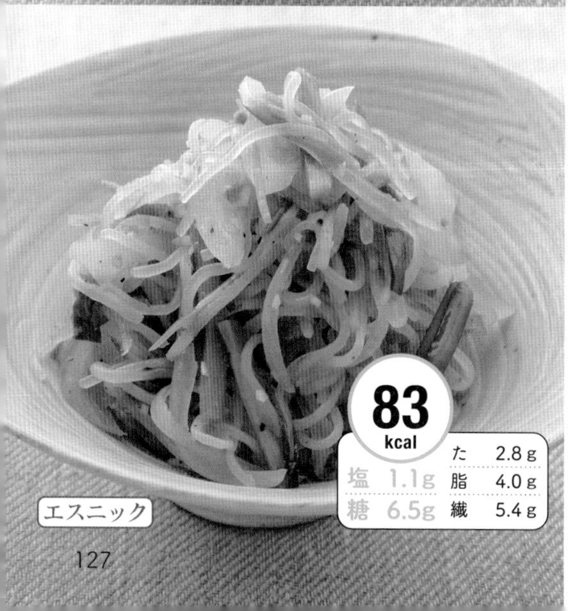
83
kcal
塩 1.1g
糖 6.5g
た 2.8g
脂 4.0g
繊 5.4g
エスニック

野菜の食感が残るようにさっと炒めるのがコツ

しらたきチャプチェ風

材料(1人分)
しらたき…120g
玉ねぎ…¼個(50g)
にら、にんじん…各20g
干しえび…3g
にんにく…½かけ
酒…小さじ2
ごま油…小さじ1
A[水大さじ4、ナンプラー小さじ½、鶏ガラスープの素0.5g]

作り方
❶しらたきはゆでて食べやすい長さに、にらは3cm長さに切る。玉ねぎは薄切りに、にんじんはせん切りにする。
❷干しえびは酒につけ、にんにくとみじん切りにする。
❸フライパンに油と干しえび、にんにくを入れて弱火にかける。香りが立ったら中火にし、❶を加えて2分炒める。A、干しえびをもどした酒を加え、水分をとばすように3分炒める。

しいたけは焼いて香ばしさを出して

焼きしいたけのしょうゆあえ

材料(1人分)
生しいたけ…45g
かいわれ菜…10g
のり…全型½枚(1.5g)
A[しょうゆ小さじ⅔、練りわさび小さじ⅓]

作り方
1 しいたけはグリルで焼き、食べやすい大きさにさく。かいわれ菜は半分の長さに切る。のりはさっとあぶる。
2 ボウルにAを合わせ、しいたけ、かいわれ菜、ちぎったのりをあえる。

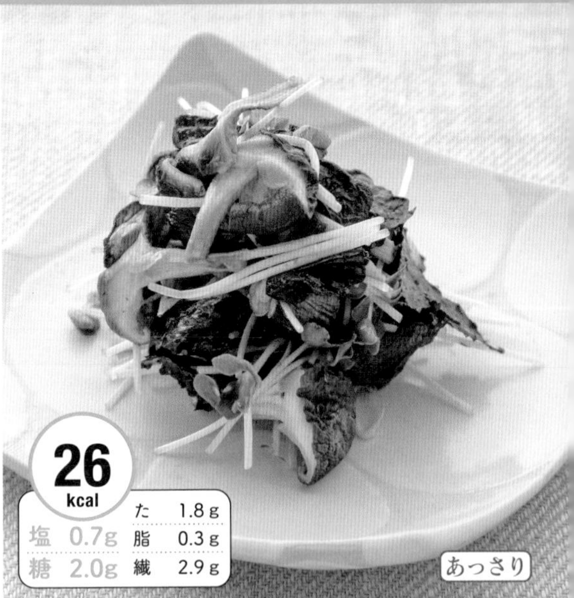

26 kcal
塩 0.7g　糖 2.0g
た 1.8g　脂 0.3g　繊 2.9g
あっさり

白ワインとバター、粉チーズで風味よく仕上げて

エリンギのステーキ

材料(1人分)
エリンギ…80g
オリーブ油…小さじ1
白ワイン…大さじ1
バター…小さじ½
A[塩0.8g、黒こしょう少々]
粉チーズ…小さじ½

作り方
1 エリンギは縦に薄切りにする
2 フライパンに油を熱し、1を両面1分30秒ずつ焼き、白ワインを加えて水分をとばすように炒める。
3 バターを加え、Aで調味し、器に盛る。粉チーズをかけ、好みでイタリアンパセリを添える。

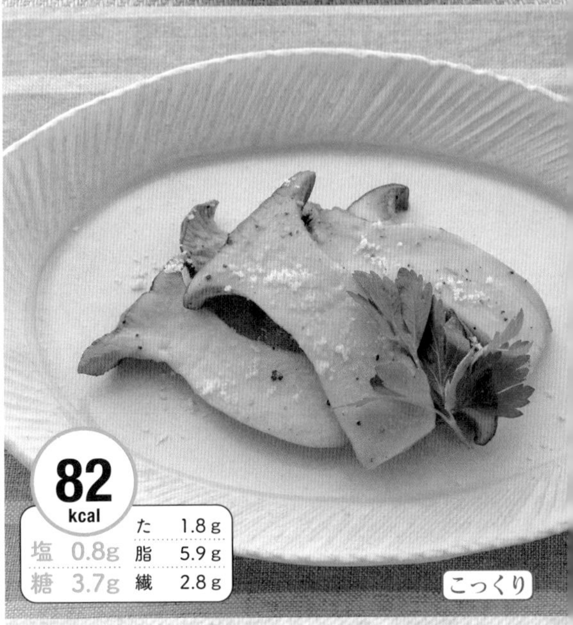

82 kcal
塩 0.8g　糖 3.7g
た 1.8g　脂 5.9g　繊 2.8g
こっくり

隠し味のからしが味を引き締めます

しいたけとたけのこの焼き浸し

材料(1人分)
生しいたけ…30g
ゆでたけのこ…80g
ごま油…小さじ1
A[だし大さじ2、酒小さじ2、しょうゆ・みりん各小さじ1、練りからし小さじ⅓]

作り方
1 しいたけはそぎ切りに、たけのこはくし形切りにする。
2 鍋にAを火にかけ、煮立ったら冷ます。
3 フライパンに油を熱し、1を4分ほど焼き、2に10分ほどつける。

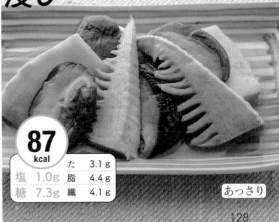

87 kcal
塩 1.0g　糖 7.3g
た 3.1g　脂 4.4g　繊 4.1g
あっさり

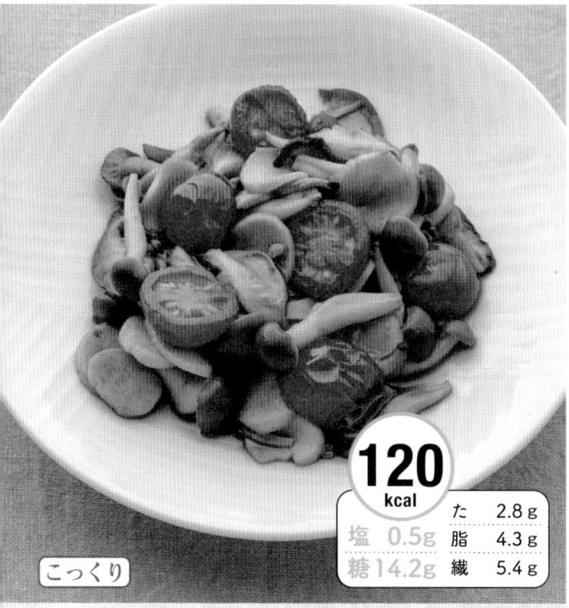
120
kcal
た 2.8g
塩 0.5g 脂 4.3g
糖 14.2g 繊 5.4g
こっくり

バルサミコ酢の絶妙な甘さとコクがクセになります

ミックスきのこのソテー

材料(1人分)
しめじ…50g
生しいたけ…30g
エリンギ…40g
にんにく(薄切り)
…½かけ分
ミニトマト…3個(45g)
オリーブ油…小さじ1
A[バルサミコ酢大さじ1、白ワイン・みりん各小さじ2、しょうゆ小さじ½、黒こしょう少々]

作り方
❶しいたけは薄切りにする。しめじは小房に分ける。エリンギは3㎜幅の輪切りにする。トマトは半分に切る。
❷フライパンに油とにんにくを弱火にかける。香りが立ったら、中火にして❶を2分炒める。Aも加え2分ほど炒め合わせる。

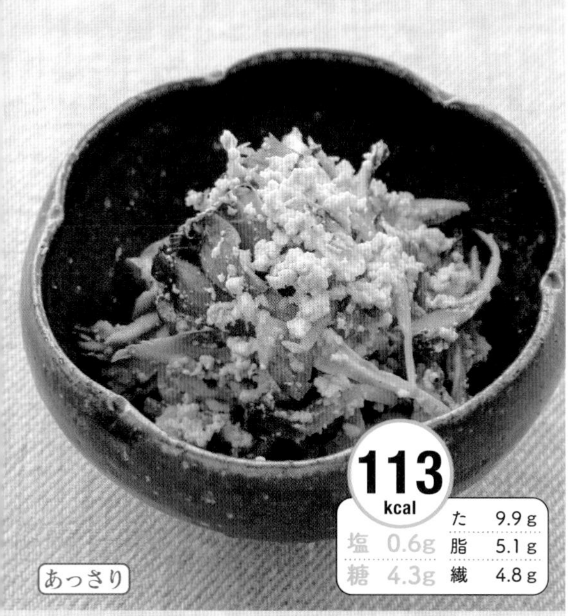
113
kcal
た 9.9g
塩 0.6g 脂 5.1g
糖 4.3g 繊 4.8g
あっさり

グリルで焼いて香りを立たせ、うまみを凝縮させます

焼きまいたけの白あえ

材料(1人分)
まいたけ…100g
木綿豆腐…80g
桜えび…4g
A[白すりごま小さじ1、白みそ小さじ½、しょうゆ小さじ⅓、砂糖ひとつまみ]

作り方
❶まいたけはグリルで焼き、手で粗くほぐす。豆腐は水きりする。桜えびは電子レンジで20秒加熱する。
❷すり鉢で桜えび、豆腐をすりつぶし、Aを加えて混ぜ合わせる。まいたけも加えてあえる。

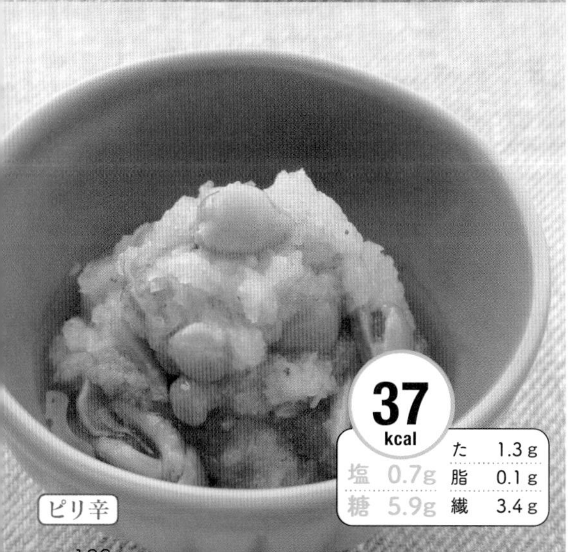
37
kcal
た 1.3g
塩 0.7g 脂 0.1g
糖 5.9g 繊 3.4g
ピリ辛

一味唐辛子をふってアクセントに

なめこのおろしあえ

材料(1人分)
なめこ…50g
絹さや…3枚
大根おろし…100g
A[ポン酢しょうゆ大さじ½、一味唐辛子少々]

作り方
❶なめこはざるにあげて水洗いし、大根おろしは軽く水けをきる
❷なめこ、絹さやは20秒ほどゆでてざるにあげる。絹さやは斜め切りにする。
❸ボウルにA、大根おろし、❷を加えてあえる。

パセリバター風味に、セロリがきいた大人の味

マッシュルームのソテー

材料(1人分)

マッシュルーム…40g

セロリ…30g

バター…大さじ½

白ワイン…大さじ1

A[パセリ(みじん切り)小さじ½、塩0.6g、こしょう少々]

作り方

①マッシュルームは厚めの薄切りにし、セロリは薄切りにする。

②フライパンにバターを温め、①を加えて2分炒める。白ワインをまわし入れ、水分をとばすように2分ほど炒め、Aをふる。

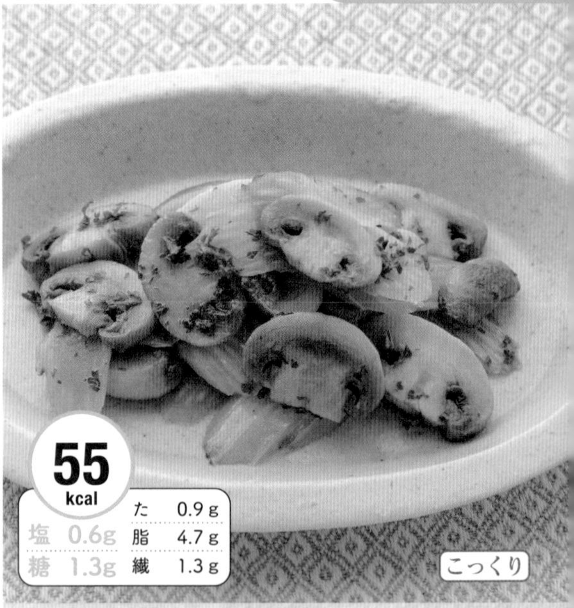
55
kcal
た 0.9g
塩 0.6g
脂 4.7g
糖 1.3g
繊 1.3g
こっくり

ヘルシーで栄養満点なえのきでカサ増し

えのき入りなます

材料(1人分)

えのきたけ…50g

大根…60g

にんじん…⅑本(20g)

塩…0.8g

A[赤唐辛子(小口切り)⅓本分、酢大さじ2、砂糖小さじ1]

作り方

①えのきは細くさき、電子レンジで1分加熱する。

②大根、にんじんはせん切りにし、塩をふって10分ほどおく。

③ ②の水けをよくきり、①、合わせたAとあえる。

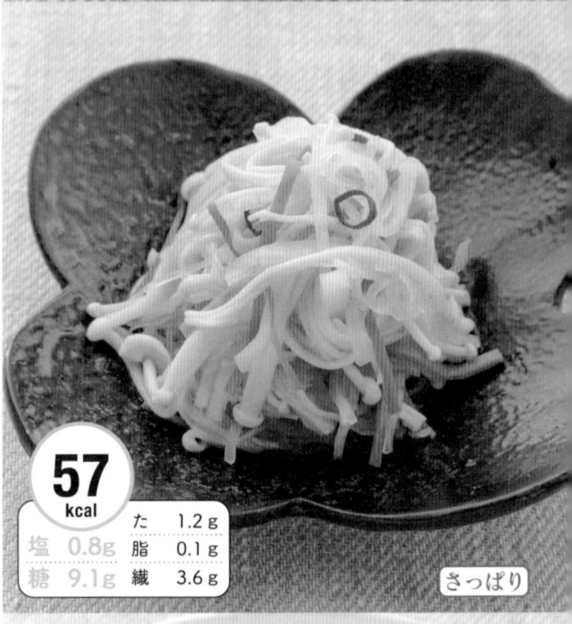
57
kcal
た 1.2g
塩 0.8g
脂 0.1g
糖 9.1g
繊 3.6g
さっぱり

しょうがを入れてさっぱりと仕上げて

えのきとなめこのマリネ

材料(1人分)

えのきたけ、なめこ
…各60g

細ねぎ…4本(20g)

A[おろししょうが小さじ2、ポン酢しょうゆ大さじ½、酒小さじ1]

作り方

①えのきは長さを半分に切る。なめこはざるに入れて水洗いをする。細ねぎは3cm長さに切る。

②耐熱皿に細ねぎを均等に敷き、えのきとなめこをのせ、合わせたAをかける。

③ラップをふんわりとかけて電子レンジで3分加熱する。粗熱をとって冷蔵庫で30分なじませる。

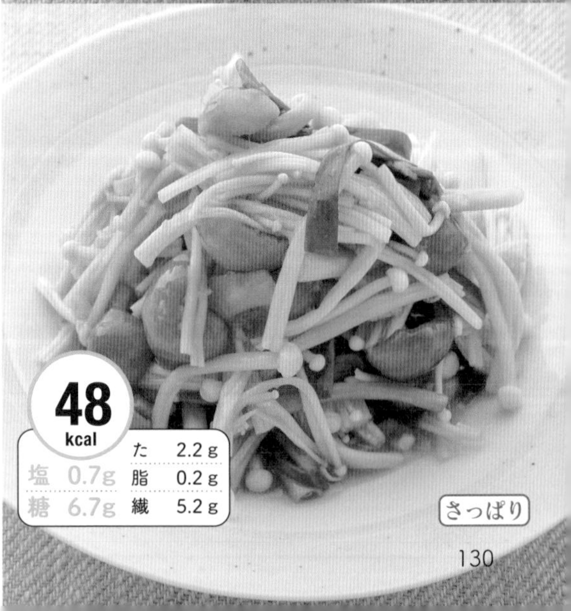
48
kcal
た 2.2g
塩 0.7g
脂 0.2g
糖 6.7g
繊 5.2g
さっぱり

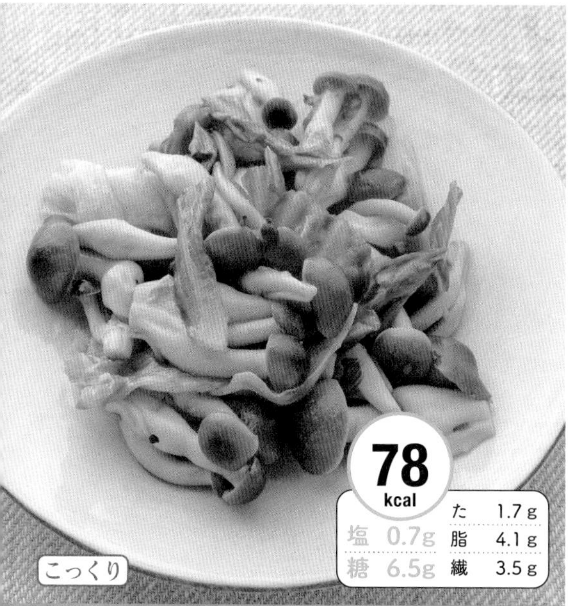
78
kcal
た 1.7g
塩 0.7g 脂 4.1g
糖 6.5g 繊 3.5g
こっくり

にんにくが隠し味
しめじのソース炒め

材料(1人分)
しめじ…80g
レタス…2枚(40g)
オリーブ油…小さじ1
A[おろしにんにく小さじ½、酒・中濃ソース各小さじ2]

作り方
1 しめじは小房に分ける。レタスはちぎる。
2 フライパンに油を熱し、しめじを1分炒める。レタス、Aを加え、2分ほど炒め合わせる。

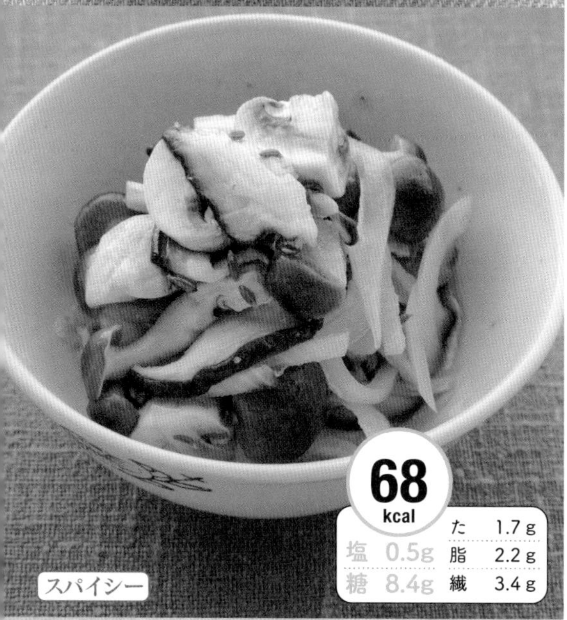
68
kcal
た 1.7g
塩 0.5g 脂 2.2g
糖 8.4g 繊 3.4g
スパイシー

きのこは食感を楽しめるようにさっとゆでて
きのこのクミンピクルス

材料(作りやすい分量・2人分)
しめじ…100g
生しいたけ…30g
マッシュルーム…40g
玉ねぎ…¼個(50g)
A[水100ml、はちみつ小さじ2、オリーブ油小さじ1、クミンシード小さじ⅓、塩1g]

作り方
1 しめじは小房に分ける。しいたけ、玉ねぎは薄切りにする。マッシュルームは縦4等分に切る。
2 玉ねぎ、きのこ類は20秒ほどゆでてざるにあげ、保存容器に入れる。
3 鍋にAを火にかけ、煮立ったら火を止め、2に加えて30分ほどつける。

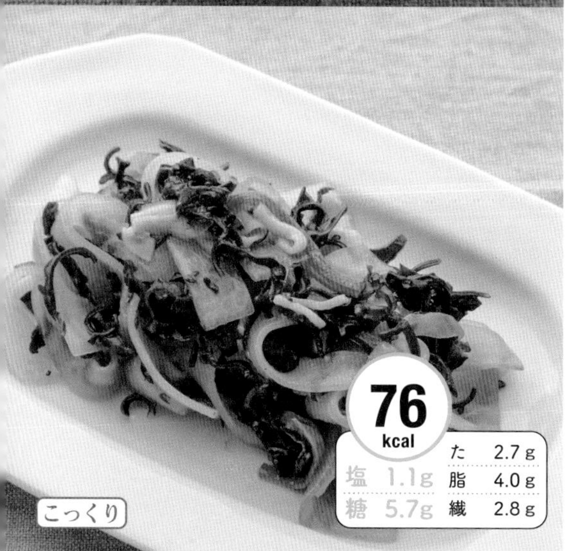
76
kcal
た 2.7g
塩 1.1g 脂 4.0g
糖 5.7g 繊 2.8g
こっくり

オイスターソースでコク出しを
きくらげの中華炒め

材料(1人分)
きくらげ(乾)…3g
大根…80g
かに風味かまぼこ
…2本(16g)
ごま油…小さじ1
A[酒小さじ2、しょうゆ・オイスターソース各小さじ½、こしょう少々]

作り方
1 きくらげは水でもどしせん切りにする。大根はピーラーで細く削る。かにかまは縦にさく。
2 フライパンに油を熱し、きくらげと大根を加えて炒める。少ししんなりしてきたら、かにかまを加え、Aをまわしかけ3分ほど炒める。

ふんわりとした卵にだしをからませて

わかめの卵とじ

材料(1人分)
カットわかめ…4ｇ
わけぎ…2本(40ｇ)
卵…1個
A［だし80ml、めんつゆ(3倍濃縮)小さじ1、片栗粉小さじ½］
粉山椒…少々

作り方
❶わかめは水でもどす。わけぎは斜め切りにする。
❷鍋にAを火にかけ、煮立ったら❶を加える。
❸再び煮立ったら、溶きほぐした卵をまわしかけ、すぐに火を止めてふたをし、1分ほど蒸らす。器に盛り、粉山椒をふる。

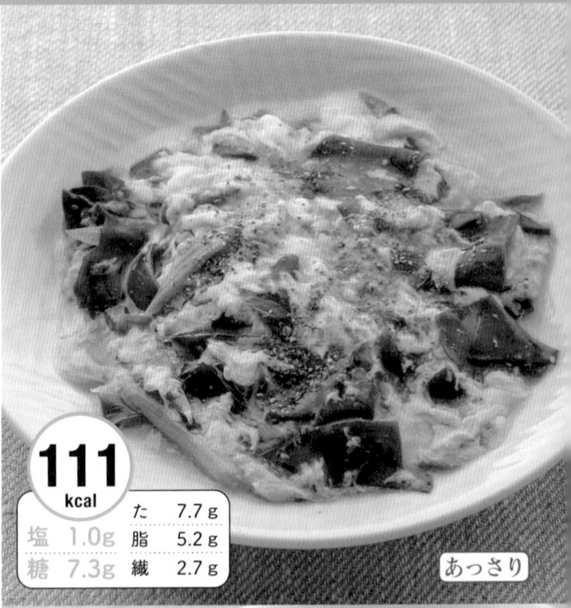

111 kcal
塩 1.0g　糖 7.3g
た 7.7ｇ　脂 5.2ｇ　繊 2.7ｇ
あっさり

豆腐をあえ衣のように混ぜて

海藻とくずし豆腐のサラダ

材料(1人分)
海藻ミックス(乾)…5ｇ
木綿豆腐…100ｇ
トマト…½個(75ｇ)
A［和風ドレッシング小さじ2、ラー油少々］

作り方
❶海藻は水でもどし、水けをきる。豆腐は手で粗くくずす。トマトは乱切りにする。
❷ボウルにAを合わせ、❶をあえる。

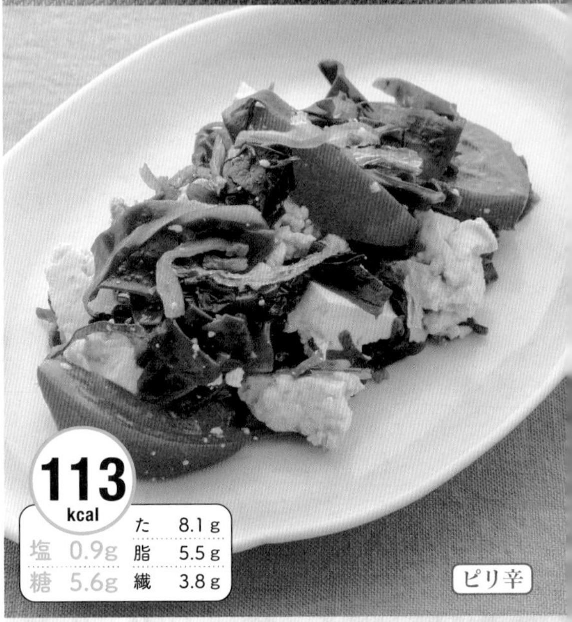

113 kcal
塩 0.9g　糖 5.6g
た 8.1ｇ　脂 5.5ｇ　繊 3.8ｇ
ピリ辛

寒天で食物繊維を摂取

もずくの寒天寄せ

材料(作りやすい分量・3人分)
もずく…60g
オクラ…2本(16ｇ)
かに風味かまぼこ…3本(24ｇ)
A［だし230ml、みりん大さじ½、粉寒天2ｇ］
ポン酢しょうゆ…大さじ1

作り方
❶オクラはゆで、小口切りにする。かにかまは細くさく。
❷鍋にAを入れ、よく混ぜて火にかけ、絶えず混ぜる。煮立ったら弱火にし、混ぜながら1～2分煮て、ポン酢しょうゆを加える。粗熱がとれたら、❶、もずくを混ぜる。
❸とろみがついてきたら、流し缶(12×7×高さ4.5㎝)に入れ、室温で固める。冷蔵庫で冷やす。

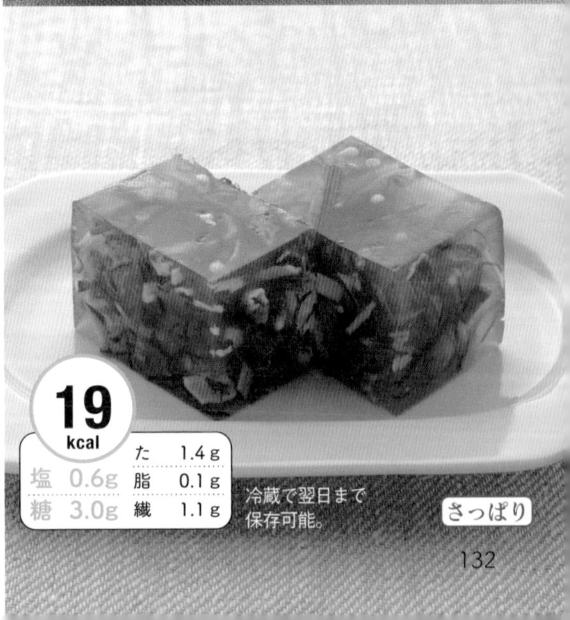

19 kcal
塩 0.6g　糖 3.0g
た 1.4ｇ　脂 0.1ｇ　繊 1.1ｇ
冷蔵で翌日まで保存可能。
さっぱり

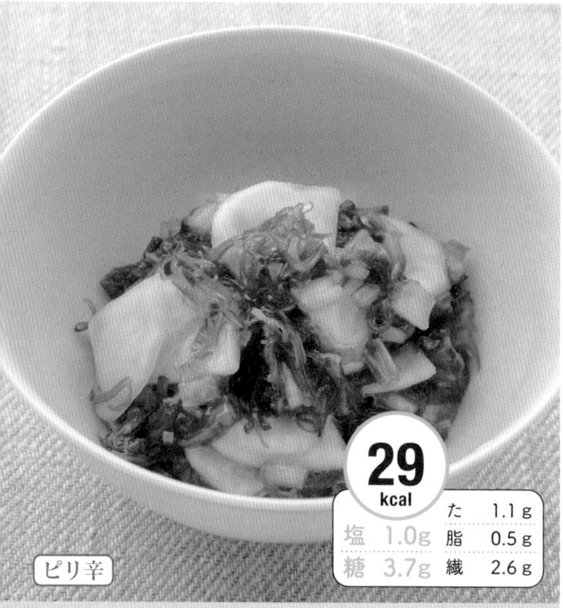
29
kcal
塩 1.0g
糖 3.7g
た 1.1g
脂 0.5g
繊 2.6g
ピリ辛

とろりとしためかぶにかぶの食感がアクセント

めかぶのわさびじょうゆあえ

材料(1人分)
めかぶ(市販)…40g
かぶ…1個(70g)
かぶの葉…2本(10g)
塩…0.3g
A [しょうゆ小さじ½、練りわさび小さじ⅓]

作り方
❶かぶは2㎜幅の半月切りに、かぶの葉は小口切りにする。ボウルに入れて塩をふり、10分ほどおく。
❷❶の水けをきってめかぶと合わせ、Aであえる。

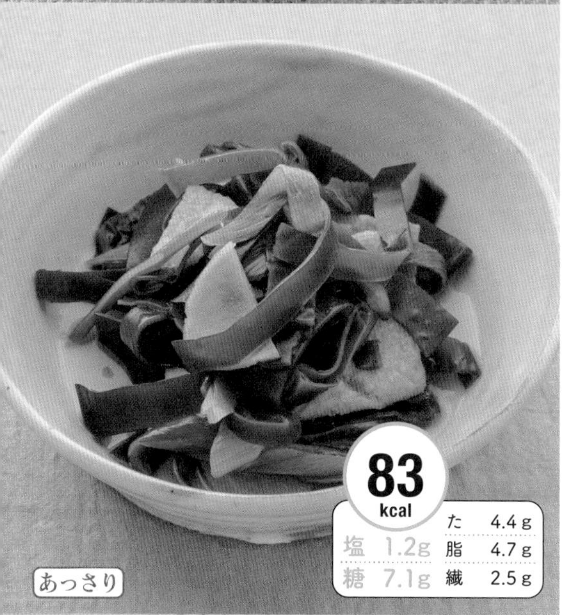
83
kcal
塩 1.2g
糖 7.1g
た 4.4g
脂 4.7g
繊 2.5g
あっさり

油揚げのうまみを昆布に吸わせて

早煮昆布と油揚げの煮物

材料(作りやすい分量・2人分)
早煮昆布…10g
長ねぎ…½本(50g)
油揚げ…1枚(30g)
A [しょうが(薄切り)10g、酒・みりん各大さじ1、しょうゆ小さじ2]

作り方
❶昆布は水300ml(分量外)でもどし、1㎝幅に切る。もどし汁はとっておく。長ねぎは斜め切りにする。油揚げは熱湯をまわしかけて油抜きをし、ひと口大に切る。
❷鍋に昆布、昆布のもどし汁とAを強火にかける。煮立ったら中火にし、長ねぎと油揚げを加え、混ぜながら10分ほど煮る。

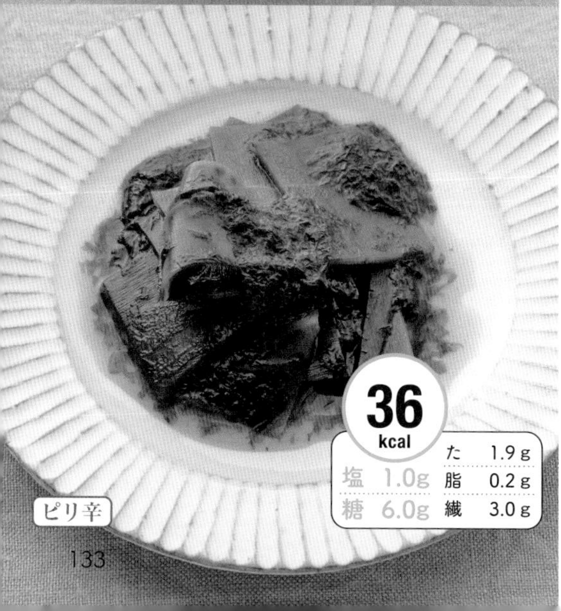
36
kcal
塩 1.0g
糖 6.0g
た 1.9g
脂 0.2g
繊 3.0g
ピリ辛

のりと昆布のうまみを生かして減塩に

昆布ののり佃煮

材料(作りやすい分量・2人分)
早煮昆布…8g
のり…全型3枚(9g)
A [酒大さじ2、みりん大さじ1、しょうゆ小さじ1、豆板醤小さじ⅓]

作り方
❶昆布は水180ml(分量外)でもどし、2㎝四方に切る。もどし汁はとっておく。
❷鍋に昆布、昆布のもどし汁、Aを強火にかける。煮立ったら中火にして10分ほど煮る。ちぎったのりを加えて3分ほど煮る。

桜えびのうまみが出た汁を、昆布に吸わせて

刻み昆布と桜えびの煮物

材料(作りやすい分量・2人分)
刻み昆布(乾)…12g
桜えび…8g
にら…30g
A［だし200ml、しょうゆ・酒・みりん各小さじ2］

作り方
❶昆布は水でもどし、食べやすい長さに切る。にらは4cm長さに切る。
❷鍋にAと❶、桜えびを強火にかける。煮立ったら中火にし、途中混ぜながら8分ほど、汁けがなくなるまで煮る。

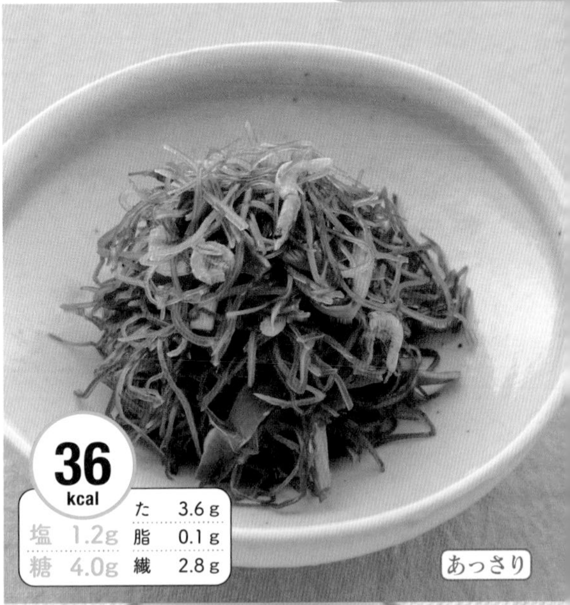
36
kcal
た 3.6g
塩 1.2g
脂 0.1g
糖 4.0g
繊 2.8g
あっさり

和食材の昆布がナンプラーでアジアンテイストに

切り昆布のナンプラー炒め

材料(1人分)
切り昆布…40g
切り干し大根…10g
干しえび…3g
酒…大さじ1
ごま油…小さじ1
A［みりん・水各大さじ1、ナンプラー小さじ⅓、こしょう少々］

作り方
❶干しえびは酒でもどし、刻む。昆布は4cm長さに切る。切り干し大根は水でもどし、水けをきる。
❷フライパンに油と干しえびを火にかけ、香りが立ったら、昆布、切り干し大根を加えて2分炒める。Aを加えて2分ほど炒め合わせる。

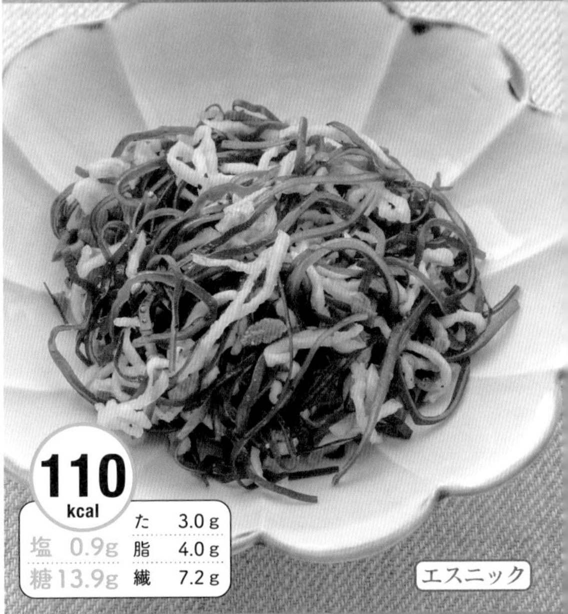
110
kcal
た 3.0g
塩 0.9g
脂 4.0g
糖 13.9g
繊 7.2g
エスニック

塩昆布とごま油の相性抜群

角切り大根の昆布あえ

材料(1人分)
大根…80g
大根の葉…15g
A［塩昆布4g、ごま油小さじ½］

作り方
❶大根は1.5cm大の角切りにし、3分ゆでる。大根の葉はゆでて細かく刻む。
❷ボウルにAを合わせ、❶をあえる。

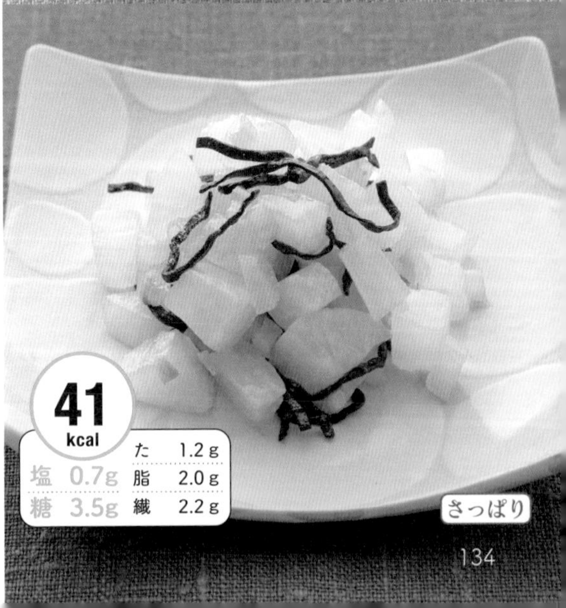
41
kcal
た 1.2g
塩 0.7g
脂 2.0g
糖 3.5g
繊 2.2g
さっぱり

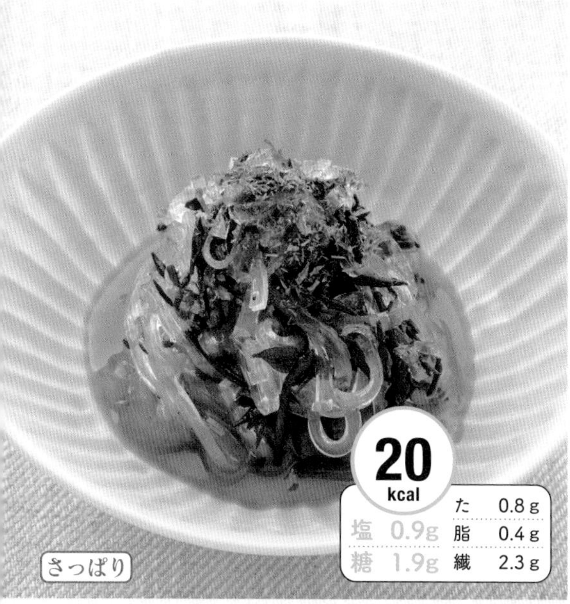
20
kcal
た 0.8g
塩 0.9g 脂 0.4g
糖 1.9g 繊 2.3g
さっぱり

ところてんは低カロリーなので、副菜におすすめの食材です

ひじきのからし酢かけ

材料(1人分)
ひじき(乾)…3g
ところてん(市販)
…80g
A[ポン酢しょうゆ大さじ½、練りからし小さじ⅓]
青のり…少々

作り方
❶ひじきは水でもどし、熱湯で30秒ほどゆでてざるにあげる。ところてんは水けをきる。
❷器に❶を盛り、合わせたAをかけ、青のりをふる。

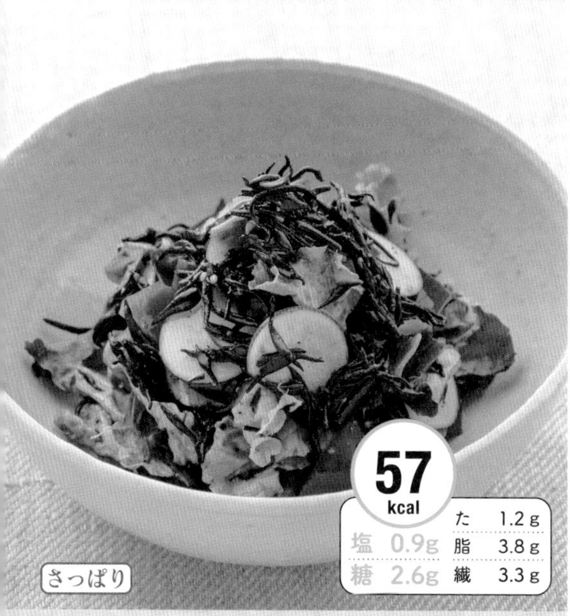
57
kcal
た 1.2g
塩 0.9g 脂 3.8g
糖 2.6g 繊 3.3g
さっぱり

水っぽくならないようにひじきの水けをきって

ごまドレ海藻サラダ

材料(1人分)
ひじき(乾)、カットわかめ
…各3g
サニーレタス…1枚(20g)
ラディッシュ…1個(10g)
A[ごまドレッシング小さじ2、ポン酢しょうゆ小さじ⅔]

作り方
❶ひじきは水でもどしてゆで、ざるにあげる。わかめは水でもどし、水けをきる。レタスはちぎる。ラディッシュは薄切りにする。
❷ボウルにAを合わせ、❶をあえる。

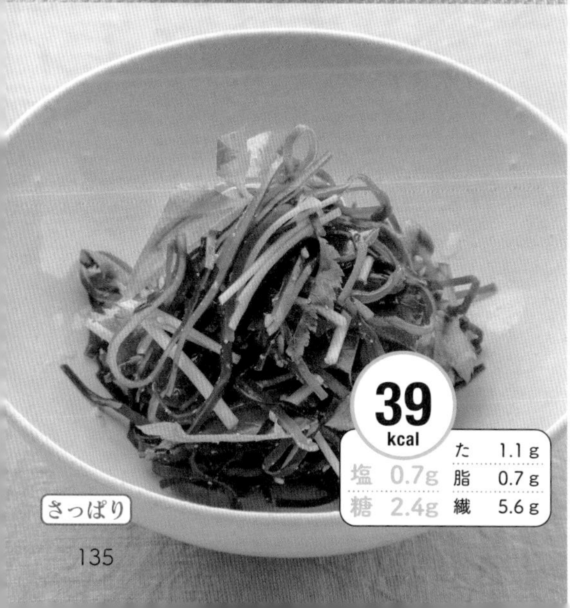
39
kcal
た 1.1g
塩 0.7g 脂 0.7g
糖 2.4g 繊 5.6g
さっぱり

三つ葉と白すりごまの風味がアクセントに

切り昆布のごま酢あえ

材料(1人分)
切り昆布…40g
三つ葉…15g
A[酢大さじ1、しょうゆ・砂糖各小さじ½、白すりごま小さじ⅔]

作り方
❶昆布、三つ葉は3cm長さに切る。
❷ボウルにAを合わせ、❶をあえる。

糖質の多い食材

かぼちゃ、とうもろこし、れんこん、豆類、いも類は、糖質の多い食材です。一食に食べる量や食べる頻度が多くならないように気をつけて。

かぼちゃにだしを含ませて風味豊かに

かぼちゃのごまきんぴら

材料(1人分)
かぼちゃ…70g
ごま油…小さじ1
A[だし50ml、酒小さじ1、しょうゆ小さじ⅔]
白ごま…小さじ½

作り方
①かぼちゃは3㎜幅の棒状に切る。
②フライパンに油を熱し、①を加えて炒める。Aを加えて炒め合わせ、水分がなくなるまで3分ほど炒め、ごまを炒め合わせる。

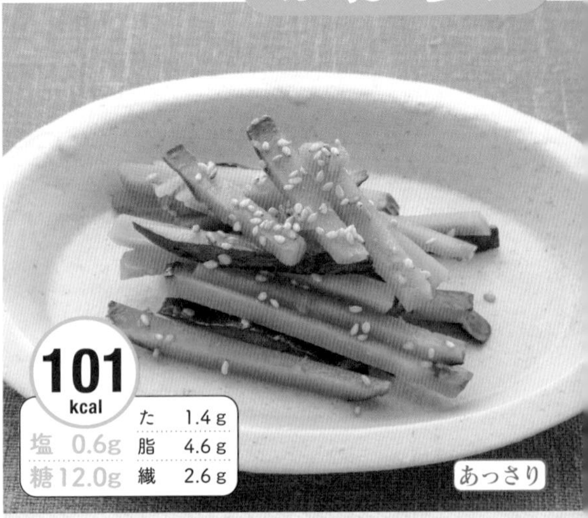
101 kcal
塩 0.6g
糖 12.0g
た 1.4g
脂 4.6g
繊 2.6g
あっさり

レーズンが入ると、ワンランク上の味わいに

かぼちゃのコンソメ煮

材料(1人分)
かぼちゃ…70g
レーズン…10g
A[水180ml、はちみつ小さじ½、顆粒コンソメ小さじ⅓、クローブ1本]

作り方
①レーズンは水に7～8分つけてふやかす。かぼちゃはひと口大に切る。
②鍋にA、レーズン、かぼちゃを入れて火にかける。煮立ったら弱火にして6分煮る。

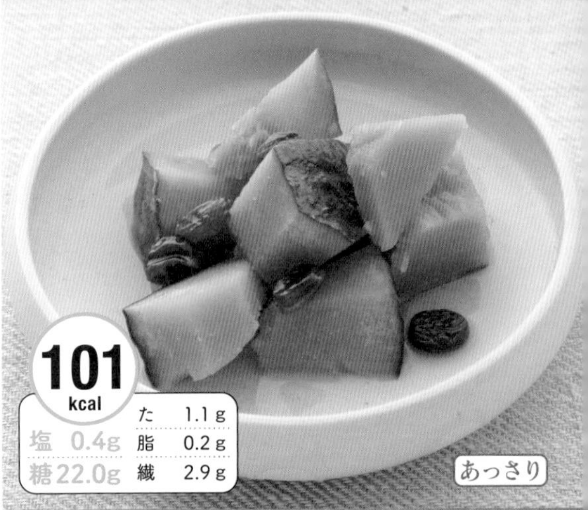
101 kcal
塩 0.4g
糖 22.0g
た 1.1g
脂 0.2g
繊 2.9g
あっさり

シナモンは風味の、アーモンドは食感のアクセントに

かぼちゃのソテー

材料(1人分)
かぼちゃ…80g
アーモンドダイス…8g
オリーブ油…小さじ1
A[白ワイン小さじ1、塩0.6g、こしょう少々]
シナモンパウダー…少々

作り方
①かぼちゃは薄切りにし、アーモンドはから炒りする。
②フライパンに油を熱し、かぼちゃを入れてふたをする。弱火で2分ほど焼いて裏返し、同様に焼く。
③Aをふって器に盛る。シナモンをふり、アーモンドをちらす。

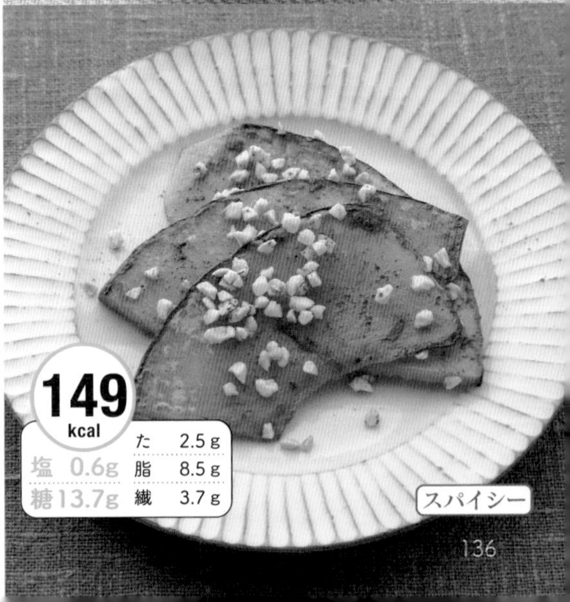
149 kcal
塩 0.6g
糖 13.7g
た 2.5g
脂 8.5g
繊 3.7g
スパイシー

とうもろこし

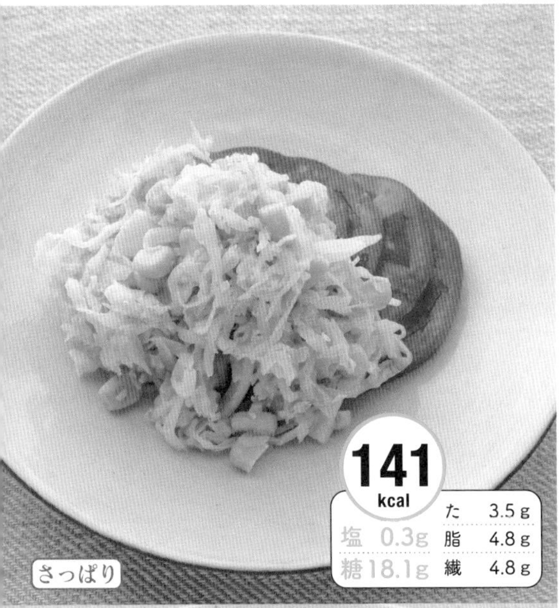

141 kcal　た 3.5g　塩 0.3g　脂 4.8g　糖 18.1g　繊 4.8g

さっぱり

ドレッシングとマヨネーズで味が決まる

とうもろこしのサラダ

材料(1人分)
ホールコーン缶…80g
キャベツ…2枚(100g)
トマト…小½個(60g)
A[マヨネーズ・和風ドレッシング各小さじ1、こしょう少々]

作り方
1 キャベツはせん切りにしてゆでて、ざるにあげる。トマトは薄切りにする。
2 ボウルにAを合わせ、キャベツの水けをきって加える。コーンを加えてあえる。
3 器にトマトを敷き、2を盛る。

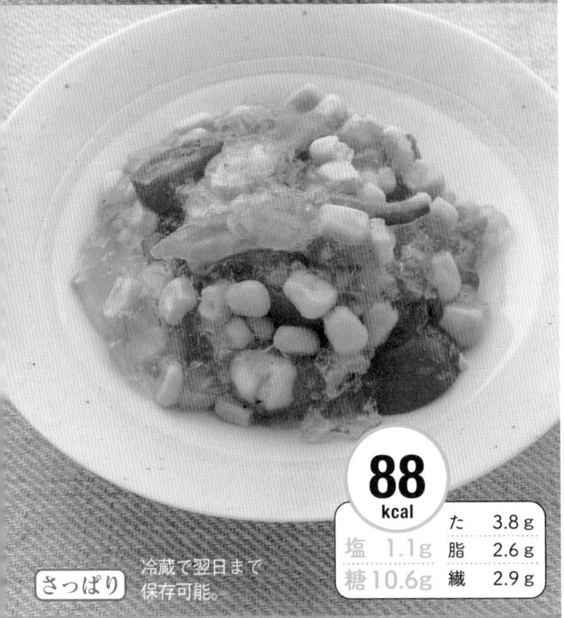

88 kcal　た 3.8g　塩 1.1g　脂 2.6g　糖 10.6g　繊 2.9g

さっぱり　冷蔵で翌日まで保存可能。

ゼリーはゆるく作って喉ごしよく

コーンのコンソメゼリー

材料(作りやすい分量・2人分)
ホールコーン缶…100g
ミニトマト…4個(60g)
オクラ…4本(32g)
A[水250ml、フレンチドレッシング大さじ1、顆粒コンソメ小さじ½、こしょう少々]
[粉ゼラチン…5g
水…25ml]

作り方
1 ゼラチンは分量の水にふり入れてふやかす。
2 オクラはゆでて乱切りにし、トマトは6等分に切る。
3 鍋にAを火にかけて温まったら火からおろし、1を加える。鍋の底を氷水にあて、とろみがつくまで冷やす。2、汁けをきったコーンを加えて混ぜ、400mlの容器に流し入れ、冷蔵庫で1時間ほど冷やし固める。

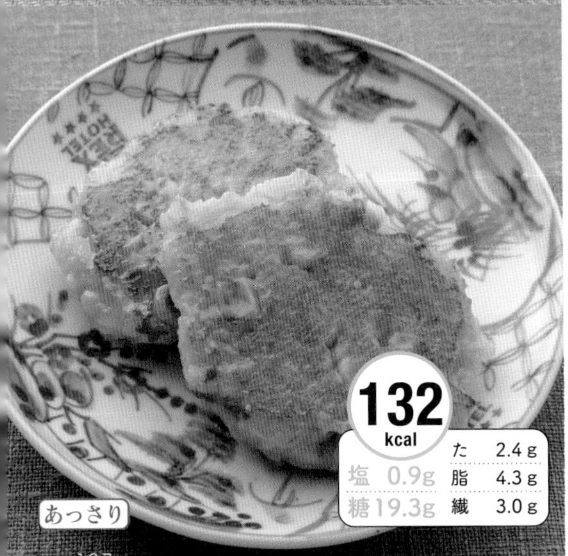

132 kcal　た 2.4g　塩 0.9g　脂 4.3g　糖 19.3g　繊 3.0g

あっさり

もちもちれんこんに、コーンの粒々感がアクセント

とうもろこしのおやき風

材料(1人分)
ホールコーン缶…50g
れんこん…50g
A[薄力粉小さじ2、紅しょうが8g、酒小さじ1、しょうゆ小さじ⅓]
ごま油…小さじ1

作り方
1 れんこんはすりおろす。
2 ボウルに1、汁けをきったコーン、Aを入れてよく混ぜ合わせる。フライパンに油を熱し、スプーンですくって落とし入れる。2分ほど焼いたら裏返し、さらに2分ほど焼く。

一味唐辛子をきかせて、塩分を控えめに

れんこんのポン酢しょうゆ

材料(1人分)
れんこん…80ｇ
みょうが…1個
A［ポン酢しょうゆ小さじ2、一味唐辛子少々］

作り方
1 れんこんは乱切りにし、酢少々(分量外)を入れた湯でゆでる。みょうがは斜め切りにする。
2 保存容器に入れ、合わせたAを加えて20分ほどつける。

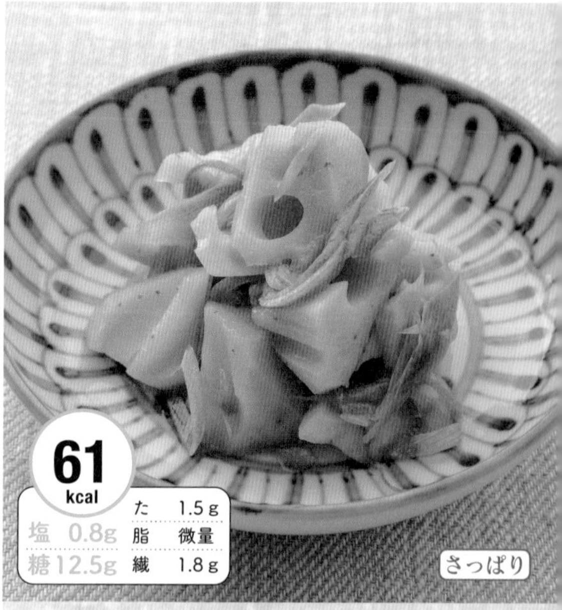
61
kcal
た 1.5ｇ
塩 0.8g 脂 微量
糖12.5g 繊 1.8ｇ
さっぱり

唐辛子をきかせると、味を濃く感じる

酢れんこん

材料(作りやすい分量・2人分)
れんこん…120ｇ
A［赤唐辛子(小口切り)½本分、だし50ml、酢大さじ3、砂糖小さじ1、塩1ｇ］

作り方
1 れんこんは半月切りにし、酢少々（分量外)を入れた湯で1分ほどゆで、ざるにあげる。
2 鍋にAを入れて火にかけ、煮立ったら、1とともに保存容器に入れて1時間以上つける。

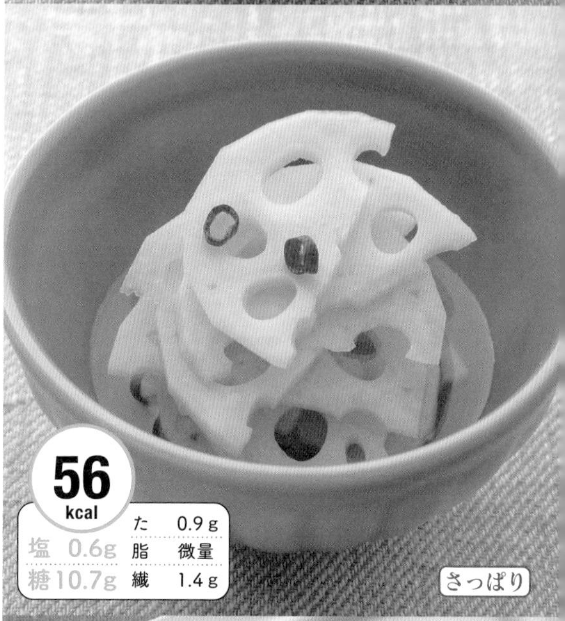
56
kcal
た 0.9ｇ
塩 0.6g 脂 微量
糖10.7g 繊 1.4ｇ
さっぱり

シャキシャキ感を残して噛むことを促す

れんこんステーキ

材料(1人分)
れんこん…90ｇ
絹さや…4枚
薄力粉…少々
オリーブ油…小さじ1
A［だし大さじ3、酒小さじ2、しょうゆ・みりん各小さじ1、練りわさび小さじ⅓］

作り方
1 れんこんは輪切りにし、絹さやは斜め切りにする。
2 フライパンに油を熱し、れんこんに薄力粉を薄くまぶして加えて1分30秒焼く。裏返して同様に焼く。空いたところに絹さやを入れ、炒める。
3 合わせたAを加え、ふたをして3分ほど蒸し焼きにする。ふたを取って1分ほど焼く。

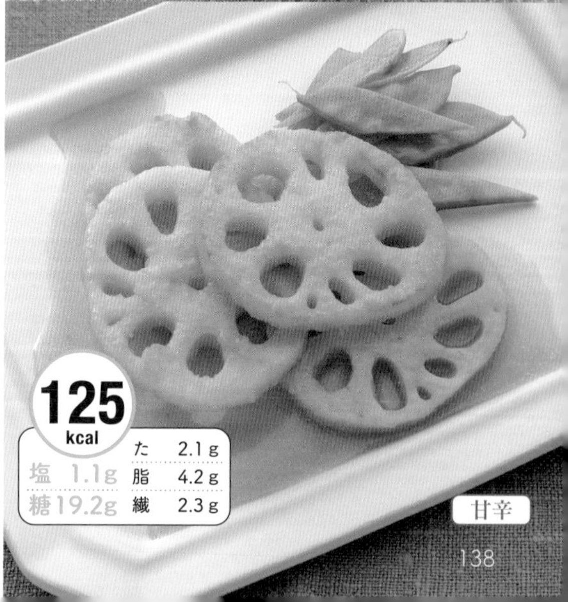
125
kcal
た 2.1ｇ
塩 1.1g 脂 4.2ｇ
糖19.2g 繊 2.3ｇ
甘辛

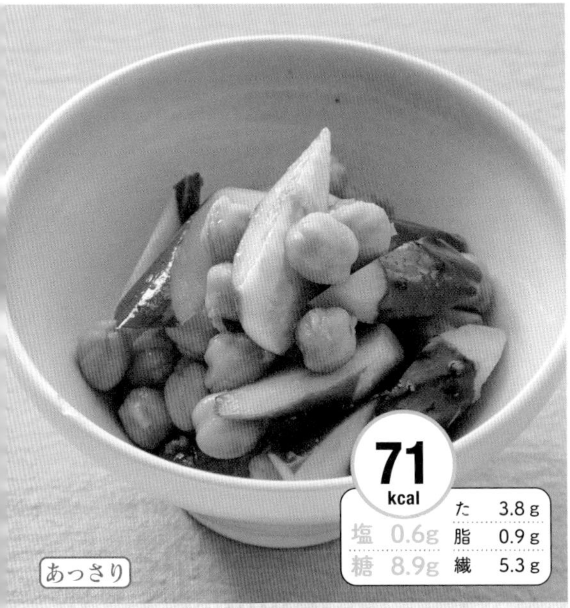
71
kcal
た 3.8g
塩 0.6g
脂 0.9g
糖 8.9g
繊 5.3g
あっさり

きゅうりと合わせて食感よく

ひよこ豆のしょうがあえ

材料(1人分)

ひよこ豆(水煮)…40g

きゅうり…½本(50g)

A[おろししょうが小さじ1、しょうゆ小さじ⅔]

作り方

❶きゅうりは小さめの乱切りにする。

❷ボウルにAを合わせ、ひよこ豆、❶をあえる。

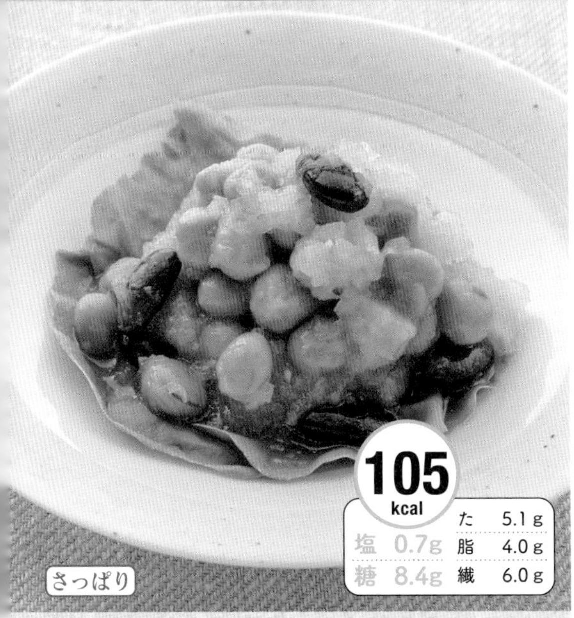
105
kcal
た 5.1g
塩 0.7g
脂 4.0g
糖 8.4g
繊 6.0g
さっぱり

りんご酢で風味に変化を

ミックスビーンズのマリネ

材料(1人分)

ミックスビーンズ（ドライパック）…40g

玉ねぎ…¼個(50g)

サラダ菜…2枚(20g)

A[りんご酢小さじ2、オリーブ油小さじ½、塩0.6g、砂糖少々]

作り方

❶玉ねぎはすりおろす。

❷ボウルに❶、Aを合わせてミックスビーンズを加え、冷蔵庫で30分ほどつける。

❸器にサラダ菜を敷き、❷を盛る。

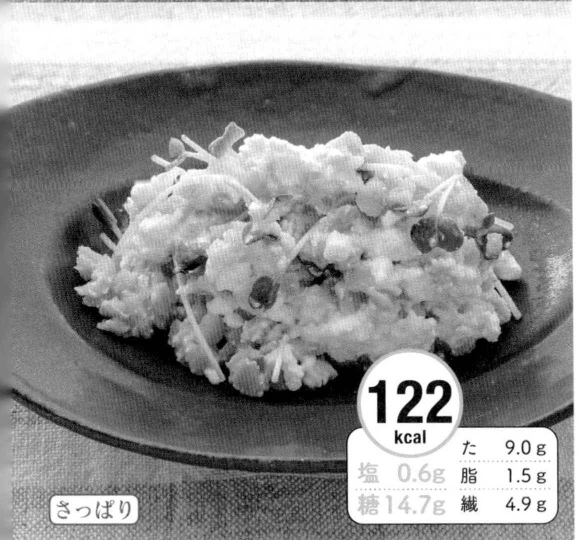
122
kcal
た 9.0g
塩 0.6g
脂 1.5g
糖 14.7g
繊 4.9g
さっぱり

低脂肪なカッテージチーズでボリュームアップ

レンズ豆のはちみつレモンあえ

材料(1人分)

レンズ豆(水煮)…50g

カッテージチーズ…30g

かいわれ菜…10g

A[レモン汁大さじ1、はちみつ小さじ½、塩0.3g、こしょう少々]

作り方

❶かいわれ菜は長さを半分に切る。

❷ボウルにAを合わせ、レンズ豆とカッテージチーズ、❶をあえる。

チーズを入れることで、減塩にも役立つ

じゃがいももち

材料(1人分)

じゃがいも…1個(130g)
スライスチーズ
…1枚(15g)
A［薄力粉小さじ1、こしょう少々］
ごま油…小さじ1

作り方

❶じゃがいもはゆでてつぶす。Aを混ぜ合わせる。
❷チーズは半分に切って小さくまとめる。
❸❶の半量を丸め、中に❷を入れて、丸く平たく形をととのえる。2個作る。
❹フライパンに油をなじませて❸を並べ、2分焼いて裏返し、同様に焼く。器に盛り、好みでパセリのみじん切りをちらす。

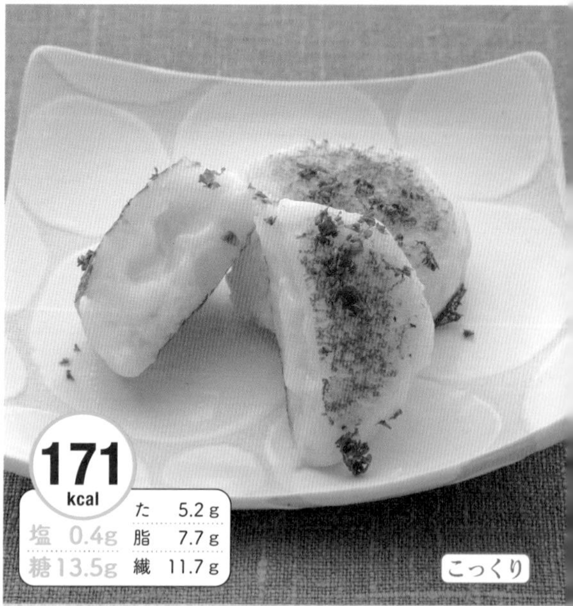
171
kcal
た 5.2g
塩 0.4g 脂 7.7g
糖13.5g 繊 11.7g
こっくり

大学いも風の組み合わせは、ごまが決め手

さつまいもの塩ごまきんぴら

材料(1人分)

さつまいも…80g
ごま油…小さじ1
A［水大さじ1、酒小さじ2、塩0.5g］
黒ごま…小さじ½

作り方

❶さつまいもは3㎜幅の棒状に切る。
❷フライパンに油を熱し、❶を炒める。Aを加え、ふたをして1分ほど蒸し焼きにする。
❸ふたを取り、水分をとばすように2分ほど炒め、黒ごまを混ぜる。

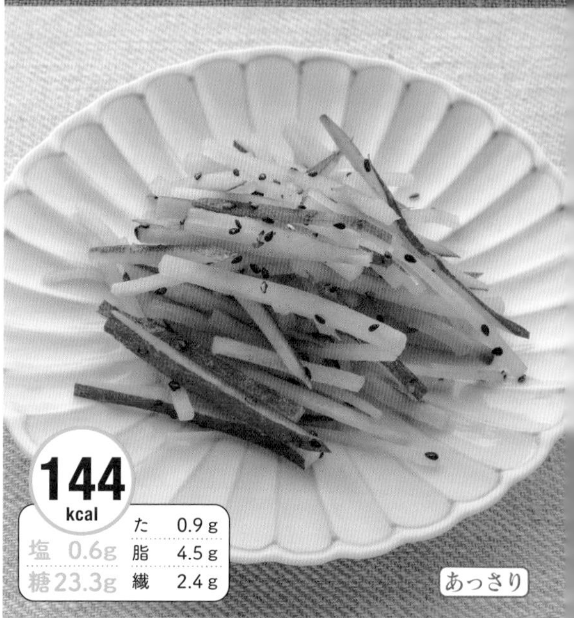
144
kcal
た 0.9g
塩 0.6g 脂 4.5g
糖23.3g 繊 2.4g
あっさり

素材の味を引き出す塩はきちんとはかるのがポイント

里いもの衣かつぎ

材料(1人分)

里いも…2個(120g)
黒ごま…小さじ⅓
塩…0.5g

作り方

❶里いもはよく洗い、蒸気のあがった蒸し器で15分蒸す(竹串が通ったらOK)。
❷上⅓あたりの周囲に包丁で切り込みを入れて皮をむき、むいた部分に黒ごまと塩を添える。

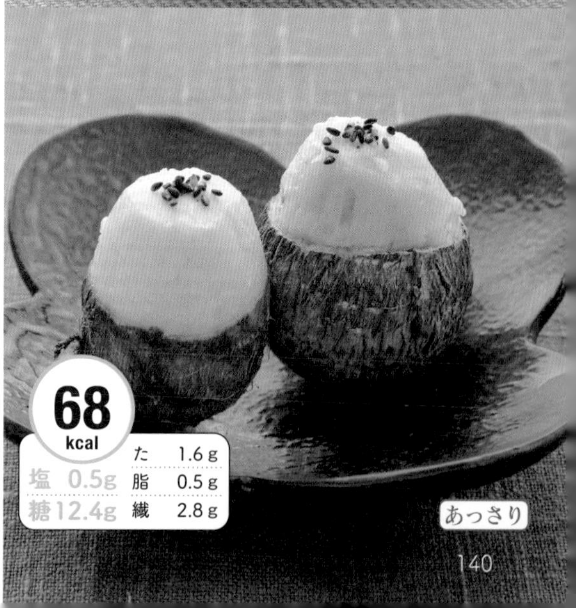
68
kcal
た 1.6g
塩 0.5g 脂 0.5g
糖12.4g 繊 2.8g
あっさり

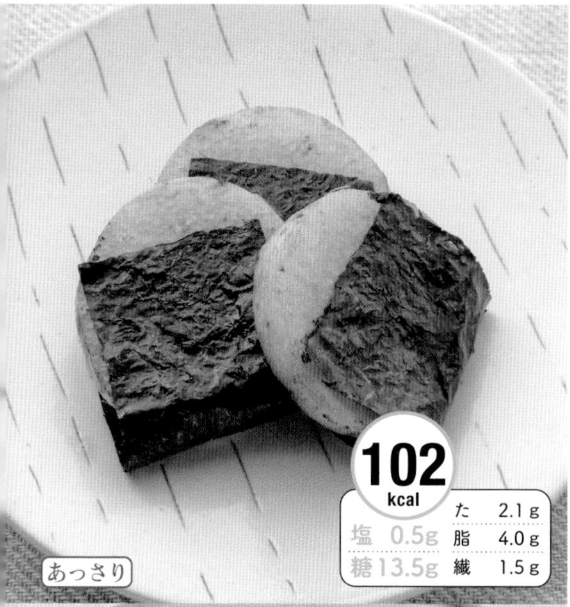
102
kcal
た 2.1g
塩 0.5g 脂 4.0g
糖 13.5g 繊 1.5g
あっさり

磯の香りで、塩分を控えめに

長いもの磯辺焼き

材料(1人分)

長いも…90g
のり…全型½枚(1.5g)
サラダ油…小さじ1
A[水大さじ1、ポン酢しょうゆ大さじ½]

作り方

❶長いもは7～8mm厚さの輪切りにし、のりは6cm長さの長方形3枚に切る。
❷フライパンに油をなじませ、長いもを並べて1分焼き、焼き色がついたら裏返す。Aを加えて1分ほどからめながら焼く。のりを巻く。

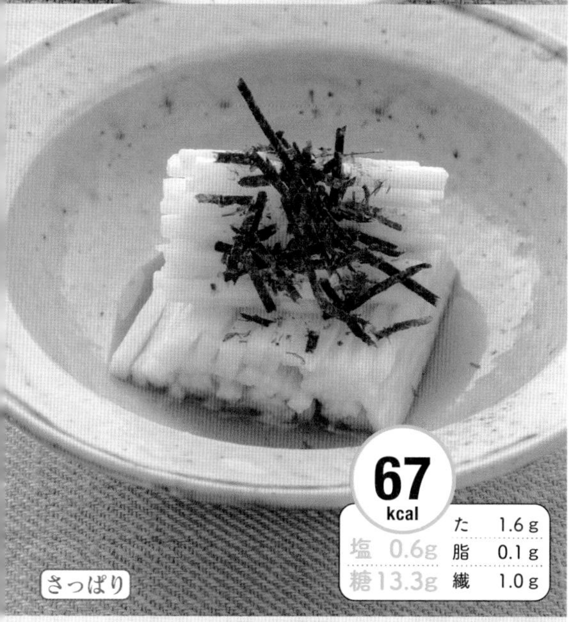
67
kcal
た 1.6g
塩 0.6g 脂 0.1g
糖 13.3g 繊 1.0g
さっぱり

シャキシャキとした長いもをよく噛んで

長いもの三杯酢がけ

材料(1人分)

長いも…80g
A[酢小さじ1、しょうゆ・みりん各小さじ⅔]
刻みのり…少々

作り方

❶長いもは4～5cm長さのせん切りにし、器に盛る。
❷合わせたAをかけ、のりをふる。

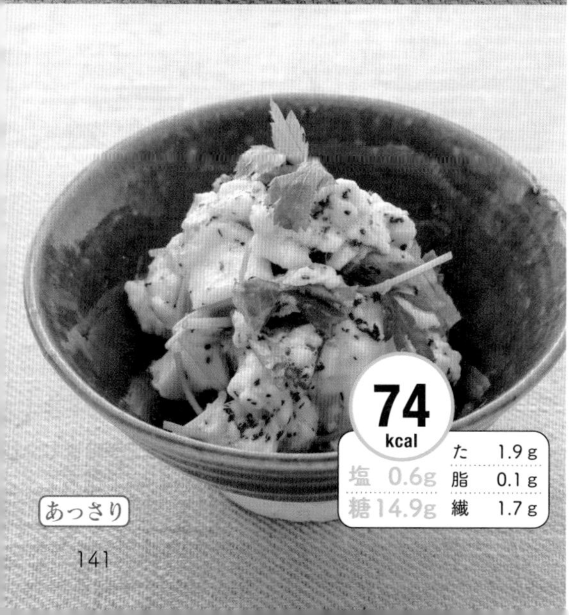
74
kcal
た 1.9g
塩 0.6g 脂 0.1g
糖 14.9g 繊 1.7g
あっさり

三つ葉とゆかりで香味をプラスして

山いものゆかりあえ

材料(1人分)

山いも…60g
三つ葉…10g
A[ゆかり小さじ⅓、しょうゆ小さじ¼]

作り方

❶山いもは粗く刻み、ポリ袋に入れてめん棒でたたく。三つ葉は3cm長さに切る。
❷ボウルにAを合わせ、❶をあえる。

野菜がたっぷり！　栄養満点

汁物・スープ

具だくさんな汁物や、塩分控えめのスープ、野菜がとりやすいポタージュを紹介します。あと１品欲しいときにあると便利です。

具だくさん汁物

このスープ一品で野菜がたっぷりとれます。

ソーセージの塩けを生かして、塩分は控えめに

キャベツとソーセージのコンソメスープ

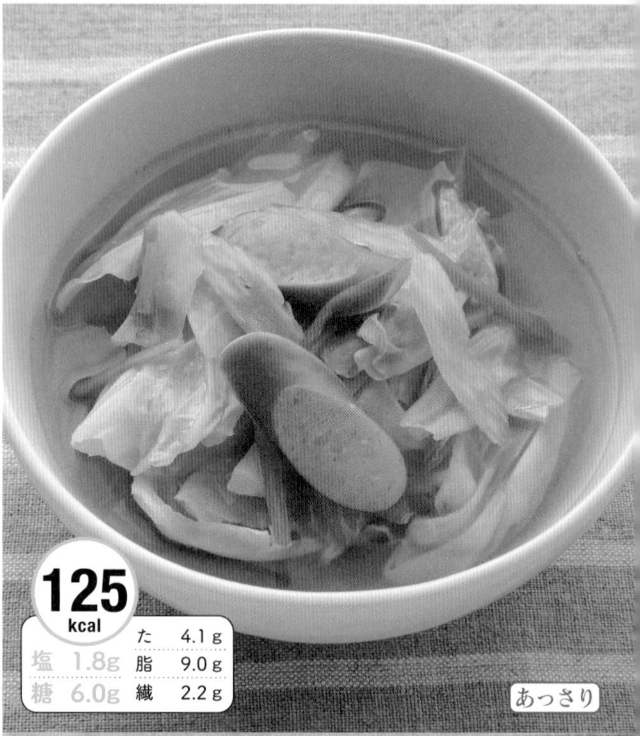

125 kcal
た 4.1ｇ
塩 1.8g　脂 9.0ｇ
糖 6.0g　繊 2.2ｇ

あっさり

材料(1人分)

キャベツ…1枚(80ｇ)
にんじん…⅙本(30ｇ)
ウインナーソーセージ…2本(30ｇ)
A［水180ml、顆粒コンソメ小さじ⅓］
B［塩0.8ｇ、こしょう少々］

作り方

❶キャベツは小さめにちぎる。にんじんはせん切りに、ソーセージは斜め切りにする。

❷鍋に❶、Aを入れて強火にかける。煮立ったら中火にして5分ほど煮て、Bをふる。

とろーりとろけるチーズで満足感をアップ

丸ごと玉ねぎのスープ

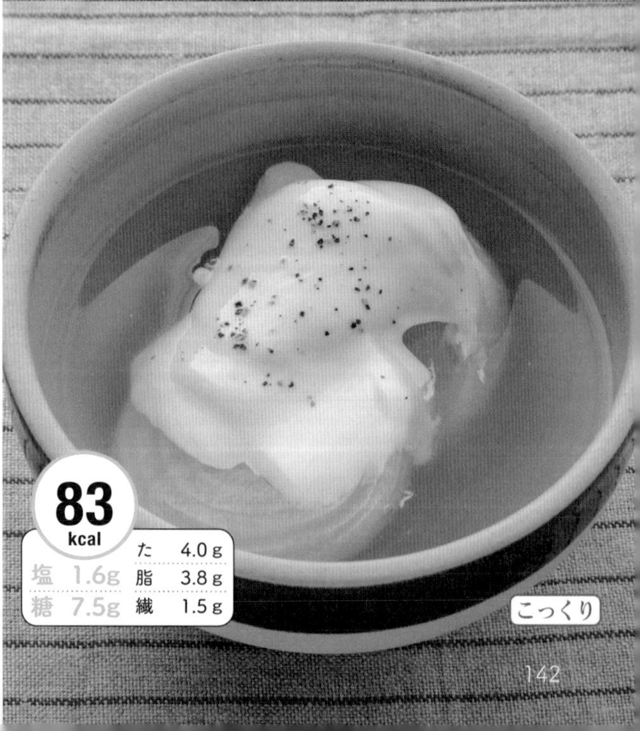

83 kcal
た 4.0ｇ
塩 1.6g　脂 3.8ｇ
糖 7.5g　繊 1.5ｇ

こっくり

材料(1人分)

玉ねぎ…小1個(100ｇ)
A［水160ml、顆粒コンソメ小さじ⅓］
塩…0.8ｇ
スライスチーズ…1枚(15ｇ)
黒こしょう…少々

作り方

❶玉ねぎは横半分に切って丸ごとラップで包み、電子レンジで4分加熱する。

❷鍋に❶、Aを入れて火にかけ、1分ほど煮て、塩をふる。

❸器に玉ねぎを盛り、半分に切ったチーズを重ねてのせ、❷の汁をかけて黒こしょうをふる。

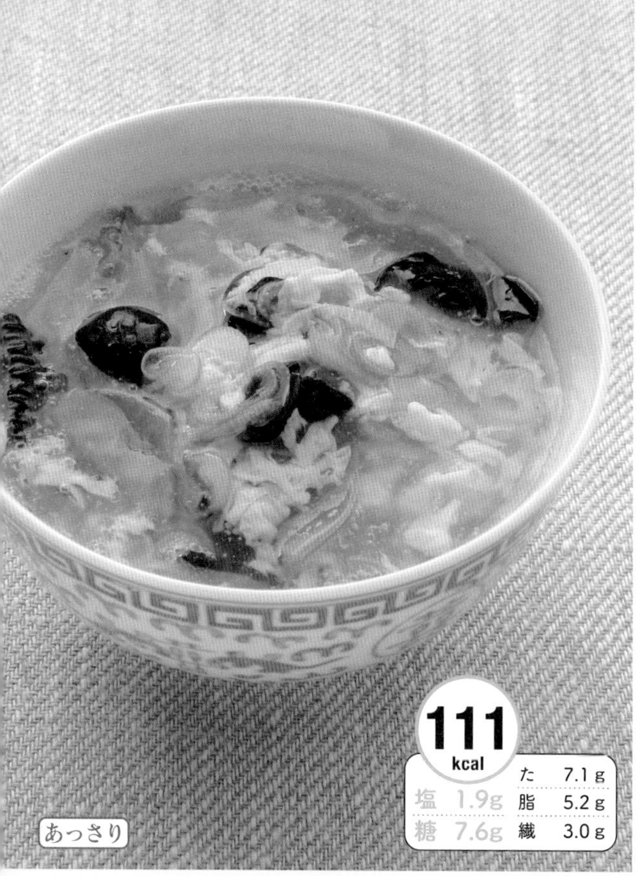

111 kcal
塩 1.9g
糖 7.6g
た 7.1g
脂 5.2g
繊 3.0g
あっさり

食感のよいきくらげで噛み応えをアップ

きくらげのかき玉スープ

材料(1人分)
卵…1個
きくらげ(乾)…3g
長ねぎ…約⅓本(30g)
絹さや…4枚
A[水180ml、酒小さじ1、鶏ガラスープの素小さじ⅓]
B[塩小さじ⅕、こしょう少々]
水溶き片栗粉[片栗粉小さじ⅔、水小さじ1]

作り方
1 きくらげは水でもどし、3～4等分に切る。長ねぎは小口切りに、絹さやは斜め切りにする。
2 鍋に1、Aを入れて強火にかける。煮立ったら中火にして3分煮て、Bをふる。水溶き片栗粉を加えてとろみをつける。卵を少しずつ加え、すぐに火を止める。

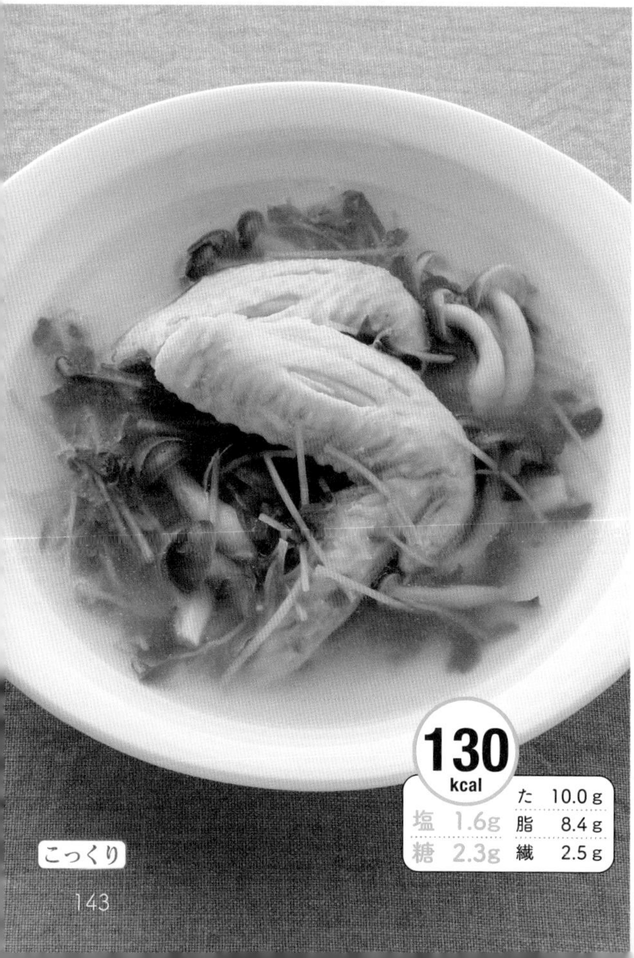

130 kcal
塩 1.6g
糖 2.3g
た 10.0g
脂 8.4g
繊 2.5g
こっくり

手羽先からだしが出ておいしい

鶏手羽先と豆苗の中華スープ

材料(1人分)
鶏手羽先…2本(80g)
しめじ…40g
豆苗…30g
A[しょうが(せん切り)⅓かけ分、水300ml、酒小さじ2]
B[鶏ガラスープの素小さじ⅓、塩小さじ⅙、こしょう少々]

作り方
1 手羽先は骨に沿って切り込みを入れる。しめじは小房に分け、豆苗は3cm長さに切る。
2 鍋に手羽先とAを強火にかける。煮立ったらアクを取り除き、中火で10分ほど煮る。
3 しめじ、豆苗を2分ほど煮て、Bを混ぜる。

練りごまのコクが全体をまとめる

豆腐のすり流し汁

材料(1人分)

絹ごし豆腐…100ｇ
ほうれん草…40ｇ
長ねぎ…約⅓本(30ｇ)
生しいたけ…15ｇ
A［だし180ml、しょうゆ大さじ½、酒小さじ1］
白練りごま…小さじ1

作り方

❶ほうれん草は3cm長さに切る。長ねぎは小口切りにし、しいたけは薄切りにする。
❷鍋に長ねぎとしいたけ、Aを強火にかける。煮立ったら中火にし、白練りごまを加える。
❸豆腐をくずしながら加えて2分ほど煮て、ほうれん草を加えて1分煮る。

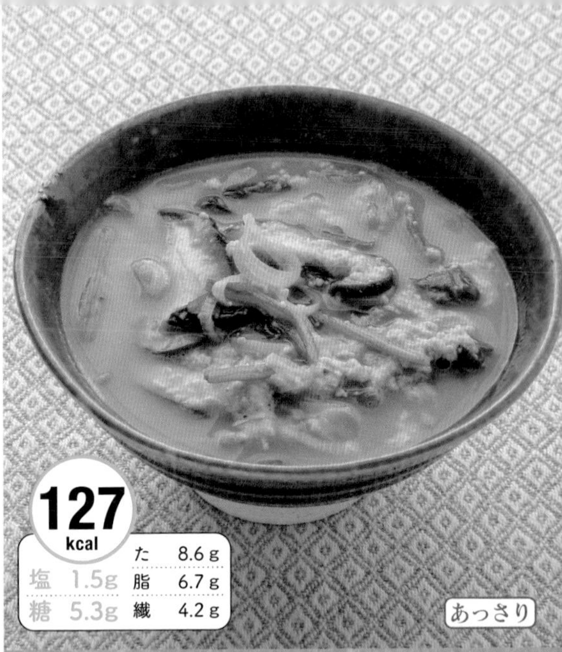
127 kcal
た 8.6ｇ
塩 1.5ｇ 脂 6.7ｇ
糖 5.3ｇ 繊 4.2ｇ
あっさり

すりおろしたかぶが体を温める

かぶのみぞれ汁

材料(1人分)

かぶ…2個(120ｇ)
白菜、なめこ…各50ｇ
にんじん…⅙本(30ｇ)
かぶの葉…2本(20ｇ)
A［だし180ml、しょうゆ大さじ½、酒小さじ1］

作り方

❶かぶは1個を乱切りにし、もう1個をすりおろす。なめこはざるに入れて水洗いしてぬめりを取る。白菜はざく切りに、にんじんは乱切りにする。かぶの葉はゆでて3cm長さに切る。
❷鍋に乱切りにしたかぶ、にんじん、白菜、Aを加えて弱火にかける。煮立ったら中火にして5分煮る。なめこ、かぶのすりおろしと葉を加えて2分ほど煮る。

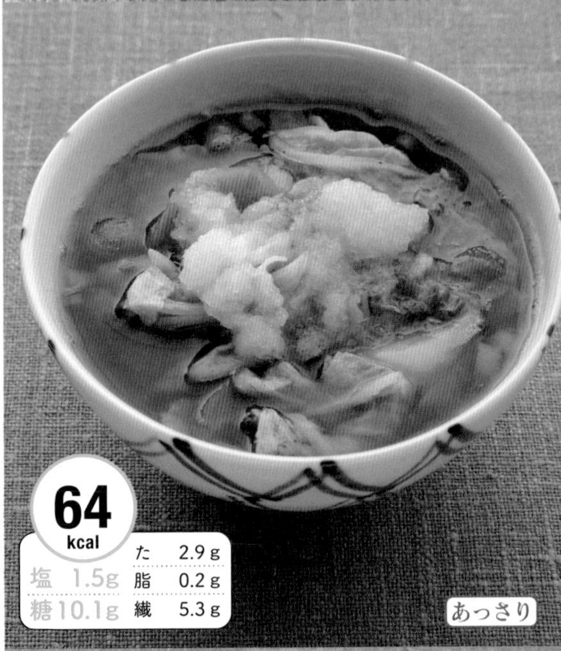
64 kcal
た 2.9ｇ
塩 1.5ｇ 脂 0.2ｇ
糖 10.1ｇ 繊 5.3ｇ
あっさり

厚揚げでボリュームアップ

厚揚げときのこのみそ汁

材料(1人分)

厚揚げ…80ｇ
玉ねぎ…¼個(50ｇ)
まいたけ…50ｇ
えのきたけ…30ｇ
A［だし180ml、酒小さじ1］
みそ…大さじ½

作り方

❶厚揚げはひと口大に切り、熱湯をまわしかけて油抜きをする。玉ねぎはくし形切りにする。まいたけは小房に分け、えのきは長さを3等分に切る。
❷鍋にAと玉ねぎときのこ類を強火にかける。煮立ったら中火にして厚揚げを加えて3分煮る。みそを溶き入れる。

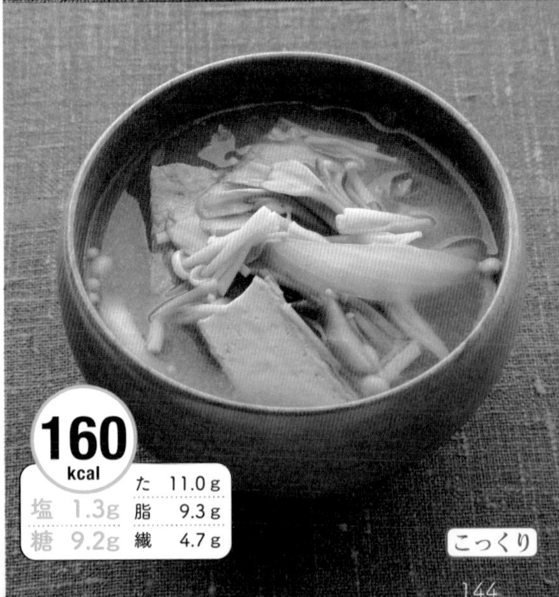
160 kcal
た 11.0ｇ
塩 1.3ｇ 脂 9.3ｇ
糖 9.2ｇ 繊 4.7ｇ
こっくり

具だくさんみそ汁バリエーション

**どんな食材を入れてもおいしいみそ汁。
具だくさんにして、満足感のある1品にしましょう。**

ちくわでコクがアップします

セロリとちくわのみそ汁

材料と作り方(1人分)

❶セロリ40gは薄切りに、ちくわ1本(15g)は輪切りにする。

❷鍋にだし180mlとセロリ、桜えび3gを強火にかける。煮立ったら中火にし、ちくわを加えて1分ほど煮て、みそ大さじ½を溶き入れる。

51 kcal ｜ 塩 1.7g ｜ 糖 5.0g ｜ た 5.3g ｜ 脂 0.9g ｜ 繊 1.0g

あおさの磯の風味がたまりません

あおさとくずし豆腐のみそ汁

材料と作り方(1人分)

❶鍋にだし180mlと長ねぎ(小口切り)10gを強火にかける。煮立ったら中火にする。

❷絹ごし豆腐100gをくずしながら加え1分ほど煮て、みそ大さじ½を溶き入れる。火を止めて、あおさのりひとつまみを混ぜる。

80 kcal ｜ 塩 1.3g ｜ 糖 4.0g ｜ た 6.8g ｜ 脂 3.7g ｜ 繊 1.7g

納豆のとろみでお腹にもたまる

納豆ととろろ昆布のみそ汁

材料と作り方(1人分)

❶細ねぎ2本(10g)は2cm長さに切る。

❷鍋にだし180mlを入れて火にかけ、納豆30gと❶を加え、みそ大さじ½を溶き入れる。

❸器にとろろ昆布ひとつまみを入れ、❷を注ぐ。

80 kcal ｜ 塩 1.3g ｜ 糖 5.2g ｜ た 5.9g ｜ 脂 3.5g ｜ 繊 2.8g

レタスはさっと火を通すだけでOK!

あさりとレタスのみそ汁

材料と作り方(1人分)

❶あさり(殻つき)90gは砂出しをしておく。レタス2枚(40g)はちぎる。

❷鍋に水200ml、しょうが(せん切り)⅓かけ分、あさりを強火にかける。煮立ったら中火で4分ほど煮る。

❸レタスを加え30秒ほど煮て、赤みそ小さじ1を溶き入れる。

26 kcal ｜ 塩 1.6g ｜ 糖 2.8g ｜ た 2.6g ｜ 脂 0.4g ｜ 繊 0.8g

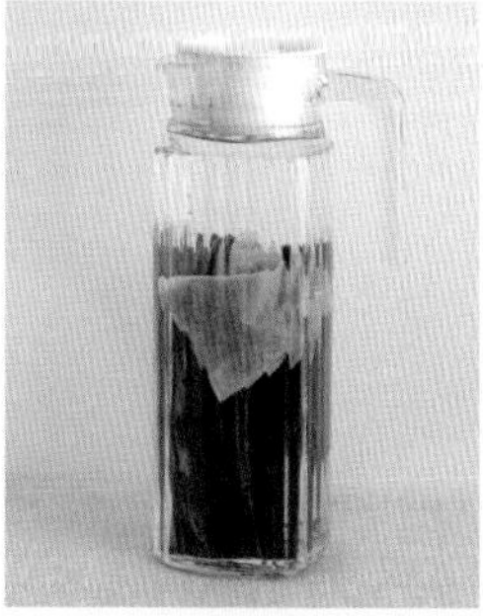

水だしの昆布かつおだし

材料と作り方

❶容器に水2ℓと昆布20g、削り節20～40gを入れて密閉し、1晩冷蔵庫に入れる。

※1週間で使いきりましょう。

＼減塩の味方！／

だしのとり方

汁物はだしをきかせると薄味でもおいしく仕上がります。だしをとってみましょう。簡単な水だしのとり方を紹介します。

ゆかりで味つけすれば、塩いらず

かぶとゆかりのお吸い物

材料(1人分)
かぶ…½個(35ｇ)
かぶの葉…1本(10ｇ)
塩…0.6ｇ
三つ葉…2本(10ｇ)
ゆかり…小さじ¼
だし…160ml

作り方
❶かぶは薄切りにし、かぶの葉は小口切りにし、塩でよくもむ。
❷三つ葉は3cm長さに切る。
❸❶の水けをしぼって器に入れ、三つ葉とゆかりを加え、温めただしを注ぐ。

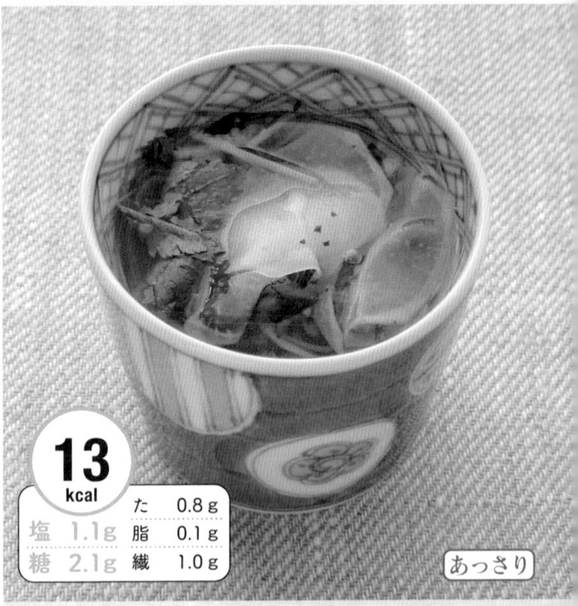

13 kcal
塩 1.1g　糖 2.1g　た 0.8ｇ　脂 0.1ｇ　繊 1.0ｇ
あっさり

油揚げはあぶって香ばしさをアップ

油揚げと桜えびのお吸い物

材料(1人分)
油揚げ…½枚(15ｇ)
桜えび…3ｇ
細ねぎ…2本(10ｇ)
A[だし160ml、酒小さじ1、しょうゆ小さじ⅔]

作り方
❶油揚げはオーブントースターであぶって短冊切りにする。桜えびは電子レンジで20秒加熱する。細ねぎは3cm長さに切る。
❷鍋にAを温め、❶を加えて１分ほど煮る。

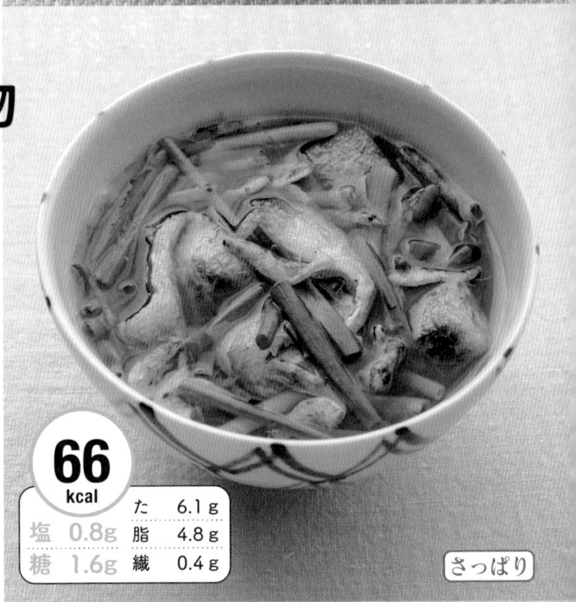

66 kcal
塩 0.8g　糖 1.6g　た 6.1ｇ　脂 4.8ｇ　繊 0.4ｇ
さっぱり

明太子の塩けを生かして

レタスと明太子のスープ

材料(1人分)
レタス…2枚(40ｇ)
明太子…18ｇ
A[水160ml、白ワイン小さじ1、顆粒コンソメひとつまみ]
バター…小さじ1
こしょう…少々

作り方
❶レタスはちぎり、明太子は身をしごき出す。
❷鍋にAを強火にかける。煮立ったら中火にし、❶とバターを加えて30秒ほど煮て、こしょうをふる。

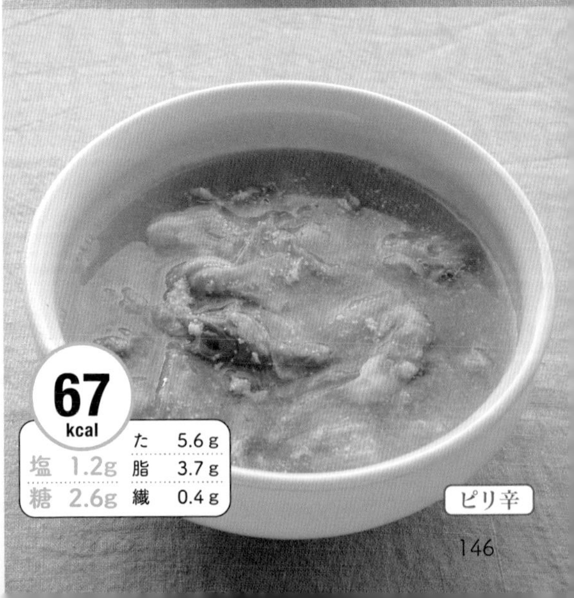

67 kcal
塩 1.2g　糖 2.6g　た 5.6ｇ　脂 3.7ｇ　繊 0.4ｇ
ピリ辛

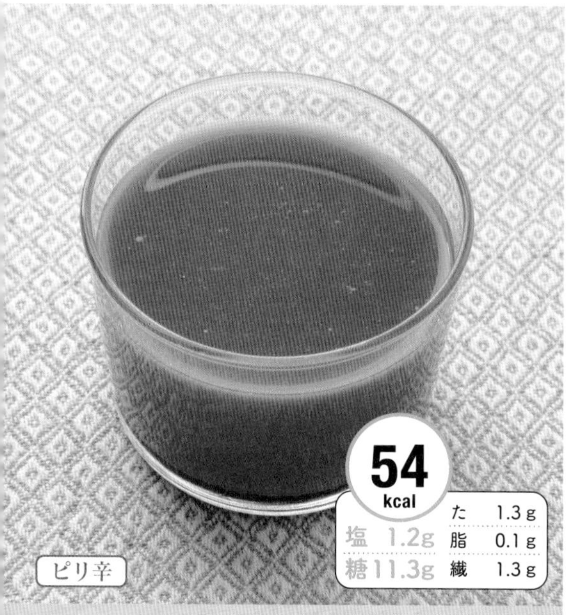

54 kcal
塩 1.2g　た 1.3g
脂 0.1g
糖 11.3g　繊 1.3g
ピリ辛

市販の食塩不使用の野菜ジュースを上手に使って

トマトとにんじんのスープ

材料(1人分)

トマトジュース(食塩不使用)、にんじんジュース…各80ml
玉ねぎ…⅕個(40ｇ)
A［水大さじ4、顆粒コンソメ小さじ⅓、塩0.8ｇ、こしょう少々］

作り方

❶玉ねぎはすりおろし、鍋にAとともに入れて火にかける。
❷温まったら火からおろし、粗熱をとる。ジュースを混ぜ、冷蔵庫で20分以上冷やす。＊温かいままでもおいしい。

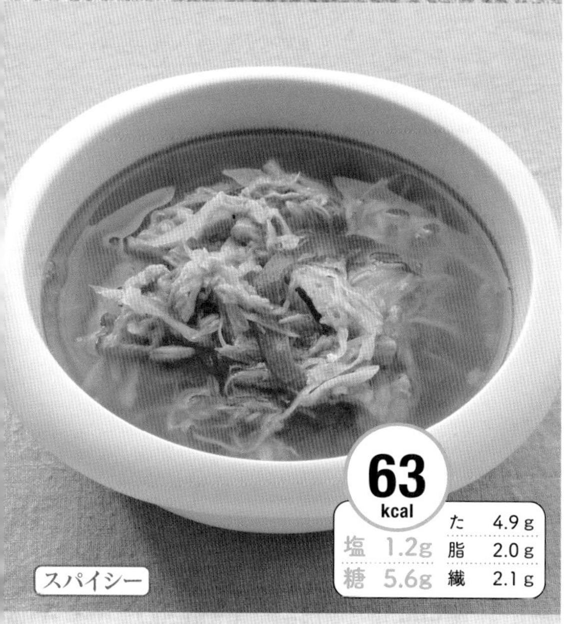

63 kcal
塩 1.2g　た 4.9g
脂 2.0g
糖 5.6g　繊 2.1g
スパイシー

カレー粉をきかせ、塩分控えめでもしっかり味に

キャベツのカレースープ

材料(1人分)

キャベツ…1枚(80ｇ)
パプリカ(赤)…⅙個(20ｇ)
ツナ水煮缶…30ｇ
バター…小さじ½
カレー粉…小さじ½
A［水180ml、顆粒コンソメ0.5ｇ］
B［塩0.8ｇ、こしょう少々］

作り方

❶キャベツはせん切りに、パプリカは薄切りにする。
❷鍋にバターを熱し、❶を加える。ツナは水けをきって加え、炒め合わせる。カレー粉をふり入れて炒め、Aを加えて5分ほど煮て、Bをふる。

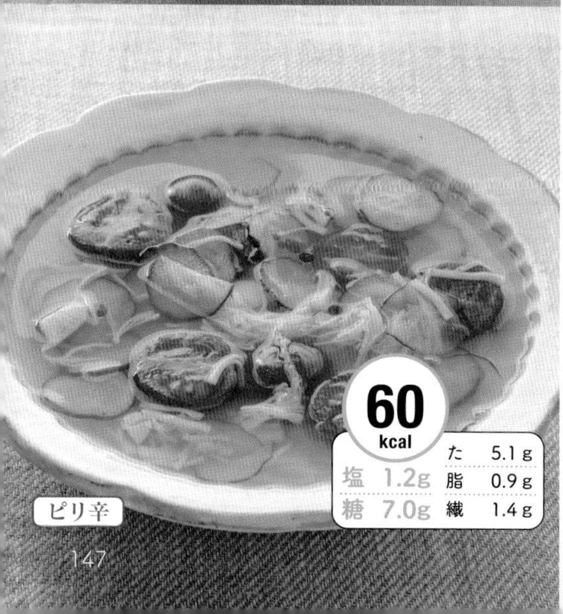

60 kcal
塩 1.2g　た 5.1g
脂 0.9g
糖 7.0g　繊 1.4g
ピリ辛

塩を控えて、ラー油で辛みをプラス

ほたてときゅうりのスープ

材料(1人分)

ほたて水煮缶…30ｇ
きゅうり…½本(50ｇ)
ミニトマト…4個(60ｇ)
塩…少々
A［水160ml、鶏ガラスープの素ひとつまみ］
B［こしょう・ラー油各少々］

作り方

❶きゅうりは小口切りにして塩をふって10分ほどおく。トマトは半分に切る。
❷鍋にほたてとAを入れて火にかける。温まったら、水けをしぼったきゅうり、トマトを加えて30秒ほど煮る。Bを加える。

ポタージュ 数種の野菜がとれて飲みやすい。保存がきくのがうれしい。

山いもでとろみづけ。豆板醤が意外に合う！

トマトとパプリカのポタージュ

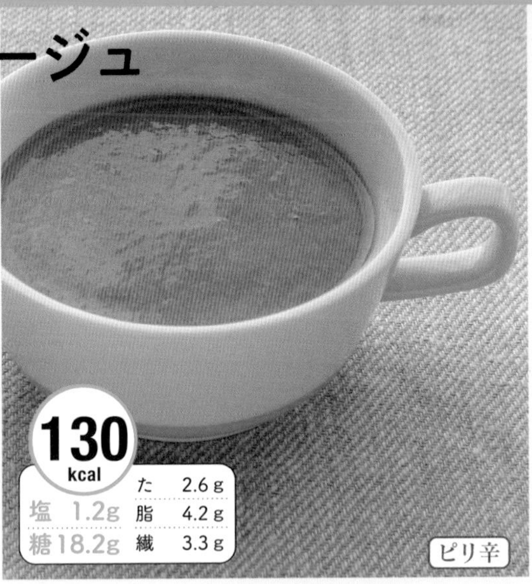
130 kcal
た 2.6g
塩 1.2g 脂 4.2g
糖 18.2g 繊 3.3g
ピリ辛

材料(1人分)

トマト…小1個(120g)
パプリカ(赤)
…¼個(30g)
山いも…40g
長ねぎ…20g
ごま油…小さじ1
A［にんにく(みじん切り)¼かけ分、豆板醤小さじ¼］
B［水120ml、酒小さじ1、鶏ガラスープの素小さじ⅓］
しょうゆ…小さじ½

作り方

❶トマトは湯むきする。パプリカは細切りにし、山いもはひと口大に切る。長ねぎは小口切りにする。
❷鍋に油、Aを弱火にかける。香りが立ったら、中火にしてパプリカと長ねぎを加えて炒める。Bを加えて5分ほど煮て、火を止め、粗熱をとる。
❸トマト、山いもを加えてミキサーで撹拌し、鍋にもどし入れて、しょうゆを加えて温める。

ごぼうに、ひじきを足して糖質量を調節

ごぼうの和風ポタージュ

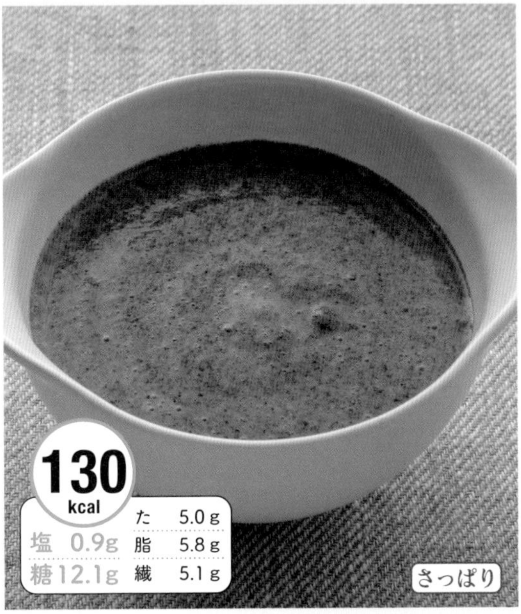
130 kcal
た 5.0g
塩 0.9g 脂 5.8g
糖 12.1g 繊 5.1g
さっぱり

材料(1人分)

ごぼう…50g
ひじき(乾)…3g
長ねぎ…20g
サラダ油…小さじ1
A［だし160ml、酒・めんつゆ(3倍濃縮)各小さじ1］
無調整豆乳…100ml

作り方

❶ごぼうは薄切りにし、長ねぎは小口切りにする。ひじきは水でもどす。
❷鍋に油を熱し、❶を炒める。Aを加えて8分ほど煮て火を止め、粗熱をとる。
❸豆乳を加えてミキサーで撹拌し、鍋にもどし入れて温める。

ポタージュバリエーション

れんこんと豆乳のポタージュ

材料と作り方(1人分)

❶れんこん120gはすりおろし、長ねぎ20gは小口切りにする。
❷鍋に❶、水100ml、鶏ガラスープの素小さじ½を入れて混ぜながら強火にかける。温まったら中火にして2分煮る。豆乳80ml、塩、こしょう各少々を加えて2分ほど温める。

125 kcal 塩 1.3g 糖 21.6g た 4.7g 脂 1.5g 繊 3.1g

春菊と玉ねぎのポタージュ

材料と作り方(1人分)

❶春菊70gは2～3cm長さに切り、玉ねぎ20gは薄切りにする。
❷鍋にバター小さじ1を温め、❶を炒める。しんなりしてきたら、だし110ml、酒小さじ1を加え、3分ほど煮る。
❸みそ小さじ1を溶き入れて火を止め、粗熱をとる。牛乳70mlを加えてミキサーで撹拌し、鍋にもどし入れて温める。

107 kcal 塩 1.1g 糖 7.4g た 4.5g 脂 6.0g 繊 2.8g

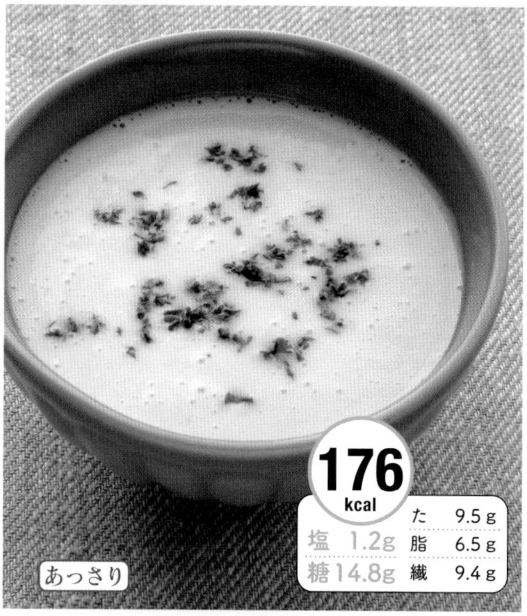

176 kcal
塩 1.2g　糖 14.8g
た 9.5g　脂 6.5g　繊 9.4g
あっさり

豆腐を入れて、じゃがいもの量をダウン

ヴィシソワーズ

材料(1人分)

絹ごし豆腐…100g
じゃがいも…⅔個(90g)
玉ねぎ…⅛個(25g)
A [水100ml、顆粒コンソメ0.8g]
牛乳…90ml
B [塩0.8g、こしょう少々]

作り方

❶じゃがいも、玉ねぎは薄切りにする。
❷鍋に❶とAを入れて火にかけ、豆腐をくずしながら加える。途中混ぜながら5分ほど煮て火を止め、粗熱をとる。
❸牛乳を加えてミキサーで撹拌し、Bをふって冷蔵庫で20分以上冷やす。器に盛り、好みでパセリのみじん切りをちらす。

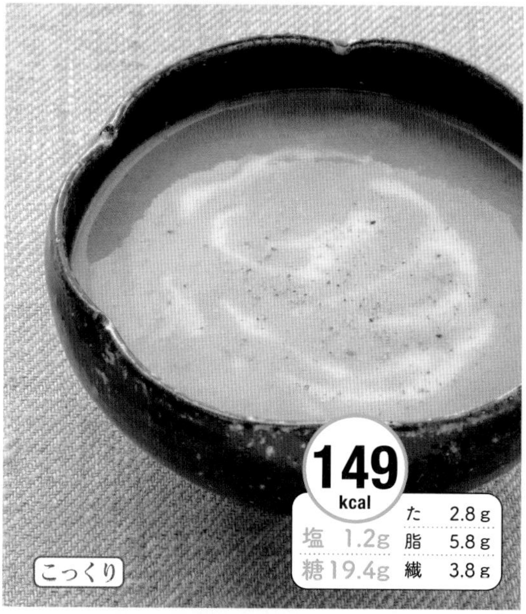

149 kcal
塩 1.2g　糖 19.4g
た 2.8g　脂 5.8g　繊 3.8g
こっくり

かぼちゃとにんじんの自然な甘みを生かして

にんじんとかぼちゃのポタージュ

材料(1人分)

かぼちゃ…60g
にんじん…50g
玉ねぎ…⅛個(25g)
オリーブ油…小さじ1
A [水100ml、顆粒コンソメ0.8g]
B [牛乳・にんじんジュース各40ml]
C [塩0.8g、こしょう少々]

作り方

❶かぼちゃはひと口大に切る。にんじんはせん切りに、玉ねぎは薄切りにする。
❷鍋に油を熱し、❶を炒める。Aを加えて5分ほど煮て火を止め、粗熱をとる。
❸Bを加えてミキサーで撹拌し、鍋にもどし入れて温め、Cをふる。器に盛り、好みで牛乳をまわし入れ、好みで黒こしょうをふる。

作りおきすると便利

紹介したポタージュはすべて冷蔵、冷凍保存ができるので、多めに作って保存するのもおすすめです。

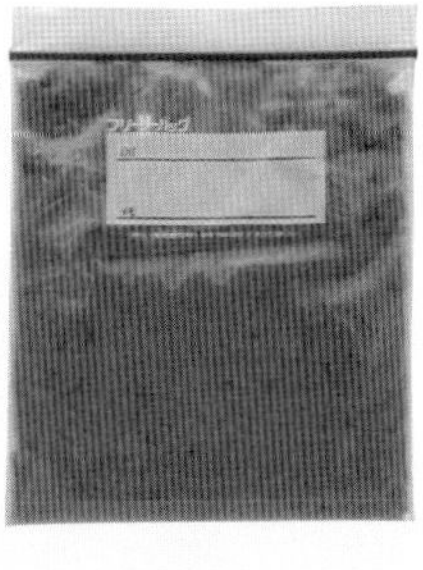

保存方法や期間：冷蔵・冷凍用保存袋に1人分ずつ入れて空気を抜き、平たくして保存。冷蔵で2～3日、冷凍で2週間ほど保存可能。

きのこのポタージュ

材料と作り方(1人分)

❶生しいたけ30g、玉ねぎ25gは薄切りにする。まいたけ30gは小房に分ける。
❷鍋にオリーブ油小さじ1を熱し、❶を炒める。
❸しんなりしてきたら水100ml、顆粒コンソメ小さじ½を加え、煮立ったら中火にして3分ほど煮て火を止め、粗熱をとる。
❹牛乳100mlを加えてミキサーで撹拌し、鍋にもどし入れて温め、塩、こしょう各少々をふる。

125 kcal　塩 1.3g　糖 7.8g　た 4.4g　脂 7.8g　繊 2.9g

野菜を食べるのが楽しくなる！

手作りソース&ドレッシング

生野菜や蒸し野菜にかけるソースやドレッシングを手作りすると、
塩分量を調整でき、安心です。どれも材料を混ぜるだけ！
「作りやすい分量」なので、食べるときは1食あたり大さじ1～2を目安にしてください。

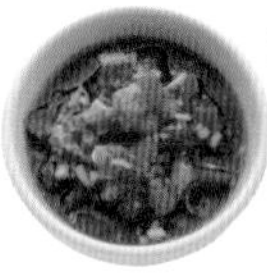

山椒をしっかりきかせて

トマト山椒ソース

トマト…1個(150g)→5mm角に切る
長ねぎ…5～6cm長さ(10g)
→みじん切り
うす口しょうゆ…大さじ2
砂糖…小さじ1
粉山椒…小さじ½

全量 71kcal 塩 5.8g 糖 11.8g

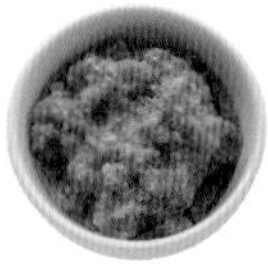

チーズでコクをプラス

にんじんドレッシング

にんじん…80g→すりおろす
オリーブ油…大さじ2
粉チーズ…大さじ2
塩…小さじ⅓
こしょう…少々

全量 293kcal 塩 2.5g 糖 6.1g

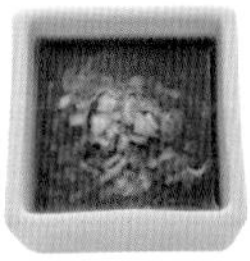

肉や魚にかけても美味

ねぎ塩ソース

長ねぎ…5～6cm長さ(10g)
→みじん切り
ごま油…大さじ3
塩…小さじ⅓

全量 324kcal 塩 2.0g 糖 1.3g

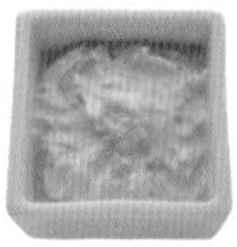

定番タルタルをさっぱりと

ヨーグルトタルタルソース

ゆで卵…1個→粗く刻む
ピクルス…1本(8g)→細かく刻む
玉ねぎ…⅙個(約30g)→みじん切り
A［マヨネーズ大さじ2、無糖ヨーグルト大さじ1、マスタード小さじ2、塩小さじ⅓、こしょう少々］

全量 285kcal 塩 3.2g 糖 8.1g

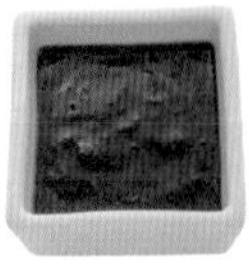

コチュジャンであまみもプラス

韓国風ピリ辛ドレッシング

おろししょうが、豆板醤
…各小さじ1
みりん、ごま油…各大さじ2
コチュジャン…小さじ2

全量 299kcal 塩 2.3g 糖 16.9g

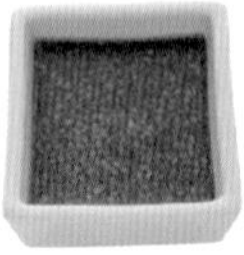

カレーがアクセント

カレーごま酢ソース

酢…大さじ3
しょうゆ、白すりごま…各大さじ2
砂糖、カレー粉…各大さじ1

全量 172kcal 塩 5.2g 糖 16.0g

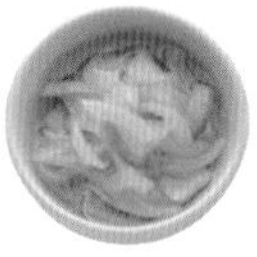

まろやかな酸味がいい

玉ねぎりんご酢ソース

玉ねぎ…⅓個(約65g)→薄切り
りんご酢…50ml
はちみつ…大さじ2
塩…小さじ⅓

全量 180kcal 塩 2.0g 糖 40.0g

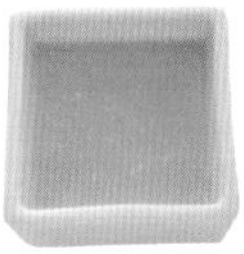

はちみつが隠し味

にんにくレモンソース

おろしにんにく…小さじ2
レモン汁…大さじ3
はちみつ…大さじ1
塩…小さじ⅓
こしょう…少々

全量 97kcal 塩 2.0g 糖 21.0g

＼ひと手間でさらにおいしく！／

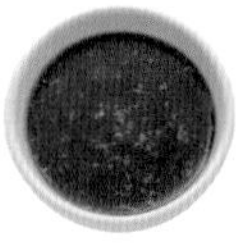

オレンジのさわやかな酸味が◎

オレンジポン酢ソース

材料と作り方(作りやすい分量)
❶鍋に酒、みりん各大さじ２を火にかけ、煮立ったら1分ほど煮立たせてから火を止め、冷ます。
❷別の鍋にオレンジ果汁½個分(40ml)を火にかけ、煮立ったらすぐに火を止め、冷ます。保存容器に移して❶と混ぜ、昆布(5cm大)１枚、しょうゆ大さじ３、酢大さじ２を加えて１晩おく。

全量 118kcal 塩 7.8g 糖 26.0g

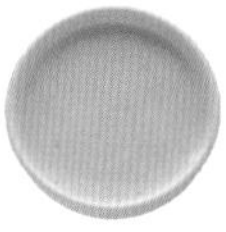

よく混ぜるのがポイント

豆乳マヨネーズドレッシング

材料と作り方(作りやすい分量)
❶ボウルに卵黄1個分、無調整豆乳大さじ2、酢大さじ1、塩小さじ⅓を入れ、泡立て器でよくすり混ぜる。
❷混ぜながら、サラダ油70mlを少しずつ糸をたらすように加え、白っぽくなるまで混ぜる。

全量 624kcal 塩 2.0g 糖 4.0g

5章
常備菜・おつまみ

作りおきしておける常備菜はあると便利です。
低カロリー、減塩のおつまみも紹介します。

常備菜

栄養バランスのよい、作りおきできるおかずが冷蔵庫にあると、とても便利。しかも主菜、副菜、主食にアレンジも簡単！

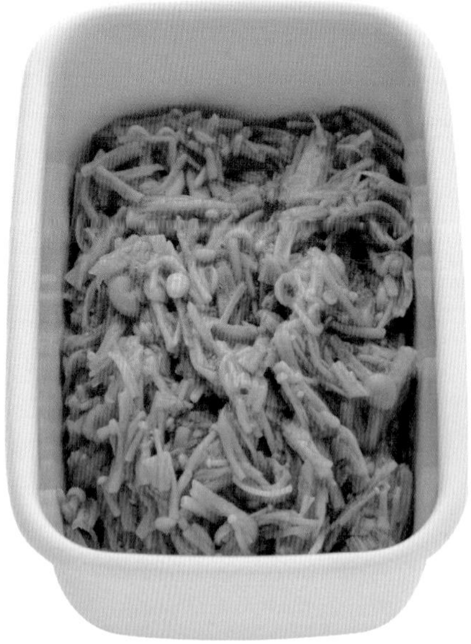

全量
148 kcal　塩 5.2g　糖 30.3g　た 5.7g　脂 0.2g　繊 8.2g

常備菜 1

自家製にすると、塩分を控えられます

なめたけ

材料(8食分)
えのきたけ…200g
しょうが(せん切り)
…1かけ強分
酒…大さじ2
A［しょうゆ・みりん各大さじ2、水大さじ1］

作り方

❶えのきは2cm長さに切る。
❷鍋に❶、しょうがを入れ、酒をふり入れて火にかける。少ししんなりしてきたら、Aを加えて混ぜ、5分ほど煮る。

保存：密閉容器に入れ、冷蔵で5〜6日。

アレンジ①主菜

なめたけでカサ増しし、味の決め手に

和風チキンナゲット

材料(1人分)
鶏むね肉(皮なし)
…50g
なめたけ
…⅛量(大さじ2)
おろしにんにく
…¼かけ分
A［薄力粉大さじ1、水小さじ2、練りからし小さじ½、しょうゆ小さじ⅓］
サラダ油…小さじ2
レモン(くし形切り)
…1切れ

作り方

❶鶏肉、**なめたけ**は細かく刻み、ボウルに入れる。にんにくを混ぜ合わせ、Aを練り混ぜる。
❷フライパンに油を熱し、❶をスプーンですくって落とし入れる。
❸底面が色づくまで2分ほど焼き、裏返しさらに1分ほど焼く。器に盛り、レモン、好みでパセリを添える。

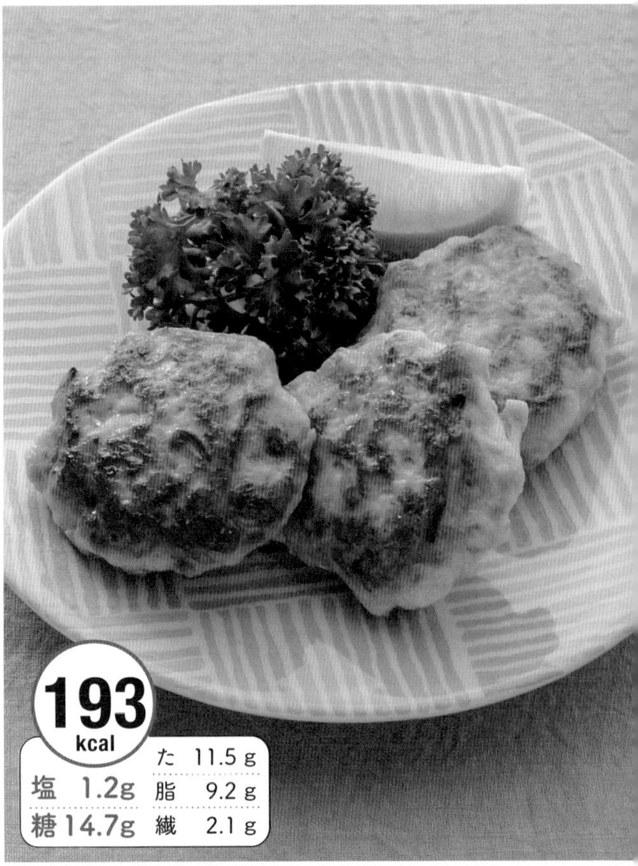

193 kcal　た 11.5g　塩 1.2g　脂 9.2g　糖 14.7g　繊 2.1g

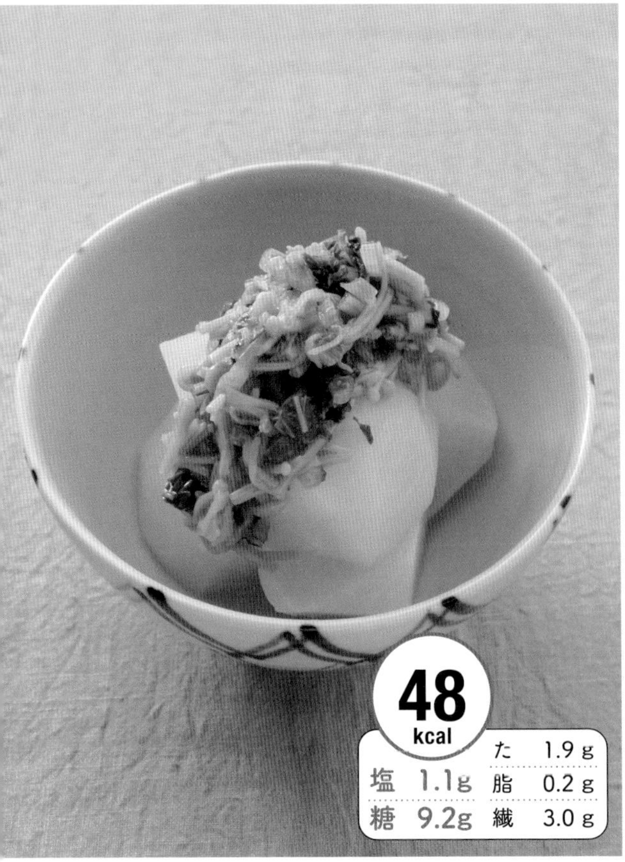
48
kcal
塩 1.1g
糖 9.2g
た 1.9g
脂 0.2g
繊 3.0g

アレンジ②副菜

なめたけにとろみをつければおいしいあんに

煮かぶの なめたけあんがけ

材料(1人分)
かぶ…2個(120g)
かぶの葉…2本(10g)
なめたけ
…⅛量(大さじ2)
A[だし180ml、酒小さじ2、塩0.3g]

作り方
❶かぶは乱切りにし、葉はゆでて小口切りにする。
❷鍋にAとかぶを強火にかけ、中火で6分ほどやわらかくなるまで煮る。器に盛る。
❸**なめたけ**、かぶの葉を合わせ、❷にかける。

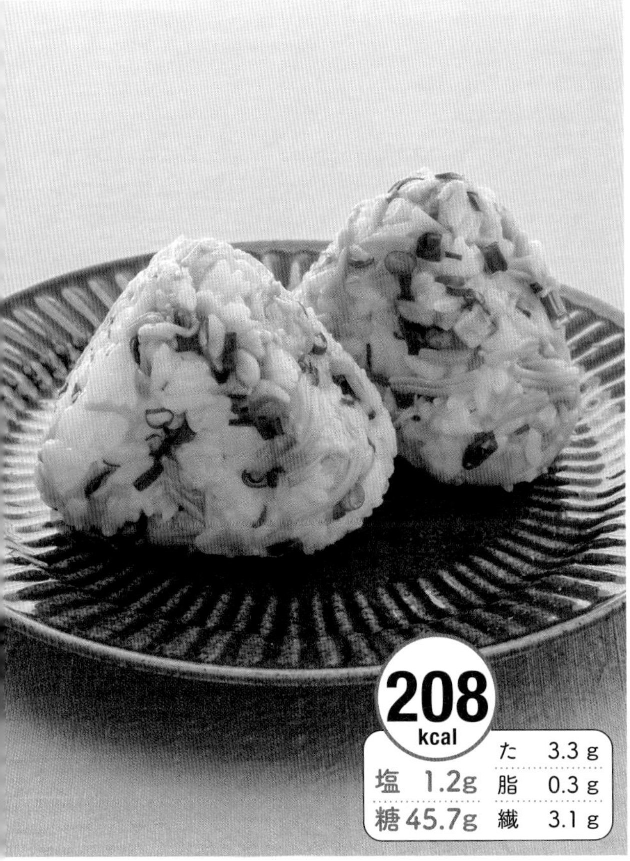
208
kcal
塩 1.2g
糖 45.7g
た 3.3g
脂 0.3g
繊 3.1g

アレンジ③主食

ごはんに混ぜるだけで簡単

なめたけおにぎり

材料(1人分)
白飯…120g
なめたけ
…⅛量(大さじ2)
細ねぎ(小口切り)
…2本分(10g)
塩…0.5g

作り方
❶白飯に**なめたけ**、細ねぎを混ぜ合わせる。
❷ラップを広げ塩をちらし、❶を2等分してにぎる。

常備菜 2

いろいろな野菜のうまみが味わえる

ラタトゥイユ

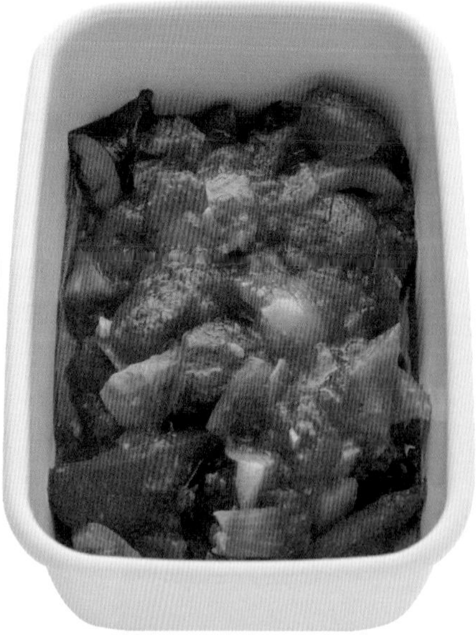

全量

282 kcal　塩 3.3g　糖 24.7g　た 5.3g　脂 16.6g　繊 8.0g

材料(6食分)

ズッキーニ
…1本(200g)
パプリカ(赤・黄)
…各½個(各60g)
玉ねぎ…¼個(50g)
にんにく(みじん切り)
…1かけ分
オリーブ油…大さじ1⅓
A[ホールトマト缶200g、水80ml、顆粒コンソメ小さじ1、ローリエ1枚]
B[塩小さじ⅓、こしょう少々]

作り方

❶ズッキーニ、パプリカは乱切りにする。玉ねぎは1㎝角に切る。
❷鍋に油小さじ1、にんにくを弱火にかけ、香りが立ったら中火にし、玉ねぎを加えて1分炒める。Aを加え15分ほど煮る。
❸フライパンに油大さじ1を熱し、パプリカ、ズッキーニを3分炒め、❷に加える。途中混ぜながら10分ほど煮たら、Bをふる。

保存：密閉容器に入れ、冷蔵で4～5日。

アレンジ①主菜

ソースとしてかけるだけで、立派な一品に

オムレツ

材料(1人分)

卵…2個
ラタトゥイユ
…¼量(約100g)
A[牛乳大さじ1、塩0.6g、こしょう少々]
バター…小さじ2

作り方

❶ボウルに卵を溶きほぐし、Aを混ぜる。
❷フライパンを熱し、バターをなじませて❶を入れ、まわりから混ぜながら火を入れる。
❸卵液が半熟状なうちに折り込むように形をととのえ、器に盛り、温めた**ラタトゥイユ**をかける。

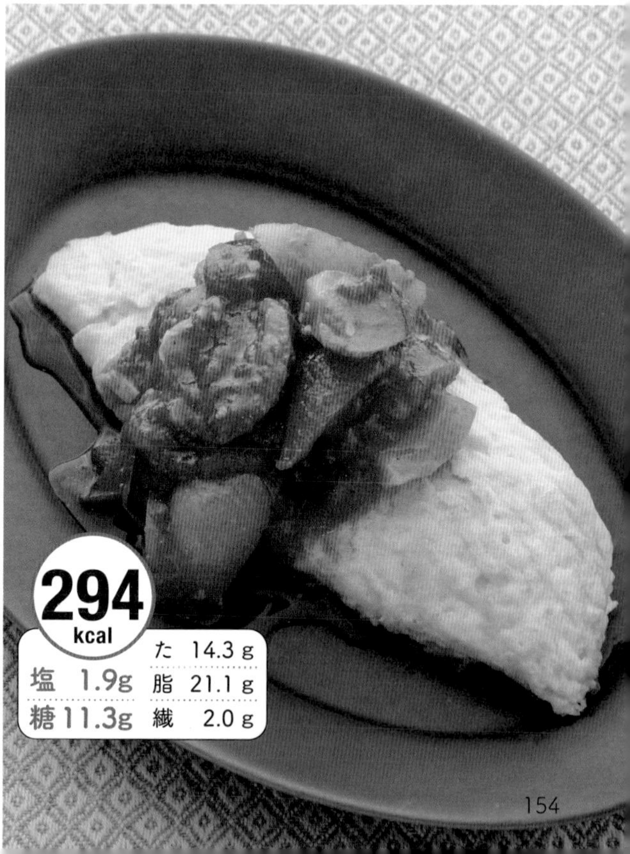
294 kcal
た 14.3g
塩 1.9g
脂 21.1g
糖 11.3g
繊 2.0g

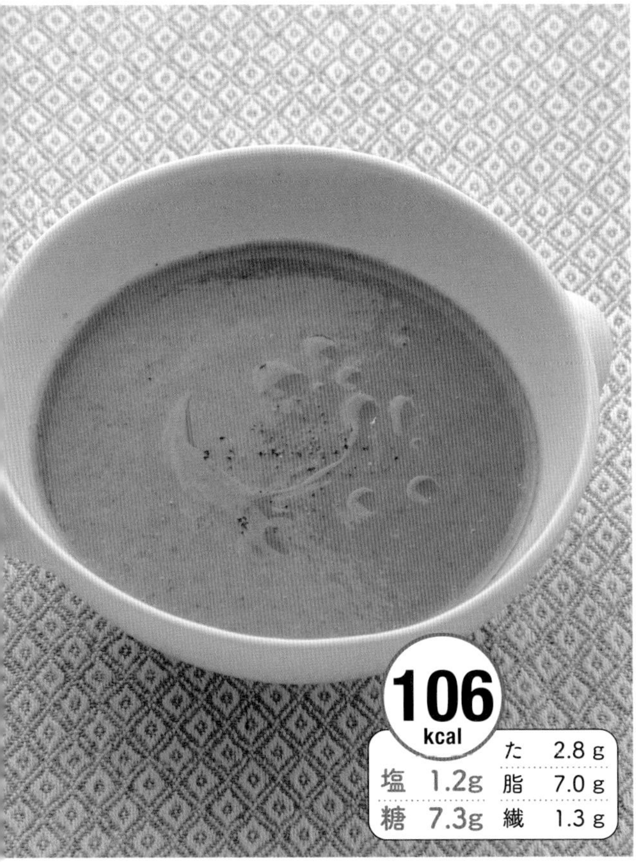

106 kcal
塩 1.2g　糖 7.3g　た 2.8g　脂 7.0g　繊 1.3g

アレンジ②副菜

ミキサーにかけて牛乳でのばし、スープに

野菜ポタージュ

材料(1人分)

ラタトゥイユ
…⅙量(約60g)
A［水50ml、顆粒コンソメ0.8g］
牛乳…60ml
B［塩0.3g、こしょう少々］
オリーブ油…小さじ½

作り方

❶鍋にAを火にかけ、温まったら火からおろし、粗熱をとる。
❷**ラタトゥイユ**を加えてミキサーで撹拌し、鍋にもどし入れる。牛乳を加えて温め、Bをふる。
❸器に盛り、油をまわしかけ、好みで黒こしょうをふる。

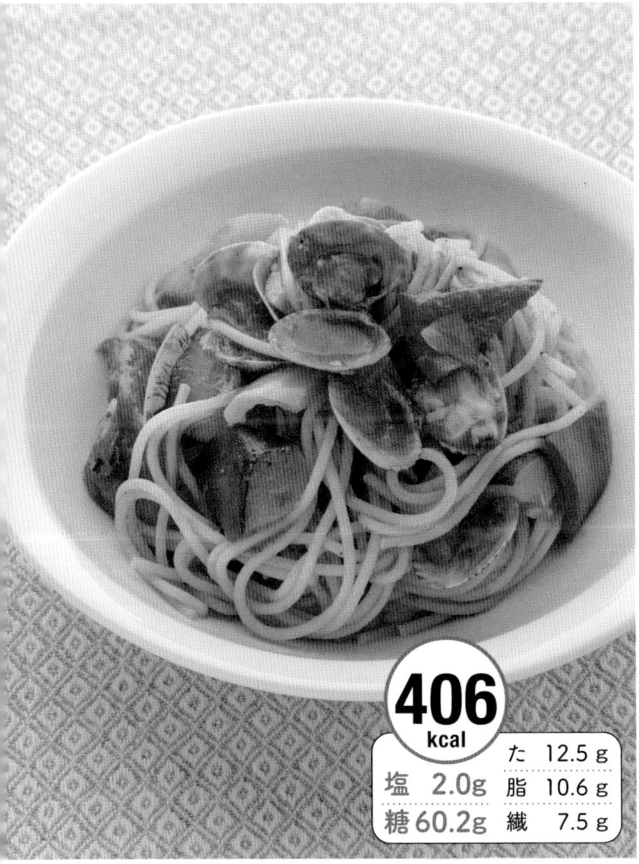

406 kcal
塩 2.0g　糖 60.2g　た 12.5g　脂 10.6g　繊 7.5g

アレンジ③主食

あさりを合わせれば、ボンゴレ風に

トマトのパスタ

材料(1人分)

スパゲッティ…70g
あさり(殻つき)
…100g
トマト
…小1個(100g)
ラタトゥイユ
…⅓量(約120g)
白ワイン…大さじ2
A［オリーブ油小さじ1、こしょう少々］

作り方

❶あさりは砂出しをしておく。トマトはひと口大に切る。
❷スパゲッティはたっぷりの湯でゆで、ざるにあげる。
❸フライパンにあさりを入れ、白ワインをまわしかけ、ふたをして火にかける。3分ほど蒸し煮にし、あさりの殻が開いたら、トマトと**ラタトゥイユ**を加え、ふたをしてさらに2分ほど蒸し煮にする。
❹❷、Aを加えてあえる。

常備菜 3

しょうがと唐辛子をきかせて、減塩に

牛肉ときのこのしぐれ煮

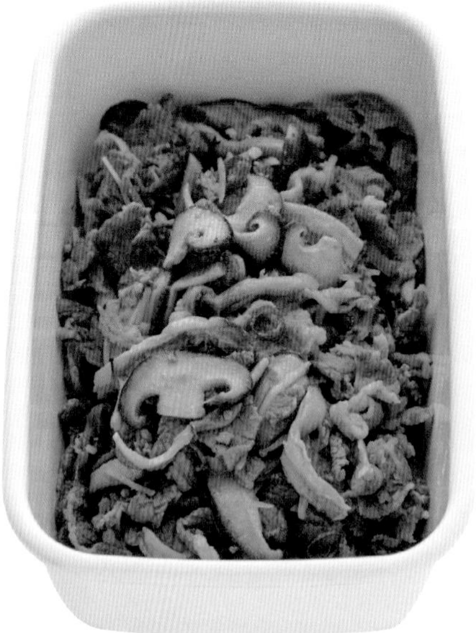

全量

618 kcal 塩 5.6g 糖 31.9g
た 45.7g 脂 30.8g 繊 11.6g

材料(6食分)

牛こま切れ肉…240g
えのきたけ、しめじ…各100g
生しいたけ…60g
A[しょうが(せん切り)1かけ分、赤唐辛子(小口切り)1本分、だし150ml、しょうゆ大さじ2、酒・砂糖各大さじ1]

作り方

❶牛肉はひと口大に切る。しめじは小房に分け、えのきは根元を切って3cm長さに切る。しいたけは薄切りにする。
❷鍋にAを火にかける。煮立ったらきのこ類を加え、5分ほど煮る。
❸牛肉を加え、途中アクを除きながらさらに5分ほど煮込む。

保存：密閉容器に入れ、冷蔵で5〜6日。

アレンジ①主菜

食物繊維のとれるしらたきをプラス

牛肉の卵とじ

材料(1人分)

牛肉ときのこのしぐれ煮…⅕量(約70g)
卵…1個
しらたき…100g
玉ねぎ…¼個(50g)
細ねぎ…2本(10g)
A[だし100ml、酒小さじ2、しょうゆ・みりん各小さじ1]

作り方

❶しらたきはゆでて食べやすい長さに切る。玉ねぎは薄切りに、細ねぎは斜め切りにする。
❷鍋にA、玉ねぎ、しらたきを強火にかける。煮立ったら中火にし、3分ほど煮て**牛肉ときのこのしぐれ煮**も加える。
❸再び煮立ったら、卵を溶き入れてふたをしてすぐに火を止め、1分ほど蒸らす。器に盛り、細ねぎをちらす。

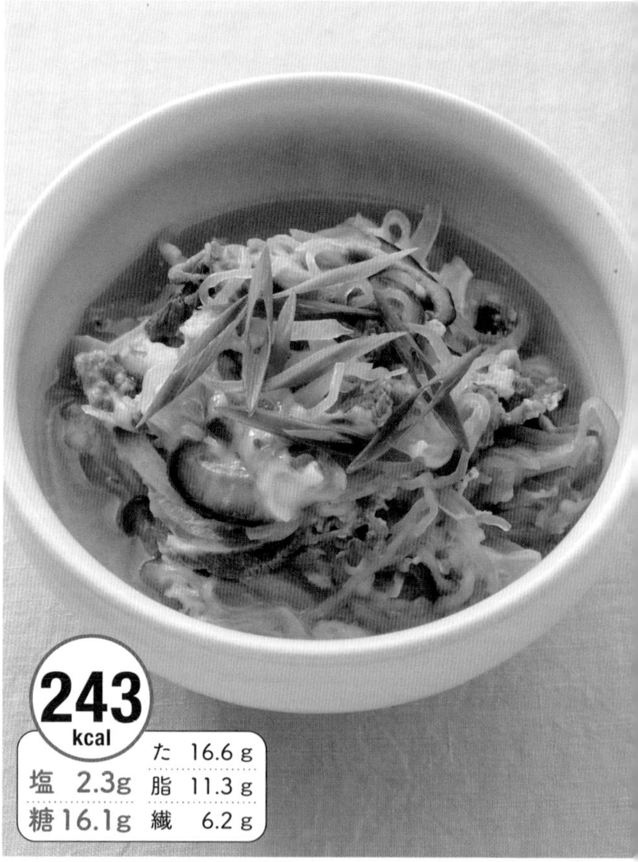

243 kcal
塩 2.3g た 16.6g
糖 16.1g 脂 11.3g
繊 6.2g

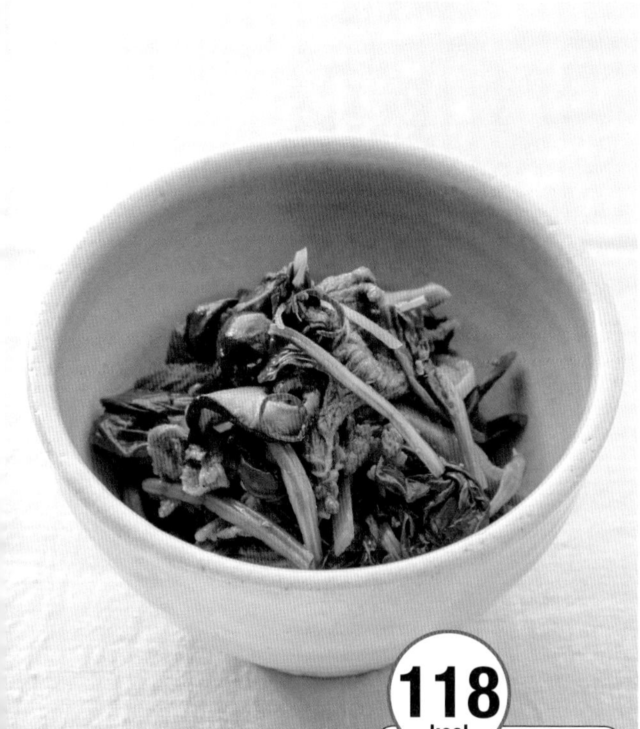

118 kcal		た	9.0g
塩	0.9g	脂	5.3g
糖	5.6g	繊	4.2g

アレンジ②副菜

青菜は、小松菜、春菊に代えても美味

ほうれん草の牛しぐれ煮あえ

材料(1人分)

ほうれん草…80g

牛肉ときのこのしぐれ煮…⅙量(約60g)

作り方

❶ほうれん草はゆで、水けをしぼって3㎝長さに切る。

❷ボウルに❶、**牛肉ときのこのしぐれ煮**を入れてあえる。

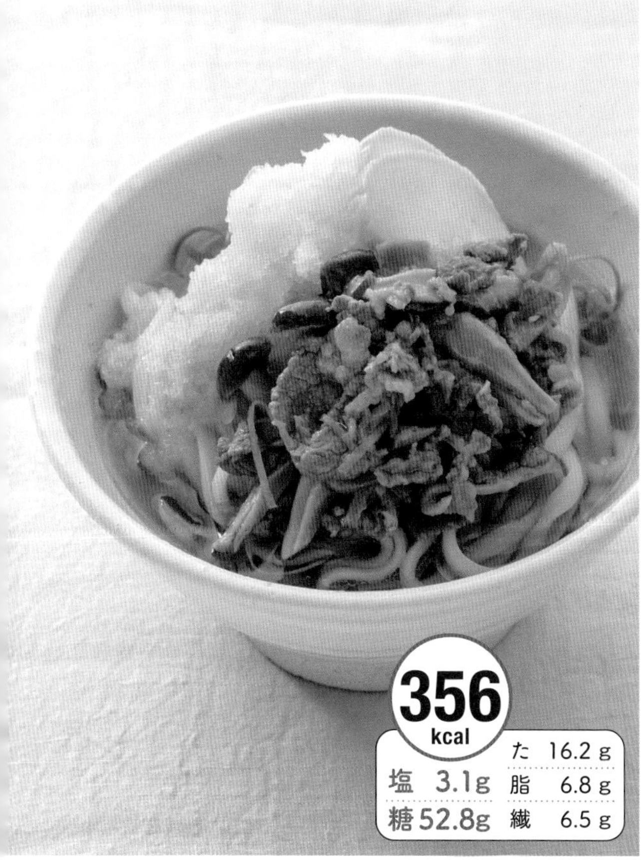

356 kcal		た	16.2g
塩	3.1g	脂	6.8g
糖	52.8g	繊	6.5g

アレンジ③主食

大根おろしを合わせて、さっぱりと

肉みぞれうどん

材料(1人分)

冷凍うどん…1玉(200g)

牛肉ときのこのしぐれ煮…⅕量(約70g)

大根おろし…80g

わけぎ…2本(20g)

かまぼこ(ピンク)…2切れ(12g)

A［だし150ml、酒小さじ2、めんつゆ(3倍濃縮)大さじ½］

作り方

❶大根おろしは軽く水けをきり、わけぎは斜め切りにする。

❷冷凍うどんはゆでてほぐし、ざるにあげる。

❸鍋にAを温める。

❹器に❷を盛り、わけぎ、大根おろし、**牛肉ときのこのしぐれ煮**、かまぼこを盛り合わせ、❸をかける。

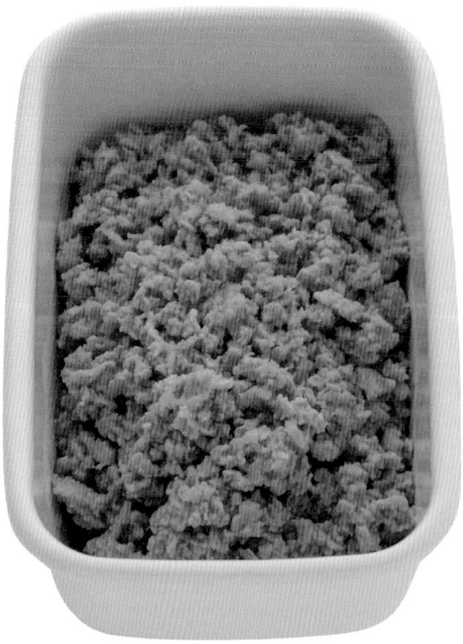

全量

640 kcal
塩 5.6g ｜ 糖 32.6g
た 38.3g ｜ 脂 38.1g ｜ 繊 1.7g

常備菜 4

定番の鶏そぼろも自分で作れば減塩に

鶏そぼろ

材料(6食分)
鶏ひき肉…240g
長ねぎ(みじん切り)
…½本分(50g)
しょうが(みじん切り)
…1かけ強分
A［酒・片栗粉各大さじ1］
サラダ油…大さじ1
B［だし150ml、しょうゆ大さじ2、酒・みりん各大さじ1］

作り方
❶ひき肉にAを合わせる。
❷鍋に油を熱し、しょうがを1分炒める。❶、長ねぎを混ぜながら炒める。
❸肉の色が変わってきたら、Bを混ぜ、ポロポロになるまで8分ほど炒め合わせる。

保存：密閉容器に入れ、冷蔵で5～6日。

アレンジ①主菜

そぼろにとろみをつけると、薄味でも大満足

豆腐ステーキ そぼろあんかけ

材料(1人分)
木綿豆腐…200g
ミニトマト
…2個(30g)
鶏そぼろ…⅙量(約40g)
薄力粉…少々
オリーブ油
…小さじ1
A［水50ml、中濃ソース小さじ1、片栗粉小さじ⅔］

作り方
❶豆腐は水きりし、厚みを半分に切る。薄力粉を薄くまぶす。
❷トマトは縦4等分に切る。
❸フライパンに油を熱し、❶の両面をこんがりと2分ずつ焼き、器に盛る。
❹鍋にAと**鶏そぼろ**を混ぜながら火にかけ、とろみがついてきたら、トマトを加え1分ほど煮て❸にかける。

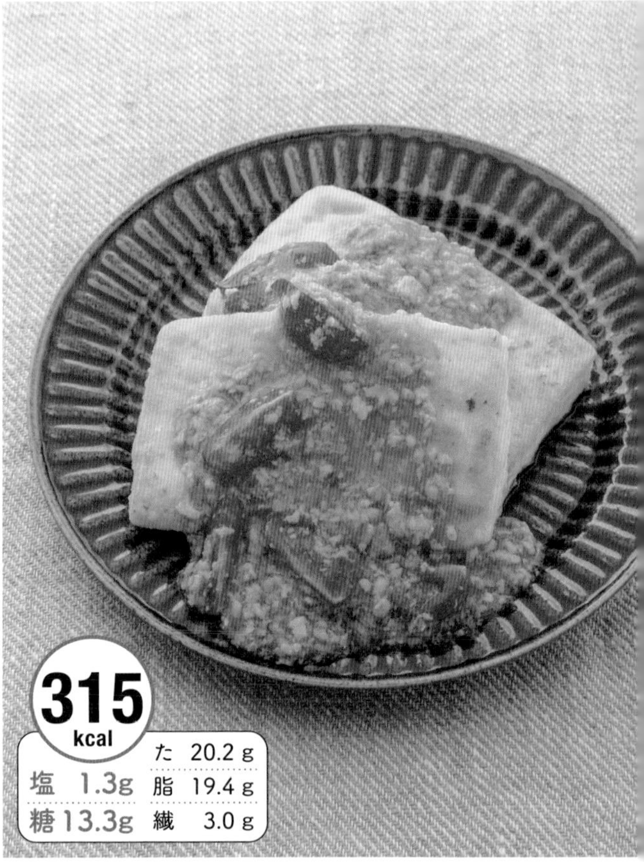

315 kcal
塩 1.3g
糖 13.3g
た 20.2g
脂 19.4g
繊 3.0g

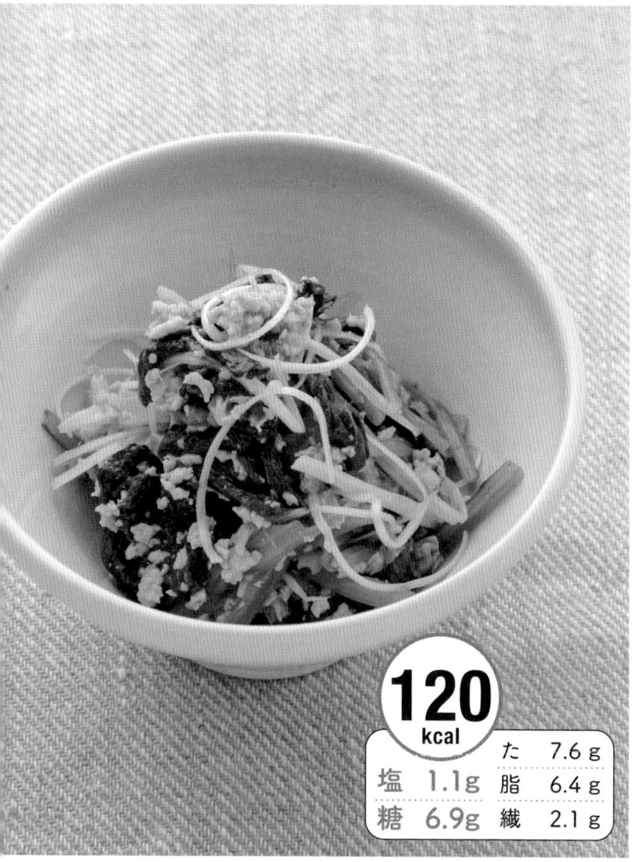
120
kcal
た 7.6g
塩 1.1g
脂 6.4g
糖 6.9g
繊 2.1g

アレンジ②副菜

ポン酢しょうゆを少し足すだけで味が決まる

青菜のそぼろあえ

材料(1人分)

小松菜…80g
鶏そぼろ…⅙量(約40g)
長ねぎ(白い部分)…10g
ポン酢しょうゆ…小さじ½

作り方

❶小松菜はゆでて、3cm長さに切る。長ねぎはせん切りにする。
❷ボウルに❶、**鶏そぼろ**、ポン酢しょうゆを入れてあえる。

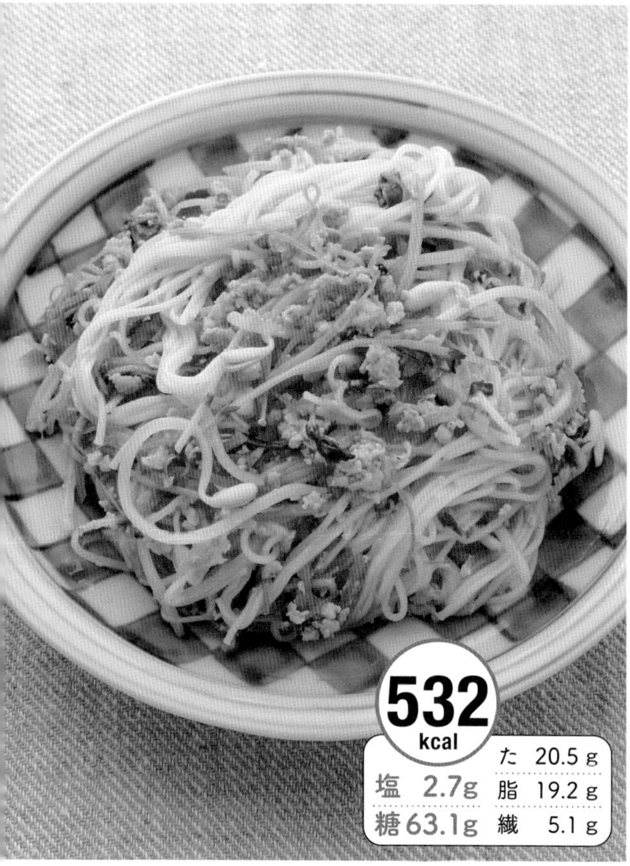
532
kcal
た 20.5g
塩 2.7g
脂 19.2g
糖 63.1g
繊 5.1g

アレンジ③主食

仕上げに混ぜる削り節でうまみをプラス

そうめんチャンプルー

材料(1人分)

そうめん…70g
大豆もやし…80g
豆苗…30g
にんじん…20g
鶏そぼろ…¼量(約60g)
ごま油…小さじ2
A[だし大さじ2、酒小さじ2、めんつゆ(3倍濃縮)小さじ1、黒こしょう少々]
削り節…2g

作り方

❶豆苗は長さを3等分に切る。にんじんはせん切りにする。
❷そうめんはゆでてざるにあげ、流水でよくすすぎ、水けをきる。
❸フライパンに油を熱し、❶、もやしを炒める。少ししんなりしてきたら、❷、**鶏そぼろ**を加え、炒め合わせる。
❹Aをまわしかけ、水分をとばすように2分ほど炒め、削り節をあえる。

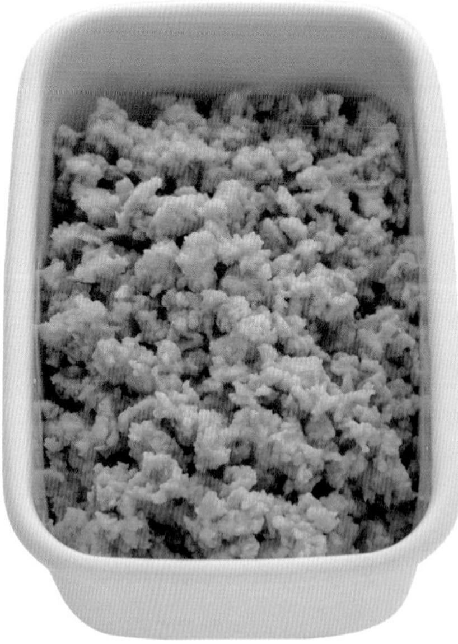

常備菜 5

野菜も入った卵そぼろは、みそ味が新鮮

卵みそそぼろ

材料(6食分)
溶き卵…5個分
長ねぎ(みじん切り)
…½本分(50ｇ)
さやいんげん
…4本(28ｇ)
A［みそ大さじ2、酒・みりん・砂糖各大さじ1］
サラダ油…大さじ1

作り方
❶いんげんは小口切りにする。
❷ボウルにAを合わせ、溶き卵を加えてよく混ぜ合わせる。
❸フライパンに油を熱し、長ねぎ、❶を炒める。しんなりしてきたら❷を加え、絶えず混ぜながら弱火で8分ほど練り合わせる。しっとりとしてポロポロになってきたら、火からおろす。

保存：密閉容器に入れ、冷蔵で4～5日。

全量
645 kcal
塩 5.6g　糖 37.7g
た 36.0ｇ　脂 39.4ｇ　繊 3.7ｇ

アレンジ①主菜

マヨネーズとあえて魚に塗るだけ。ささみでも美味

白身魚の卵マヨ焼き

材料(1人分)
たら…1切れ(70ｇ)
にんじん…30ｇ
しし唐辛子
…2本(14ｇ)
卵みそそぼろ
…⅙量(約60ｇ)
A［マヨネーズ小さじ2、しょうゆ小さじ⅓］

作り方
❶にんじんは4㎝長さの縦に薄切りにし、しし唐辛子は切り込みを入れる。
❷ボウルにA、**卵みそそぼろ**を合わせ、たらの片面に塗る。
❸グリルに❶、❷を並べ、こんがりと色づくまで7分ほど焼く。

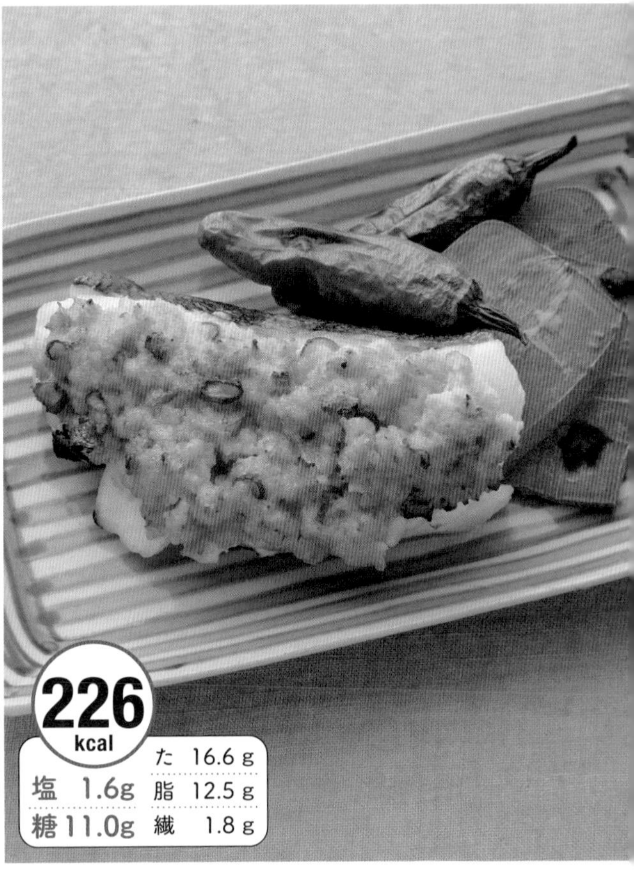

226 kcal
た 16.6ｇ
塩 1.6g　脂 12.5ｇ
糖 11.0g　繊 1.8ｇ

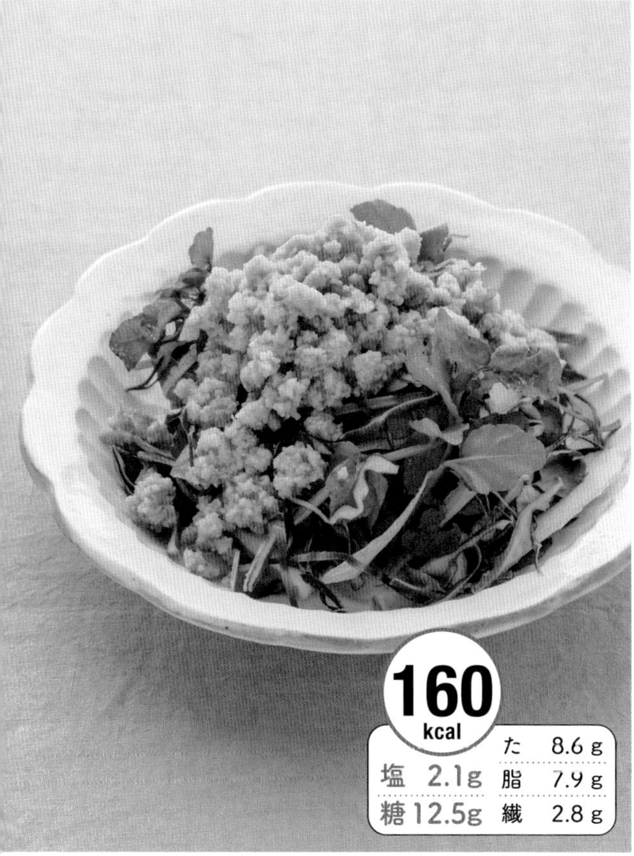

160 kcal

		た	8.6g
塩	2.1g	脂	7.9g
糖	12.5g	繊	2.8g

アレンジ②副菜

そぼろを混ぜれば、ドレッシングを少なめにできます

彩りサラダ

材料(1人分)

紫キャベツ…40g
セロリ…30g
クレソン…½束(20g)
卵みそそぼろ…⅕量(約70g)
和風ドレッシング…大さじ1

作り方

❶キャベツはせん切りに、セロリは薄切りにする。クレソンは葉先をつみ取り、軸は斜め切りにする。器に盛り合わせる。
❷ボウルに**卵みそそぼろ**とドレッシングを合わせ、❶にかける。

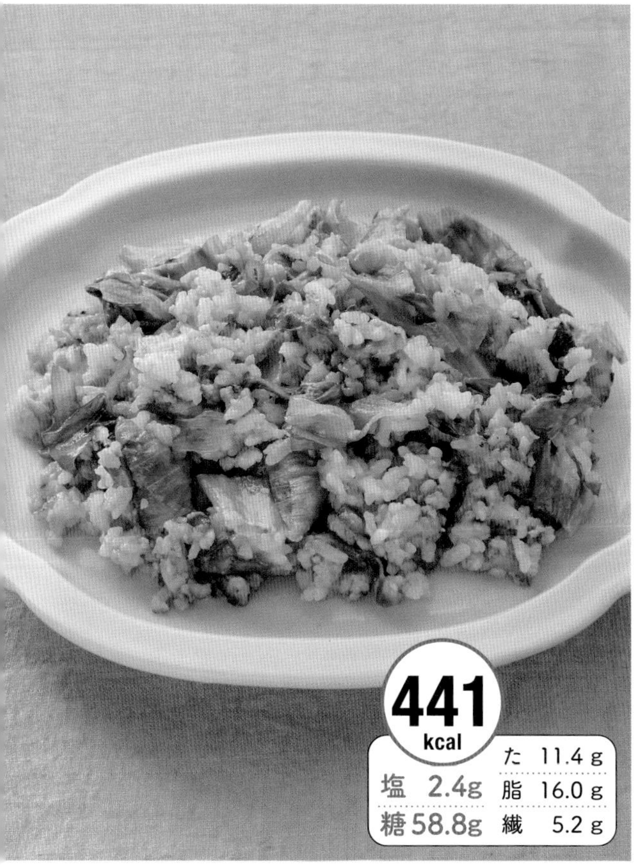

441 kcal

		た	11.4g
塩	2.4g	脂	16.0g
糖	58.8g	繊	5.2g

アレンジ③主食

レタスはシャキシャキ食感を残して！

卵みそ炒飯

材料(1人分)

白飯…130g
にんにくの芽…50g
レタス…2枚(40g)
卵みそそぼろ
…⅕量(約70g)
にんにく(みじん切り)
…½かけ分
ごま油…小さじ2
A［しょうゆ大さじ½、酒小さじ2］

作り方

❶にんにくの芽は5㎜幅に切り、レタスはざく切りにする。
❷フライパンに油とにんにくを弱火にかけ、香りが立ったら中火にし、にんにくの芽、白飯を加えて炒める。
❸白飯がほぐれてきたら、**卵みそそぼろ**とレタスを加えて強火で2分ほど炒める。Aを鍋肌にまわしかけ、炒め合わせる。

常備菜 6

にんじん、いんげんで彩りよく

五目煮

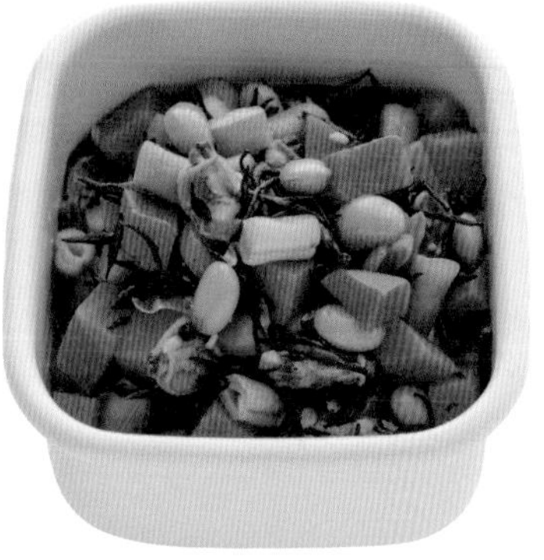

保存：密閉容器に入れ、冷蔵で1週間。

材料（4食分）

大豆（ドライパック）…110ｇ
にんじん…120ｇ
さやいんげん…6本（42ｇ）
ひじき（乾）…8ｇ
あさり缶…1缶（汁込み130ｇ）
A［だし400ml、酒大さじ2、砂糖大さじ1］
B［しょうゆ・みりん各大さじ1］

作り方

❶ひじきは水でもどし、水けをきる。にんじんは1㎝角に、いんげんはゆでて1㎝幅に切る。
❷鍋にA、大豆、にんじん、ひじきを入れ、あさりを汁ごと加えて強火にかける。煮立ったら中火にし、途中アクを除きながら20分ほど煮込む。
❸Bといんげんを加え、さらに5分ほど煮る。

全量
479 kcal　塩 5.2g　糖 44.9g　た 41.6ｇ　脂 11.6ｇ　繊 19.7ｇ

常備菜 7

すし酢だけで味が決まる

切り干し大根のすし酢づけ

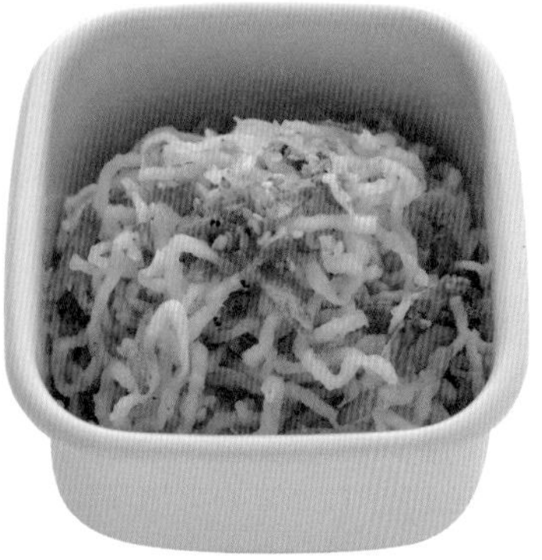

保存：密閉容器に入れ、冷蔵で1週間。

材料（4食分）

切り干し大根…20ｇ
桜えび…15ｇ
白ごま…大さじ1
すし酢…大さじ3

作り方

❶切り干し大根はたっぷりの水でもどして水けをきり、ひと口大に切る。桜えびは電子レンジで20秒加熱する。
❷保存袋に❶、ごまを入れ、すし酢を混ぜる。

全量
206 kcal　塩 3.5g　糖 26.5g　た 12.4ｇ　脂 3.5ｇ　繊 5.0ｇ

常備菜 8

噛み応えを出すために、食感を残す

3色きんぴら

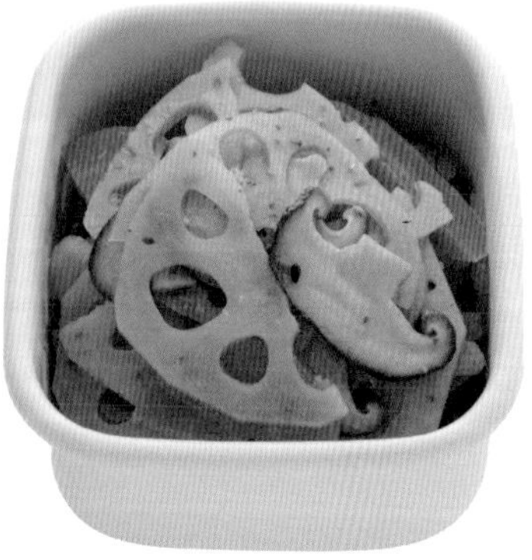

保存：密閉容器に入れ、冷蔵で5〜6日。

材料（4食分）

れんこん…160ｇ
にんじん…60ｇ
生しいたけ…60g
ごま油…大さじ1
A［だし150ml、しょうゆ大さじ2、酒・酢各大さじ1、みりん小さじ2］

作り方

❶れんこん、にんじんは半月切りに、しいたけは薄切りにする。
❷フライパンに油を熱し、❶を炒める。全体に油がまわったら、Aを加える。汁けがなくなるまで8分ほど炒め煮にし、好みで一味唐辛子を混ぜる。

全量
301 kcal　塩 5.6g　糖 37.0g　た 6.3ｇ　脂 12.0ｇ　繊 7.6ｇ

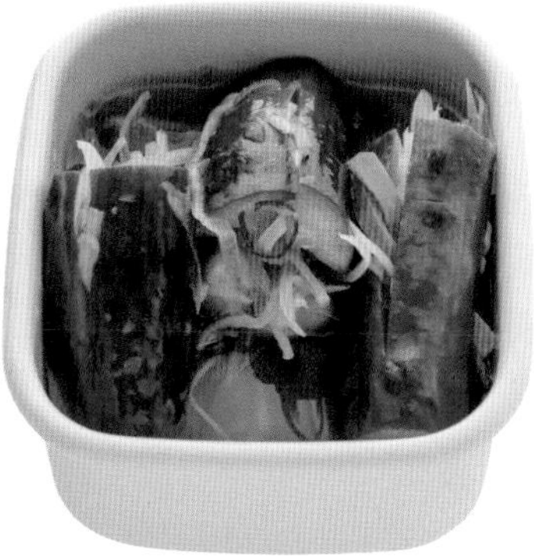

保存：密閉容器に入れ、冷蔵で1週間。

常備菜 9

昆布や唐辛子の風味で、塩を控えめに

オイキムチ

材料（4食分）

きゅうり…4本（400ｇ）
大根…60ｇ
にんじん…30ｇ
みょうが…2個
塩…1.5g
A［昆布1枚、赤唐辛子（小口切り）1本分、にんにく（薄切り）1枚、水180ml、りんご酢大さじ2、酒大さじ1、塩1.5ｇ］

全量 102 kcal
塩 3.3g　糖 13.8g
た 3.9ｇ　脂 0.2ｇ　繊 9.0ｇ

作り方

❶きゅうりは長さを3～4等分に切って縦に十字に切り込みを入れ、塩をふって20分ほどおく。
❷大根、にんじん、みょうがはせん切りにしてボウルに入れる。
❸鍋にAを火にかけ、煮立ったら❷に注ぎ、30分なじませる。
❹きゅうりの切り込みに、❸の野菜を詰め、保存容器に並べる。❸の汁を注ぎ、ラップをかけて密着させて冷蔵庫で1晩以上つける。

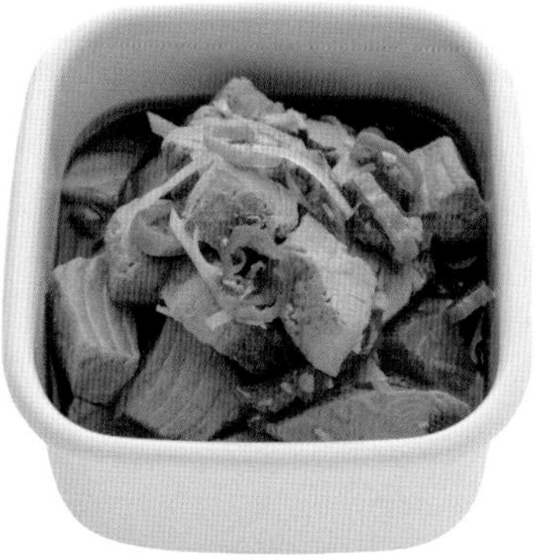

保存：密閉容器に入れ、冷蔵で4～5日。

常備菜 10

ごはんに混ぜてもおいしい

かつおのしょうが煮

材料（4食分）

かつお…240ｇ
しし唐辛子…6本（42ｇ）
A［しょうが（せん切り）1かけ分、水180ml、酒大さじ2、しょうゆ大さじ1⅔、砂糖大さじ1］

作り方

❶かつおは1.5㎝角に切り、湯にくぐらせ、氷水に放つ。水けをよくふき取る。
❷しし唐辛子は小口切りにする。
❸鍋にA、❷を火にかける。煮立ったら、❶を加え、全体をからめながら5分ほど煮る。

全量 335 kcal
塩 4.6g　糖 27.4g
た 52.0ｇ　脂 1.0ｇ　繊 1.8ｇ

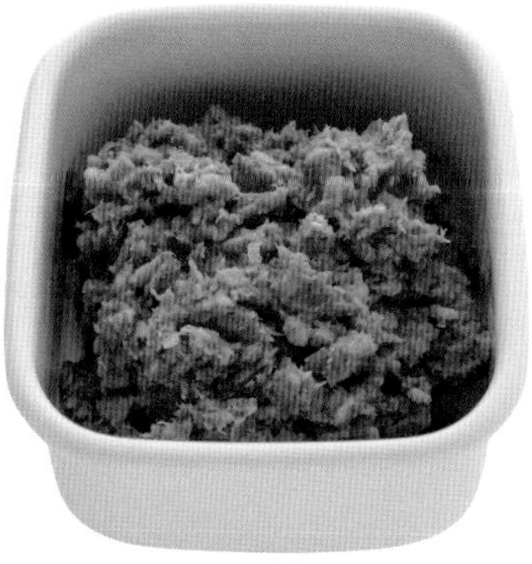

保存：密閉容器に入れ、冷蔵で1週間。

常備菜 11

ごはんに混ぜたり、野菜につけて

納豆ふりかけ

材料（6食分）

ひき割り納豆…150ｇ
長ねぎ（みじん切り）
…½本分（50ｇ）
ごま油…小さじ2
A［しょうが・にんにく（各みじん切り）各1かけ分］
B［赤みそ大さじ1、酒小さじ2、砂糖小さじ1、豆板醤小さじ⅔］
しょうゆ…小さじ1

作り方

❶納豆は水でさっと洗う。
❷フライパンに油、長ねぎ、Aを炒め、しんなりしてきたら、納豆を加えて炒める。
❸Bを加え、水分がなくなるまで10分ほど炒め、しょうゆを加えて炒め合わせる。

全量 429 kcal
塩 4.0g　糖 22.3g
た 26.0ｇ　脂 23.5ｇ　繊 11.7ｇ

おつまみ

お酒を飲みたい衝動にかられたときに、深酒しないためにも、おつまみを一緒に食べましょう。食べ過ぎないように注意を。

肉・魚・豆腐

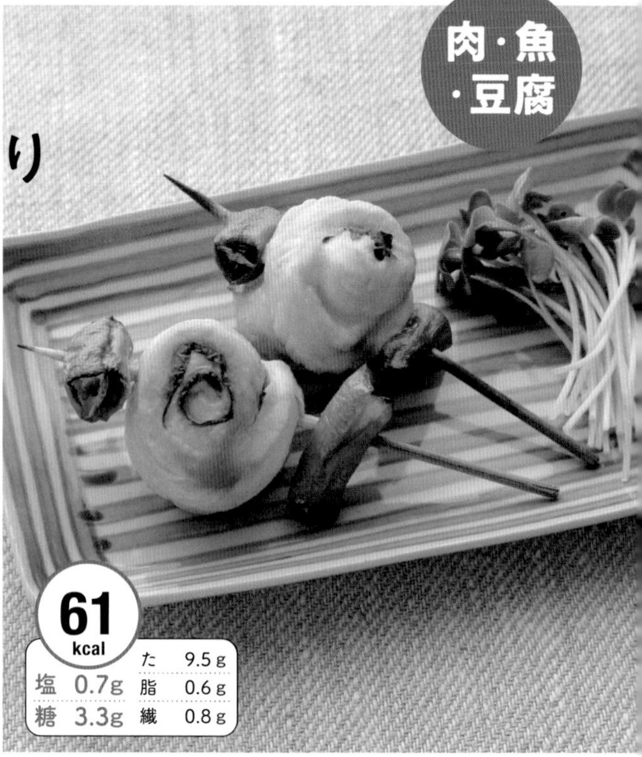

淡泊なささみにしそとわさびでアクセントを

しそわさび巻きの焼きとり

材料(1人分)

鶏ささみ…1枚(45g)
しし唐辛子…2本(14g)
かいわれ菜…10ｇ
青じそ…2枚
A［練りわさび・しょうゆ各小さじ½］

作り方

❶ささみは筋を取って薄く平たくのばし、縦半分に切る。しし唐辛子は半分に切る。
❷ささみにAを塗り、しそをのせて巻き込む。
❸竹串に❷、しし唐辛子を刺し、グリルで6分焼く。串がこげる場合はアルミ箔を巻く。器に盛り、かいわれ菜を添える。

61 kcal
た 9.5ｇ
塩 0.7g　脂 0.6ｇ
糖 3.3g　繊 0.8ｇ

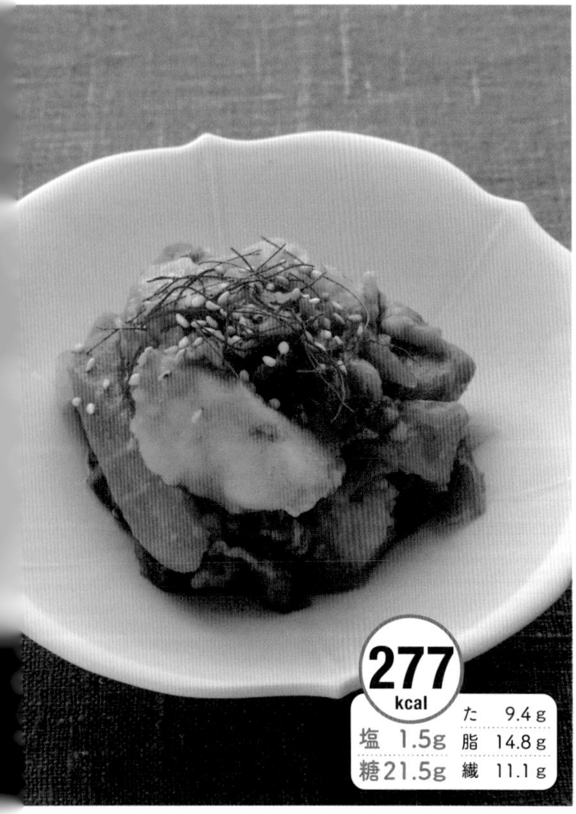

277 kcal
た 9.4ｇ
塩 1.5g　脂 14.8ｇ
糖21.5g　繊 11.1ｇ

テンメンジャン＆豆板醤をダブルで使って味に深みを

韓国風肉じゃが

材料(1人分)

牛こま切れ肉…50ｇ
じゃがいも
…小1個(100ｇ)
玉ねぎ…¼個(50g)
にんじん…40ｇ
ごま油…小さじ½
A［にんにく(みじん切り)⅓かけ分、豆板醤小さじ⅓］
B［水120ml、酒・みりん各小さじ1、鶏ガラスープの素0.5ｇ］
C［テンメンジャン小さじ½、しょうゆ小さじ⅓］
白ごま、糸唐辛子…各少々

作り方

❶牛肉は大きければひと口大に切る。じゃがいも、にんじんは乱切り、玉ねぎはくし形切りにする。
❷鍋に油、Aを弱火にかける。香りが立ったら中火にし、牛肉と玉ねぎを1分ほど炒める。肉の色が変わってきたら、にんじんとじゃがいもも加えて2分炒める。
❸Bを加えて落としぶたをして7分煮る。Cを加え、全体を混ぜ、2～3分煮て、器に盛る。白ごま、糸唐辛子をちらす。

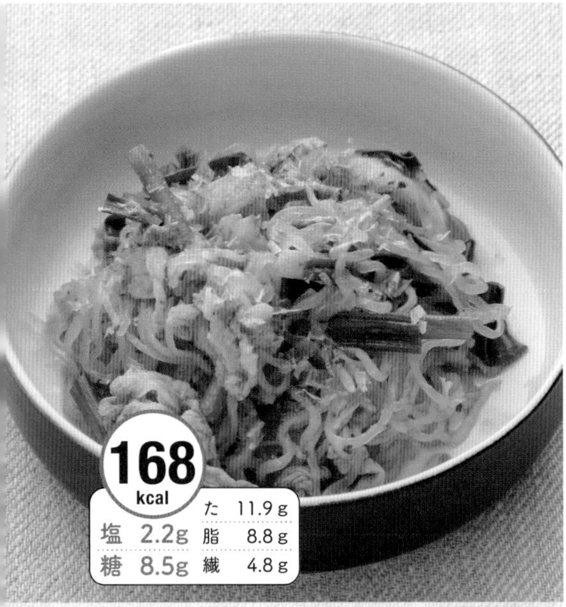
168
kcal
た 11.9g
塩 2.2g 脂 8.8g
糖 8.5g 繊 4.8g

しらたきをたっぷり入れて食物繊維をプラス

豚キムチ炒め

材料(1人分)
豚こま切れ肉…50g
しらたき…100g
白菜キムチ…60g
細ねぎ…5本(25g)
ごま油…小さじ1
A［酒小さじ2、みりん小さじ1、しょうゆ小さじ½］

作り方
❶豚肉はひと口大に、しらたきはゆでて食べやすい長さに切る。キムチは細かく刻み、細ねぎは3cm長さに切る。
❷フライパンに油を熱し、豚肉としらたきを炒める。肉の色が変わってきたら、キムチ、細ねぎも加えて炒め、Aを加えて2分ほど炒め合わせる。器に盛り、好みで削り節をちらす。

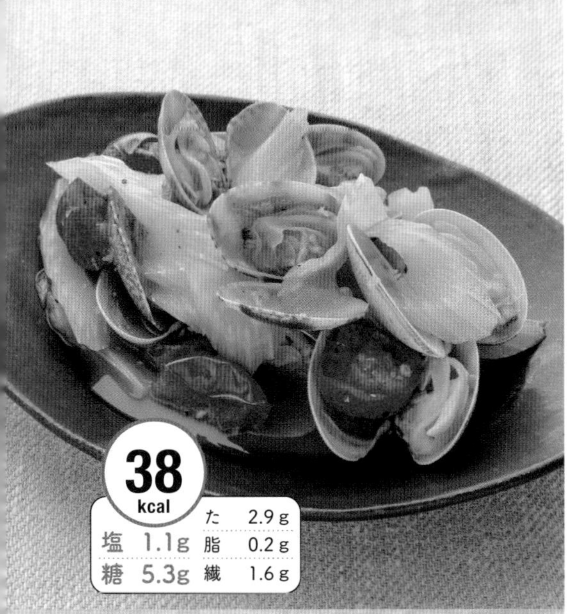
38
kcal
た 2.9g
塩 1.1g 脂 0.2g
糖 5.3g 繊 1.6g

セロリと白ワインの風味で塩分ダウン

あさりとセロリのワイン蒸し

材料(1人分)
あさり(殻つき)…120g
セロリ…50g
ミニトマト…3個(45g)
A［おろしにんにく小さじ½、水大さじ2、白ワイン大さじ1］
こしょう…少々

作り方
❶あさりは砂出しをしておく。セロリは斜め切りにし、トマトは半分に切る。
❷フライパンに❶を入れ、Aをまわしかけ、ふたをして火にかける。4分ほど蒸し煮してあさりの殻が開いたら、こしょうをふる。

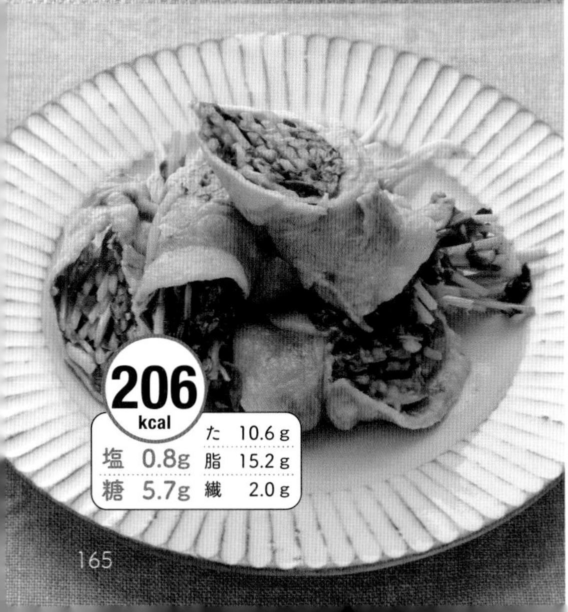
206
kcal
た 10.6g
塩 0.8g 脂 15.2g
糖 5.7g 繊 2.0g

レンジで加熱するからあっという間！

豚肉の豆苗巻き レンジ蒸し

材料(1人分)
豚肉(しゃぶしゃぶ用)…3枚(60g)
豆苗…60g
薄力粉…少々
A［酒・ごま油各小さじ1、ポン酢しょうゆ小さじ2］

作り方
❶豆苗は長さを半分に切る。
❷豚肉を広げて薄力粉を薄くふり、❶を巻き込む。
❸耐熱皿に❷を並べ、合わせたAをまわしかけ、ふんわりとラップをかける。電子レンジで2分加熱し、裏返してさらに1分加熱する。そのまま1分ほど蒸らす。

大根、カリカリ梅で噛み応えも

あじのなめろう

材料(1人分)
あじ(刺身用)…50ｇ
大根…50ｇ
細ねぎ　2本(10ｇ)
小梅…2個(4ｇ)
青じそ…2枚
A[しょうが(みじんに切り)½かけ分弱、みそ・みりん各小さじ½]

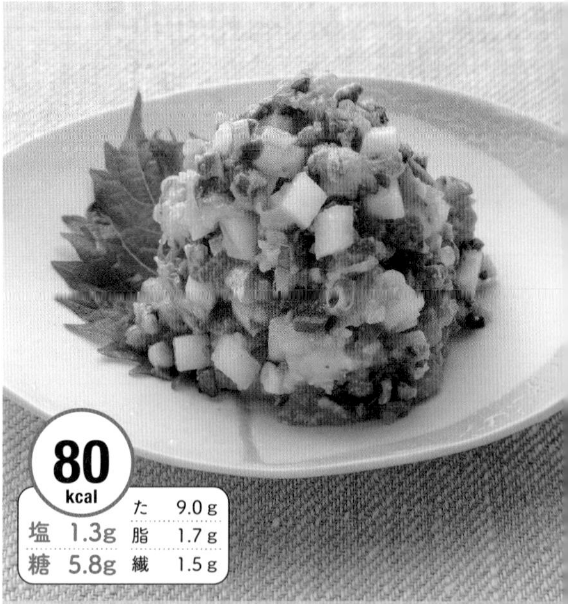

80
kcal
た 9.0g
塩 1.3g
脂 1.7g
糖 5.8g
繊 1.5g

作り方

❶あじ、小梅は細かく刻み、大根は5㎜角に切り、細ねぎは小口切りにする。
❷ボウルに❶、Aを入れてよく混ぜる。器にしそを敷き、盛る。

甘辛のごまみそ味は、おつまみにもごはんにも合う

鶏手羽先のごまみそ焼き

材料(1人分)
鶏手羽先(骨つき)
…2本(90g)
A[おろししょうが・酒・みそ・黒ごま各小さじ1、みりん小さじ½]
ミニトマト…1個(15g)

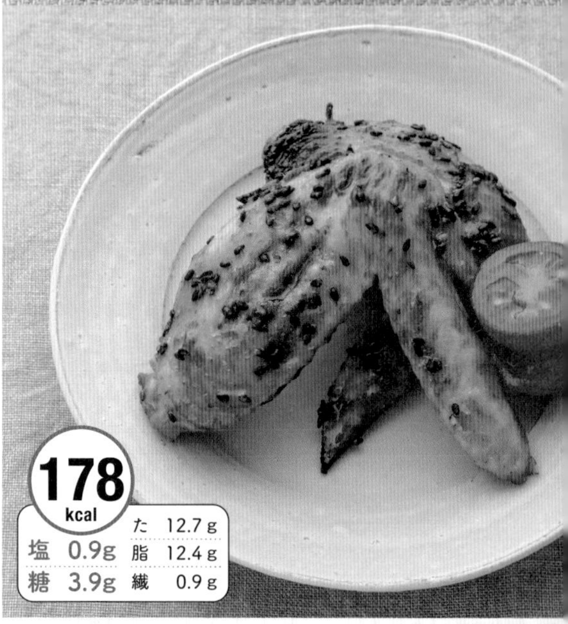

178
kcal
た 12.7g
塩 0.9g
脂 12.4g
糖 3.9g
繊 0.9g

作り方

❶手羽先は骨に沿って切り込みを入れる。トマトは半分に切る。
❷ポリ袋に手羽先、合わせたAをもみ混ぜ、1時間以上(～1晩)つける。
❸グリルに❷を並べ、途中❷のつけ汁を、手羽先にかけながら8分ほど焼く。器に盛り、トマトを添える。

七味唐辛子をアクセントにし、塩分を控える

鮭のおろしあえ

材料(1人分)
鮭水煮缶…40ｇ
大根おろし…100ｇ
えのきたけ…40ｇ
青じそ…3枚
A[しょうゆ小さじ1、七味唐辛子少々]

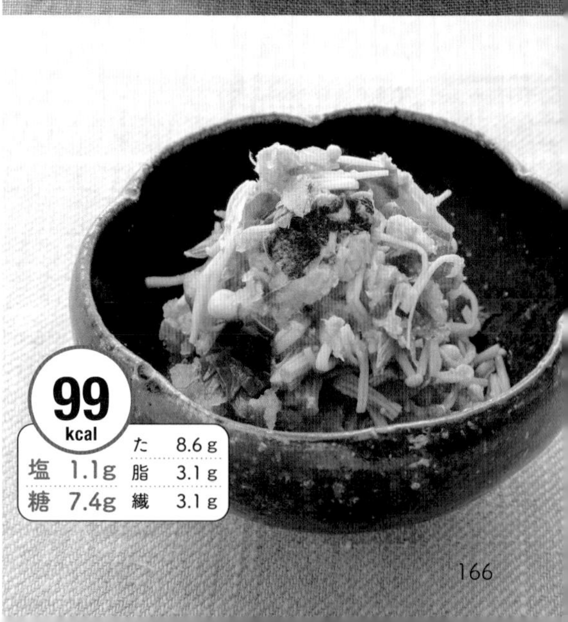

99
kcal
た 8.6g
塩 1.1g
脂 3.1g
糖 7.4g
繊 3.1g

作り方

❶大根おろしは汁けを軽くきる。えのきは長さを半分に切り、ラップをふんわりとかけて電子レンジで1分加熱する。しそはちぎる。
❷ボウルに汁けをきった鮭、❶、Aを入れてあえる。

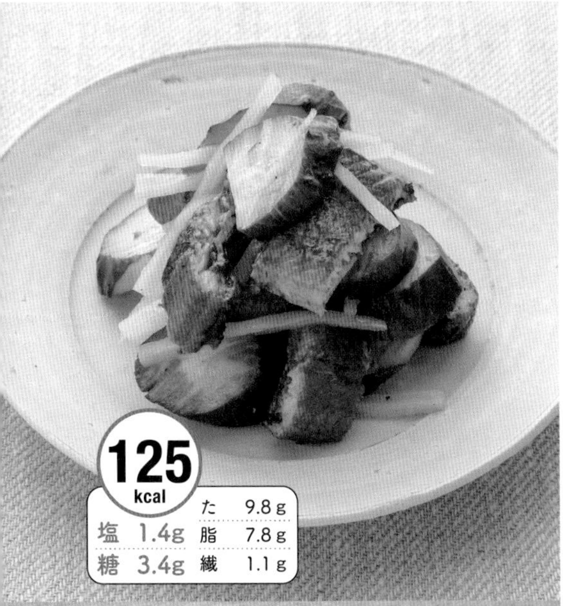
125
kcal
た 9.8g
塩 1.4g 脂 7.8g
糖 3.4g 繊 1.1g

食感のよいきゅうりをアクセントに

うざく

材料(1人分)
うなぎのかば焼き…40g
きゅうり…½本(50g)
たくあん…15g
塩…0.5g
粉山椒…少々

作り方
❶きゅうりは蛇腹切りにし、塩をまぶして10分ほどおく。
❷うなぎは1cm幅に切り、たくあんはせん切りにする。
❸❶の水けをきってボウルに入れ、❷、粉山椒を加えてあえる。

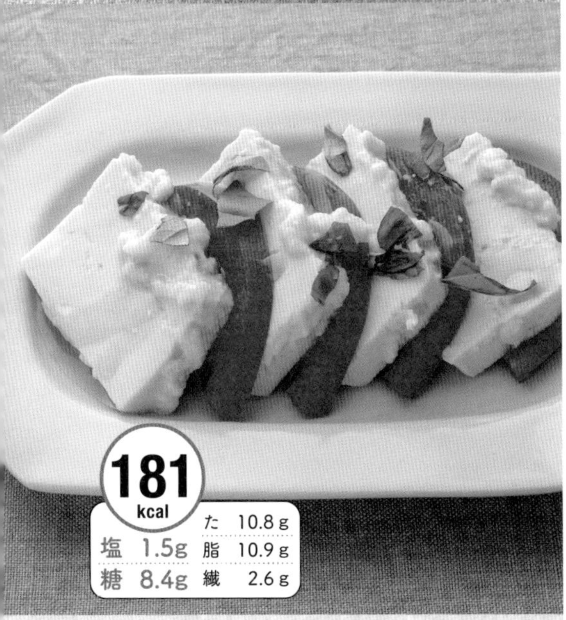
181
kcal
た 10.8g
塩 1.5g 脂 10.9g
糖 8.4g 繊 2.6g

発酵食品の塩麹の塩分を生かし、豆腐の味を深めます

豆腐の塩麹づけ

材料(1人分)
豆腐の塩麹づけ
　木綿豆腐…150g
　塩麹(市販)…大さじ2
トマト…½個(75g)
バジル…1～2枚(2g)
オリーブ油…小さじ1

作り方
❶ラップを広げ、塩麹半量を薄く塗って豆腐をのせ、残りの塩麹を塗る。ラップで包んで、冷蔵庫で1晩以上つける。
❷トマトは薄切りにし、バジルはちぎる。
❸❶はまわりの塩麹を軽くぬぐい落とし、薄切りにする。器にトマトと盛り合わせ、油をまわしかけ、バジルをちらす。

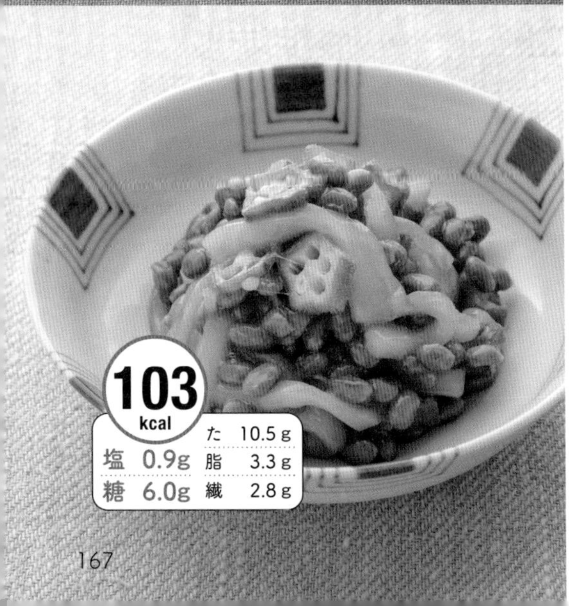
103
kcal
た 10.5g
塩 0.9g 脂 3.3g
糖 6.0g 繊 2.8g

ネバネバの納豆とオクラをからませて

いか納豆

材料(1人分)
いか(刺身用の細切り)
　…40g
納豆…30g
オクラ…2本(16g)
A[しょうゆ小さじ⅔、練りからし小さじ⅓]

作り方
❶オクラはゆでて小口切りにする。
❷ボウルにAを合わせ、いか、納豆、❶を加えてあえる。

食パンを厚揚げに代えて糖質オフ

厚揚げのピザトースト風

材料(1人分)
厚揚げ…小1枚(70ｇ)
トマト…¼個(約35g)
生しいたけ…15ｇ
ピザ用チーズ…20ｇ
トマトケチャップ
　…小さじ2
黒こしょう…少々

作り方
❶厚揚げは熱湯をかけて油抜きをし、厚みを半分に切る。トマト、しいたけは薄切りにする。
❷オーブントースターの天板にアルミ箔を敷き、厚揚げをのせる。ケチャップを塗り、トマト、しいたけ、ピザ用チーズをのせ、6～7分焼く。黒こしょうをふる。

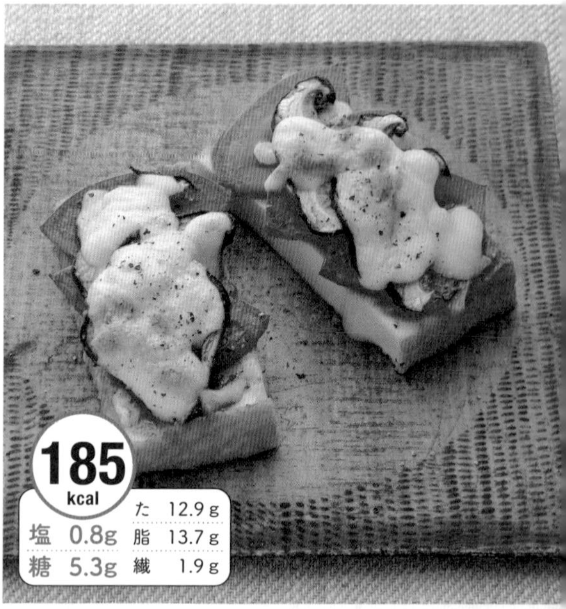

185 kcal
た 12.9ｇ
塩 0.8g 脂 13.7ｇ
糖 5.3g 繊 1.9ｇ

油揚げの香ばしさも風味のうち

焼き油揚げの一味あえ

材料(1人分)
油揚げ…1枚(30ｇ)
まいたけ…40ｇ
めかぶ…40ｇ
A［和風ドレッシング小さじ2、一味唐辛子少々］

作り方
❶油揚げは熱湯をかけて油抜きをし、1㎝幅に切る。まいたけは小房に分ける。オーブントースターで3分焼く。
❷ボウルにAを合わせ、❶、めかぶを加えてあえる。

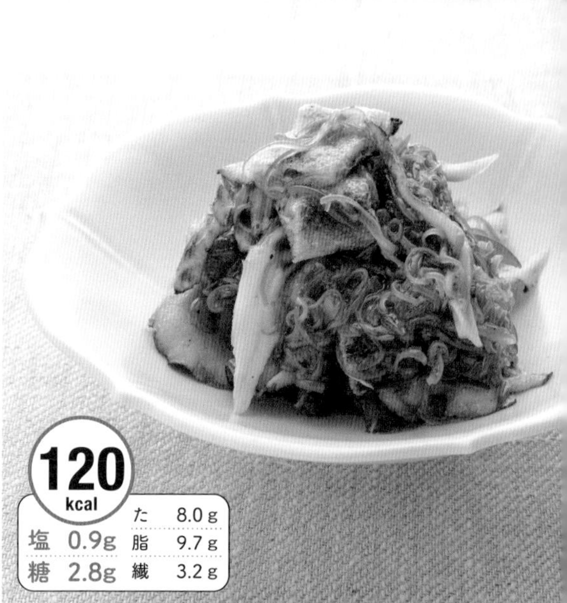

120 kcal
た 8.0ｇ
塩 0.9g 脂 9.7ｇ
糖 2.8g 繊 3.2ｇ

野菜につけたり、パンに塗ったりして

ひよこ豆のディップ

材料(1人分)
ひよこ豆のディップ ※2人分
ひよこ豆(水煮)…50ｇ
絹ごし豆腐…100ｇ
明太子…25ｇ
A［オリーブ油・牛乳各大さじ½］
しょうゆ…小さじ½
きゅうり…30ｇ
にんじん…20ｇ

作り方
❶豆腐は水きりする。明太子は身をしごき出す。
❷フードプロセッサーに❶、ひよこ豆、Aを入れてペースト状になるまで撹拌し、しょうゆを混ぜる。
❸きゅうり、にんじんは棒状に切り、❷の半量と盛り合わせ、ディップに好みで黒こしょうをふる。

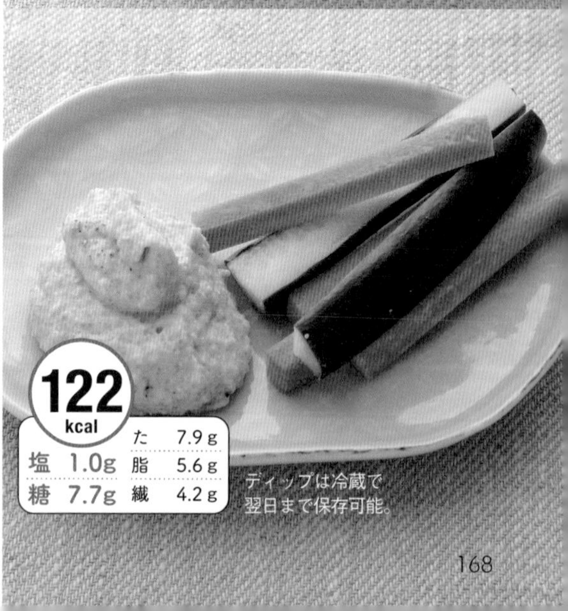

122 kcal
た 7.9ｇ
塩 1.0g 脂 5.6ｇ
糖 7.7g 繊 4.2ｇ

ディップは冷蔵で翌日まで保存可能。

冷奴のトッピングバリエーション

ヘルシーな豆腐はおつまみにおすすめ。トッピングを代えて楽しんで。

木綿豆腐150g (110kcal) (塩 微量・糖 1.2g・た 10.1g・脂 6.8g・繊 1.7g)

野菜のだしづけ

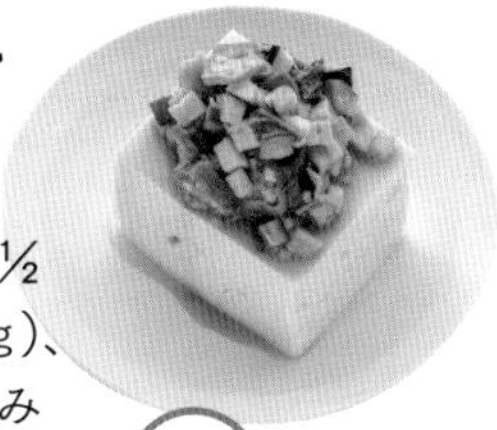

材料(作りやすい分量・6食分)

なす1本(80g)、きゅうり½本(50g)、オクラ3本(24g)、青じそ4枚、A［しょうが(みじん切り) 1かけ分、しょうゆ大さじ2、酢大さじ1、みりん小さじ2、昆布茶小さじ1］

16kcal

		た	0.6g
塩	1.0g	脂	微量
糖	2.3g	繊	0.7g

冷蔵で4～5日保存可能。

作り方

なす、きゅうりは3～4mm角に切り、オクラはゆでて縦4等分にして3～4mm幅に切り、しそは細かく刻む。ボウルに入れてAとあえる。

たくあんおかか納豆

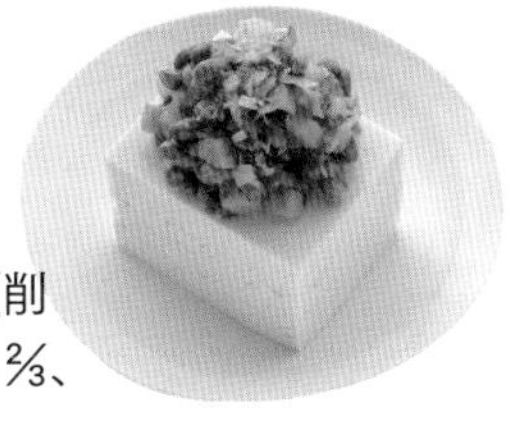

材料(1人分)

納豆、たくあん各30g、A［削り節2g、しょうゆ小さじ⅔、みりん小さじ½］

作り方

たくあんは粗く刻み、納豆、Aとあえる。

81kcal

		た	6.3g
塩	1.4g	脂	3.0g
糖	4.9g	繊	3.1g

ねぎとろのキムチあえ

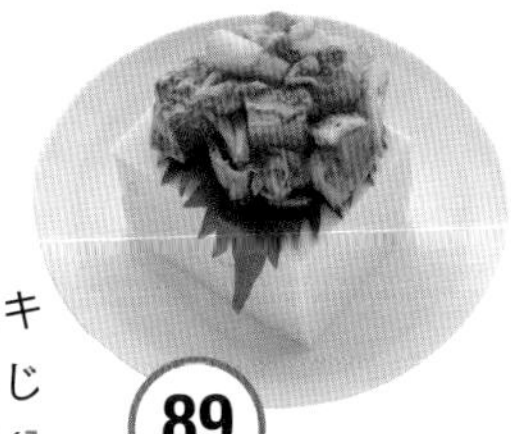

材料(1人分)

まぐろ(赤身)50g、白菜キムチ30g、A［ごま油小さじ1、ポン酢しょうゆ小さじ½］、青じそ1枚

89kcal

		た	9.3g
塩	1.1g	脂	4.1g
糖	3.5g	繊	0.7g

作り方

まぐろは1cm角に切り、キムチは細かく刻む。ボウルに入れてAとあえ、豆腐(分量外)にしそをのせ、まぐろとキムチをのせる。

なす&ねぎの豆板醤あえ

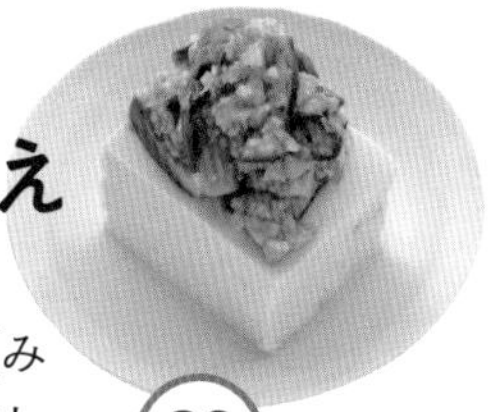

材料(1人分)

なす1本(80g)、A［長ねぎ(みじん切り) 3cm分、ポン酢しょうゆ小さじ1、豆板醤小さじ⅕］

20kcal

		た	0.8g
塩	0.6g	脂	微量
糖	2.9g	繊	2.0g

作り方

なすはラップに包み、電子レンジで3分加熱する。半分に切って縦にさく。ボウルに入れ、Aとあえる。

トマト&ザーサイあえ

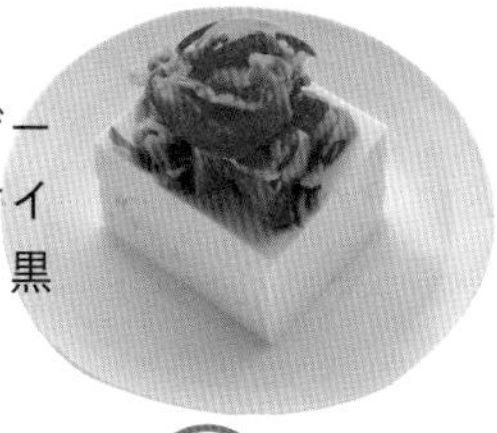

材料(1人分)

トマト小1個(100g)、ザーサイ15g、A［和風ノンオイルドレッシング小さじ1、黒こしょう少々］

作り方

トマトはひと口大の乱切りに、ザーサイはせん切りにして、Aとあえる。

27kcal

		た	0.9g
塩	1.5g	脂	0.1g
糖	4.2g	繊	1.7g

モロヘイヤ&カリカリ梅

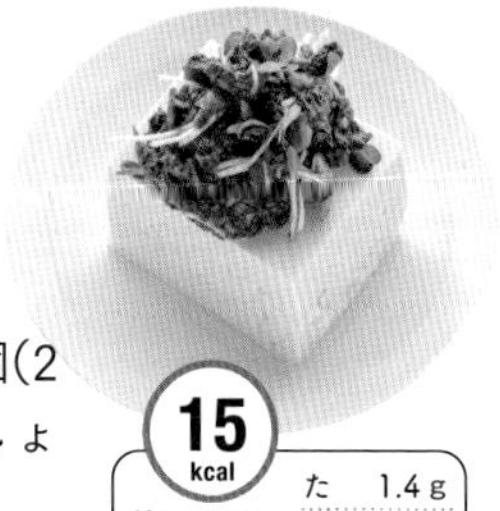

材料(1人分)

モロヘイヤ30g、小梅1個(2g)、かいわれ菜8g、しょうゆ小さじ½

15kcal

		た	1.4g
塩	0.8g	脂	0.1g
糖	1.0g	繊	2.0g

作り方

モロヘイヤは葉先をつみ取ってゆで、細かく刻む。小梅は刻み、かいわれ菜は2cm長さに切る。ボウルに入れ、しょうゆとあえる。

※栄養価を計算するときは、上部記載の豆腐の数値とそれぞれのトッピングの数値を足してください。

肉や魚ばかりではなく、野菜もとりましょう。さっと作れるレシピを集めました。

野菜

ナンプラーの塩けと風味で塩分を控える

ごぼうのナンプラーあえ

材料(1人分)
ごぼう…40g
香菜…20g
ごま油…小さじ1
A［水大さじ2、酒・みりん各小さじ1、ナンプラー小さじ⅔、こしょう少々］

作り方
❶ごぼうはささがきにし、香菜は3cm長さに切る。
❷フライパンに油を熱し、ごぼうを炒める。Aを加えてふたをし、2分ほど蒸し煮して火を止め、香菜を加えてあえる。

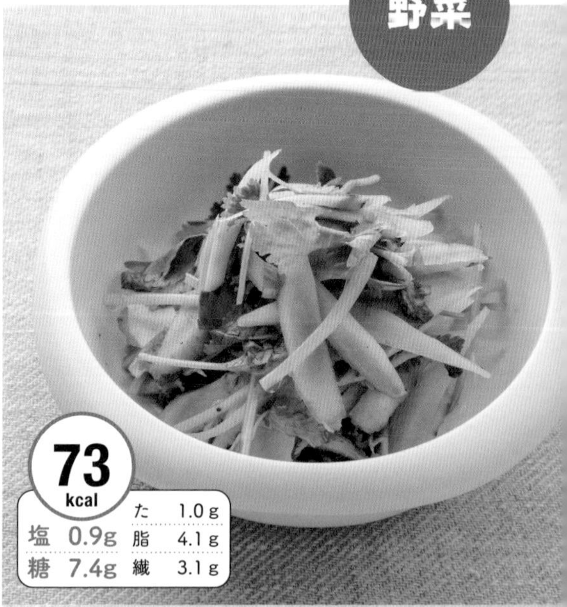

73 kcal
塩 0.9g　糖 7.4g
た 1.0g　脂 4.1g　繊 3.1g

じゃこと粉山椒の風味をきかせて

しし唐辛子のじゃこ炒め

材料(1人分)
しし唐辛子…7本(49g)
長ねぎ…5～6cm(10g)
じゃこしらす…8g
ごま油…小さじ1
A［だし大さじ1、酒小さじ1、しょうゆ小さじ⅔、粉山椒少々］

作り方
❶しし唐辛子は斜め半分に切り、長ねぎは斜め切りにする。
❷フライパンに油を熱し、❶、じゃこを炒める。Aを加え、水分をとばすように2分ほど炒める。

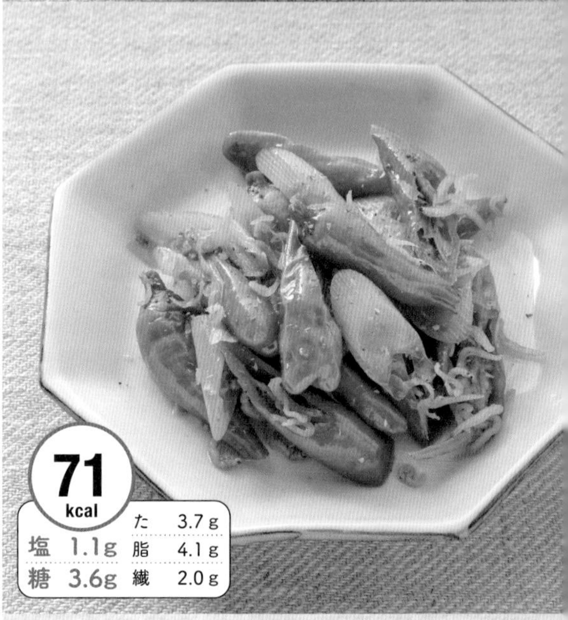

71 kcal
塩 1.1g　糖 3.6g
た 3.7g　脂 4.1g　繊 2.0g

粉チーズでコクをプラス

アスパラの粉チーズがけ

材料(1人分)
アスパラガス…2本(40g)
パプリカ(赤)…¼個(30g)
オリーブ油…小さじ1
白ワイン…大さじ1
A［塩0.5g、黒こしょう少々］
粉チーズ…小さじ1

作り方
❶アスパラは根元を切り、3cm長さに切る。パプリカは横に細切りにする。
❷フライパンに油を熱し、❶を1分炒める。白ワインをふって炒め、汁けがなくなったらAをふる。器に盛り、粉チーズをふる。

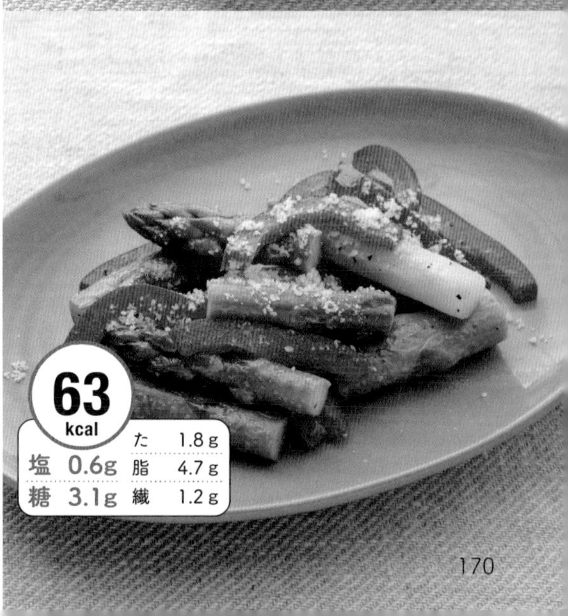

63 kcal
塩 0.6g　糖 3.1g
た 1.8g　脂 4.7g　繊 1.2g

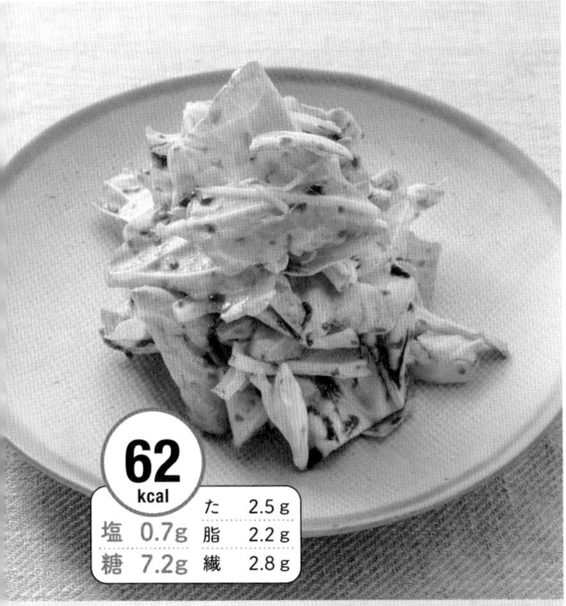

のりの佃煮が味の決め手！

キャベツののり佃煮あえ

材料(1人分)
キャベツ…小2枚(120g)

A［しょうが(せん切り)⅓かけ分、のりの佃煮小さじ2、だし小さじ1、ごま油小さじ½］

作り方
❶キャベツはちぎる。
❷ボウルにAを合わせ、❶を加えてあえる。

62 kcal
塩	0.7g	た	2.5g
糖	7.2g	脂	2.2g
		繊	2.8g

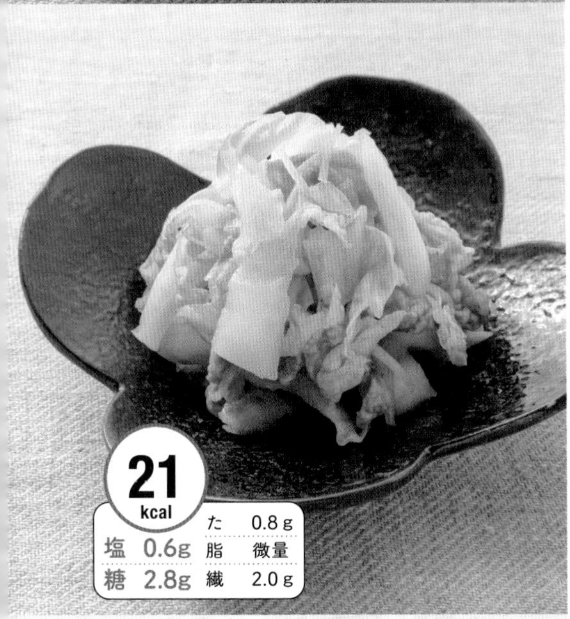

さわやかなレモンをプラスして減塩に

白菜のレモン風味浅づけ

材料(1人分)
白菜…1枚(100g)
A［レモンの果肉⅙個分(15g)、レモン汁小さじ1、塩0.6g］

作り方
❶白菜は7〜8mm幅に切る。
❷保存袋に❶、Aを入れ、よくもんで混ぜる。水けを軽くしぼって器に盛り、好みでレモンの皮のせん切りを混ぜる。

21 kcal
塩	0.6g	た	0.8g
糖	2.8g	脂	微量
		繊	2.0g

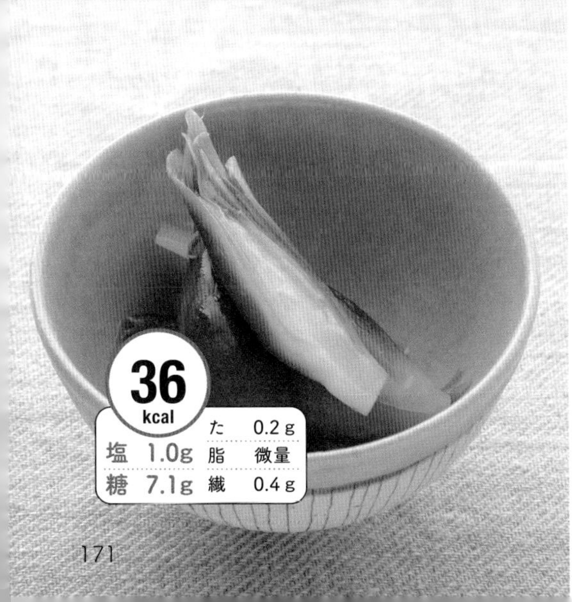

すし酢とみりんで適度な甘さに

みょうがの甘酢づけ

材料(1人分)
みょうが…2個
A［すし酢大さじ1、みりん小さじ⅔］

作り方
❶みょうがは縦半分に切り、さっとゆでてざるにあげる。
❷保存袋にAを入れ、空気を抜くようにして1時間ほどつける。

36 kcal
塩	1.0g	た	0.2g
糖	7.1g	脂	微量

ラー油で辛みをプラスし、風味よく

レタスのラー油あえ

材料(1人分)

レタス…大2枚(90ｇ)
A[ポン酢しょうゆ大さじ½、ラ 油・こしょう各少々]

作り方

❶レタスはちぎり、さっとゆでてざるにあげ、水けをきる。
❷ボウルにAを合わせ、❶をあえる。

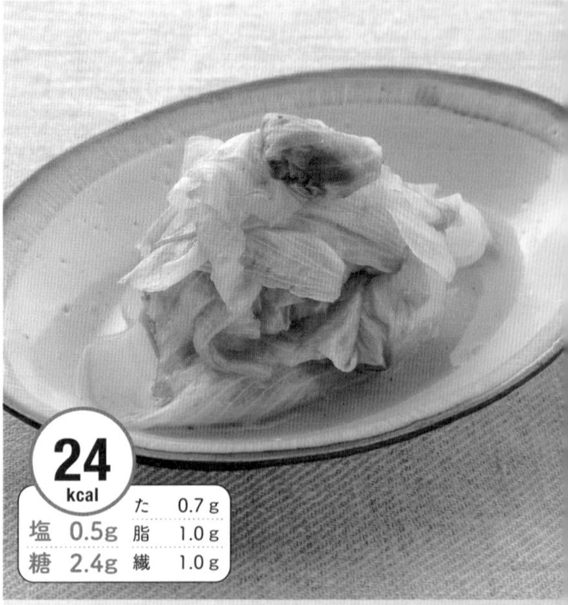

24 kcal
塩 0.5g　糖 2.4g
た 0.7ｇ　脂 1.0ｇ　繊 1.0ｇ

さやごとつけるのがポイント

枝豆のオイスターソースづけ

材料(1人分)

枝豆(さやつき)…150ｇ
A[水120ml、オイスターソース大さじ½、酒小さじ2]

作り方

❶枝豆はゆでる。
❷鍋にA、❶を火にかけ、途中混ぜながら5分ほど煮て、そのまま粗熱をとる。

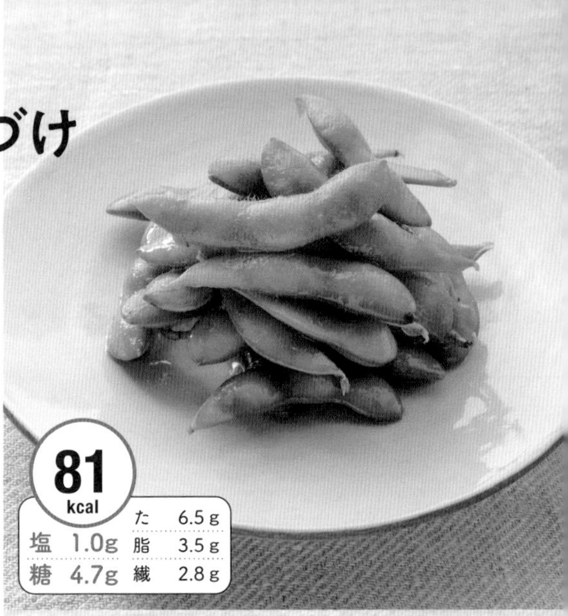

81 kcal
塩 1.0g　糖 4.7g
た 6.5ｇ　脂 3.5ｇ　繊 2.8ｇ

あえるだけだからすぐできる

きゅうりのわさびづけあえ

材料(1人分)

きゅうり…½本(50ｇ)
わさびづけ…20ｇ

作り方

❶きゅうりは4cm長さに切り、縦に4等分に切る。
❷ボウルに❶、わさびづけを入れてあえる。

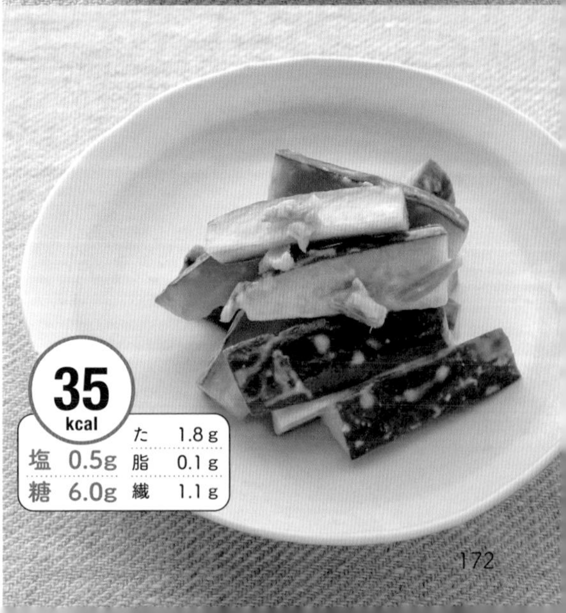

35 kcal
塩 0.5g　糖 6.0g
た 1.8ｇ　脂 0.1ｇ　繊 1.1ｇ

どうしても甘いものが食べたいときに！

ヘルシースイーツ

食べたいのをがまんしすぎてストレスになるのもよくないもの。
エネルギー量やタイミングを守って食べれば、甘いものも食べられます。
安心して食べられる手作りおやつを紹介します。
※材料は作りやすい分量です。

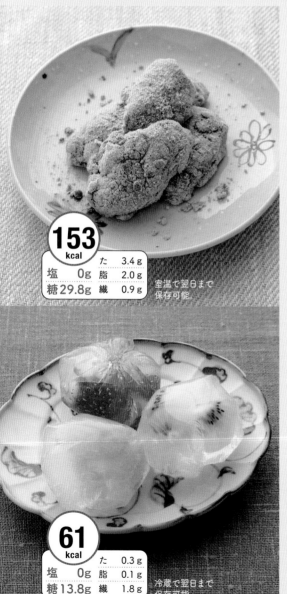

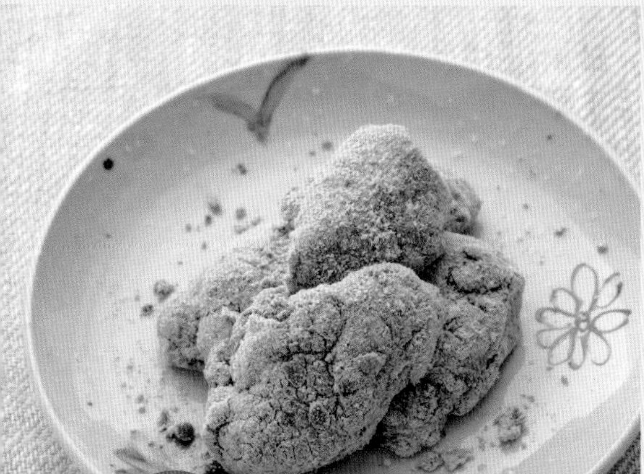

153 kcal

		た	3.4ｇ
塩	0g	脂	2.0ｇ
糖	29.8g	繊	0.9ｇ

室温で翌日まで保存可能。

手に入りやすい片栗粉を使うから簡単

豆乳わらびもち

材料(2人分)
A［片栗粉25ｇ、黒砂糖30ｇ］
水…50ml
無調整豆乳…100ml
B［きな粉大さじ1½、黒砂糖大さじ1］

作り方
❶鍋にAを混ぜ、分量の水を少しずつ加えてダマにならないように溶かす。豆乳を加えて混ぜる。
❷❶を火にかけて混ぜ、粘りが出て透明になってきたら火からおろして練る。
❸バットに合わせたBの半量を広げ、❷を流し入れる。表面が乾かないように、残りのBをかけて粗熱をとる。ちぎって器に盛る。

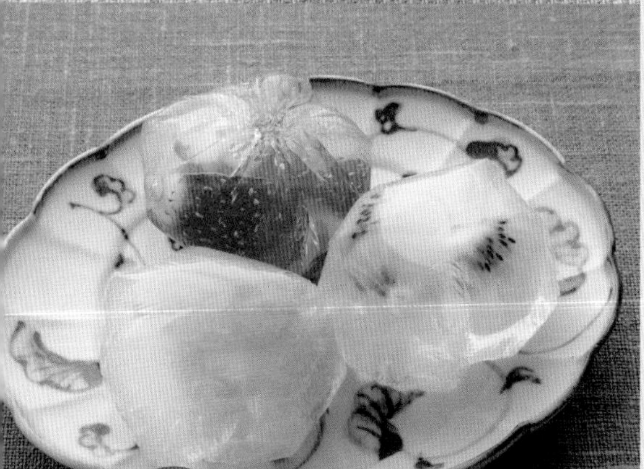

61 kcal

		た	0.3ｇ
塩	0g	脂	0.1ｇ
糖	13.8g	繊	1.8ｇ

冷蔵で翌日まで保存可能。

低カロリーだから、1人3個食べても61kcal

フルーツ寒天

材料(約9個分・3人分)
A［水350ml、粉寒天4ｇ、砂糖30ｇ］
キウイフルーツ、いちご、オレンジ…各45ｇ

作り方
❶果物は1.5㎝大に切る。
❷鍋にAを火にかけ､煮立ったら弱火にし1～2分煮て、寒天と砂糖を溶かす。
❸小鉢にラップを広げ、❷を⅑量流し入れ、❶の果物⅑量を中心にのせる。ラップで茶巾状に包み、口を輪ゴムでしばり、ボウルに入れた氷水に5分以上放つ。
❹全体が固まったら、ラップをはずし、器に盛る。

米粉がほろほろの食感に。ごまの風味が豊かです

米粉のごまぼうろ

材料(約20個分・1人5個)

卵黄…½個分

A[米粉・片栗粉各15ｇ、重曹1ｇ]

B[黒ごま・白ごま各大さじ½]

C[きび砂糖15ｇ、塩少々]

オリーブ油…大さじ1½

作り方

❶Aを合わせてふるい、Bを加えて混ぜる。

❷ボウルに卵黄をほぐし、Cを加えて泡立て器ですり混ぜる。油をよく混ぜ、❶も加える。ゴムべらで粉っぽさがなくなるまで混ぜる。ラップで包み、冷蔵庫で1時間ほど寝かせる。

❸❷の生地を直径1～1.5㎝に丸め、オーブンシートを敷いた天板にのせる。180℃に予熱したオーブンで、8分ほど焼く。

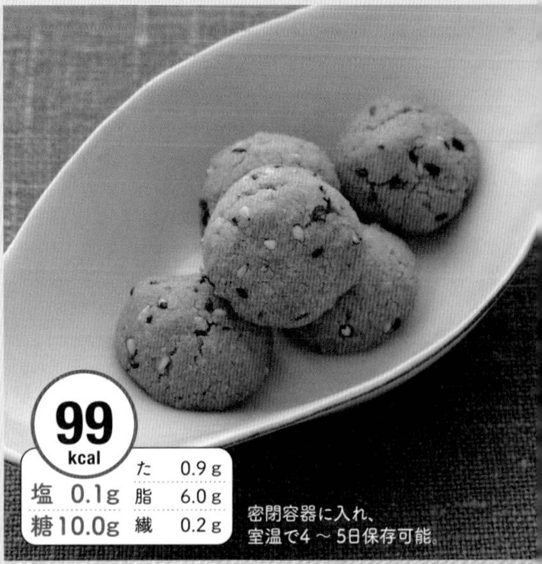

99 kcal
塩 0.1g　糖 10.0g　た 0.9g　脂 6.0g　繊 0.2g

密閉容器に入れ、室温で4～5日保存可能。

揚げた高野豆腐のふわっさくっの新食感を楽しんで

高野豆腐のかりんとう仕立て

材料(2人分)

高野豆腐…1枚(16ｇ)

A[水大さじ4、黒砂糖20ｇ]

片栗粉…大さじ2

揚げ油…適量

B[砂糖・きなこ各大さじ2]

作り方

❶高野豆腐は水でもどし入れ、水けをきって棒状に切る。

❷鍋にAを火にかけ、砂糖が溶けたら❶と合わせ、15分ほどなじませる。軽く水けをしぼり、片栗粉を広げたバットに入れ、まぶす。

❸170℃に熱した油に、❷を入れて3分ほどこんがりと揚げる。別のバットにあけて、Bをまぶす。

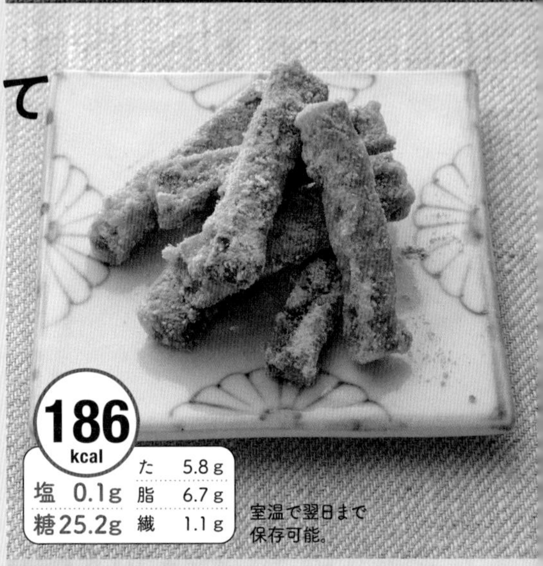

186 kcal
塩 0.1g　糖 25.2g　た 5.8g　脂 6.7g　繊 1.1g

室温で翌日まで保存可能。

ココア味だから、おからパウダーの風味は気にならない

レンジ蒸しパン

材料(3人分)

A[ホットケーキミックス35g、おからパウダー15g、ココアパウダー(無糖)小さじ1、砂糖15ｇ、塩ひとつまみ]

卵…1個

牛乳…40ml

サラダ油…大さじ1

粉糖…少々

作り方

❶ボウルに卵を溶きほぐし、牛乳、油を加えて混ぜる。混ぜ合わせたAを加え、粉っぽさがなくなるまで混ぜ、カップ3個に等分に入れる。

❷電子レンジに❷を間隔をあけて並べ、1分20秒ほど加熱する。竹串を刺し、生地がついてこなければＯＫ。食べる直前に、粉糖を茶こしでふる。

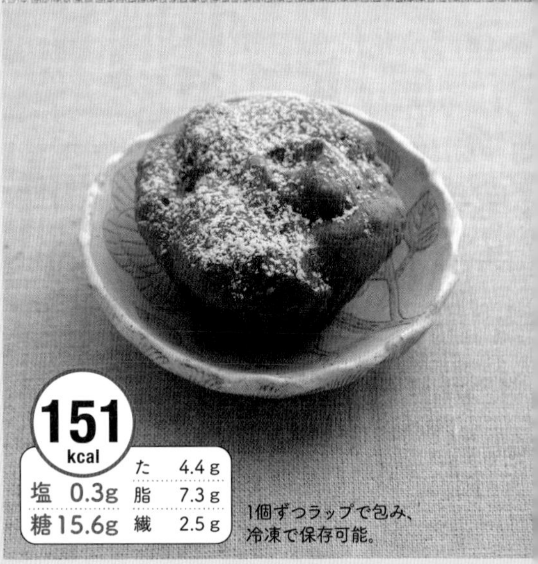

151 kcal
塩 0.3g　糖 15.6g　た 4.4g　脂 7.3g　繊 2.5g

1個ずつラップで包み、冷凍で保存可能。

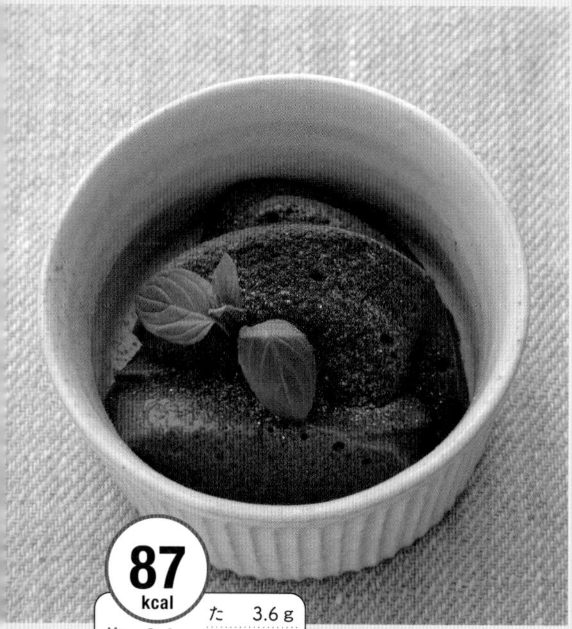

87 kcal

		た	3.6g
塩	0.1g	脂	2.4g
糖	12.5g	繊	0.7g

冷蔵で翌日まで保存可能。

隠し味のコーヒーで、味わいに奥深さを

ココアのムース風

材料(2人分)

A[水25ml、グラニュー糖大さじ1、ココア5g、インスタントコーヒー小さじ½]

牛乳…100ml

[粉ゼラチン…2g
水…15ml]

[卵白…½個分
グラニュー糖…5g]

作り方

❶ゼラチンは分量の水にふり入れてふやかす。牛乳は人肌に温める。

❷鍋にAをゴムべらでよく混ぜ、❶の牛乳を少しずつ混ぜる。混ぜながら火にかけ、沸騰直前に火を止める。ふやかしたゼラチンを混ぜ、ボウルにこし入れる。ボウルの底に氷水をあて、とろみがつくまで混ぜる。

❸別のボウルに卵白を入れて泡立て器で泡立てる。少し白くなったらグラニュー糖を加え、しっかりとツノが立つまで泡立てる。❷に加えて混ぜる。容器(220ml)に流し入れ、冷蔵庫で1時間以上冷やし固める。

❹器にスプーンですくって盛り、好みでココアパウダー、粉糖を茶こしでふり、好みでミントの葉を添える。

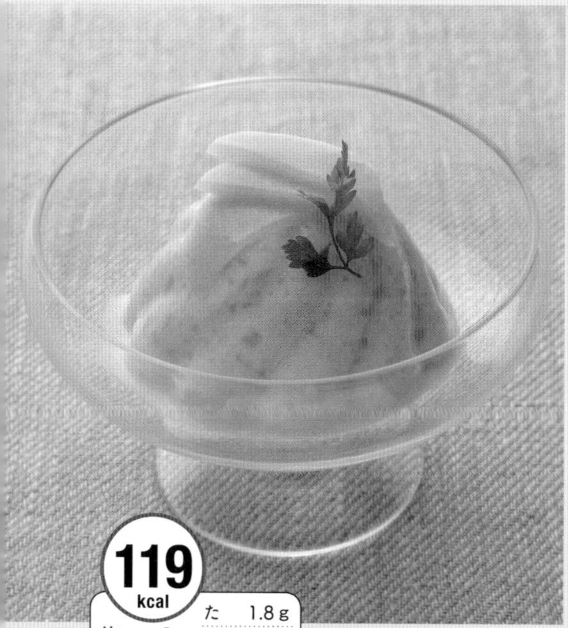

119 kcal

		た	1.8g
塩	0g	脂	5.0g
糖	16.1g	繊	0.6g

冷蔵で翌日まで保存可能。

オレンジジュースでさわやかさをプラス

マンゴープリン

材料(2人分)

マンゴー…½個(40g)

A[グラニュー糖10g、レモン汁小さじ½]

B[牛乳大さじ2、生クリーム大さじ1½]

オレンジジュース…60ml

[粉ゼラチン…2g
水…大さじ1½]

作り方

❶ゼラチンは分量の水にふり入れてふやかす。マンゴーは刻み、飾り用は少し取り分けて薄切りにする。

❷ボウルに刻んだマンゴー、Aを入れ、ゴムべらでよく混ぜ、Bを混ぜ合わせる。

❸鍋にオレンジジュースを入れて温まったら火を止め、ふやかしたゼラチンを加えて混ぜる。粗熱がとれたら、❷を加えて混ぜ合わせる。

❹容器(100ml)に等分に流し入れ、冷蔵庫で1時間以上冷やし固める。器に盛り、❶の飾り用のマンゴーと好みでチャービルを添える。

白ワインとレモンで風味よく

オレンジのコンポート

材料(2人分)
オレンジ…1個(100ｇ)
Ａ[白ワイン100ml、水75ml、砂糖30ｇ、レモン(薄切り)⅛個分]

作り方

❶オレンジは皮つきのまま半月切りにする。
❷鍋にＡを火にかけ、煮立たせる。❶を加え、弱火で5分ほど煮て火を止め、そのまま冷ます。
❸器にシロップごと盛り、好みでチャービルを添える。

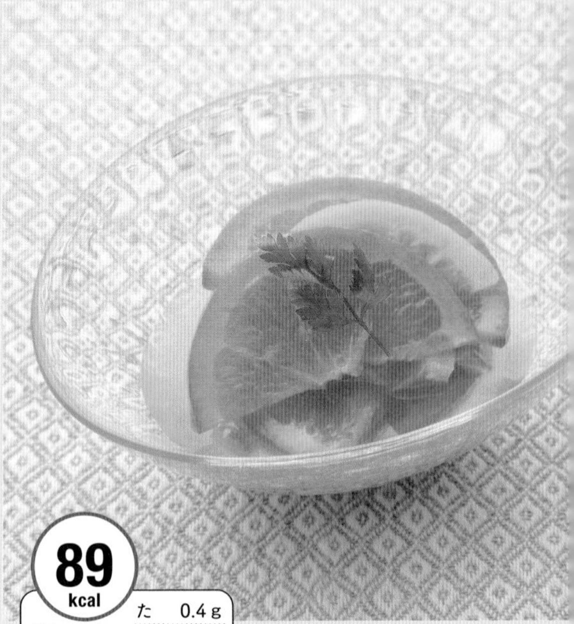

89 kcal

		た	0.4ｇ
塩	0g	脂	0.1ｇ
糖	21.4g	繊	0.8ｇ

保存容器に入れ、
冷蔵で4～5日保存可能。

Arrange

洋梨のコンポート

オレンジを洋梨に代えてもおいしい。洋梨1個(100g)は皮をむいてくし形切りにする。他は「オレンジのコンポート」と同じように作る。

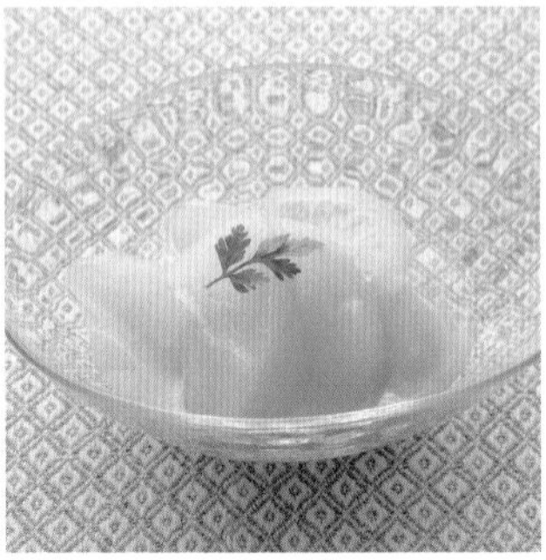

89kcal 塩0ｇ・糖20.9ｇ・た0.2ｇ・脂0.1ｇ・繊1.2ｇ

ジャムも手作りすれば、甘さ控えめで安心

フロマージュブラン

材料(2人分)
無糖ヨーグルト…150ｇ
カッテージチーズ…100ｇ
Ａ[冷凍ミックスベリー50ｇ、グラニュー糖15ｇ]
レモン汁…大さじ½

作り方

❶ざるにキッチンペーパーを敷き、ヨーグルトを入れて1時間ほど水をきる。
❷ボウルにカッテージチーズを入れ、ゴムべらでなめらかに練り混ぜ、❶を混ぜる。
❸容器(直径4cm)にさらしをのせ、❷を半量のせてさらしをしぼり、口を輪ゴムなどでしばる。これを2個作る。冷蔵庫で1時間以上おいて、水けをきる。
❹耐熱ボウルにＡを入れ、電子レンジで2分加熱する。レモン汁を混ぜて冷ます。粗熱がとれたら冷蔵庫で1時間以上冷やす。
❺❸のさらしを取って器に盛り、❹のソースをかける。

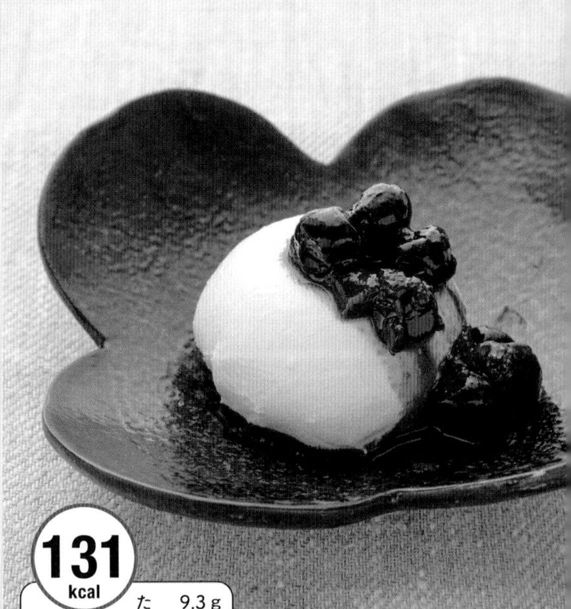

131 kcal

		た	9.3ｇ
塩	0.6g	脂	4.2ｇ
糖	13.2g	繊	0.7ｇ

冷蔵で翌日まで
保存可能。

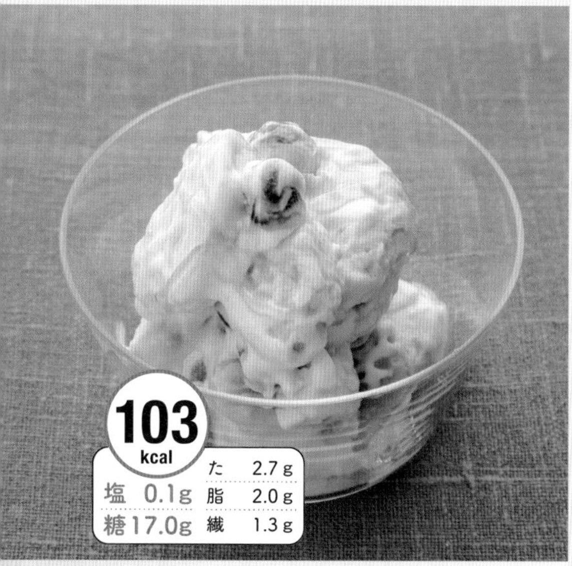

103 kcal
塩 0.1g　糖 17.0g
た 2.7g　脂 2.0g　繊 1.3g

凍らせたフルーツにヨーグルトをまとわせるだけ

即席フローズンヨーグルト

材料(1人分)

バナナ…¼本(25ｇ)
キウイフルーツ…¼個(25ｇ)
ブルーベリー…10ｇ
無糖ヨーグルト…70ｇ
はちみつ…小さじ1

作り方

❶バナナは輪切り、キウイフルーツは半月切りにする。果物はすべてバットに並べ、冷凍庫で1時間ほど冷やし固める。
❷凍った❶とヨーグルトを合わせ、そのまま少しおいておく。冷え固まったら器に盛り、はちみつをかける。

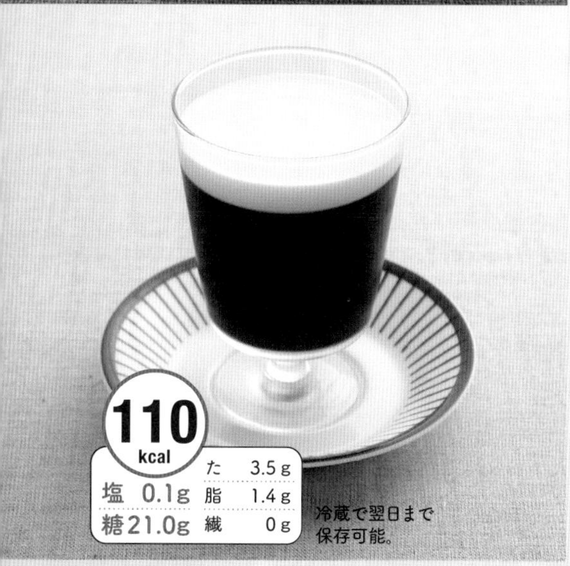

110 kcal
塩 0.1g　糖 21.0g
た 3.5g　脂 1.4g　繊 0g

冷蔵で翌日まで保存可能。

シンプルなコーヒーゼリーは手作りで砂糖控えめに

コーヒーゼリー

材料(2人分)

A［インスタントコーヒー小さじ2、砂糖大さじ2、水300ml］
粉ゼラチン…5ｇ
水…25ml
牛乳…80ml

作り方

❶ゼラチンは分量の水にふり入れてふやかす。
❷鍋にAを火にかけ、煮立って砂糖が溶けたら火からおろし、❶を加えてゴムべらで混ぜる。底に氷水をあてる。粗熱がとれたら、グラス(250ml)に等分に注ぎ入れ、冷蔵庫で1時間以上冷やし固める。
❸食べる直前に牛乳をかける。

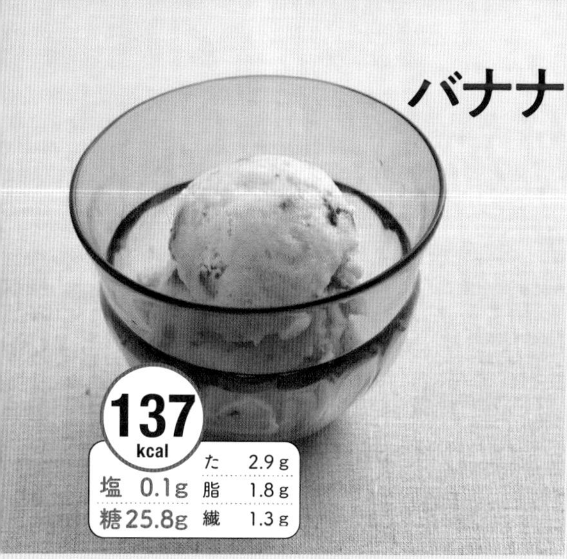

137 kcal
塩 0.1g　糖 25.8g
た 2.9g　脂 1.8g　繊 1.3g

オートミールの粘りが本格ジェラートの食感に

バナナ&ベリーのヨーグルトアイス

材料(4人分)

バナナ…1本(100ｇ)
冷凍いちご…100ｇ
プレーンヨーグルト(無糖)…200ｇ
オートミール(クイックオーツ)…20ｇ
はちみつ…大さじ3

作り方

❶ジッパー付き保存袋にバナナ、解凍したいちごを入れ、袋の上から手でもんでつぶし、残りの材料を加えて混ぜる。
❷冷凍庫に入れ、1時間ほどたって固まりかけたら、袋の上から手でよくもんで混ぜる。3～4回くり返し、冷やし固める。

温かいドリンク

しょうがと黒ごまを足して、風味よく

ジンジャー甘酒

材料(1人分)

甘酒180ml、おろししょうが大さじ1、黒すりごま小さじ2

作り方

鍋にすべての材料を入れて温める。

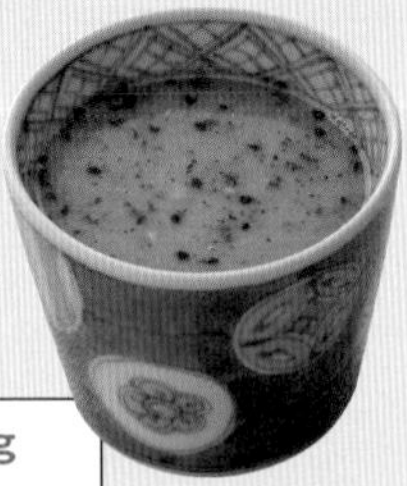

166 kcal　塩 0.4g　糖 31.6g　た 3.3g　脂 2.3g　繊 1.6g

大根おろしを使うので、ミキサーいらず

大根のゆずレモン風味

材料(1人分)

湯120ml、大根おろし100g、レモン汁、ゆず果汁、はちみつ各大さじ1

作り方

鍋にすべての材料を入れて温め、好みでゆずの皮を添える。

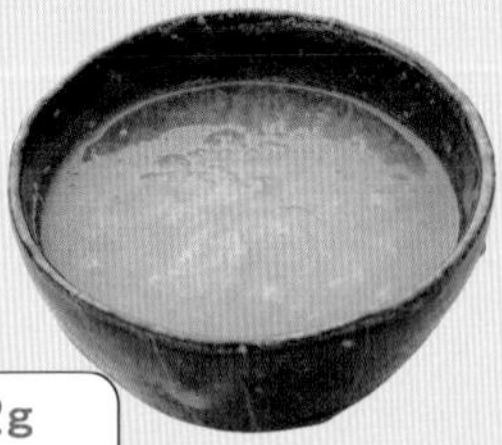

92 kcal　塩 0g　糖 21.2g　た 0.4g　脂 微量　繊 1.4g

冷たいドリンク

※スムージーは、ミキサーがまわりづらいときは水(分量外)を加えて調整する。

春菊のクセがパイナップルで緩和され、美味

パイナップルと春菊のスムージー

材料(1人分)

パイナップル90g、春菊60g、水80ml、メープルシロップ小さじ2、レモン汁大さじ1

作り方

春菊はざく切りに、パイナップルは適当な大きさに切り、すべての材料をミキサーで撹拌する。

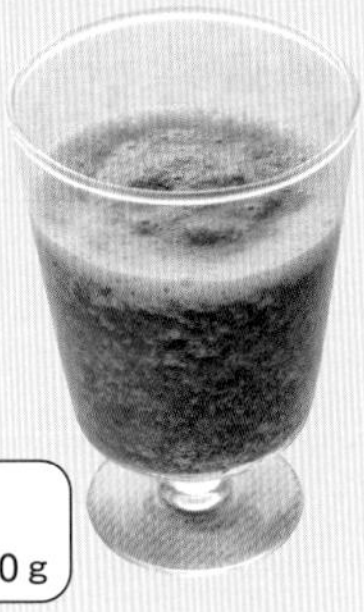

101 kcal　塩 0.1g　糖 21.3g　た 1.6g　脂 0.2g　繊 3.0g

赤い野菜にみかんで甘さをプラス

みかんとトマトのスムージー

材料(1人分)

みかん1個(100g)、トマト½個(75g)、にんじん¼本(45g)、水大さじ2

作り方

みかんは小房に分け、トマト、にんじんは適当な大きさに切り、すべての材料をミキサーで撹拌する。

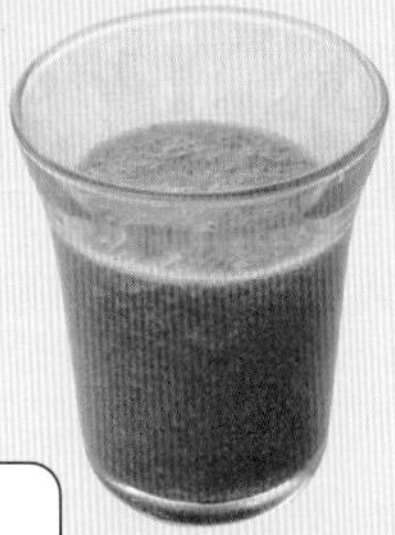

78 kcal　塩 0g　糖 16.7g　た 0.9g　脂 0.1g　繊 2.5g

スムージーバリエーション

おいしい組み合わせを紹介します(1人分)。どれも野菜やフルーツを適当な大きさに切り、すべての材料をミキサーで撹拌するだけ。

いちご×パプリカ

いちご…100g
パプリカ(赤)…½個(60g)
レタス…2枚(40g)
無調整豆乳…50ml

74kcal　塩 0g・糖 11.4g　た 3.1g・脂 1.1g・繊 2.9g

キャベツ×メロン

キャベツ…70g
メロン…100g
飲むヨーグルト(加糖)…80ml

106kcal　塩 0.1g・糖 21.0g　た 3.4g・脂 0.6g・繊 1.8g

キウイ×トマト

キウイフルーツ…1個(100g)
トマト…小1個(100g)
ピンクグレープフルーツ…¼個(60g)

95kcal　塩 0g・糖 17.9g　た 1.7g・脂 0.4g・繊 4.0g

小松菜×りんご

小松菜…40g
りんご…½個(120g)
オレンジ…1個(90g)

116kcal　塩 0g・糖 24.8g　た 1.1g・脂 0.3g・繊 3.9g

6章

ごはん・麺・オートミール・パン、お弁当

肉や野菜を使ったひと皿ごはんは、
主菜と副菜、主食を兼ねています。
塩分をおさえたレシピです。
お弁当も紹介するので、実践しましょう。

ほうれん草をたっぷり入れ、カロリーダウン

ほうれん草カレー

ごはん

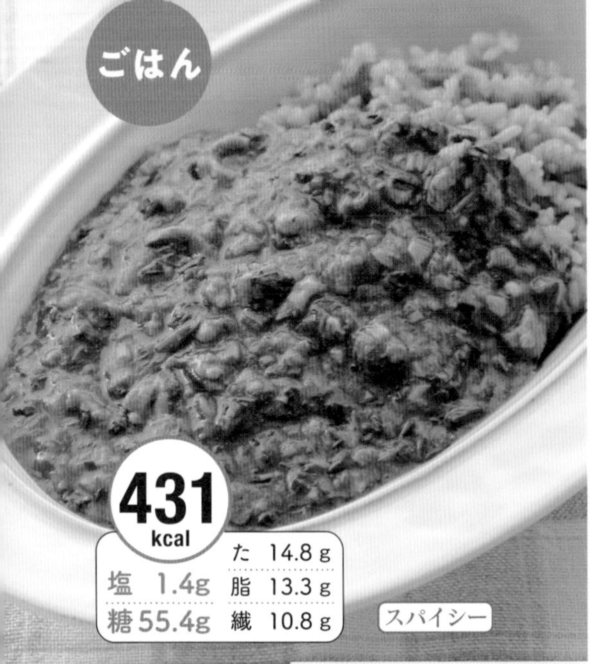

431 kcal

		た	14.8ｇ
塩	1.4g	脂	13.3ｇ
糖	55.4g	繊	10.8ｇ

スパイシー

おすすめの献立
計 488kcal

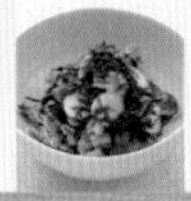

ごまドレ海藻サラダ

P.135

材料（作りやすい分量・2人分）

雑穀入りごはん…240ｇ
ほうれん草…150ｇ
豚ひき肉…100ｇ
じゃがいも…小1個(100g)
玉ねぎ…½個（100ｇ）
生しいたけ…60ｇ
にんにく（みじん切り）
…1かけ分
オリーブ油…小さじ2
A［カレー粉小さじ2、
薄力粉小さじ1］
B［赤ワイン大さじ2、
中濃ソース大さじ1、
顆粒コンソメ小さじ1、
しょうゆ小さじ½］

作り方

❶ほうれん草は刻む。じゃがいもはすりおろす。玉ねぎはみじん切りにし、しいたけは粗く刻む。
❷フライパンに油とにんにくを弱火にかける。香りが立ったら、中火にして玉ねぎ、しいたけ、ひき肉を順に加えて炒める。肉がポロポロになったら、Aをふり入れて粉っぽさがなくなるまで炒め、水350ml（分量外）を加える。
❸煮立ったら中火にしてじゃがいもを加える。再度温まったら、ほうれん草とBを加え、混ぜながら8分ほど煮込み、ごはんと一緒に盛り合わせる。

肉ではなく豆腐を使ってヘルシーに

3色ごはん

材料（1人分）

白飯…120ｇ
A［溶き卵1個分、だし大さじ1、酒・ポン酢しょうゆ各大さじ½］
絹さや…4枚

豆腐そぼろ ※2人分

木綿豆腐…150ｇ
B［たらこ30ｇ、長ねぎ（みじん切り）15g、しょうゆ小さじ1］

作り方

❶Bのたらこは身をしごき出す。
❷豆腐は水けをきって鍋にくずしながら加え、水分がとぶまで混ぜながら火にかける。Bを加え、数本の菜箸でポロポロになるまで炒る。
❸鍋にAを混ぜ、火にかけて数本の菜箸でポロポロになるまで炒る。
❹絹さやはゆでて斜めのせん切りにする。器に白飯を盛り、❷の半量、❸、絹さやを盛り合わせる。

おすすめの献立
計 534kcal

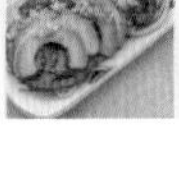

トマトとアボカドのサラダ

P.115

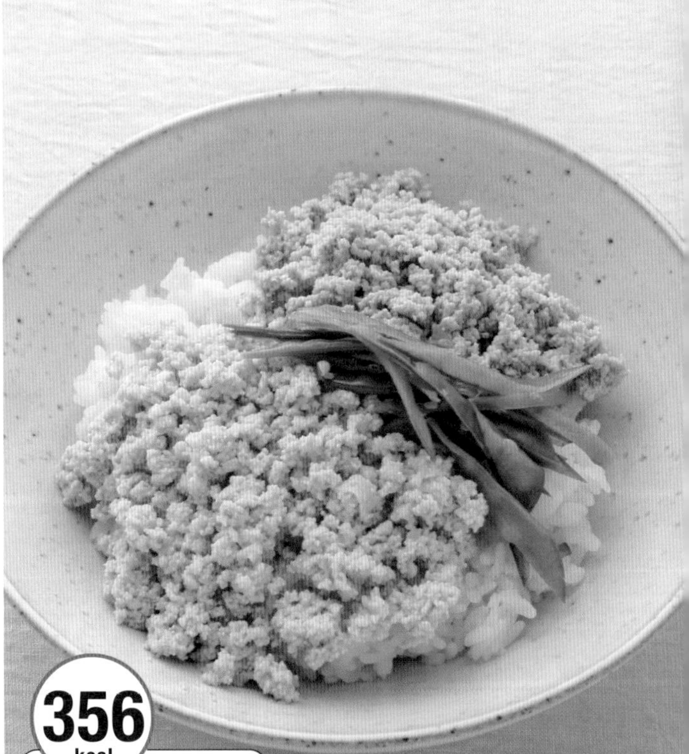

356 kcal

		た	17.6ｇ
塩	1.9g	脂	9.2ｇ
糖	47.5g	繊	3.3ｇ

甘辛

豆腐そぼろは冷蔵で
2～3日保存可能。

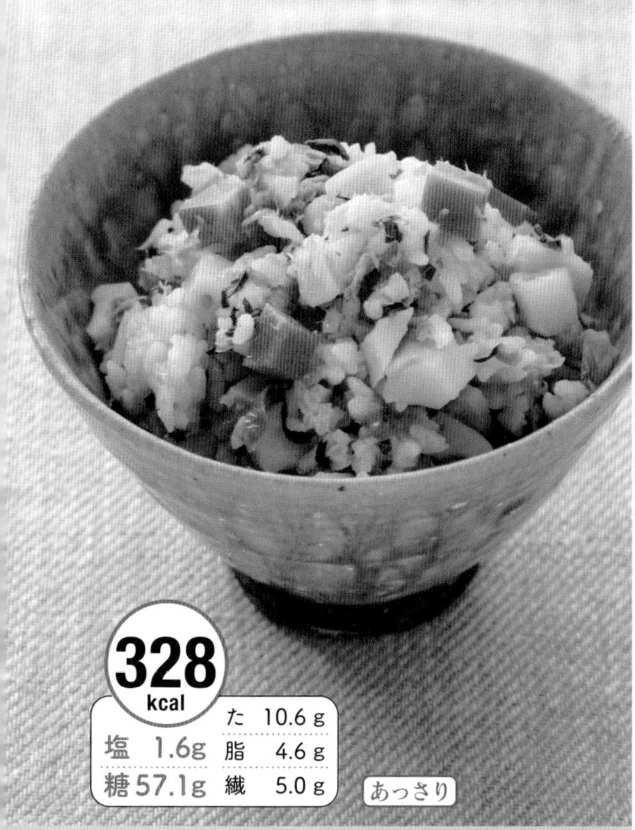

328 kcal

		た	10.6g
塩	1.6g	脂	4.6g
糖	57.1g	繊	5.0g

あっさり

れんこん、にんじんで噛み応えアップ！

根菜と高菜のごはん

材料（1人分）
白飯…120g
れんこん…80g
にんじん…25g
高菜づけ…25g
ツナ水煮缶…50g
A［酒・ごま油各小さじ1、めんつゆ（3倍濃縮）小さじ⅓］

作り方
❶れんこんは5㎜幅の角切りに、にんじんは1cmの角切りにする。高菜づけは刻む。
❷耐熱ボウルに❶と汁けをきったツナ、Aを混ぜる。ラップをふんわりとかけて電子レンジで2分加熱する。全体を混ぜ合わせ、ラップをかけずにさらに3分加熱する。
❸白飯に❷の具材と好みで煮汁を加え、混ぜ合わせる。

おすすめの献立 計491kcal

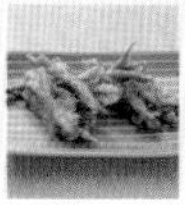

いんげんのかき揚げ P.97

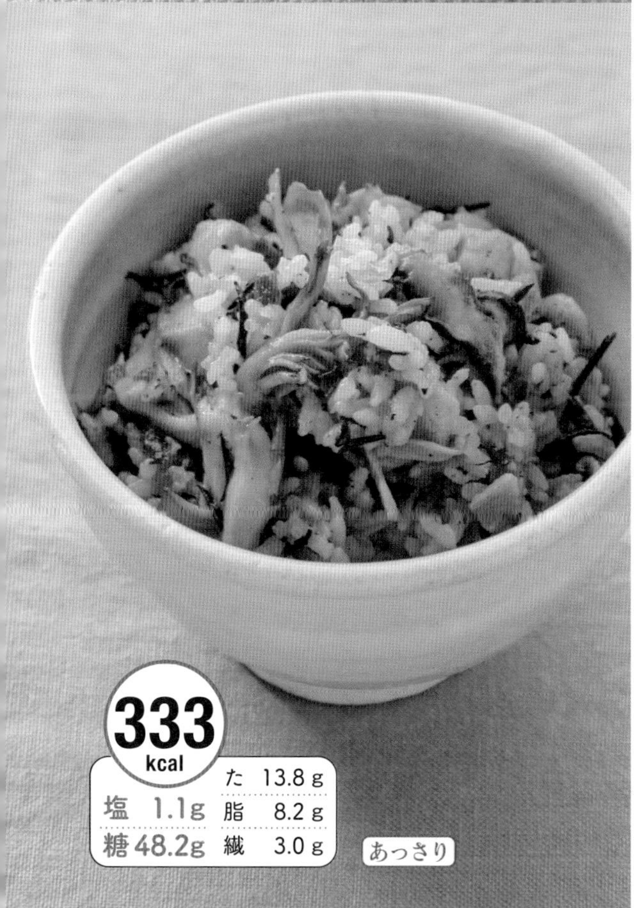

333 kcal

		た	13.8g
塩	1.1g	脂	8.2g
糖	48.2g	繊	3.0g

あっさり

ひじきで食物繊維をとり、磯の風味をプラス

鶏肉の炊き込みごはん

材料（作りやすい分量・5人分）
米…2合
鶏もも肉…1枚（280g）
まいたけ…100g
生しいたけ…90g
ひじき（乾）…10g
A［酒・みりん各大さじ1、しょうゆ小さじ2］
だし…330ml
梅肉…16g

作り方
❶鶏肉はひと口大に切る。まいたけは小房に分け、しいたけは薄切りにする。ひじきは水でもどして水けをきる。梅肉はたたく。
❷ボウルに鶏肉、Aを入れてよくもみ込む。
❸米を研いでざるにあげ、炊飯釜に入れてだしを加え、30分ほど浸水させる。
❹❸の上に、❷を汁ごと加え、きのこ類、ひじきをのせ、普通に炊く。炊きあがりに梅肉を混ぜる。

おすすめの献立 計467kcal

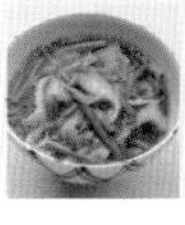

油揚げと桜えびのお吸い物 P.146

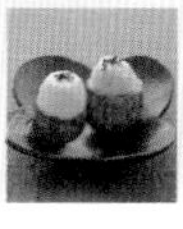

里いもの衣かつぎ P.140

玄米で糖質量を減らし、食感もよく

塩もみ大根の玄米炒飯

材料（1人分）
玄米入りごはん…120ｇ
卵…1個
大根…100ｇ
大根の葉…20ｇ
干しえび…6ｇ
酒…大さじ1
塩…0.8ｇ
A［しょうが（みじん切り）½かけ分、じゃこしらす8ｇ］
サラダ油…大さじ½
B［大根の塩もみの汁大さじ1、しょうゆ小さじ½、こしょう少々］

作り方
❶大根はせん切りに、大根の葉は小口切りにする。干しえびは酒でもどし、みじん切りにする。
❷ポリ袋に大根、大根の葉を入れて塩をふり、もんで混ぜて10分なじませる。水けをしぼる。
❸ボウルにごはんと卵を入れてよく混ぜる。
❹フライパンに油とA、汁けをきった干しえびを弱火にかけ、香りが立ったら強火にする。❷、❸を加えて炒め合わせる。ごはんがポロポロしてきたら、合わせたBを加え、水分をとばすように2分ほど炒める。

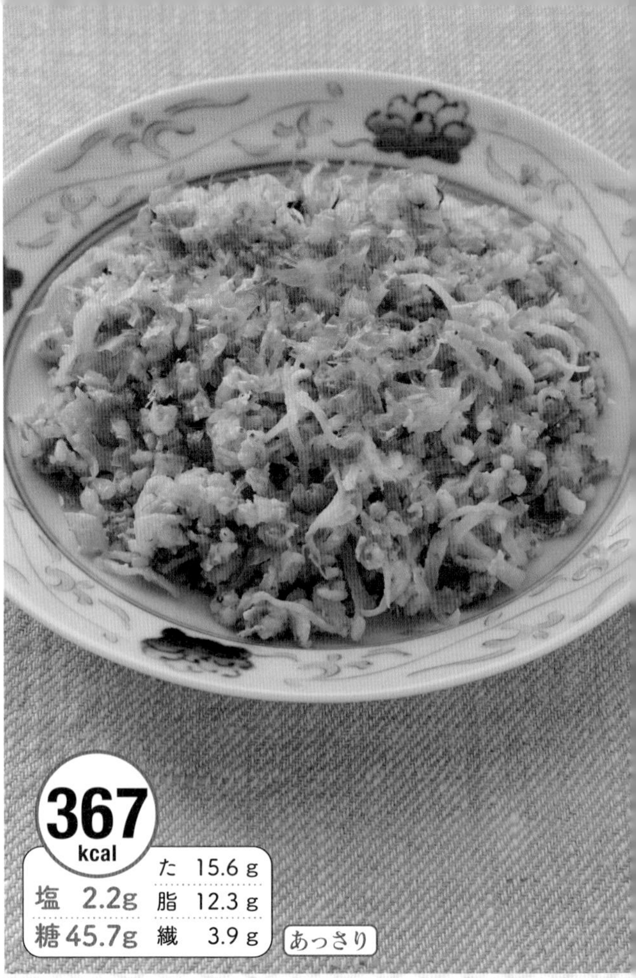

367 kcal
塩 2.2g　糖 45.7g
た 15.6ｇ　脂 12.3ｇ　繊 3.9ｇ
あっさり

おすすめの献立 計**455**kcal

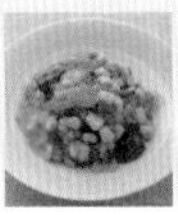

コーンのコンソメゼリー P.137

みょうがとしその風味で、しょうゆを減らす

づけまぐろ丼

材料（1人分）
白飯…120ｇ
まぐろ（赤身）…70ｇ
A［みりん小さじ2、酒小さじ1］
B［しょうゆ大さじ½、黒練りごま・黒すりごま各小さじ2］
みょうが…2個
青じそ…2枚

作り方
❶まぐろはそぎ切りにする。みょうが、しそはせん切りにする。
❷耐熱容器にAを入れて電子レンジで20秒加熱し、バットに移してBと混ぜる。まぐろを加え、途中返しながら20分ほどつける。
❸器に白飯を盛り、みょうが半量を敷き、まぐろをのせる。残りのみょうがとしそをのせる。

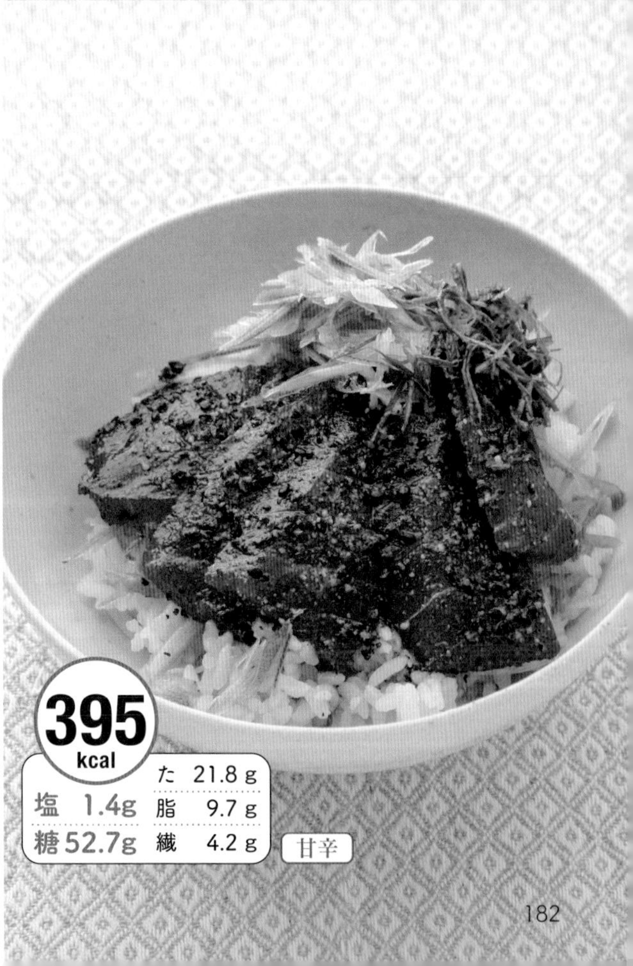

395 kcal
塩 1.4g　糖 52.7g
た 21.8ｇ　脂 9.7ｇ　繊 4.2ｇ
甘辛

おすすめの献立 計**497**kcal

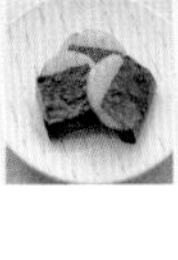

長いもの磯辺焼き P.141

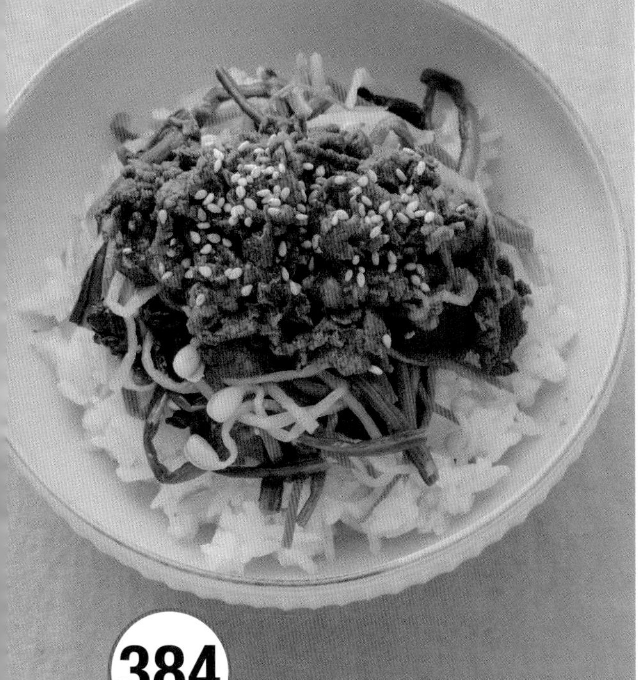

384
kcal
た 14.4g
塩 1.7g 脂 12.8g
糖 49.7g 繊 4.7g
ピリ辛

牛肉とたっぷりの野菜を合わせ、栄養バランスよく

ビビンバ丼

材料（1人分）
白飯…120g
牛もも薄切り肉…60g
ほうれん草…50g
大豆もやし…30g
にんじん…20g
A［酒小さじ1、しょうゆ小さじ½、豆板醤小さじ⅓、こしょう少々］
ごま油…小さじ½
B［おろししょうが・酒・みりん各小さじ1、ごま油小さじ½、塩0.8g］

作り方
❶牛肉は細切りにし、Aと混ぜる。ほうれん草は4cm長さに切り、にんじんはせん切りにする。ほうれん草、もやし、にんじんはゆでて水けをきる。
❷フライパンに油を熱し、牛肉を2分炒めて取り出す。
❸ボウルにBを合わせ、ほうれん草、もやし、にんじんを混ぜる。
❹器に白飯を盛り、❷と❸を盛り合わせ、好みで白ごまをふる。

おすすめの献立
計504kcal

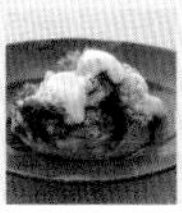

ブロッコリーのチーズがけ
P.122

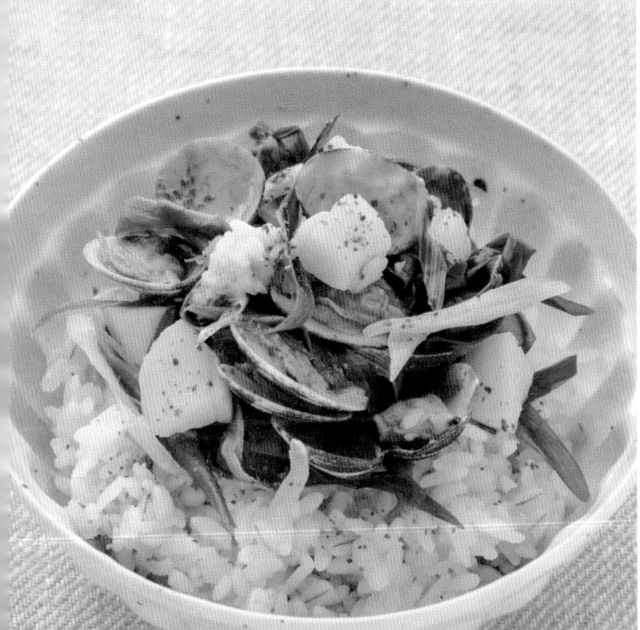

290
kcal
た 11.7g
塩 1.0g 脂 1.0g
糖 56.6g 繊 2.6g
あっさり

あさりのうまみをごはんに吸わせて

海鮮汁かけごはん

材料（1人分）
もち麦入りごはん…140g
あさり(殻つき)…100g
ほたて…3個（45g）
わけぎ…2本（30g）
しょうが（薄切り）…½かけ分
酒…大さじ2
おろししょうが…小さじ1

作り方
❶あさりは砂出しをしておく。ほたてはひと口大に切り、わけぎは斜め切りにする。
❷フライパンにあさりとしょうがを入れ、酒をまわしかけ、ふたをして火にかける。あさりの殻が開いたら、ほたてとわけぎを加え、ふたをしてさらに1分ほど蒸し煮にする。
❸器にごはんを盛り、❷を汁ごとかけ、おろししょうがを添え、好みで一味唐辛子をふる。

おすすめの献立
計508kcal

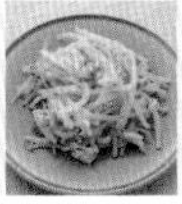

もやしの卵炒め
P.124

オートミール

オートミールを使えば、薄力粉いらず！

オートミールのお好み焼き

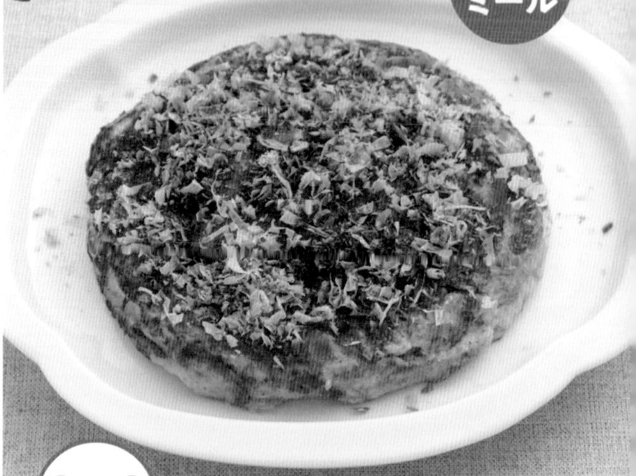

材料（1人分）
豚もも薄切り肉
…2枚（30g）
オートミール（クイックオーツ）…30g
キャベツ…80g
冷凍山いも（すりおろし）
…60g
溶き卵…1個分
桜えび…5g
だし汁…50ml
サラダ油…大さじ½
中濃ソース…小さじ1
青のり、かつお節
…各少々

作り方
❶豚肉は長さを半分に切る。キャベツはせん切りにする。冷凍山いもは袋の表示通りに解凍する。
❷耐熱ボウルにオートミール、だし汁を入れて、ラップをふんわりとかけて電子レンジで1分加熱し、全体を混ぜ、粗熱をとる。
❸❷に山いも、溶き卵を加えてよく混ぜ、キャベツ、桜えびを加えて混ぜる。
❹フライパンに油を熱し、❸を平たく広げて豚肉を並べる。5分ほど焼き焼き色がついたら返して2分ほど焼く。器に盛ってソースを塗り、青のりとかつお節をふる。

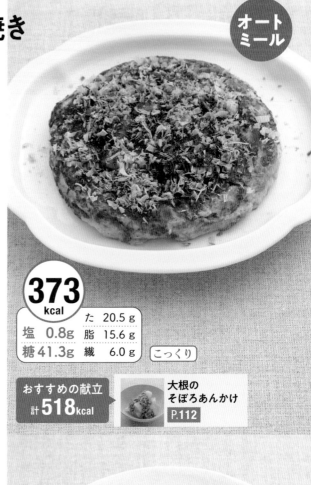

373 kcal
塩 0.8g　た 20.5g
糖 41.3g　脂 15.6g
　　　　　繊 6.0g
こっくり

おすすめの献立
計 518kcal

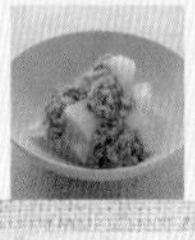
大根のそぼろあんかけ
P.112

ナポリタンのような味わいが◎。噛み応えもいい

オートミールのケチャップライス風

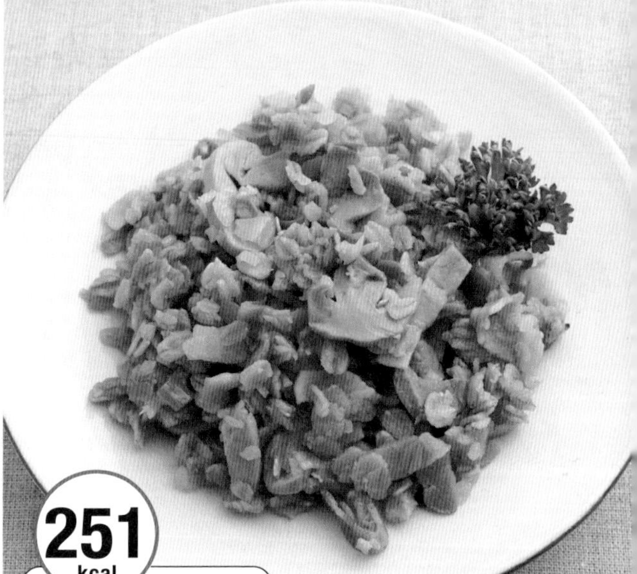

材料（1人分）
オートミール（ロールドオーツ）…30g
玉ねぎ…⅙個（30g）
マッシュルーム水煮缶
…30g
ピーマン…½個（15g）
ベーコン…2枚（20g）
A［水30ml、トマトケチャップ小さじ2、バター小さじ1、顆粒コンソメ小さじ½］
パセリ…少々

作り方
❶玉ねぎはみじん切りに、ピーマンは粗めのみじん切りにする。ベーコンは1㎝幅に切る。
❷耐熱容器にパセリ以外の材料をすべて入れ、よく混ぜる。
❸ラップをかけずに電子レンジで2分加熱し、全体を混ぜる。ラップをかけずに、さらに2分30秒加熱する。器に盛り、パセリを添える。

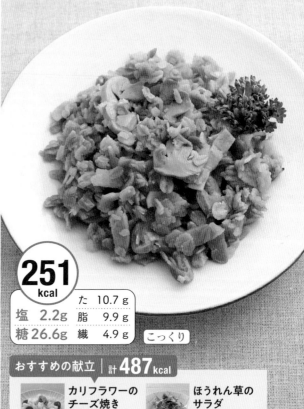

251 kcal
塩 2.2g　た 10.7g
糖 26.6g　脂 9.9g
　　　　　繊 4.9g
こっくり

おすすめの献立 | 計 487kcal

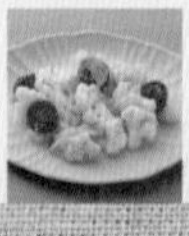
カリフラワーのチーズ焼き
P.101

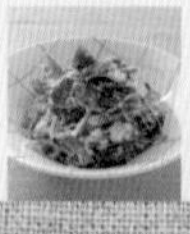
ほうれん草のサラダ
P.107

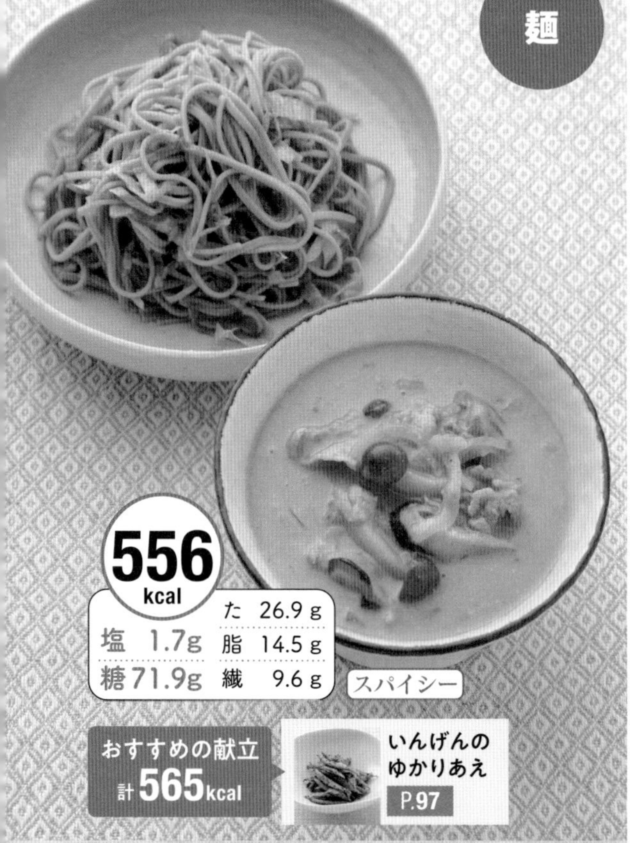

麺

556 kcal

		た	26.9g
塩	1.7g	脂	14.5g
糖	71.9g	繊	9.6g

スパイシー

おすすめの献立 計565kcal

いんげんのゆかりあえ P.97

ルウではなくカレー粉を使ってカロリーダウン

豆乳カレーつけそば

材料（1人分）

そば（乾）…70g
豚こま切れ肉…60g
玉ねぎ…¼個（50g）
レタス（せん切り）…2枚（40g）
生しいたけ…30g
しめじ…50g
酒…小さじ2
サラダ油…小さじ1
A［カレー粉大さじ1、薄力粉小さじ2］
B［だし100ml、しょうゆ大さじ½、酒・みりん各小さじ2］
無調整豆乳…140ml

作り方

❶そばはゆで、水にさらして水けをきる。
❷豚肉は細かく切り、酒をふる。玉ねぎ、しいたけは薄切りに、しめじは小房に分ける。
❸フライパンに油を熱し、玉ねぎと豚肉を炒める。肉の色が白っぽくなってきたら、きのこ類を加えて炒める。Aをふり入れて炒め、粉っぽさがなくなってきたら、Bを加える。煮立ったらアクを除きながら、4分ほど煮る。
❹豆乳を混ぜながら2～3分煮て、器に盛る。❶とレタスを合わせ、別の器に盛る。

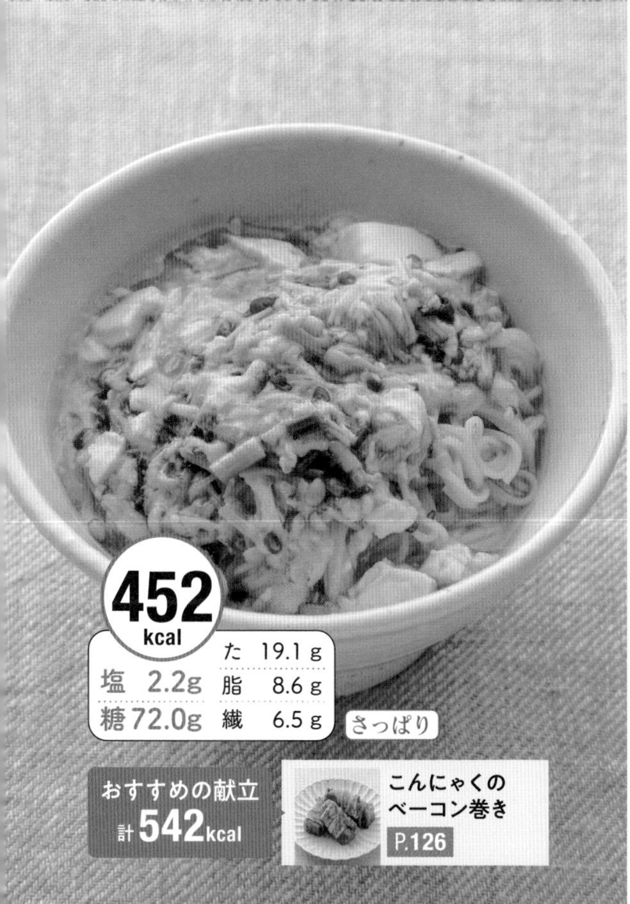

452 kcal

		た	19.1g
塩	2.2g	脂	8.6g
糖	72.0g	繊	6.5g

さっぱり

おすすめの献立 計542kcal

こんにゃくのベーコン巻き P.126

酢の酸味をきかせた中国風の味つけを、そうめんで

サンラータン風にゅうめん

材料（1人分）

そうめん（乾）…70g
絹ごし豆腐…80g
えのきたけ…60g
まいたけ…40g
溶き卵…1個分
細ねぎ…2本（10g）
水溶き片栗粉［片栗粉、水各大さじ½］
A［だし180ml、みりん大さじ1、酒・めんつゆ（3倍濃縮）各小さじ2］
酢…大さじ2

作り方

❶そうめんはゆで、水洗いしてざるにあげる。
❷豆腐は水けを軽くきる。えのきは1cm幅に切り、まいたけは小房に分ける。細ねぎは小口切りにする。
❸鍋にAを温め、きのこ類を加え、豆腐を手で粗くつぶしながら加える。煮立ったら、水溶き片栗粉を加えて1分ほど煮る。溶き卵を糸状にまわし入れる。細ねぎと酢を加え、すぐに火を止める。
❹器に❶を盛り、❸をかける。

しょうがでさばの臭みを消し、風味をアップ

さばの焼きうどん

材料（1人分）

冷凍うどん…1玉(200g)
さば水煮缶…65ｇ
キャベツ…2枚(160ｇ)
にんじん…40ｇ
ピーマン…1個（30ｇ）
しょうが（せん切り）…⅔かけ分
ごま油…大さじ½
A［さば缶の汁大さじ2、酒大さじ1、めんつゆ（3倍濃縮）大さじ½、こしょう少々］
削り節…少々

作り方

❶うどんはゆでてほぐし、ざるにあげる。キャベツはひと口大にちぎる。にんじんは短冊切りに、ピーマンは乱切りにする。
❷フライパンに油としょうがを炒める。キャベツ、にんじん、ピーマンを加え、2分炒める。野菜が少ししんなりしてきたら、汁けをきったさばとうどんを加え、炒め合わせる。
❸合わせたAをまわし入れて、水分をとばすように2～3分炒め、器に盛る。削り節をふる。

おすすめの献立
計517kcal

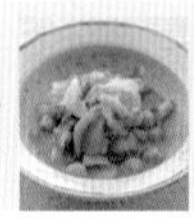

レタスのカレーコンソメ煮
P.125

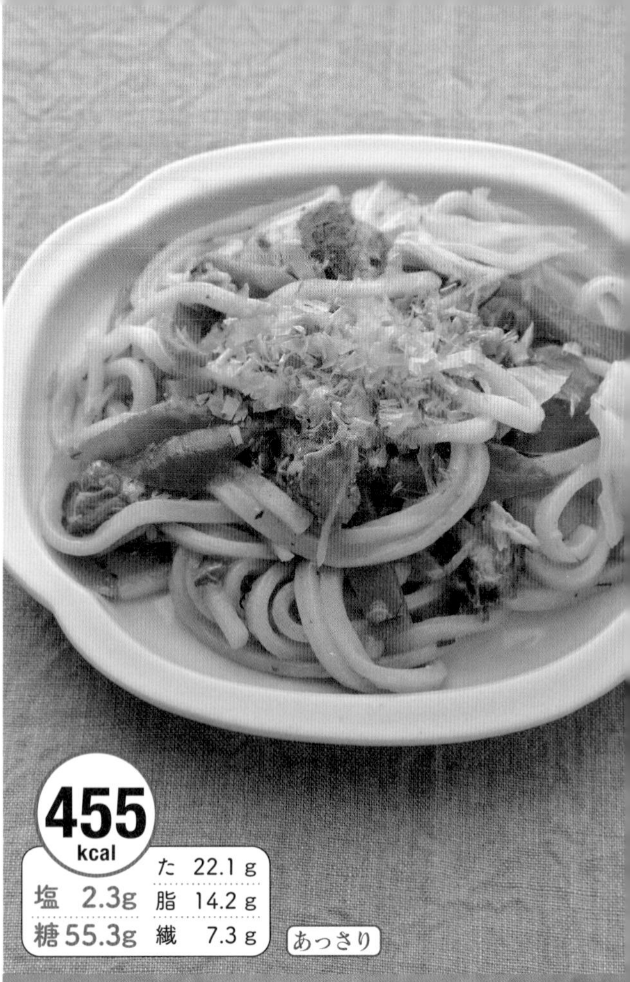

455
kcal
た 22.1ｇ
塩 2.3g 脂 14.2ｇ
糖 55.3g 繊 7.3ｇ
あっさり

ネバネバ食材がよくからんで、塩分ダウンに

納豆となめこのあえそば

材料（1人分）

そば（乾）…70ｇ
納豆…50ｇ
なめこ…100ｇ
水菜…40ｇ
オクラ…3本（24ｇ）
A［だし50ml、しょうゆ大さじ⅔、酒小さじ2、みりん小さじ1］
練りからし…少々

作り方

❶そばはゆで、水にさらして水けをきる。
❷なめこはざるにあげて水洗いをする。水菜は3cm長さに切る。オクラはゆでて小口切りにする。
❸鍋にAを火にかけ、煮立ったら火からおろしボウルに入れて、冷ます。
❹納豆、なめこ、オクラを加えて混ぜ合わせる。❶、水菜を加えてあえ、練りからしを添える。

おすすめの献立
計541kcal

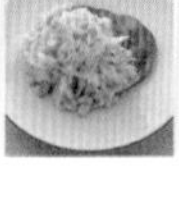

とうもろこしのサラダ
P.137

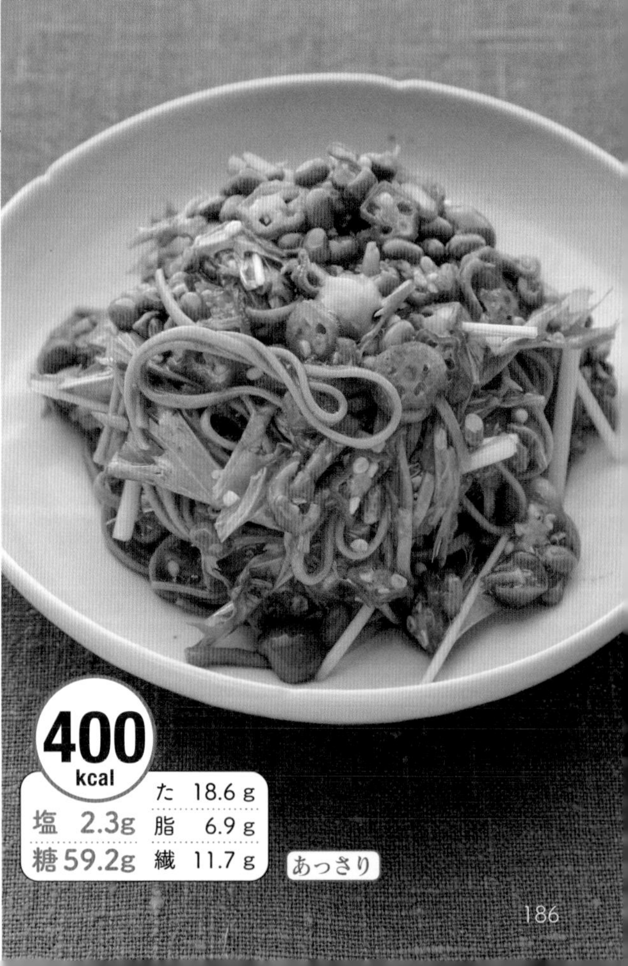

400
kcal
た 18.6ｇ
塩 2.3g 脂 6.9ｇ
糖 59.2g 繊 11.7ｇ
あっさり

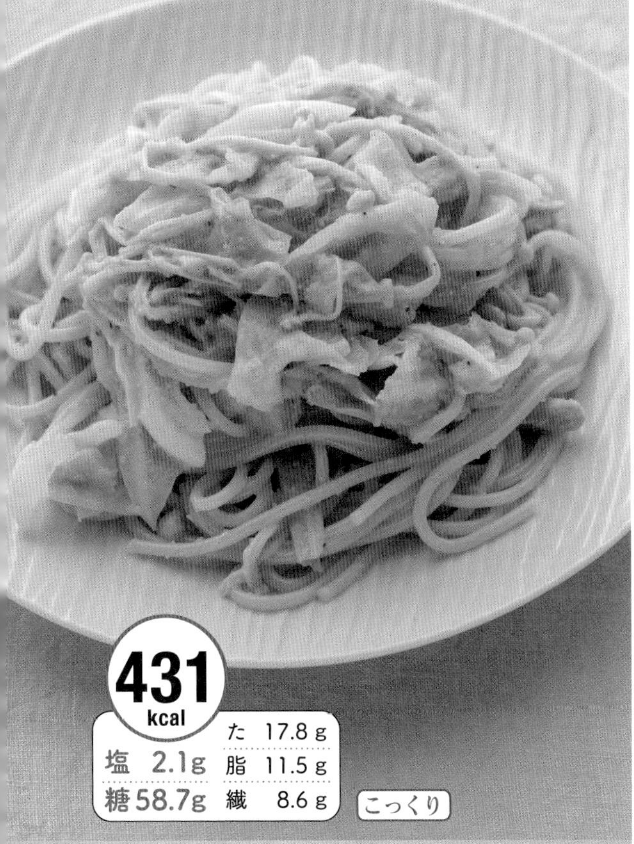

牛乳と生クリームのダブル使いでカロリーダウン

明太子クリームパスタ

材料（1人分）
スパゲッティ（直径1.6㎜）…70ｇ
明太子…30ｇ
キャベツ…2枚（160ｇ）
えのきたけ…50g
A［牛乳・生クリーム各大さじ1、バター小さじ1、しょうゆ小さじ½］

作り方
❶明太子は身をしごき出してボウルに入れ、Aと合わせる。
❷キャベツは大きめのざく切りにする。
❸スパゲッティはたっぷりの湯でゆでる。ゆであがり1分前に❷とえのきを加えてゆで、ざるにあげる。
❹❶に❸のゆで汁大さじ2を混ぜ、❸をあえる。

おすすめの献立
計504kcal

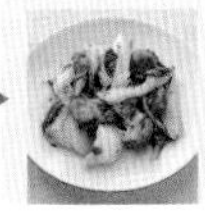

青梗菜の炒め物
P.114

431 kcal

		た	17.8ｇ
塩	2.1g	脂	11.5ｇ
糖	58.7g	繊	8.6ｇ

こっくり

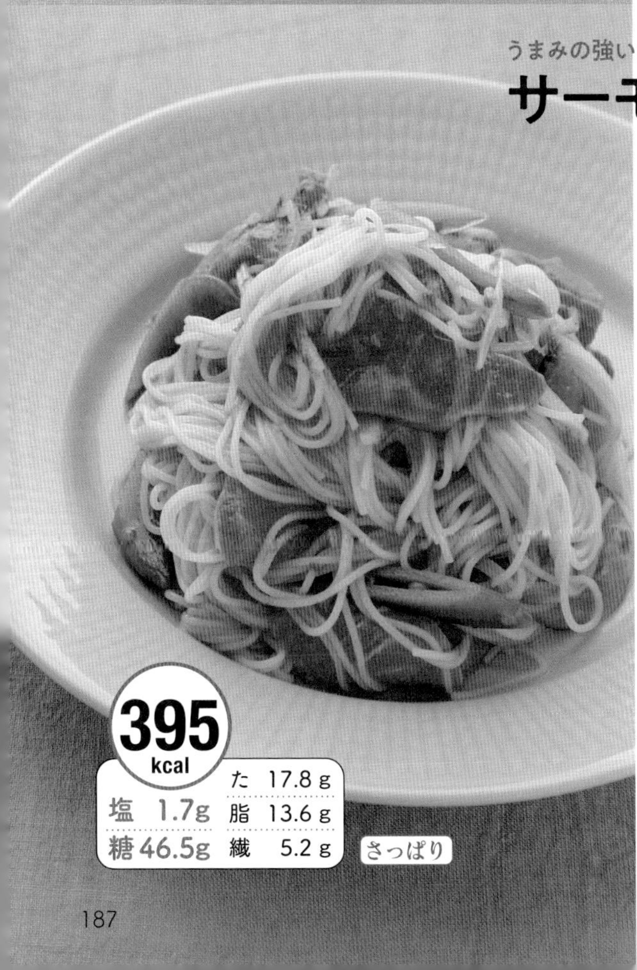

うまみの強い食材を細いめんにしっかりからめて

サーモンとトマトの冷製パスタ

材料（1人分）
カッペリーニ（直径0.9㎜）…50ｇ
サーモン…60ｇ
トマト…小1個（100ｇ）
紫玉ねぎ…¼個（40ｇ）
スナップえんどう…4本（32ｇ）
A［レモン汁小さじ2、オリーブ油小さじ1、顆粒コンソメ小さじ½、塩1g、黒こしょう少々］

作り方
❶カッペリーニはたっぷりの湯で袋の表示より1分ほど長くゆで、水にさらして水けをきる。
❷サーモンはそぎ切りにする。トマトはすりおろし、紫玉ねぎは薄切りにする。スナップえんどうはゆで、斜め切りにする。
❸ボウルにトマトとAを混ぜ、❶、残りの野菜とサーモンを加え、よく混ぜ合わせる。

おすすめの献立
計481kcal

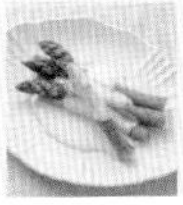

アスパラの卵ソース
P.96

395 kcal

		た	17.8ｇ
塩	1.7g	脂	13.6ｇ
糖	46.5g	繊	5.2ｇ

さっぱり

にらの風味で塩分を控え、もやしでボリュームアップ

海鮮塩焼きそば

材料（1人分）
蒸し中華麺
…1玉（130ｇ）
冷凍シーフード
ミックス…80ｇ
もやし…100ｇ
にら…40ｇ
甘酢しょうが…10ｇ
にんにく(薄切り)…½かけ分
A［酒大さじ1、塩0.8ｇ］
ごま油…小さじ2

作り方

❶中華麺は電子レンジで1分30秒加熱し、ほぐす。にらは4cm長さに切る。甘酢しょうがはせん切りにする。
❷フライパンに油とにんにくを弱火にかける。香りが立ったら中火にし、もやしと解凍したシーフードミックスを加えて2分炒める。
❸中華麺とにらを混ぜ合わせながら2分炒める。合わせたAをまわし入れ、甘酢しょうがを混ぜる。器に盛り、好みで黒こしょうをふる。

おすすめの献立
計478kcal

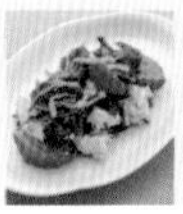

海藻とくずし
豆腐のサラダ
P.132

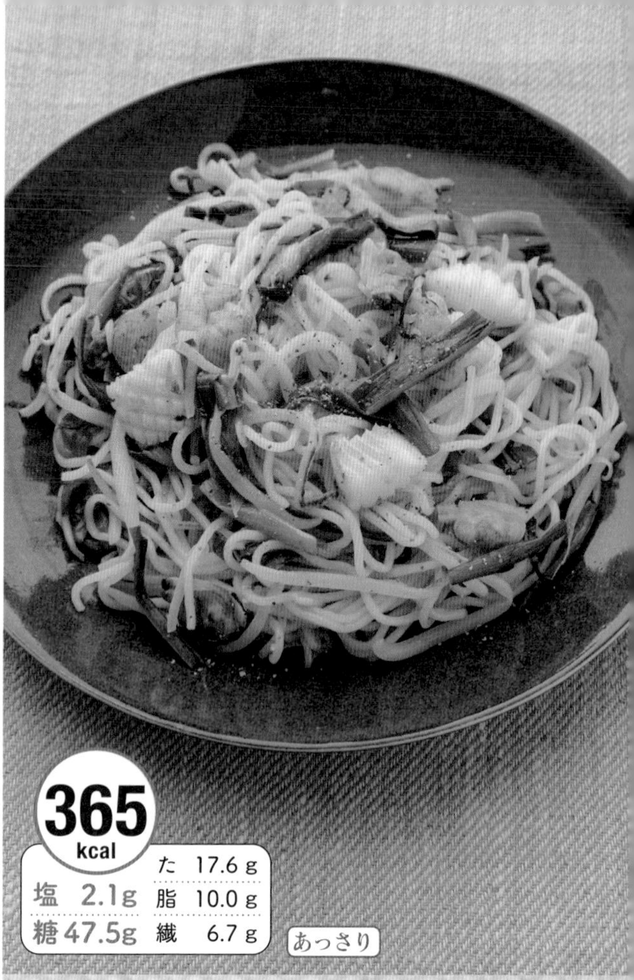

365
kcal
た 17.6ｇ
塩 2.1ｇ 脂 10.0ｇ
糖 47.5ｇ 繊 6.7ｇ
あっさり

りんご酢のさわやかな酸味をアクセントに

ゆで豚の冷やし中華

材料（1人分）
蒸し中華麺
…1玉（130ｇ）
豚肉(しゃぶしゃぶ用)
…2枚（40ｇ）
もやし…100ｇ
レタス…2枚（40ｇ）
パプリカ（赤・黄）
…各¼個（各30ｇ）
片栗粉…少々
A［湯120ml、りんご酢大さじ1、砂糖小さじ½、鶏ガラスープの素0.8ｇ、塩0.6ｇ、こしょう少々］

作り方

❶レタスはせん切りにし、パプリカは縦に細切りにする。Aは合わせて冷蔵庫で冷やしておく。
❷湯を沸かし、もやしをゆでて取り出す。続けて中華麺をゆでて取り出し、片栗粉を薄くまぶした豚肉を入れて1分40秒ゆでる。麺と豚肉は水にさらしてから、水けをよくきる。
❸器にレタスを敷いて麺をのせ、豚肉と野菜を盛り合わせ、Aをかける。

おすすめの献立
計493kcal

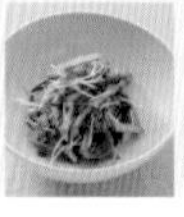

小松菜のにんにく
じょうゆあえ
P.106

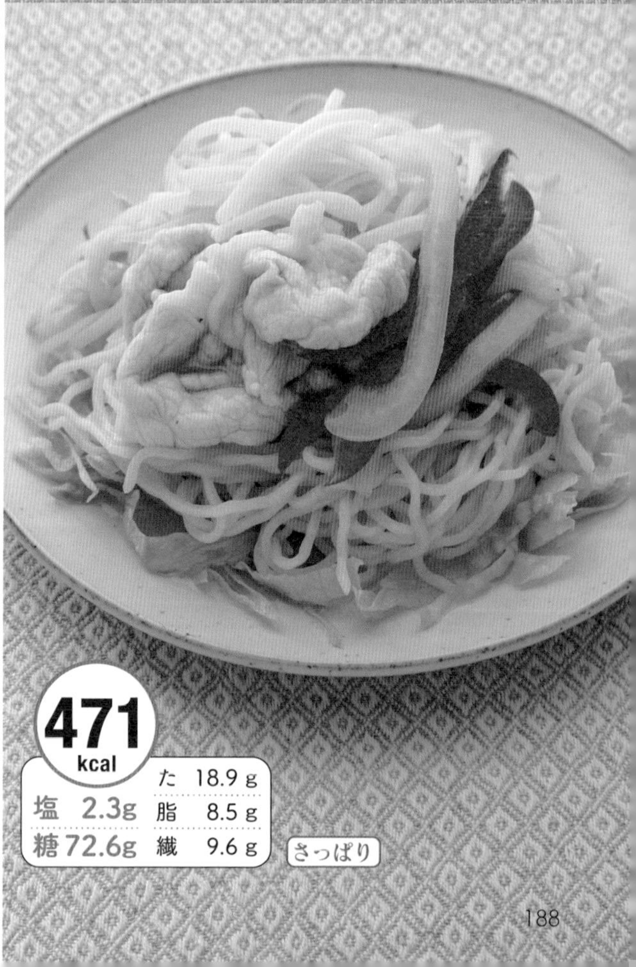

471
kcal
た 18.9ｇ
塩 2.3ｇ 脂 8.5ｇ
糖 72.6ｇ 繊 9.6ｇ
さっぱり

パン

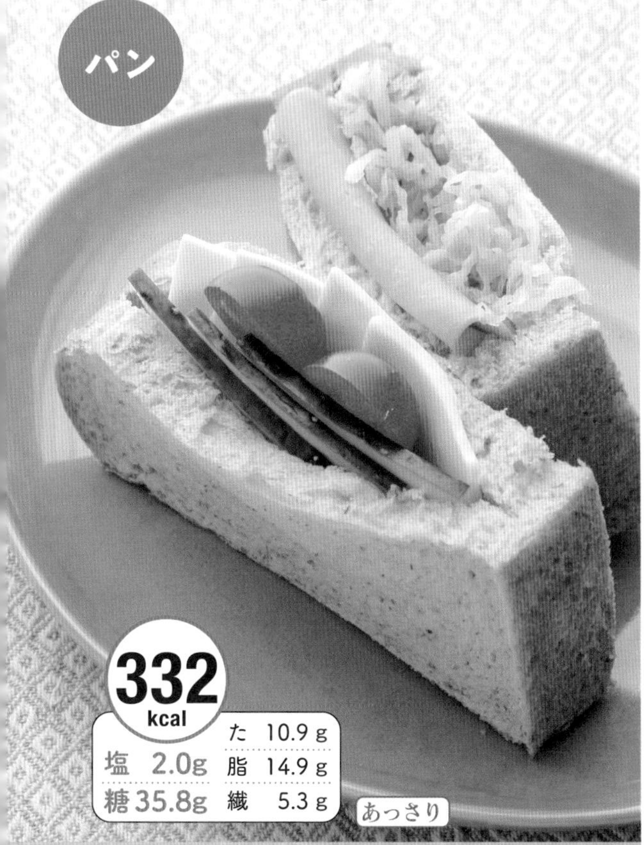

332 kcal

		た	10.9g
塩	2.0g	脂	14.9g
糖	35.8g	繊	5.3g

あっさり

ライ麦パンにすると、食物繊維もとれます

ポケットサンド

材料（1人分）

ライ麦食パン（6枚切り）…1枚（60g）

A［バター小さじ1、マスタード小さじ½］

きゅうり…⅓本（約30g）
ミニトマト…1個（15g）
スライスチーズ…1枚（15g）
マヨネーズ…小さじ1

キャベツ…1枚（80g）
ロースハム…1枚（15g）
フレンチドレッシング…小さじ1

作り方

❶パンは半分に切って切り込みを入れ、内側に合わせたAを塗る。
❷きゅうりは縦に薄切りにし、トマトは半分に切る。チーズはひと口大に切る。パンの半量に、きゅうり、トマト、チーズとマヨネーズを詰める。
❸キャベツはせん切りにしてゆで、水けをきる。ドレッシングであえる。残りのパンにハムとともに詰める

おすすめの献立 計483kcal

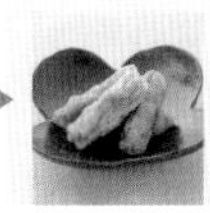

ズッキーニのカレーフリット P.110

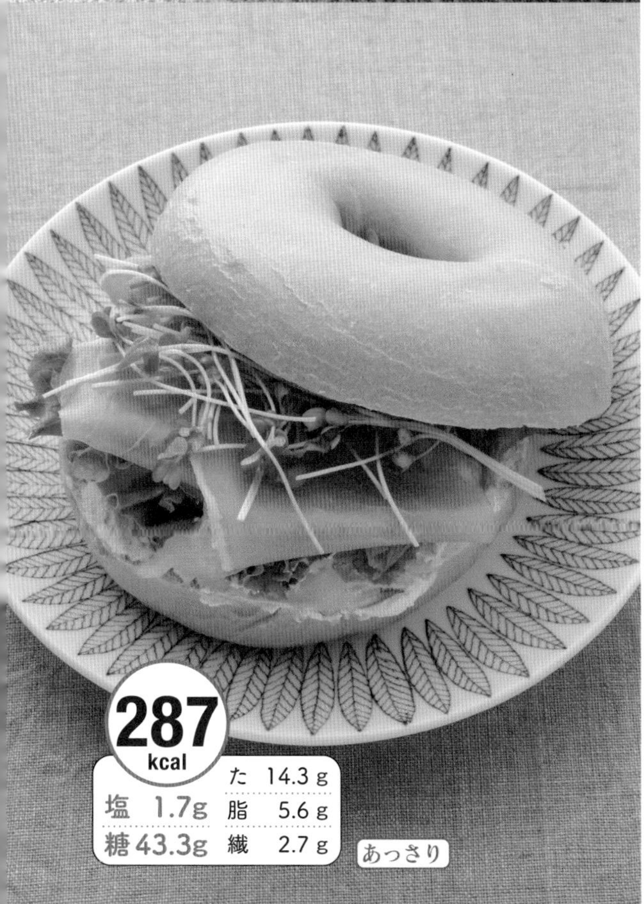

287 kcal

		た	14.3g
塩	1.7g	脂	5.6g
糖	43.3g	繊	2.7g

あっさり

カッテージチーズを使ってカロリーダウン

生ハムのベーグルサンド

材料（1人分）

ベーグル…1個（75g）
リーフレタス…1枚（20g）
玉ねぎ…⅒個（20g）
生ハム…3枚（18g）
カッテージチーズ（裏ごしタイプ）…30g
ブロッコリースプラウト…8g

作り方

❶レタスはちぎり、玉ねぎは薄切りにして水にさらす。
❷ベーグルは厚みを半分に切ってトーストし、カッテージチーズを塗る。ベーグルにレタス、水けをきった玉ねぎ、生ハムをのせ、スプラウトをちらし、もう1枚のベーグルではさむ。

おすすめの献立 計516kcal

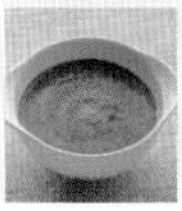

ごぼうの和風ポタージュ P.148

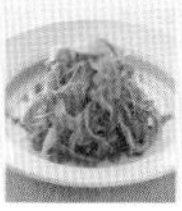

にんじんとオレンジのサラダ P.118

食パンを活用し、揚げずに焼くからヘルシー

即席カレーパン

材料（1人分）

サンドイッチ用食パン…2枚（40g）

ツナカレー ※2人分

- ツナ水煮缶…1缶（70g）
- 玉ねぎ…¼個（50g）
- にんじん…40g
- にんにく（みじん切り）…1かけ分
- サラダ油…小さじ1
- A［カレー粉小さじ2、薄力粉小さじ1］
- B［しょうゆ・赤ワイン各大さじ1、みりん小さじ2］

サラダ油…小さじ½

バター…小さじ1

作り方

❶玉ねぎ、にんじんはみじん切りにする。

❷フライパンに油とにんにくを弱火にかけ、香りが立ったら玉ねぎとにんじん、ツナの汁けをきって加え、1分炒める。Aをふり入れて、粉っぽさがなくなるまで2分ほど炒め、Bを加えて汁けがなくなるまで2分炒める。

❸パンはめん棒などで薄くのばす。パン1枚に❷の半量をのせ、もう1枚のパンを重ね、端をフォークなどで押して口をとじる。表面にバターを薄く塗り、オーブントースターで4分焼く。

おすすめの献立 計410kcal

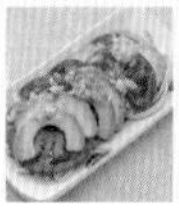

トマトとアボカドのサラダ

P.115

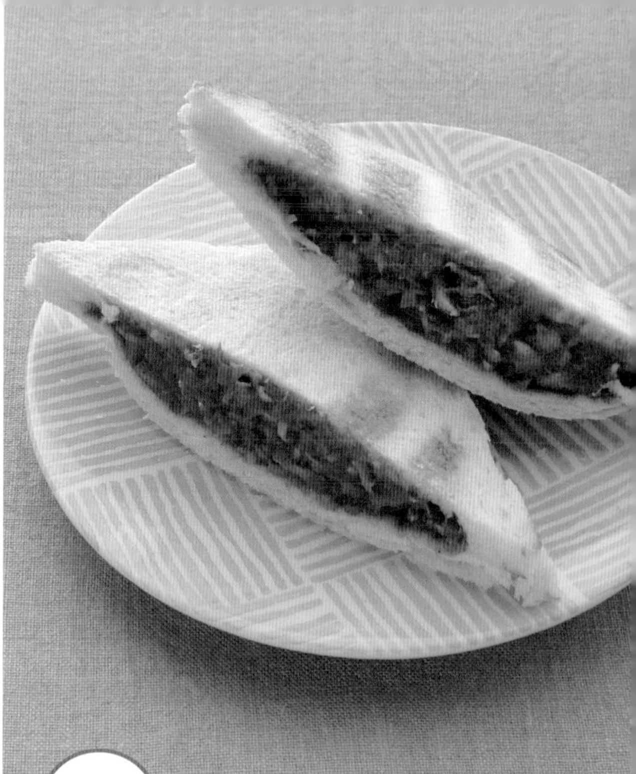

232 kcal

塩	2.0g	た	8.8g
糖	27.8g	脂	8.9g
		繊	3.5g

スパイシー

ツナカレーは冷蔵で2～3日保存可能。

のりの佃煮とバターが食パンに合う！

和風トースト

材料（1人分）

- 食パン（6枚切り）…1枚（60g）
- しらす干し…15g
- 細ねぎ…1本（5g）
- 桜えび…3g
- バター…小さじ1
- のりの佃煮…小さじ2

作り方

❶桜えびは粗く刻み、細ねぎは小口切りにする。

❷パンの片面にバター、のりの佃煮の順に塗る。しらすと桜えびをのせて、オーブントースターで3～4分焼き、細ねぎをちらす。

おすすめの献立｜計458kcal

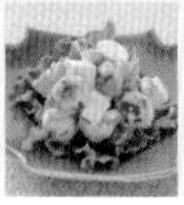

ミニトマトと豆腐のあえ物

P.115

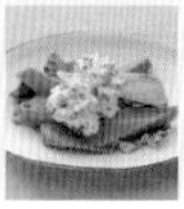

にんじんのパセリソースかけ

P.118

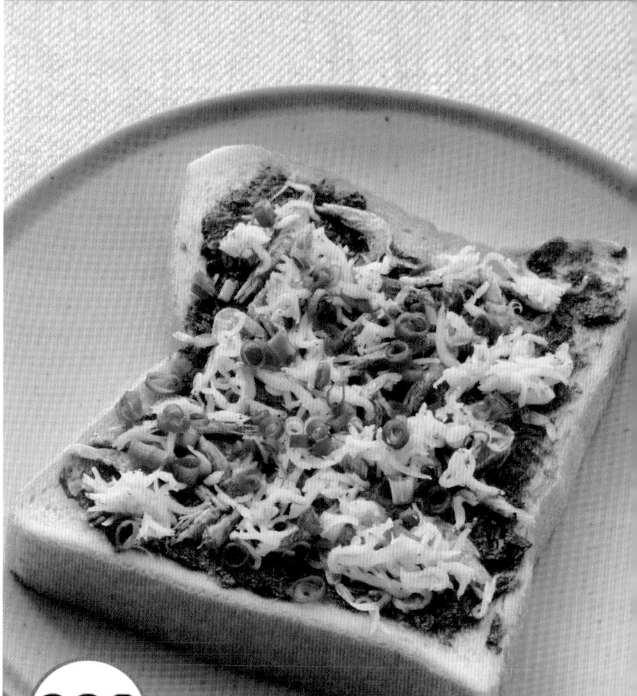

222 kcal

塩	2.1g	た	10.8g
糖	30.6g	脂	5.6g
		繊	3.1g

あっさり

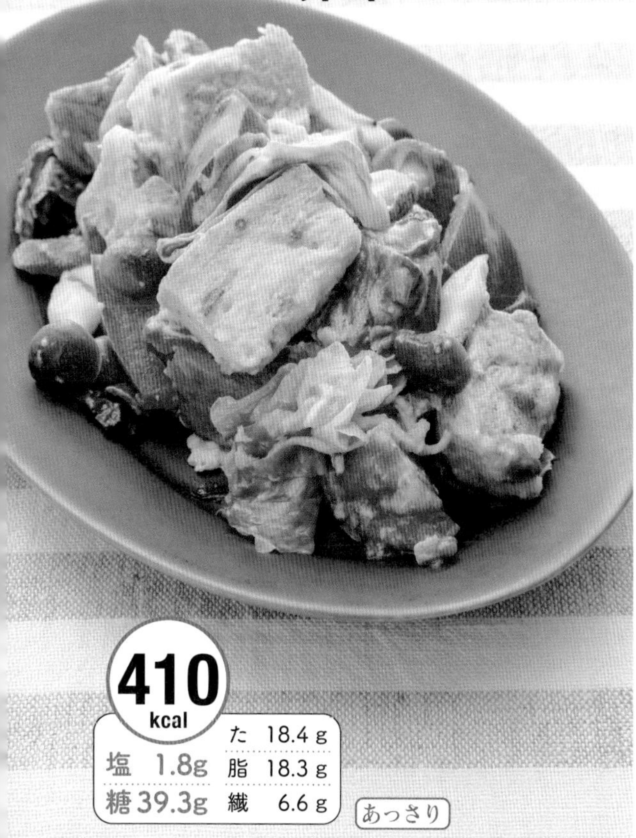

410 kcal
塩 1.8g
糖 39.3g
た 18.4g
脂 18.3g
繊 6.6g
あっさり

パンが卵液を適度に吸い、新食感のおいしさ

スクランブルエッグパン

材料（1人分）
ライ麦食パン（6枚切り）…1枚（60g）
卵…2個
トマト…小1個（100g）
レタス…2枚（40g）
しめじ…50g
バター…小さじ2
A［牛乳大さじ1、塩0.6g、こしょう少々］

作り方
❶パン、トマトはひと口大に切り、レタスはちぎる。しめじは小房に分ける。
❷ボウルに卵を溶きほぐし、Aを混ぜ合わせ、パンを加える。
❸フライパンにバターを温め、しめじを炒める。少ししんなりしてきたら、❷とトマトを大きく混ぜ合わせながら強火で炒める。
❹卵が半熟状になったら、レタスを加えて30秒ほど炒める。

おすすめの献立 計532kcal

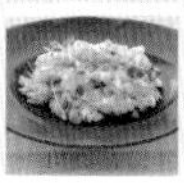

レンズ豆のはちみつレモンあえ P.139

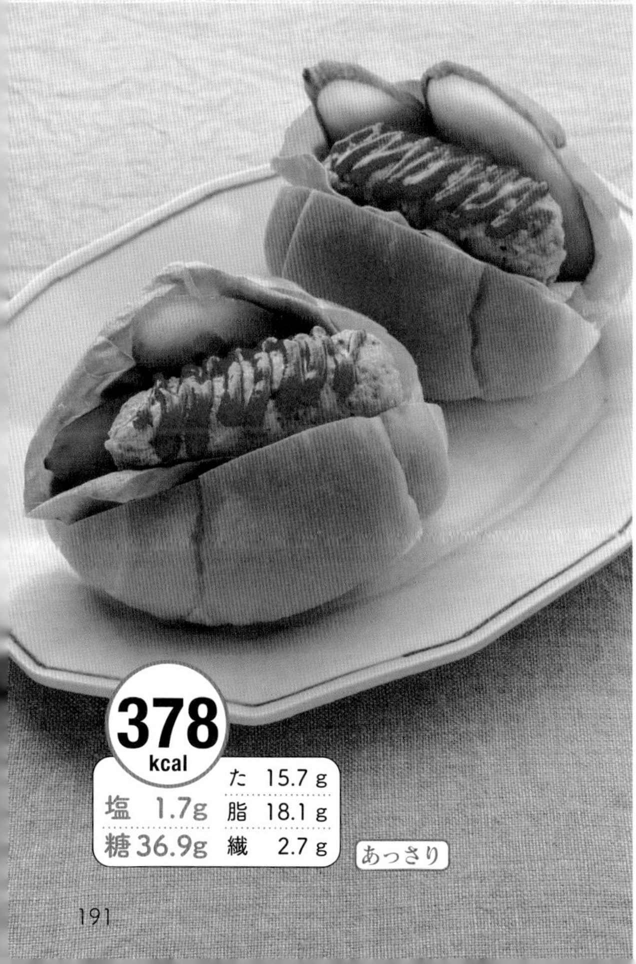

378 kcal
塩 1.7g
糖 36.9g
た 15.7g
脂 18.1g
繊 2.7g
あっさり

レンジ加熱で作る簡単ソーセージが主役

レンジソーセージサンド

材料（1人分）
ロールパン…2個（60g）
豚ひき肉…60g
玉ねぎ…20g
A［おろしにんにく小さじ½、パン粉小さじ2、酒小さじ1、塩0.5g、こしょう・ナツメグ各少々］
サラダ菜…2枚（20g）
きゅうり…⅓本（30g）
バター…小さじ1
トマトケチャップ…小さじ2

作り方
❶玉ねぎはすりおろす。きゅうりは斜め切りにする。
❷ボウルにひき肉、玉ねぎ、Aをよく練り合わせる。2等分にしてラップで包み、両端を輪ゴムでとめ、空気穴を数カ所開ける。
❸電子レンジで2分加熱する。途中裏返し、さらに1分ほど加熱する。
❹パンにバターを塗り、サラダ菜、きゅうり、❸をはさみ、ケチャップをしぼる。

おすすめの献立 計517kcal

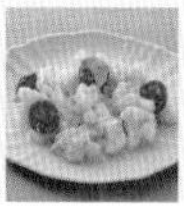

カリフラワーのチーズ焼き P.101

お弁当

外食は、どうしてもエネルギー量、塩分ともに過多になりがちなので、自分で低カロリー&減塩のお弁当を作りましょう。

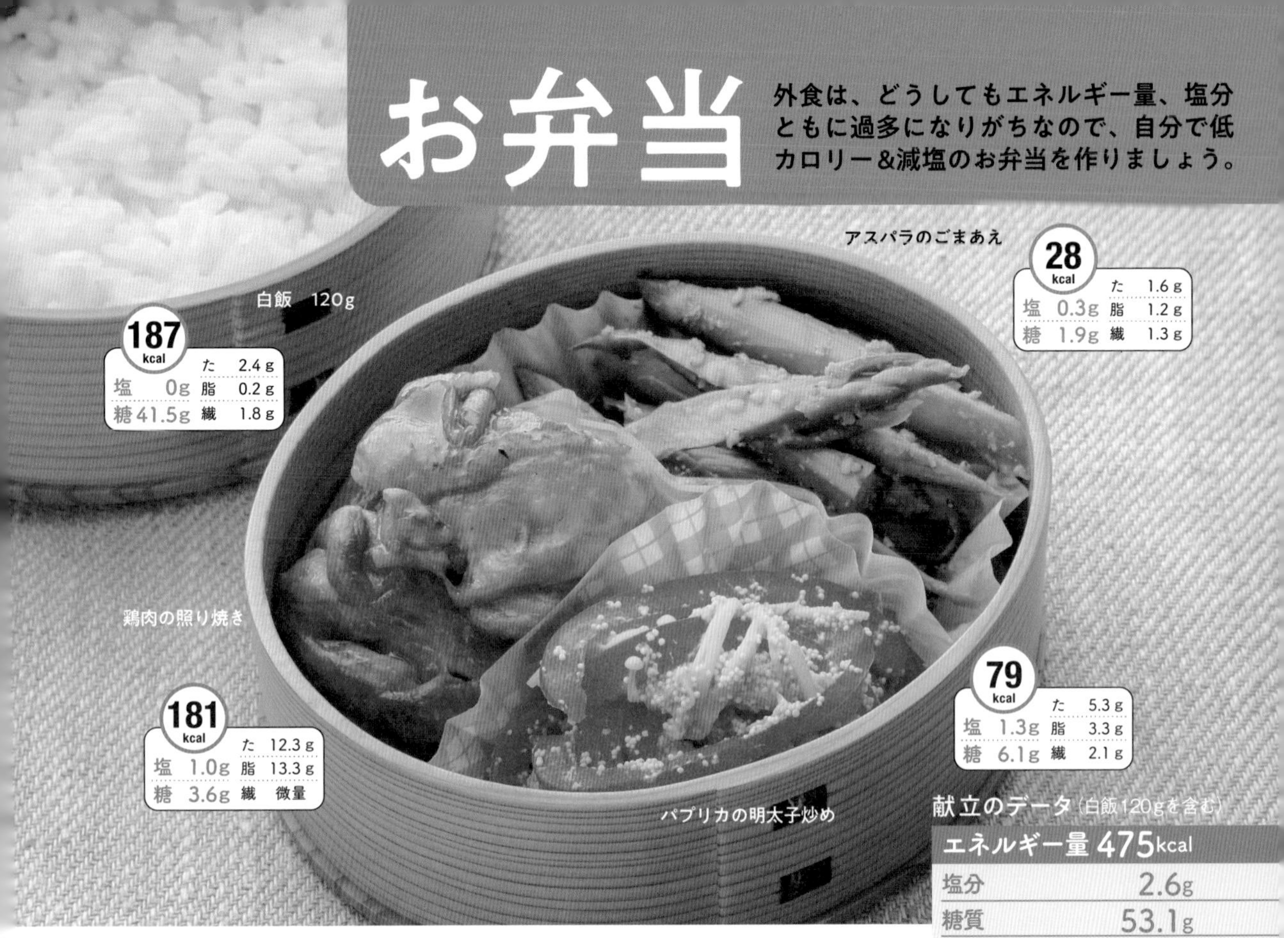

白飯 120g
187 kcal
た 2.4g
塩 0g 脂 0.2g
糖 41.5g 繊 1.8g
アスパラのごまあえ
28 kcal
た 1.6g
塩 0.3g 脂 1.2g
糖 1.9g 繊 1.3g
鶏肉の照り焼き
181 kcal
た 12.3g
塩 1.0g 脂 13.3g
糖 3.6g 繊 微量
79 kcal
た 5.3g
塩 1.3g 脂 3.3g
糖 6.1g 繊 2.1g
パプリカの明太子炒め

献立のデータ（白飯120gを含む）

エネルギー量	475kcal
塩分	2.6g
糖質	53.1g
たんぱく質	21.6g
脂質	18.0g
食物繊維	5.2g

鶏肉の照り焼き弁当

蒸し焼きにしてふっくらと

鶏肉の照り焼き

材料（1人分）

鶏もも肉…70g
サラダ油…小さじ1
A［水大さじ1、酒小さじ2、しょうゆ・みりん各小さじ1］

作り方

❶鶏肉はひと口大に切る。
❷フライパンに油を熱し、❶を入れて裏返しながら3分焼く。合わせたAを加え、ふたをして1分ほど蒸し焼きにする。ふたを取り、水分をとばすようにからめながら1分焼く。

ごま風味をきかせる

アスパラのごまあえ

材料（1人分）

アスパラガス…3本（60g）
A［白すりごま・ポン酢しょうゆ各小さじ1］

作り方

❶アスパラは根元を切って斜め切りにし、ゆでる。
❷ボウルにAを合わせ、❶をあえる。

明太子の塩分を生かして味つけ

パプリカの明太子炒め

材料（1人分）

パプリカ（赤）…½個（60g）
えのきたけ…30g
明太子…20g
A［酒・和風ドレッシング各小さじ1］
ごま油…小さじ½

作り方

❶パプリカは縦に細切りにし、えのきは半分の長さに切る。
❷明太子は身をしごき出してボウルに入れ、Aと混ぜる。
❸フライパンに油を熱し、❶を炒めてしんなりしてきたら、❷を加えて1分ほど炒め合わせる。

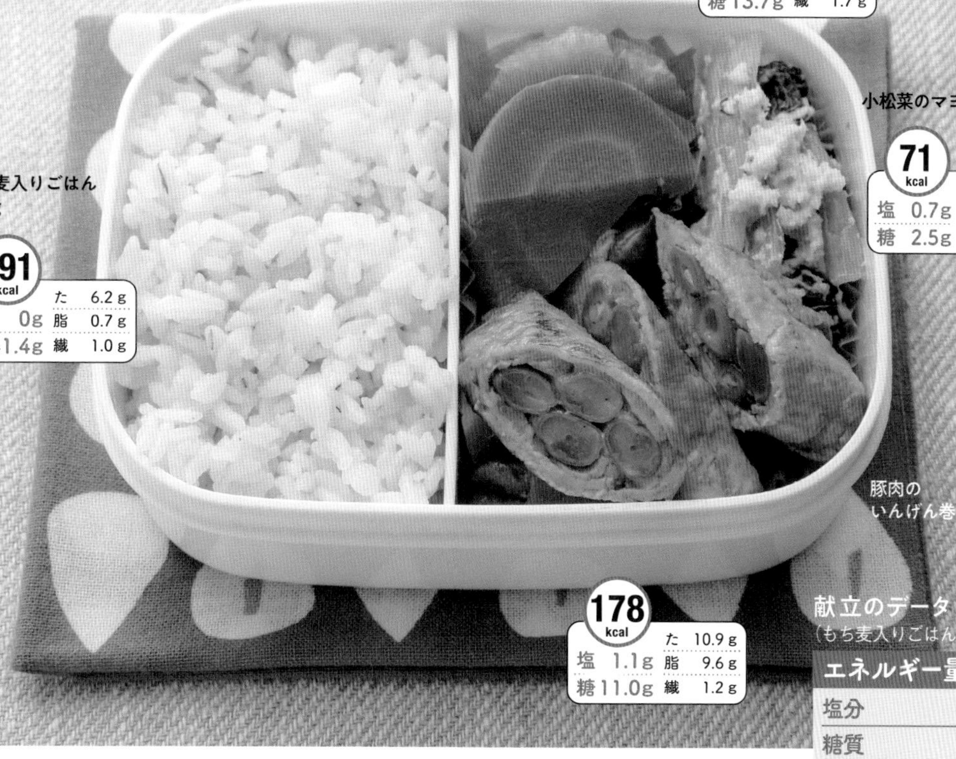
にんじんとオレンジの甘煮
62 kcal
た 0.6g
塩 0.1g 脂 0.1g
糖 13.7g 繊 1.7g
小松菜のマヨからしあえ
71 kcal
た 3.9g
塩 0.7g 脂 4.8g
糖 2.5g 繊 1.0g
もち麦入りごはん
120g
191 kcal
た 6.2g
塩 0g 脂 0.7g
糖 41.4g 繊 1.0g
豚肉の
いんげん巻き
178 kcal
た 10.9g
塩 1.1g 脂 9.6g
糖 11.0g 繊 1.2g

献立のデータ
(もち麦入りごはん120gを含む)

エネルギー量	502kcal
塩分	1.9g
糖質	68.6g
たんぱく質	21.6g
脂質	15.2g
食物繊維	4.9g

豚肉のいんげん巻き弁当

いんげんで噛み応えアップ

豚肉のいんげん巻き

材料(1人分)

豚肉(しゃぶしゃぶ用)…3枚(60g)
さやいんげん…6本(42g)
薄力粉…少々
サラダ油…小さじ1
A[中濃ソース・水各大さじ1、酒小さじ2]

作り方

❶いんげんはゆでて半分の長さに切る。
❷豚肉を広げて薄力粉を薄くふり、❶を等分にのせて巻き、表面に薄力粉を薄くまぶす。
❸フライパンに油を熱し、❷を転がしながら2分焼く。Aを加え、ふたをして1分ほど蒸し焼きにし、ふたを取って水分をとばす。

マヨからしで塩分を控える

小松菜のマヨからしあえ

材料(1人分)

小松菜…50g
かに缶…25g
A[マヨネーズ大さじ½、練りからし小さじ⅓、こしょう少々]

作り方

❶小松菜はゆでて、水けをしぼって3cm長さに切る。
❷ボウルにAを合わせ、❶、かにをあえる。

オレンジの自然な甘みを味わう

にんじんとオレンジの甘煮

材料(1人分)

にんじん…50g
オレンジ…½個(50g)
A[水180ml、はちみつ小さじ1]

作り方

❶にんじんは輪切りに、オレンジは半月切りにする。
❷鍋にAとにんじんを入れ、落としぶたをして5分ほど煮る。オレンジを加え、さらに4分ほど煮る。

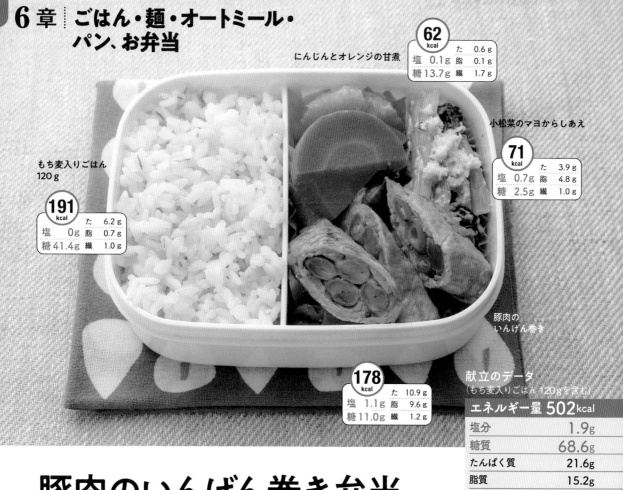

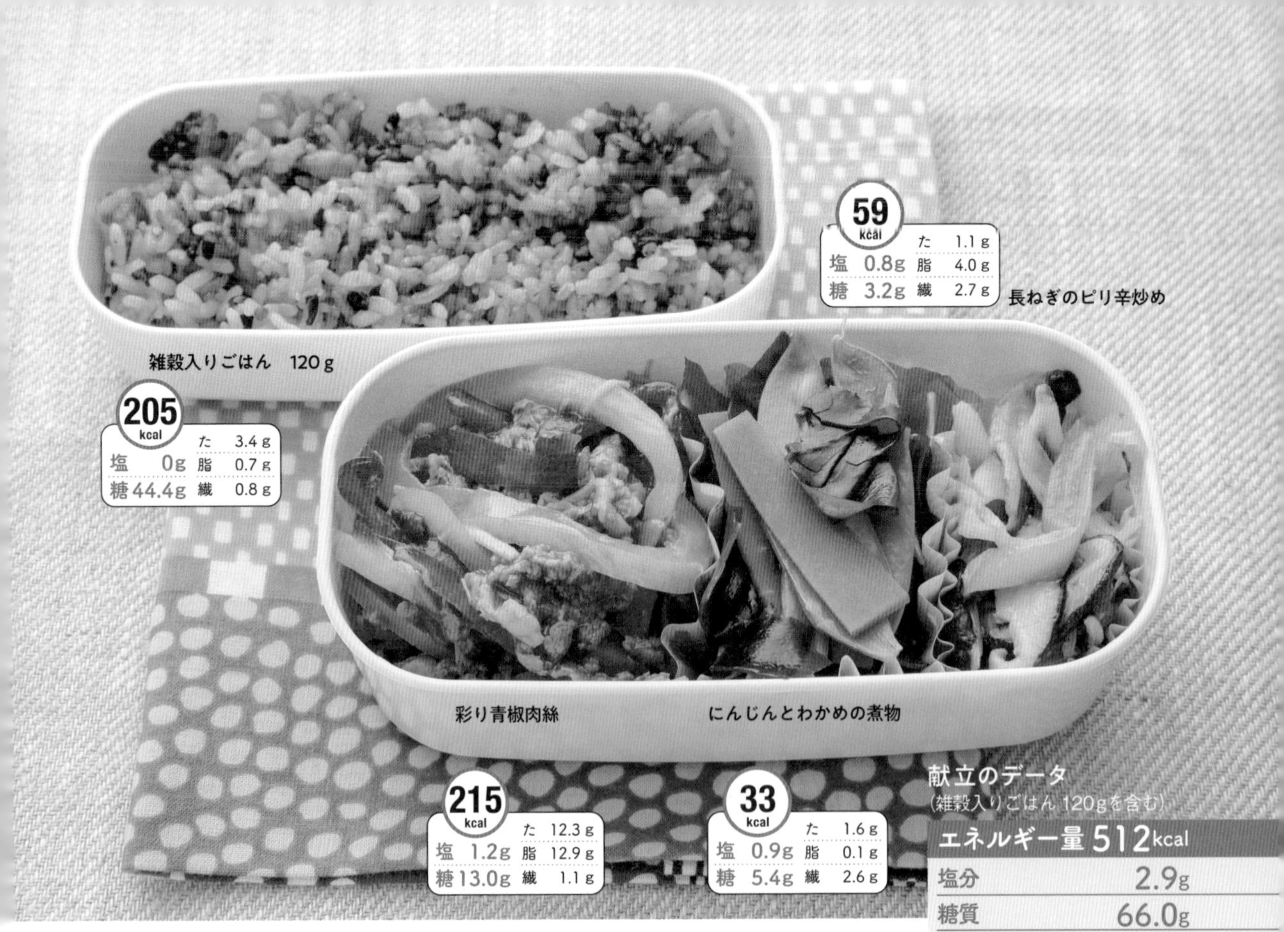

59 kcal
塩 0.8g 糖 3.2g た 1.1g 脂 4.0g 繊 2.7g
長ねぎのピリ辛炒め
雑穀入りごはん 120g
205 kcal
塩 0g 糖 44.4g た 3.4g 脂 0.7g 繊 0.8g
彩り青椒肉絲
にんじんとわかめの煮物
215 kcal
塩 1.2g 糖 13.0g た 12.3g 脂 12.9g 繊 1.1g
33 kcal
塩 0.9g 糖 5.4g た 1.6g 脂 0.1g 繊 2.6g

献立のデータ
(雑穀入りごはん 120gを含む)

エネルギー量	512kcal
塩分	2.9g
糖質	66.0g
たんぱく質	18.4g
脂質	17.7g
食物繊維	7.2g

彩り青椒肉絲弁当

2色のパプリカで彩りよく！

彩り青椒肉絲

材料(1人分)

牛薄切り肉…70ｇ
パプリカ(赤・黄)…各¼個(各30ｇ)
しょうが(せん切り)…½かけ分
A[酒小さじ2、片栗粉小さじ½]
ごま油…小さじ1
B[水大さじ1、酒小さじ2、みりん・オイスターソース各小さじ1、しょうゆ小さじ½]

作り方

❶牛肉はせん切りにし、Aを合わせる。パプリカは縦に細切りにする。
❷フライパンに油、しょうがを弱火にかけ、香りが立ったら中火にして牛肉を1分炒める。パプリカを炒め合わせ、Bを加え、水分がなくなるまで3分ほど炒める。

めんつゆを使えば簡単

にんじんとわかめの煮物

材料(1人分)

にんじん…30ｇ
絹さや…6枚
カットわかめ…3ｇ
A[だし150ml、酒・めんつゆ(3倍濃縮)各小さじ1]

作り方

❶にんじんは短冊切りにする。わかめは水でもどす。
❷鍋にA、にんじんを強火にかけ、煮立ったら中火にして、絹さやと水けをきったわかめを加えて5分ほど煮る。

ゆず胡椒をアクセントに

長ねぎのピリ辛炒め

材料(1人分)

長ねぎ…40ｇ
生しいたけ…30ｇ
サラダ油…小さじ1
A[水大さじ1、酒小さじ1、ゆず胡椒小さじ½]

作り方

❶長ねぎは斜め切りにし、しいたけは薄切りにする。
❷フライパンに油を熱し、❶を30秒ほど炒める。Aを加え、水分をとばすように2分ほど炒める。

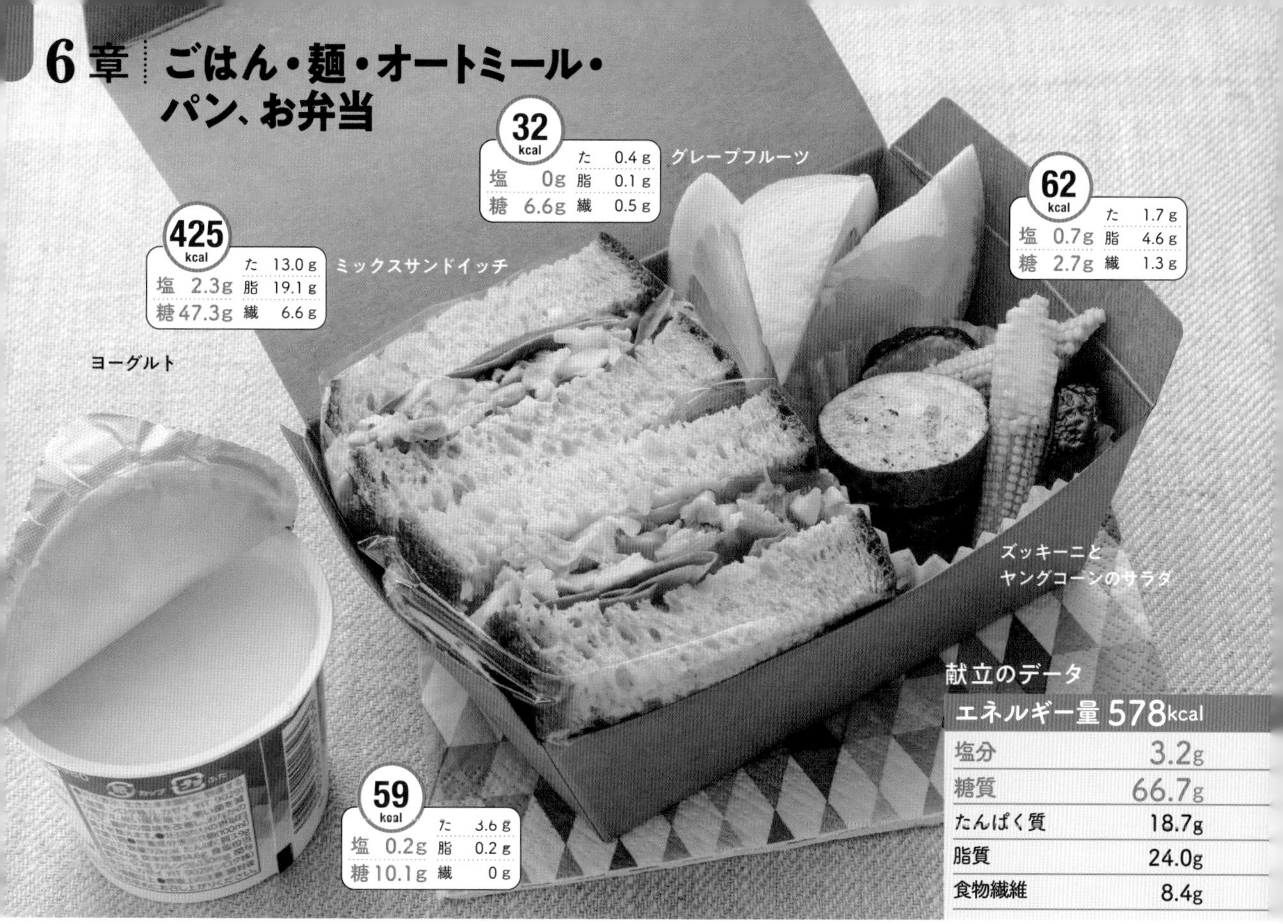
32 kcal
塩 0g 糖 6.6g た 0.4g 脂 0.1g 繊 0.5g
グレープフルーツ
62 kcal
塩 0.7g 糖 2.7g た 1.7g 脂 4.6g 繊 1.3g
425 kcal
塩 2.3g 糖 47.3g た 13.0g 脂 19.1g 繊 6.6g
ミックスサンドイッチ
ヨーグルト
ズッキーニとヤングコーンのサラダ
59 kcal
塩 0.2g 糖 10.1g た 3.6g 脂 0.2g 繊 0g

献立のデータ

エネルギー量	578kcal
塩分	3.2g
糖質	66.7g
たんぱく質	18.7g
脂質	24.0g
食物繊維	8.4g

サンドイッチ弁当

ピクルスの塩けを生かし、アクセントにも

ミックスサンドイッチ

材料（1人分）

雑穀入りパン…2枚（80g）
バター…小さじ1
ゆで卵…1個
キャベツ…60g
にんじん…20g
リーフレタス…1枚（20g）
塩…0.6g
A［ピクルス（みじん切り）10g、マヨネーズ大さじ1、粒マスタード小さじ½、こしょう少々］

作り方

❶ゆで卵、キャベツは粗く刻む。にんじんは粗めのみじん切りにし、レタスはちぎる。
❷ボウルにキャベツとにんじんを入れて塩をふり、よくあえて水けをしぼる。
❸別のボウルにAを合わせ、ゆで卵、❷を加えてあえる。
❹パンの片面にバターを塗り、レタスを敷いて❸をのせ、もう1枚のパンではさむ。

ヤングコーンで噛み応えをプラス

ズッキーニとヤングコーンのサラダ

材料（1人分）

ズッキーニ…⅓本（70g）
ヤングコーン…2本（16g）
オリーブ油…小さじ1
A［水大さじ1、白ワイン小さじ1］
B［粉チーズ小さじ1、塩0.6g、こしょう少々］

作り方

❶ズッキーニは輪切りにする。
❷フライパンに油を熱し、❶、ヤングコーンを焼き色がつくまで3分ほど炒める。Aをまわし入れ、ふたをして1分ほど蒸し焼きにする。
❸ふたを取り、Bをふり入れて炒め合わせる。

ビタミンCを補給

グレープフルーツ

材料（1人分）

グレープフルーツ…小½個（80g）

カルシウムを補給

ヨーグルト

材料（1人分）

加糖ヨーグルト…1個（90g）

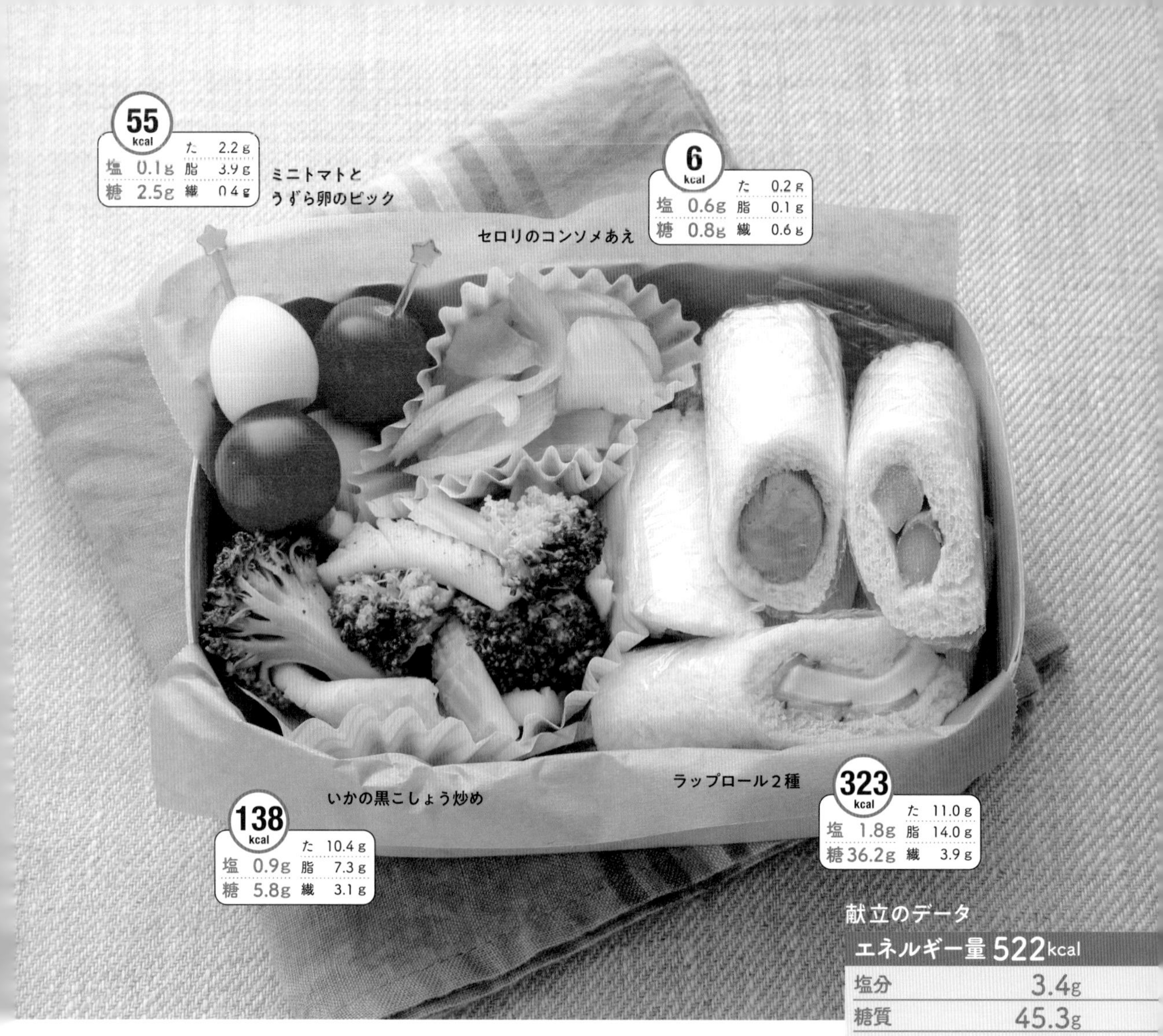
55 kcal
た 2.2g
塩 0.1g 脂 3.9g
糖 2.5g 繊 0.4g
ミニトマトと
うずら卵のピック
6 kcal
た 0.2g
塩 0.6g 脂 0.1g
糖 0.8g 繊 0.6g
セロリのコンソメあえ
いかの黒こしょう炒め
138 kcal
た 10.4g
塩 0.9g 脂 7.3g
糖 5.8g 繊 3.1g
ラップロール２種
323 kcal
た 11.0g
塩 1.8g 脂 14.0g
糖 36.2g 繊 3.9g

献立のデータ

エネルギー量	522kcal
塩分	3.4g
糖質	45.3g
たんぱく質	23.8g
脂質	25.3g
食物繊維	8.0g

ラップロール弁当

噛み応えのある食材を巻いて！

ラップロール２種

材料(1人分)

サンドイッチ用食パン…3枚(75g)
A［バター・トマトケチャップ各小さじ1］
スライスチーズ…1枚(15g)
きゅうり…¼本(25g)
ウインナーソーセージ…1本(15g)
アスパラガス…1本(20g)

作り方

❶きゅうりは縦に薄切りにする。ソーセージは切り込みを入れ、フライパンで炒める。アスパラは根元を切り、ゆでて半分の長さに切る。
❷パンの片面に、合わせたAを塗る。
❸パン1枚にチーズ、きゅうりを重ねてのせる。パン1枚にソーセージを、パン1枚にアスパラをのせる。それぞれくるくる巻き、ラップでキャンディ包みにする。斜め半分に切って詰める。

お弁当のPoint

手作りのお弁当で、食事量や栄養バランス、味つけを正しくコントロールしましょう。

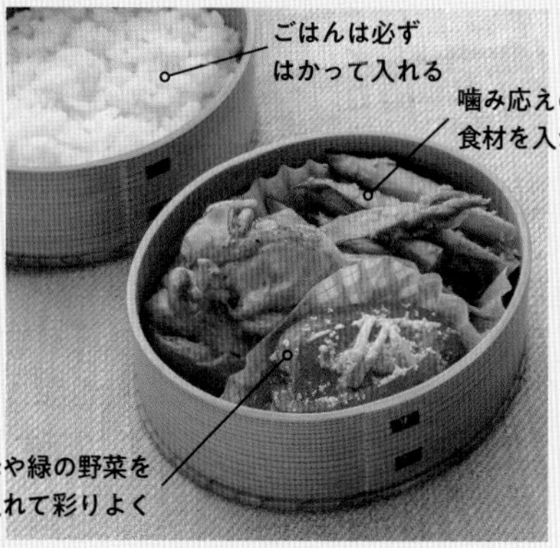
ごはんは必ず
はかって入れる
噛み応えのある
食材を入れる
赤や緑の野菜を
入れて彩りよく

Point 1 弁当箱の大きさ

弁当箱の大きさは600mlが目安です。弁当箱の容量(ml)=1食あたりに必要なエネルギー量と言われています。大きいと入れすぎてしまい、食べすぎるので600mlを目安に購入しましょう。

Point 2 主食と主菜・副菜のバランス

見た目に、主食と主菜・副菜は3：1：2のバランスにすれば、栄養バランスがとれるので、目安にしましょう。

Point 3 ごはんは必ずはかる

お弁当箱にぎゅうぎゅうと詰め込むのは厳禁！　必ずはかりましょう。ごはんは同量であれば、でんぷんの性質により温かいものよりも冷たいもののほうが太りにくいです。

Point 4 野菜は噛み応えを残す

早食い防止のため、野菜を加熱するときは適度にかたさを残すのがポイント。また、大きめに切ったり、根茎やきのこなど噛み応えのある食材を使ったりするのも効果的。噛み応えがあると、満腹感を感じます。

Q カップのみそ汁はつけてもいい？

A カップやインスタントのみそ汁やスープは塩分が強いので、減塩タイプを選びましょう(1食あたり標準2ｇ前後、減塩タイプ1.0～1.2ｇ)。つける場合はお弁当のおかずをより薄味に仕上げます。

黒こしょうで味をしめる

いかの黒こしょう炒め

材料(1人分)

冷凍いか…60ｇ
ブロッコリー…60ｇ
サラダ油…小さじ1
A［フレンチドレッシング小さじ2、酒小さじ1、黒こしょう少々］

作り方

❶いかは冷蔵庫で解凍し、格子状に切り込みを入れ、太めのせん切りにする。ブロッコリーは小房に分けてゆでる。
❷フライパンに油を熱し、❶を加えて30秒ほど炒める。Aを加え、水分をとばすように2分ほど炒め合わせる。

セロリの香りを生かして

セロリのコンソメあえ

材料(1人分)

セロリ…40ｇ
A［顆粒コンソメ0.6ｇ、塩0.3ｇ］

作り方

❶セロリは斜め切りにする。
❷ポリ袋にセロリ、Aをよくもんで混ぜ、水けをきる。

生食できる食材で彩りアップ！

ミニトマトとうずら卵のピック

材料(1人分)

ミニトマト…2個(30ｇ)
うずら卵…2個
マヨネーズ…小さじ½

作り方

ピックにトマトとうずらの卵を刺し、マヨネーズを塗る。

みんなで集まって食べる

イベントのごちそう献立

「糖尿病で食事制限中は、家族や友人たちと
食事するのが難しい…」と思いがちですが、そんなことはありません。
みんなと一緒に食べられるごちそう献立を紹介します。

お正月の献立

野菜がたっぷり食べられる、
お正月にぴったりの華やかな献立です。

作り方はP.202

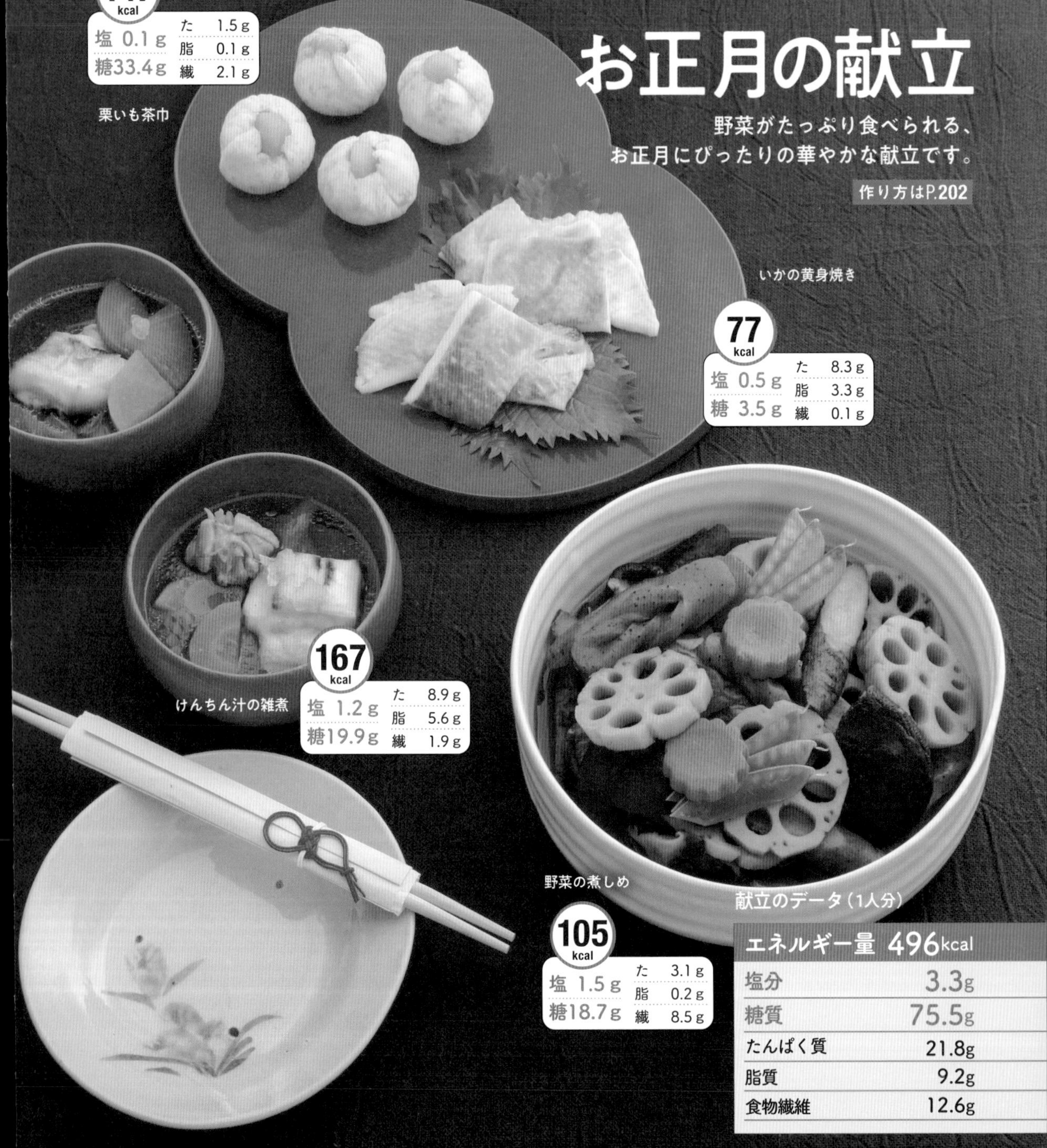

栗いも茶巾

147 kcal

塩	0.1g	た	1.5g
		脂	0.1g
糖	33.4g	繊	2.1g

いかの黄身焼き

77 kcal

塩	0.5g	た	8.3g
		脂	3.3g
糖	3.5g	繊	0.1g

けんちん汁の雑煮

167 kcal

塩	1.2g	た	8.9g
		脂	5.6g
糖	19.9g	繊	1.9g

野菜の煮しめ

105 kcal

塩	1.5g	た	3.1g
		脂	0.2g
糖	18.7g	繊	8.5g

献立のデータ（1人分）

エネルギー量	496kcal
塩分	3.3g
糖質	75.5g
たんぱく質	21.8g
脂質	9.2g
食物繊維	12.6g

お花見の献立

冷めてもおいしく、食べやすさも
考えたメニューだから、
お花見にぴったりです。

作り方はP.202

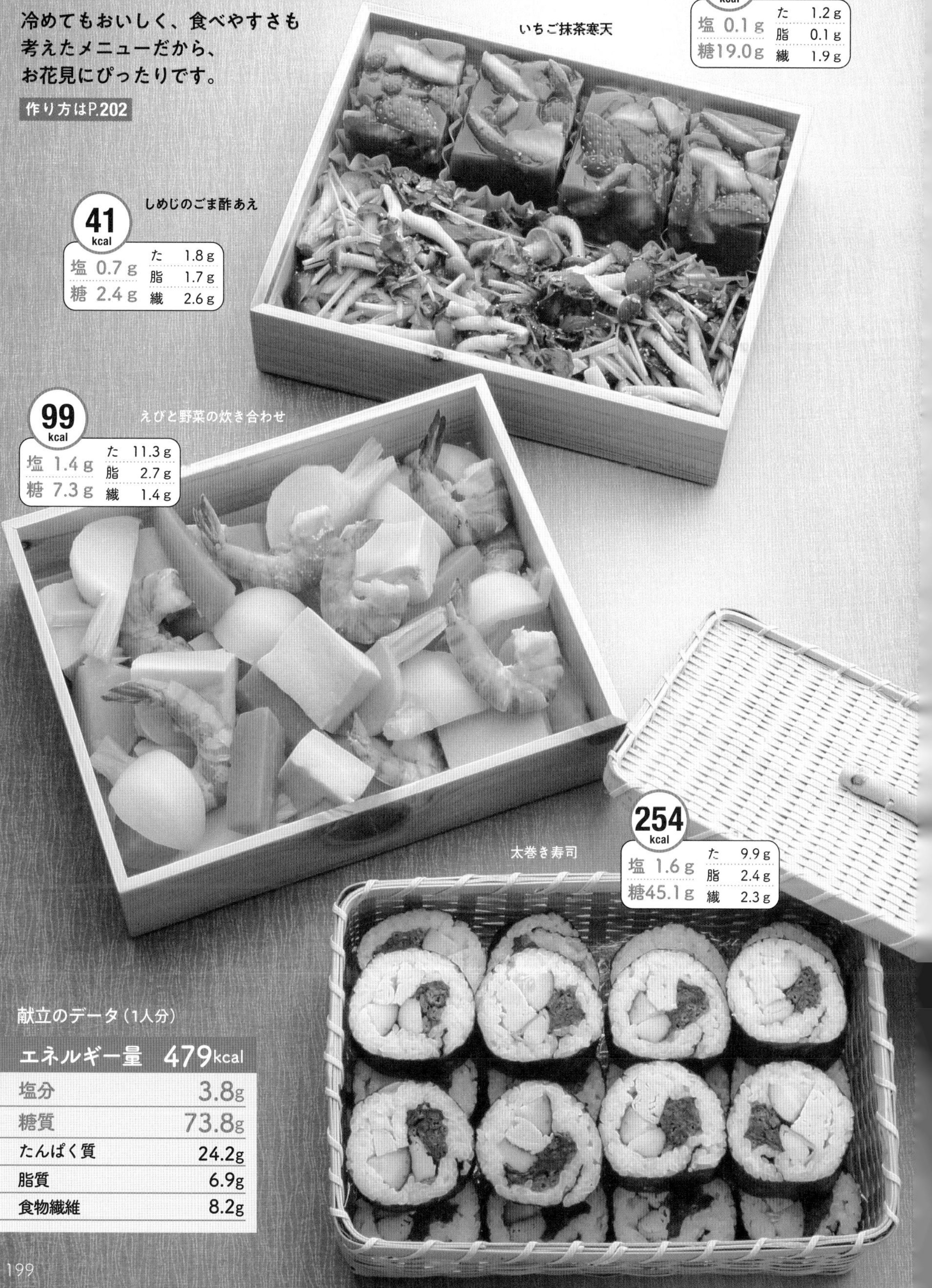

いちご抹茶寒天

85 kcal

塩	0.1g	た	1.2g
		脂	0.1g
糖	19.0g	繊	1.9g

しめじのごま酢あえ

41 kcal

塩	0.7g	た	1.8g
		脂	1.7g
糖	2.4g	繊	2.6g

えびと野菜の炊き合わせ

99 kcal

塩	1.4g	た	11.3g
		脂	2.7g
糖	7.3g	繊	1.4g

太巻き寿司

254 kcal

塩	1.6g	た	9.9g
		脂	2.4g
糖	45.1g	繊	2.3g

献立のデータ（1人分）

エネルギー量	479kcal
塩分	3.8g
糖質	73.8g
たんぱく質	24.2g
脂質	6.9g
食物繊維	8.2g

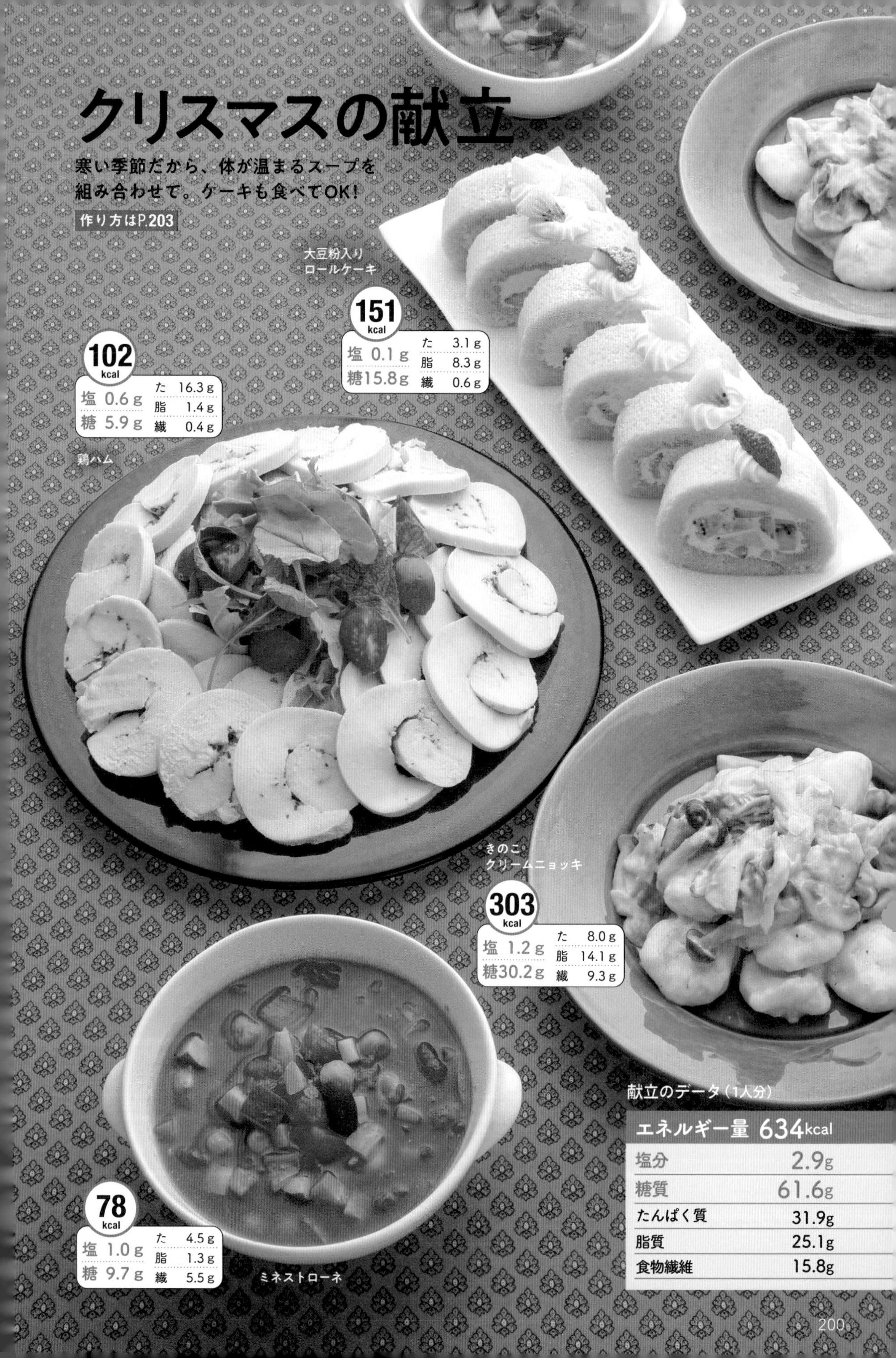

クリスマスの献立

寒い季節だから、体が温まるスープを
組み合わせて。ケーキも食べてOK!

作り方はP.203

大豆粉入り
ロールケーキ

151 kcal

塩	0.1g	た	3.1g
		脂	8.3g
糖	15.8g	繊	0.6g

鶏ハム

102 kcal

塩	0.6g	た	16.3g
		脂	1.4g
糖	5.9g	繊	0.4g

きのこ
クリームニョッキ

303 kcal

塩	1.2g	た	8.0g
		脂	14.1g
糖	30.2g	繊	9.3g

ミネストローネ

78 kcal

塩	1.0g	た	4.5g
		脂	1.3g
糖	9.7g	繊	5.5g

献立のデータ（1人分）

エネルギー量	634kcal
塩分	2.9g
糖質	61.6g
たんぱく質	31.9g
脂質	25.1g
食物繊維	15.8g

誕生日の献立

骨つき肉や魚介など見た目に豪華な食材で、
目も満足させるのがポイントです。

作り方はP.205

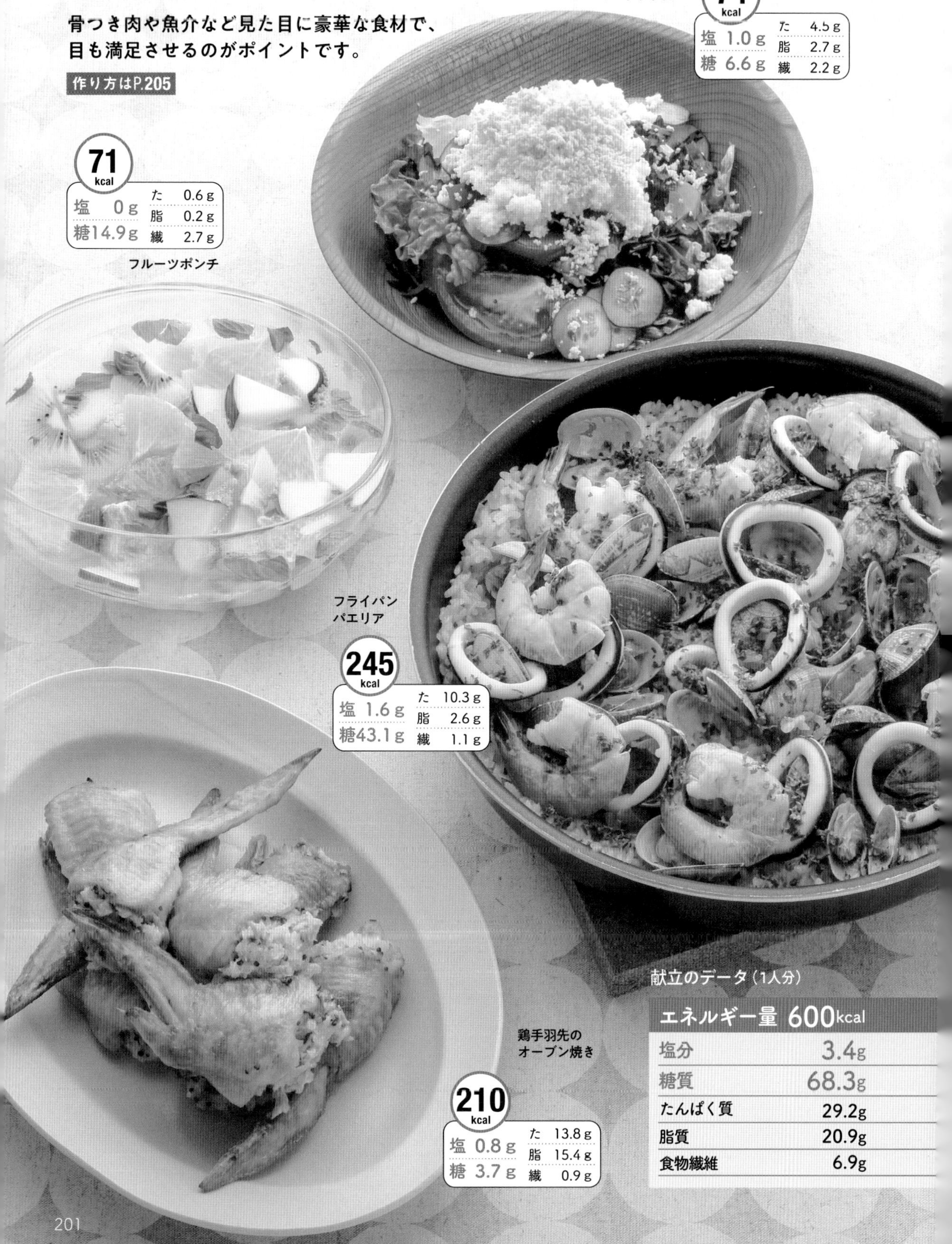

ミモザサラダ

74 kcal

塩	1.0g	た	4.5g
		脂	2.7g
糖	6.6g	繊	2.2g

フルーツポンチ

71 kcal

		た	0.6g
塩	0g	脂	0.2g
糖	14.9g	繊	2.7g

フライパンパエリア

245 kcal

		た	10.3g
塩	1.6g	脂	2.6g
糖	43.1g	繊	1.1g

鶏手羽先のオーブン焼き

210 kcal

		た	13.8g
塩	0.8g	脂	15.4g
糖	3.7g	繊	0.9g

献立のデータ（1人分）

エネルギー量	600kcal
塩分	3.4g
糖質	68.3g
たんぱく質	29.2g
脂質	20.9g
食物繊維	6.9g

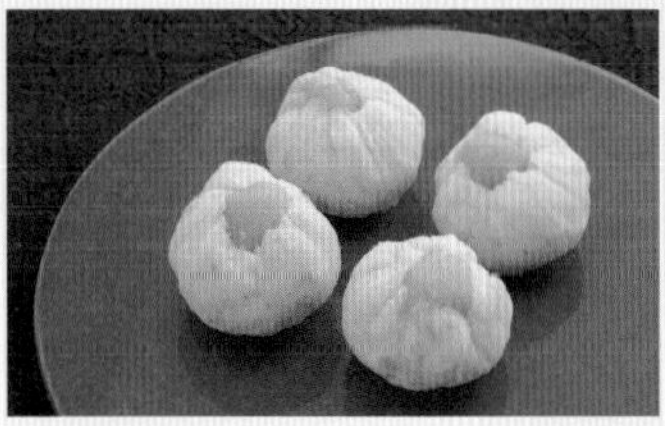

糖質が多いので、適量を守って

栗いも茶巾

材料（8個・4人分）

さつまいも…200ｇ
山いも…100ｇ
A［砂糖20g、塩0.5g、栗の甘露煮4個（60g）］

作り方

❶さつまいも、山いもは皮をむいてひと口大に切る。耐熱ボウルに入れ、ラップをふんわりとかけて電子レンジで4分加熱し、熱いうちにつぶし、Aを混ぜる。
❷ラップに⅛量をのせ、中央に半分に切った栗1切れをのせ、茶巾に包む。8個作る。

お花見の献立

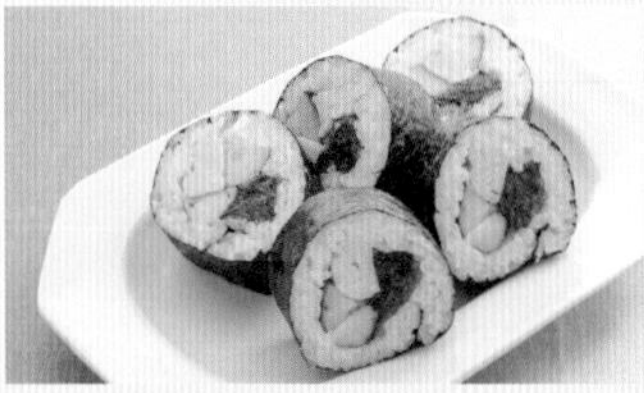

具だくさんで、ごはんを少なく

太巻き寿司

材料（4本・6人分）

炊きたての白飯…2合分（690g）
A［酢大さじ4、砂糖大さじ1、塩小さじ⅔］
のり…全型4枚（12g）
B［卵2個、酒小さじ2、砂糖小さじ1］
ほうれん草…240g
かに風味かまぼこ
…18本（180g）
きゅうり…1本（100g）

作り方

❶いかは内臓と足を除いて開き、切り込みを入れて松かさ切りにする。丸まらないように、串に刺す。
❷ボウルにAを合わせる。
❸焼き網（またはグリル）で❶を焼き、少し切り込みが見えてきたら、❷を塗ってさらに4分ほど焼く。ひと口大に切る。

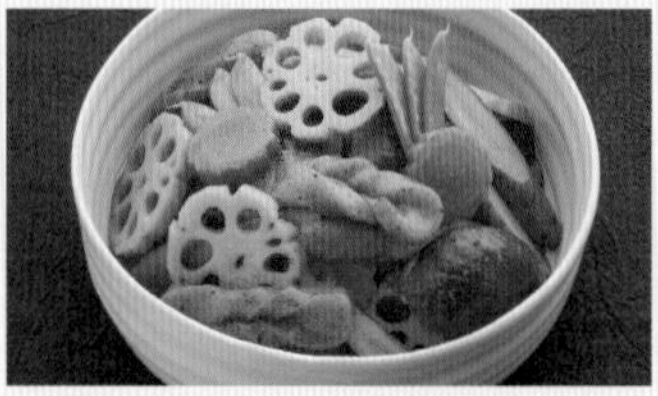

だしをきかせて、塩分をおさえる

野菜の煮しめ

材料（4人分）

れんこん、ごぼう、
こんにゃく…各200ｇ
にんじん…100ｇ
干ししいたけ…8枚（24ｇ）
絹さや…6枚
A［だし400ml、しょうゆ大さじ2、酒・みりん各大さじ1］

作り方

❶れんこんは輪切りにして花形にし、ごぼうは斜め切りにする。こんにゃくは手綱にする。にんじんは5㎜幅に切って花形にくり抜く。すべてゆでる。
❷干ししいたけは水400ml（分量外）でもどして、そぎ切りにする。絹さやはゆでる。
❸鍋に干ししいたけのもどし汁とAを入れ、❶を加えて落としぶたをし、20～25分煮る。器に盛り、絹さやを添える。

お正月の献立

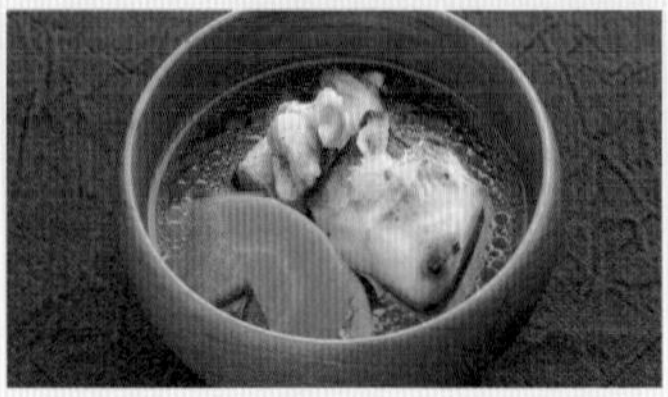

もちを減らす分、具だくさんに

けんちん汁の雑煮

材料（4人分）

もち…2個（100g）
鶏もも肉…160g
大根…300g
にんじん…100g
A［だし600ml、しょうゆ大さじ1½、酒・みりん各大さじ1］
おろししょうが…大さじ1

作り方

❶もちは半分に切って焼く。鶏肉はひと口大に切る。大根はいちょう切りに、にんじんは半月切りにする。
❷鍋にA、大根、にんじんを強火にかける。煮立ったら中火にして鶏肉を加えて15分煮る。野菜がやわらかくなったら、おろししょうがを加えて混ぜる。
❸器にもちを盛って❷をかけ、好みでゆずの皮をちらす。

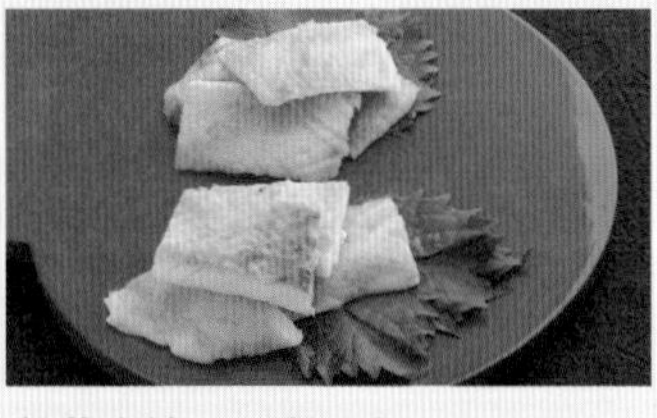

卵黄を塗って彩りよく

いかの黄身焼き

材料（4人分）

いか…2杯（200g）
A［卵黄2個分、みりん小さじ1、塩1ｇ］
青じそ…4枚

煮立ったら弱火にして1～2分煮る。よく混ぜ合わせたBを加えて溶かし、1分ほど煮る。
❷ボウルにあずきを入れ、❶をこしながら加えて混ぜる。ボウルの底を氷水にあてて混ぜ、とろみがついてきたら流し缶（12×7×高さ4㎝）に入れる。
❸固まる前に、縦6等分に切ったいちごをのせ、室温で固める。冷蔵庫で冷やす。

クリスマスの献立

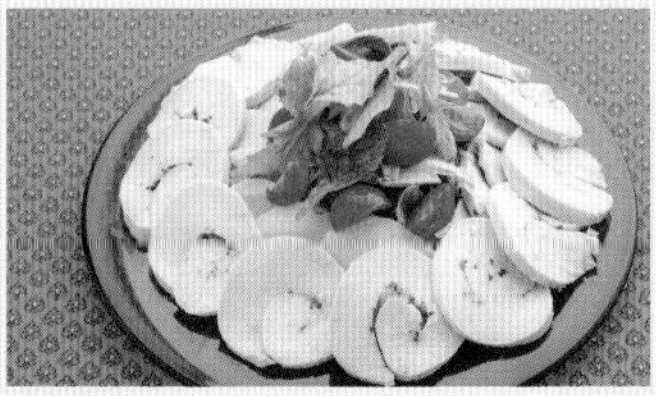

はちみつでリッチな味わいに

鶏ハム

材料（6人分）
鶏むね肉（皮なし）
…2枚（500g）
A［はちみつ小さじ2、塩小さじ½］
B［バジル（乾）小さじ2、こしょう少々］
ミニトマト…6個（90g）
ベビーリーフ…40g

作り方
❶鶏肉は厚みを均等にし、Aをよくもみ込み、1晩つけ込む。
❷ラップを広げ、❶をのせて片面にBをふり、巻き込む。湯を沸かした鍋に入れ、すぐに火を止めてふたをし、そのまま40分おく。
❸薄く切り、縦4等分に切ったミニトマト、ベビーリーフと盛る。

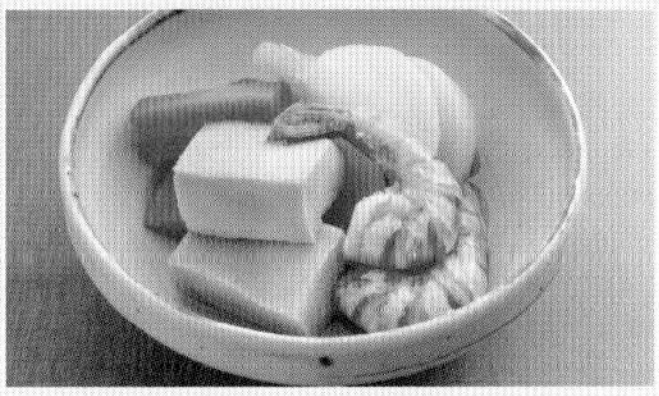

えびは殻つきで、早食い防止！

えびと野菜の炊き合わせ

材料（4人分）
えび（殻つき）…8尾（160g）
高野豆腐…2枚（32g）
にんじん…100g
かぶ…140g
A［だし600ml、酒大さじ2、しょうゆ大さじ1½、みりん大さじ1］

作り方
❶えびは殻つきのまま、背わたを取る。
❷高野豆腐は水でもどしてひと口大に切る。にんじんは4㎝長さに切って縦4等分に切る。かぶは茎を2㎝ほど残してくし形切りにする。
❸鍋にA、❷を加え、落としぶたをして強火にかける。煮立ったら、中火にして15分ほど煮て、❶を加え4分ほど煮る。

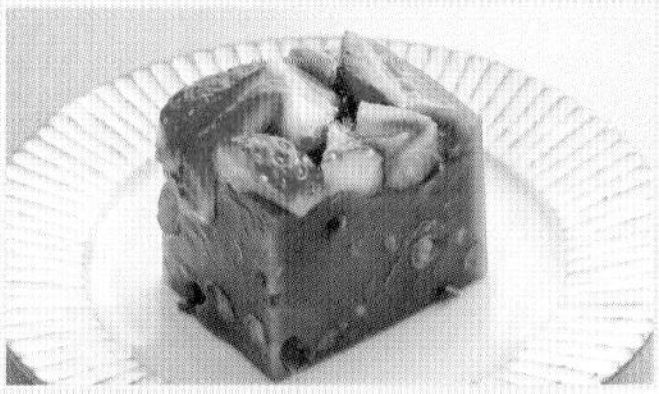

寒天で食物繊維がとれる

いちご抹茶寒天

材料（4人分）
ゆであずき…100g
いちご…5粒（100g）
A［水220ml、粉寒天2g］
B［砂糖25g、抹茶大さじ½］

作り方
❶鍋にAを混ぜて火にかけ、

ポン酢しょうゆ…大さじ1

作り方
❶白飯にAを混ぜ、粗熱をとる。
❷ボウルにBを混ぜ、2等分しておく。
❸卵焼き器を熱し、油をなじませる。❷の⅓量を流し入れ、奥から手前に巻き込み、奥に動かす。
❹❷の残りの半量を❸に流し入れ、同様にくり返して焼き、縦に4等分に切る。卵焼きは2本作る。
❺ほうれん草はゆでて水けをきり、ポン酢しょうゆとあえる。きゅうりは縦6等分に切る。
❻巻きすにのり1枚をのせ、❶の¼量を奥2㎝残して均一に広げる。❹、❺、かにかまを¼量ずつのせ、手前から巻き込む。のりのつなぎ目を下にして、しばらく巻いたまま、おいてなじませる。4本作る。

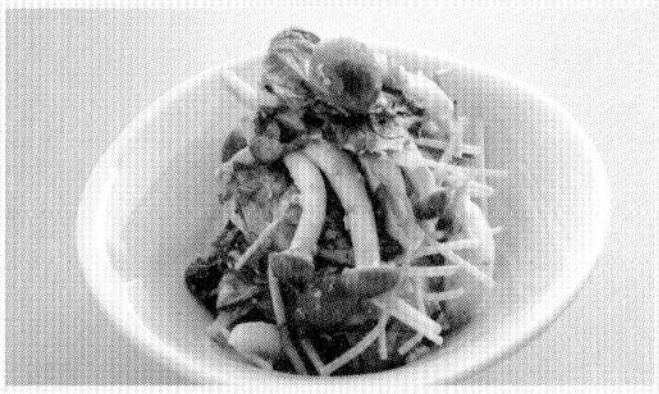

三つ葉で風味よく

しめじのごま酢あえ

材料（4人分）
しめじ…200g
三つ葉…80g
A［白すりごま・酢各大さじ2、しょうゆ大さじ1、砂糖小さじ1］

作り方
❶しめじは小房に分けてゆでる。三つ葉は4㎝長さに切り、ざるに入れて熱湯をまわしかけ、水けをきる。
❷ボウルにAを合わせ、❶を加えてあえる。

グラニュー糖…60g
溶かしバター…12g

クリーム

B［生クリーム100g、グラニュー糖20g、バニラエッセンス少々］
無糖ヨーグルト…100g

飾り

いちご、キウイフルーツ、オレンジ…合わせて80g

下準備

・ざるにキッチンペーパーを敷き、ヨーグルトを入れて1時間ほど水をきる。

作り方

①Aは合わせてふるう。
②ボウルに卵を溶き、グラニュー糖を加えて筋がつくまで泡立てる。①を加え、ゴムべらでさっくりと混ぜ、バターを加えて混ぜる。
③オーブンシートを敷いた天板（24×24×高さ1.5cm）に②を流し、表面を平らにならす。180℃のオーブンで11分焼き、粗熱がとれたらシートをはがす。
④ボウルにBを入れてしっかりとツノが立つまで泡立てる。水けをきったヨーグルトを混ぜ、飾り用に少し取り分ける。
⑤果物は飾り用に少し取り分け、残りは1.5cm角に切る。
⑥生地の奥を2cmあけ、④を薄くのばす。果物をのせ、手前から巻き込む。オーブンシートで包み、冷蔵庫で20分なじませる。
⑦取り分けておいた④をしぼり、取り分けておいた果物を飾り、好みで粉糖をふる。

ベーコン…4枚（40g）
にんにく（薄切り）…1かけ分
オリーブ油…小さじ2
白ワイン…大さじ4
B［牛乳100ml、生クリーム80ml］
C［塩小さじ½、こしょう少々］

作り方

①じゃがいもはゆでてボウルに入れ、熱いうちにつぶす。Aを加えてゴムべらで混ぜる。まとまってきたら手で軽くこねる。棒状にまとめ、1cm幅に切り、丸く形をととのえて中心をくぼませる。
②たっぷりの湯に入れ、浮き上がってきてから2分ほどゆで、水けをきる。
③玉ねぎは薄切りにし、ベーコンは1cm幅に切る。
④きのこ類は薄切りや小房に分ける。
⑤フライパンに油、にんにくを弱火にかけ、香りが立ったら中火にして③を加える。しんなりしたら④を炒め、白ワインを加えてアルコール分をとばす。
⑥Bを加えて5分ほど煮詰め、Cをふって3分ほど煮る。②を加えて混ぜる。

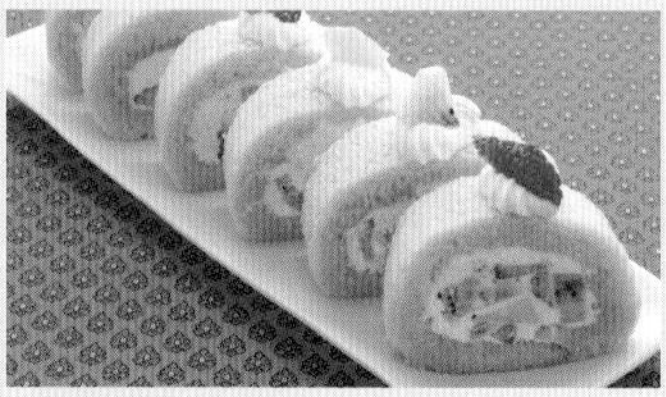

薄力粉と大豆粉を混ぜて糖質オフ

大豆粉入りロールケーキ

材料（1本・8人分）

スポンジ生地

A［薄力粉25g、大豆粉15g］
卵…2個

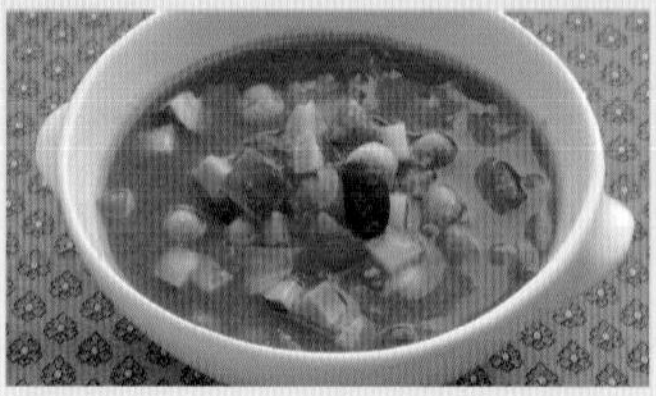

野菜は残りものに代えてもOK！

ミネストローネ

材料（4人分）

ミックスビーンズ缶…120g
にんじん、ズッキーニ…各100g
玉ねぎ…50g
A［水600ml、ホールトマト缶400g、顆粒コンソメ小さじ2］
B［塩1g、こしょう少々］

作り方

①にんじん、ズッキーニ、玉ねぎは1cm角に切る。
②鍋にA、玉ねぎ、にんじんを強火にかける。煮立ったら中火にして、ミックスビーンズ、ズッキーニを加え15分ほど煮る。Bをふる。

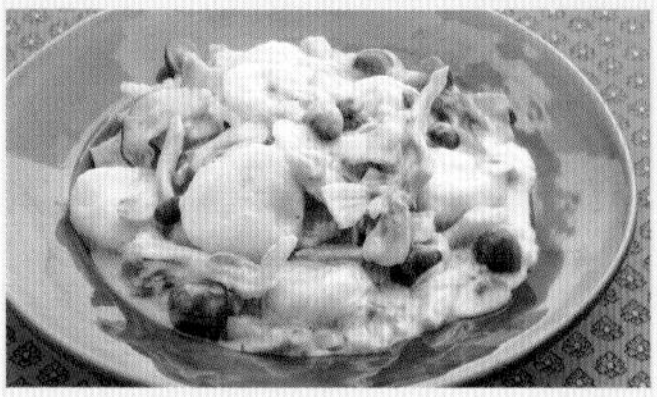

たっぷりきのこで
食物繊維をとって

きのこクリームニョッキ

材料（4人分）

ニョッキ

じゃがいも…2個（300g）
A［強力粉100g、卵黄1個分、塩0.6g］

きのこクリーム

しめじ、マッシュルームなど好みのきのこ…合わせて200g
玉ねぎ…100g

ゆで卵…２個
サニーレタス…40g
海藻ミックス(乾)…10ｇ
A[和風ドレッシング大さじ3、レモン汁大さじ１、こしょう少々]

作り方

❶海藻は水でもどし、水けをきる。トマトはくし形切りに、きゅうりは輪切りにする。レタスはちぎる。
❷ゆで卵は、卵白と卵黄に分けてざるで細かくする。
❸❶をAであえる。器に盛り、❷をのせる。

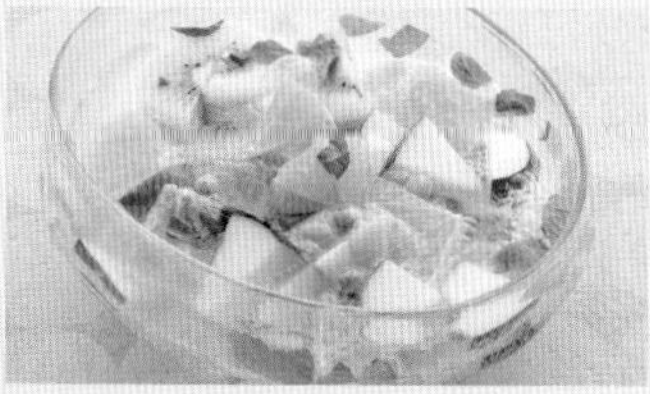

炭酸水は無糖のものを選んで

フルーツポンチ

材料（4人分）

りんご…1個（240g）
キウイフルーツ…2個(200g)
オレンジ…1個（100g）
炭酸水…480ml

作り方

❶りんご、オレンジはいちょう切りに、キウイフルーツは半月切りにする。
❷器に❶、好みでミントの葉を入れて炭酸水を注ぐ。

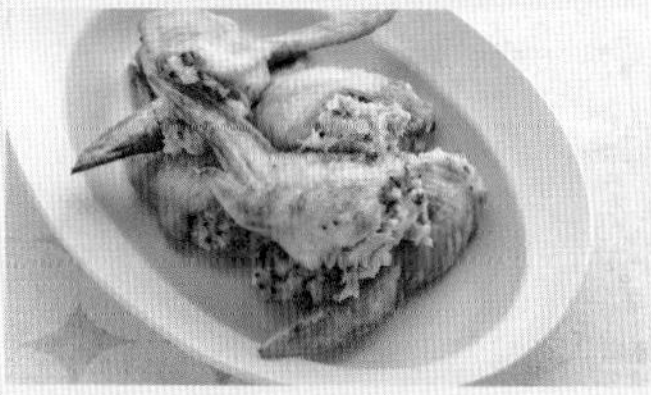

手羽に具を詰めて
ボリュームアップ

鶏手羽先のオーブン焼き

材料（4人分）

鶏手羽先…8本（400g）
キャベツ…160g
玉ねぎ…50g
ツナ水煮缶…70g
A[マヨネーズ大さじ2、粒マスタード大さじ1、塩1ｇ、こしょう少々]

作り方

❶キャベツはゆでて粗く刻み、水けをきる。玉ねぎは粗く刻む。ボウルに合わせ、汁けをきったツナ、Aを加えてよく混ぜる。
❷手羽先は関節の部分で折り曲げる。骨のまわりについている肉にはさみで切り込みを入れて骨を抜き、中を空洞にする。
❸❷の空洞に❶を等分に詰め込み、オーブンシートを敷いた天板にのせる。190℃のオーブンで20分ほど焼く。

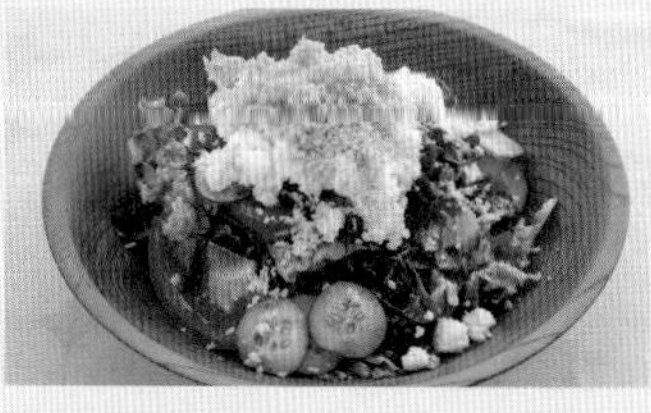

海藻を入れることでヘルシーに

ミモザサラダ

材料（4人分）

トマト…300g
きゅうり…100g

誕生日の献立

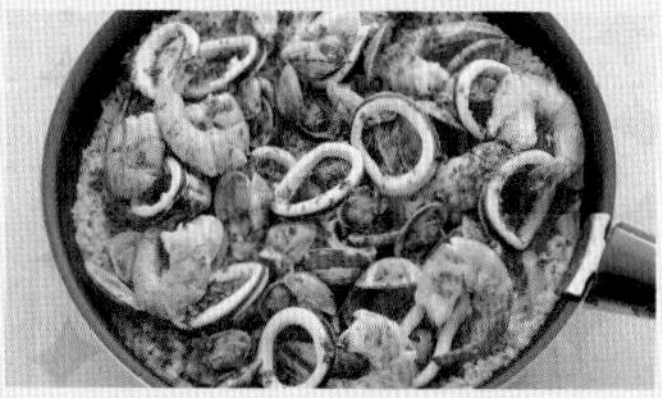

魚介のうまみをごはんが吸収

フライパンパエリア

材料（6人分）

米…2合（300g）
あさり(殻つき)…300ｇ
えび…8尾（160g）
いか…1杯（100g）
玉ねぎ…100ｇ
パプリカ（赤・黄）…各60ｇ
にんにく(みじん切り)
…1かけ分
オリーブ油…大さじ1
A[湯330ml、カレー粉・顆粒コンソメ各小さじ２]
B[塩小さじ½、こしょう少々]
パセリ(みじん切り)…少々

作り方

❶あさりは砂出しをしておく。えびは背わたを取り､いかは内臓を取り出して輪切りにする。
❷玉ねぎはみじん切り、パプリカは小さめの乱切りにする。
❸フライパンに油とにんにくを入れて弱火にかけ、香りが立ったら中火にして❷を1分炒める。研いだ米を加えて炒め、少し透き通ってきたらAを加え、上に❶をのせる。ふたをして12分加熱する。火を止めて20分蒸らし、パセリをちらす。

糖尿病の食事療法で知っておきたいこと ②

食べ過ぎ防止に、食事・体重の記録は有効！

食事療法と合わせて行いたいのが食事内容と体重の記録（レコーディング）です。

食事は、食べた時間や内容、量を書きとめたり、写真を撮るのがよいでしょう。記録することで、客観的に問題点に気づくことができます。また、記録が日課になると、食事量を意識するようになり、暴食を減らすことにもつながります。

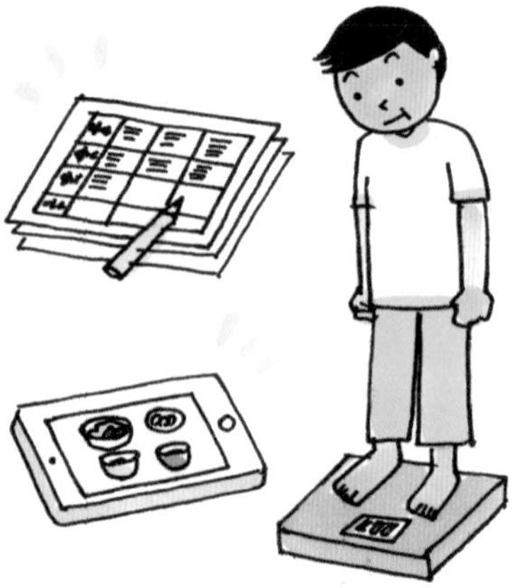

体重は毎日決まった時間にはかり、1日で一喜一憂せずに、1週間の平均値で増減を確認しましょう。体重を記録する機能や、パソコンやスマホアプリで管理できる便利な体重計もあります。

食事と体重の記録は、継続できるように自分に合った方法を見つけましょう。

食事記録のつけ方→詳しくは表4カバー袖「食事記録シートを使って食生活を改善！」

食べ過ぎる原因、買い過ぎに注意！

スーパーで買う予定のないものをつい購入してしまうことはありませんか？　食べ過ぎる原因の一つに、食材の買い過ぎが挙げられます。

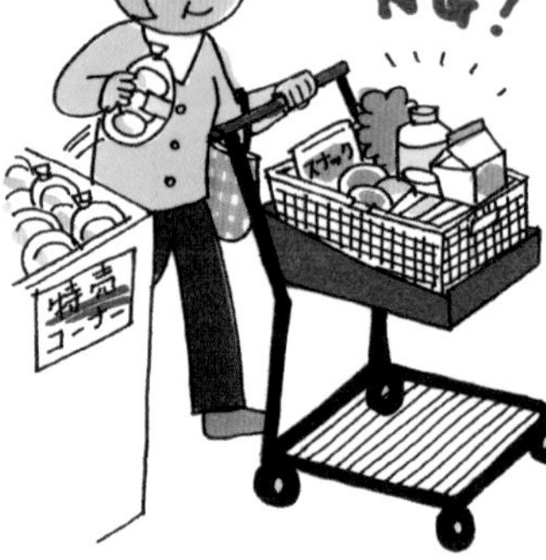

買い過ぎる人は、買い物用カートを使用する傾向があります。食品の重みを感じることなく歩き回り、余分な食品を買ってしまい、レジ前ではつい特売品にも手をのばす…。できたら、買い物かごを手で持ち、必要な食品のみを購入しましょう。空腹時の買い物も買い過ぎにつながるので注意を。

ネットスーパーなどの配達を利用して、必要な分を見極めて購入するのも一つの方法です。

7章
糖尿病の基礎知識

糖尿病はあまり自覚症状がありませんが、
放っておくと合併症が進む病気。
病気の基礎知識をしっかり勉強しましょう。

こんな生活習慣は要注意

糖尿病は生活習慣病の一つ。メタボリックシンドロームとの関係も合わせてチェックしておきましょう。

生活習慣が糖尿病のリスクを高める

インスリンが十分に働かず、血糖値が高い状態が続く糖尿病の大きな誘因は、生活習慣によるものです。

インスリンは内臓脂肪が肥大化することで作用が低下します。食べ過ぎ、朝食を抜く、深夜に食事をするといった食生活の乱れや、運動不足による肥満、アルコールのとり過ぎなどは内臓脂肪を増やします。

さらにストレスがたまるような多忙な生活は、食事の時間が不規則になったり、睡眠不足になりがち。これらも内臓脂肪が蓄積する原因です。

加えて、日本人は欧米人に比べてわずかな体重増加でインスリン作用が減弱し、糖尿病になりやすいと考えられています。

糖尿病をはじめ、生活習慣は他の病気にも大きな影響を及ぼします。規則正しい生活、食事、休息とストレスのケアをして、生活を改善することに努めましょう。

糖尿病とメタボリックシンドロームの関係

メタボリックシンドロームとは、内臓脂肪症候群ともいわれ、内臓脂肪が多く糖尿病をはじめとする生活習慣病になりやすく、そのまま放置しておくと、心臓病や脳などの血管の病気につながりやすい状況をいいます。

デスクワーク中心で働く人の運動不足が深刻化する一方、栄養が手軽に豊富にとれる食生活が定着している現代において、メタボリックシンドロームの人が増えていることが問題となっています。

メタボリックシンドロームの人は、生活習慣病が複合的に起こる可能性や、お互いにそれぞれの病気を誘発する可能性も高く、2型糖尿病になるリスクは3～6倍と言われます。

メタボリックシンドロームの人が必ず糖尿病になるわけではありませんが、内臓脂肪がインスリンの作用を低下させることも判明しています。

このように、メタボリックシンドロームは、糖尿病の発症や進行に大きく関わっています。

メタボリックシンドロームも糖尿病と同様に、生活習慣の乱れが誘因となっています。適切な運動やストレスをためない生活や、食事療法による体重管理、血圧や血中の脂質値、血糖値のコントロールを行うことが必要です。

セルフチェック こんな生活習慣はありませんか？

該当する項目が多いほど、要注意です。

食生活

- □ 早食い、ドカ食い、ながら食いが多い、よく噛まずに食べる
- □ 就寝前の2時間以内に夕食をとることが週に3回以上ある
- □ 夜食や間食が多い
- □ 朝食を抜くことが多い
- □ ほぼ毎日、アルコールを飲む
- □ 満腹になるまで食べる
- □ 外食のエネルギー量をチェックしない
- □ 野菜が好きではない、ほとんど食べない

日常生活

- □ 20歳のときから体重が10kg以上増加している
- □ 定期的な運動（1回30分以上の軽く汗をかく運動を週2日以上、1年以上）を行っていない
- □ 日常生活において歩行、または同等の運動を1日1時間以上行っていない
- □ 同世代の同性と比較して歩く速度が遅い
- □ この1年間で体重の増減が±3kg以上あった
- □ タバコを習慣的に吸っている（これまで合計100本以上、または6ヶ月以上吸っている、最近1ヶ月間も毎日、ときどき吸っている）
- □ 睡眠で十分な休養を得られていない

メタボリックシンドロームの診断方法

メタボリックシンドロームに該当するかどうかは、腹囲の測定とともに、血圧、空腹時血糖値、血中の脂質値のデータが必要になります。

内臓脂肪型肥満

腹囲の測定（へその位置の腹囲）

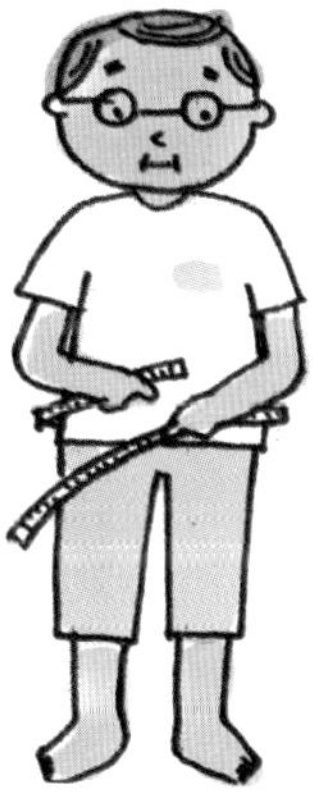

男性
85cm以上

女性
90cm以上

＋

各種データ

❶ 血圧

収縮期（最高）血圧が …… 130mmHg以上
かつ／または
拡張期（最低）血圧が …… 85mmHg以上

❷ 空腹時血糖値 110mg /dl以上

❸ 血中脂質値

空腹時の血中の脂質値が … 150mg /dl以上
かつ／または
HDLコレステロール値が … 40mg /dl未満

（内臓脂肪型肥満と、❶～❸のうち2つ以上に該当すると、メタボリックシンドロームと診断されます。）

※メタボリックシンドロームの判断基準値は、国や機関によって若干異なります。

糖尿病の検査と診断

糖尿病は誰もが気をつけなければならない病気です。
気になったら医療機関で検査を受けましょう。

自覚症状がなくても検査を受けて！

日本では、40歳以上の3人に1人が糖尿病または糖尿病予備群であるほど、糖尿病は誰もが気をつけなければならない病気です。自覚症状がなくても早めに検査を受けましょう。

糖尿病かどうかは、糖尿病型と診断されたうえで、血糖値検査と過去1～2ヶ月間の血糖値の状態が分かるグリコヘモグロビン検査を合わせて診断します。血糖値は空腹時血糖値126㎎／dl以上、ブドウ糖負荷後2時間値200㎎／dl以上、随時血糖値200㎎／dl以上のいずれかがあてはまることに加え、グリコヘモグロビンHbA1cの値が6.5％以上であることで糖尿病と診断されます。一方だけ該当する場合は、再検査になります。

健康診断で糖尿病と診断する基準

健康診断や人間ドックなどでは、血糖値検査とグリコヘモグロビン検査を測定し、
両方が基準を満たせば糖尿病と診断されます。

血糖値検査

●空腹時血糖値

10時間以上
絶食してからはかった値。

126㎎/dl以上

●ブドウ糖負荷後2時間値

10時間以上絶食後、
75gのブドウ糖液を飲み、
その2時間にはかった値。

200㎎/dl以上

●随時血糖値

食事をしたかどうかに
関係なくはかった値。

200㎎/dl以上

このいずれかがあてはまる

＋

グリコヘモグロビン検査

●HbA1cの値　6.5％以上（NGSP値）

▼

血糖値もHbA1cの値も
どちらも該当する場合　**糖尿病**

▼

血糖値かHbA1cの値の
一方だけが該当する場合　**再検査**
再検査の結果を加えて診断される

グリコヘモグロビン（HbA1c）ってなに？

グリコヘモグロビンは、赤血球に含まれているヘモグロビン（血液中に存在するたんぱく質）とブドウ糖が結合したもの。糖尿病の検査では、このグリコヘモグロビンが血液中にどれくらいあるのかを必ず調べます。値はヘモグロビン全体に、グリコヘモグロビンが占める割合をパーセントで表し、それをＨｂＡ１ｃの値とします。

赤血球は約120日で新しいものに入れ替わるので、採血時に含まれる赤血球の寿命は1～2ヶ月ほどあり、1回の検査で過去1～2ヶ月の平均的な血糖値を知ることができます。

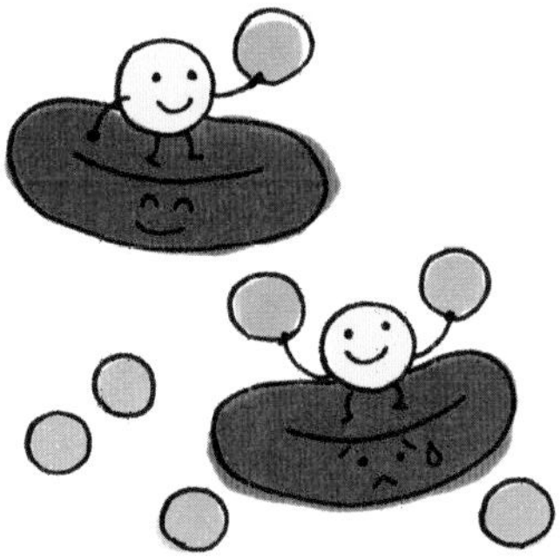

赤血球に含まれるヘモグロビンは、血糖値が高くなるとブドウ糖と結合する割合が高くなる。

血糖値のコントロールは一生続ける

糖尿病は完治することはなく、一生つきあっていかなければならない病気です。糖尿病と診断されたら、医師の指導のもと、食事や運動、生活習慣に気をつけ、血糖値コントロールができているか定期的にチェックしましょう。

血糖値のコントロールを行えば、健康な人と変わらない生活を送ることもできます。

体重、血圧、血中の脂質の検査値にも気をつけて

体重は毎日計測します。減量はできているか、急激な体重の増減がないかを確認します。さらに、糖尿病の人が高血圧、脂質異常症を併発すると動脈硬化を進行させ、脳卒中や心筋梗塞を引き起こすリスクも高まります。血圧、血中の脂質の値にも注意しましょう。

糖尿病の人の体重・血圧・血清脂質の目標値

体重

標準体重（kg）＝身長（m）×身長（m）×22
（詳しくはP.13参照）

血圧

糖尿病の人の目標値
収縮期血圧：130mmHg未満／拡張期血圧：80mmHg未満
ただし ＊脳血管障害・冠動脈疾患のある人 140/90mmHg未満
＊75歳以上の高齢者 150/90mmHg未満
無理なく下げられるのであれば 140/90mmHg未満

血清脂質（血中の脂質）

LDLコレステロール：120㎎/dl未満
ただし ＊冠動脈疾患のある方：100㎎/dl未満
HDLコレステロール：40㎎/dl以上
中性脂肪（早朝空腹時）**：150㎎/dl未満**

糖尿病患者の一般的な血糖コントロールの目標

HbA1c 7.0%

ひとりひとりの年齢や病状によって目標は変わります。

「熊本宣言2013より」

高齢の方や合併症が進んでいる方は、目標はゆるやかに、若い方や妊娠中の方はより厳しい方がよいとされます。主治医と確認して目標を決めましょう。

糖尿病は早期発見が大切

糖尿病予備群と診断されたら、予備群のうちに生活習慣を見直しましょう。早く治療をすれば症状を改善することができます。

糖尿病予備群は糖尿病？ そうではない？

糖尿病予備群は、糖尿病になる前段階のことで、正常より血糖値が高くなってきた状態のことをいいます。糖尿病の検査では、空腹時血糖値、ブドウ糖負荷試験の前値または2時間値、任意の食後血糖値という3つの結果を判断基準として、「糖尿病型」、「境界型」、「正常型」に分けられます。糖尿病かどうかは、糖尿病型と診断されたうえで、さらに別の検査をして診断されます。

予備群は、「境界型」の範囲で糖尿病ではありませんが、将来、糖尿病になるリスクが高く、十分に気をつけなければなりません。予備群と診断された20～60％の人が、糖尿病へと移行している統計もあります。

セルフチェック こんな症状、ありませんか？

糖尿病の初期段階では、自覚症状や痛みはほとんどありませんが、
高血糖の状態が続き、糖尿病が悪化してくると、次のような症状が出てきます。

□ **のどが渇き、水分を多くとる**

血液中のブドウ糖が体の水分とともに尿に出てのどが渇きます。糖質を含んだもので水分をとると、さらに血糖値が上昇し危険です。

□ **食べているのに、体重が減少する**

インスリンの作用が不足すると、ブドウ糖を体や脳のエネルギーとして利用しにくくなり、糖の代わりに脂肪分や筋肉を分解してエネルギーにするため体重が減少します。

□ **尿の量、回数が増える**

血液中の余分なブドウ糖が尿に出ます。また、血液中のブドウ糖濃度が高くなり水分摂取も増え、それとともに尿量が増え、回数も多くなります。

□ **体がだるく、すぐに疲れる**

インスリン作用不足で血液中のブドウ糖が 体内にうまく取り込めないため、体はエネルギー不足の状態になり、疲労を感じます。

一つでも該当するものがある人は、早めに検査を受けてください

血糖値とHbA1cの関係

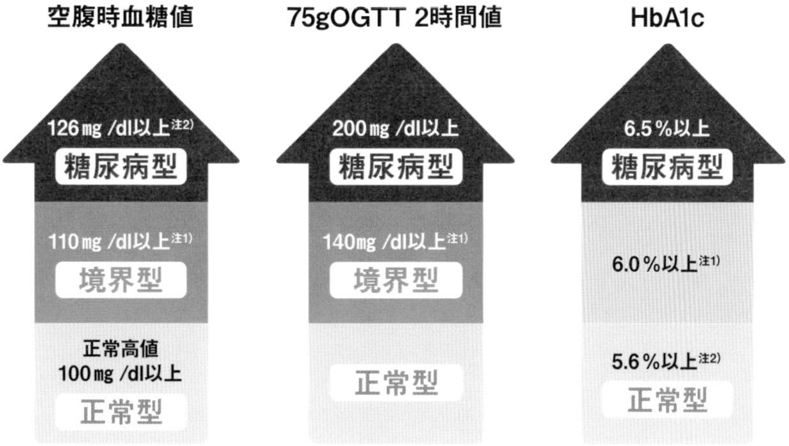

注1)空腹時血糖値が110～125mg/dlの方、HbA1cが6.0～6.4%の方は、「糖尿病の疑いが否定できない」グループとされ、75gOGTTの検査が推奨されています。

注2)空腹時血糖値100～109mg/dlの方、HbA1cが5.6～5.9%の方は、「将来糖尿病の発症リスクが高い」グループとされ、特に高血圧・脂質異常症・肥満などがある方は75gOGTTの検査をするのが望ましいとされています。

出典：国立国際医療研究センター　糖尿病情報センター

治療は糖尿病予備群のうちに始める

糖尿病予備群は、名前の通り糖尿病に進行しやすい状態です。正常な人よりも血糖値を下げる機能は低下しているため、今までの生活を続けてしまうと、糖尿病や動脈硬化へのリスクが高まります。

予備群の段階では、自覚症状はほとんどありません。のどが渇き水分を多くとる、食べているのに体重が減るといった症状は、糖尿病がかなり悪化している状態、また、合併症の症状が出て、はじめて予備群から糖尿病へと移行してしまったことに気がつく人もいるほどです。

糖尿病予備群のうちに、食事や運動などの生活習慣をいち早く改めれば、血糖値を正常値へと戻すことやそのよい状態を維持することも比較的容易です。血糖値が高くなってからでは、食事などの制約が厳しくなってしまいます。日頃から正常値に近づけるように心がけることが大切です。

糖尿病予備群は定期検診を受けて！

健康診断などで糖尿病予備群と診断されても、自覚症状もなくまだ糖尿病ではないからと生活習慣を変えられないのも無理はありませんが、予備群になるとインスリンの働きは徐々に弱まっていきます。予備群の方は、正常の方に比べて6～20倍も多く糖尿病を発症するといわれています。

そして、予備群の方がもう一つ注意すべきことは、動脈硬化の進行です。血糖値が高い状態が続くことで全身の血管にダメージを与える動脈硬化は、予備群の段階から生じており、心臓や脳血管の病気になりやすくなります。

予備群と診断されたら、定期的な診断を受け、数値を確認しながら、食事療法、運動療法で正常値に近づけていくことが大切です。糖尿病と診断される前に、改善できるようにしましょう。

こわい糖尿病の合併症

糖尿病のこわいところは、治療をせず放っておくと、命に関わる深刻な合併症に発展してしまうことです。

糖尿病が血管をボロボロにし、他の病気にも

糖尿病の合併症とは、糖尿病が関連して起こる別の病気のことをいいます。

糖尿病がこわいのは、症状が全身に及ぶことです。ブドウ糖濃度の高い血液が全身の血管をめぐり、負担をかけ続け、血管はボロボロの状態になります。全身にくまなくある血管や毛細血管、神経は影響を受け、さまざまな障害を引き起こします。それが合併症です。

合併症のうち代表的なものは、糖尿病神経障害、糖尿病網膜症、糖尿病腎症などですが、その他、心筋梗塞や脳梗塞、高血圧や動脈硬化などの疾患を発症する可能性があるため、注意が必要です。

おもな合併症

糖尿病神経障害

合併症ではじめに異常が起こるのが、高血糖の影響を受けやすい末梢神経と自律神経です。手足のしびれや痛み、感覚のマヒなど。特に足先は悪化すると壊疽《えそ》へとつながります。

糖尿病網膜症

網膜は目のいちばん奥にあり、毛細血管がたくさん通っています。高血糖が続き、血管が詰まったり、出血すると、視力が低下し、失明に至ることもあります。

糖尿病腎症

腎臓は血液中の老廃物をろ過して、尿として排出する働きをします。高血糖になると、腎臓のろ過機能を担う毛細血管がより狭くなり、十分に老廃物をろ過できず、血液中に有害な老廃物が蓄積します。また、尿にたんぱく質が混じるようにもなります。

悪化すると腎臓機能が停止し、人工透析による治療が必要になります。人工透析は週に何度も病院に通うことになり、日常生活に大きな制約が出てしまいます。

動脈硬化疾患

高血糖により常に血管に負担がかかることに加え、高血圧や脂質異常症※などが重なると、動脈硬化が進み、心筋梗塞や脳梗塞などを引き起こす原因になります。

＊脂質異常症とは…

血液中のコレステロールや中性脂肪などの脂質が、一定の基準よりも多い状態のことをいいます。糖尿病や高血圧と重なると、動脈硬化を進行させるリスクが高まります。

合併症を起こさないために

糖尿病の合併症は、命に関わる深刻な病気です。糖尿病または予備群と診断されたら、合併症を引き起こさないために、生活習慣を改め、血糖値のコントロールをしていくことが重要です。

しかし、今までの食生活や生活習慣を変えるのは簡単なことではありません。仕事が忙しかったり、時間が不規則だったり、食事を手作りするのが難しかったり、思うように生活習慣や食事療法が進まず、症状が悪化してしまう人も多いようです。

糖尿病は血糖値をコントロールできれば、普通の日常生活を送ることができます。まずは自分の生活を見直して、朝食を抜かない、野菜を積極的にとる、駅まで歩くなど、できることから始めてみましょう。家族や周囲の人は、できるだけサポートを。血糖値をコントロールする生活習慣は健康のためにもプラスになります。

糖尿病の合併症

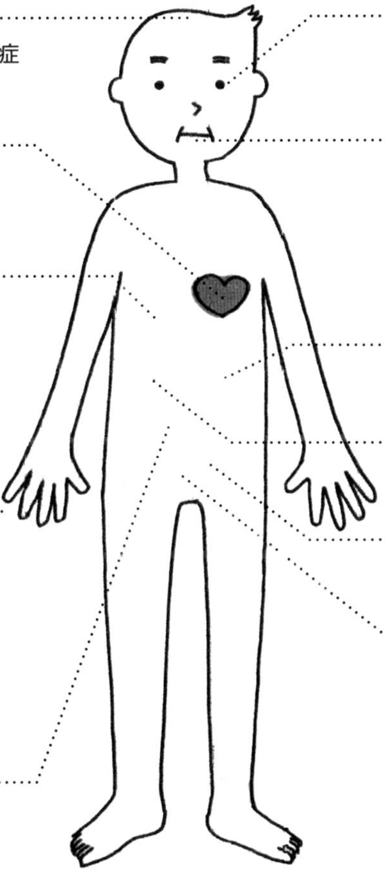

頭

■脳梗塞　■脳出血　■認知症

■高血糖性昏睡《こんすい》

心臓

■高血圧　■狭心症

■心筋梗塞

肺

■肺炎　■肺化膿症

■肺結核

➡高血糖が続くと、細菌による感染症にもなりやすいため、肺炎、皮膚炎、壊疽《えそ》などの危険も高まります。

手・足

■皮膚炎、感染症

■手先・足先の冷え

■手足のしびれ・痛み

■筋力の低下

■壊疽《えそ》

➡糖尿病神経障害が進むと、痛みや熱さを感じにくくなることも。

胆のう

■胆のう炎

目

■網膜症（眼底出血）

■白内障　■緑内障

歯

■歯周病

■歯槽のう漏

➡口腔内も感染症のリスクが高まるため、歯周病、虫歯、歯槽のう漏などにも注意が必要。

腎臓

■腎盂腎炎《じんうじんえん》　■腎症

肝臓

■脂肪肝

腸

■便秘　■下痢

泌尿器

■排尿障害　■膀胱炎

■尿毒症　■インポテンツ

糖尿病で増える疾患

骨折、がん（肝臓、腎臓、大腸、胆管、膀胱、子宮、乳房）

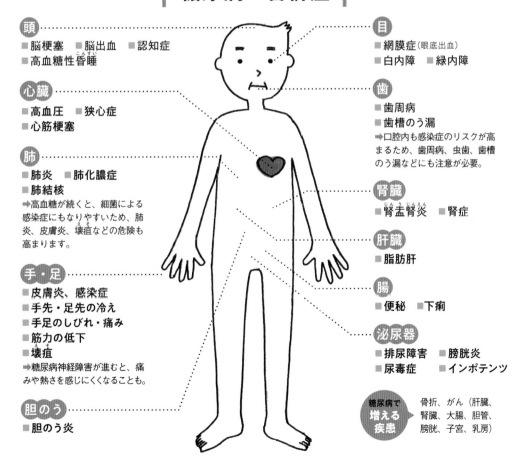

食事・運動、薬を正しく長く続けましょう！

糖尿病の治療の基本は、毎日の食事と運動に気を配り血糖値をコントロールすること。必要に応じて薬を併用します。

1 食事療法がまず基本

糖は食事により体にとり込まれます。血糖値のコントロールでいちばん重要なのが、食事からとる適正な総エネルギー摂取量、そして栄養バランスを守ることです。

さらに、血糖値を安定させるために、1日3食に分けてとる、食べ過ぎない、油っこいものや塩分の多いものは避ける、夜遅く食べないといったことも気をつけます。

食事療法は日々の積み重ねです。よい生活習慣を身につけて、一生、無理なく続けられるように努力しましょう。

詳しくは12～24ページ

2 運動療法はゆっくり長く続ける

運動は糖をエネルギーに変えたり、脂肪を燃焼させて内臓脂肪がたまるのを防ぎます。また、運動はインスリンの作用を高める効果もあります。

散歩や軽い筋肉トレーニングなど、自分に合ったものを選び、続けていくことが大切です。

空腹時に行うと低血糖（P.19）を起こす危険もあるので、食後の運動がおすすめです。

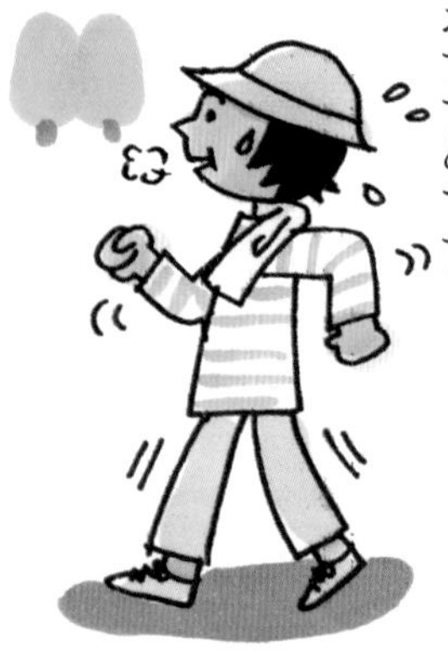

3 食事療法と運動療法を助ける薬物治療

糖尿病の治療の基本は、食事療法と運動療法ですが、それだけでは血糖値をコントロールできない場合、薬が用いられます。

薬には次ページにあげるさまざまな種類のものがあり、症状や年齢、治療のタイミングなど必要に応じて使われます。

食事療法と運動療法のみの治療ではゆるやかに悪化する場合もあり、患者の状況に合わせて薬を併用する場合もあります。

いずれにせよ、糖尿病は早期に発見し、早く治療を始めるほど、よりよい改善が望めます。

食事療法と治療で改善！ 患者さん体験談

国立国際医療研究センター病院では、糖尿病や糖尿病予備群の方に向けて、糖尿病教室、糖尿病の教育入院※を行っています。受講された方が食事療法や治療で変化があったかをお聞きしました。

48歳男性・身長174cmの場合

39歳の健康診断で糖尿病と診断

糖尿病と診断され、病院に通い薬を飲み始めましたが、仕事が忙しくなると通院ができなくなることも。食事のことは、教わっても毎日の食事に生かせず、体重も増えて数値も悪くなってしまいました。

▼

2週間の教育入院で改善

転職の機会があり、再就職前に糖尿病の教育・治療入院をしました。入院中の食事ははじめ少ないと感じましたが、医師や栄養士から直接指導を受け、それまでが食べすぎていたとよくわかりました。

➡自分で長く続けられる方法を見つけて

	初診時	6ヶ月後	12ヶ月後
体重	99.5kg	97.0kg	98.0kg
HbA1c	10.6%	7.5%	8.2%

80歳女性・身長157cmの場合

62歳で糖尿病と診断

風邪をひいたのか具合が悪く、かかりつけの医者に診てもらうと高血糖を指摘され、その後、糖尿病と診断されました。糖尿病と診断されてから、薬は飲んでいましたが食事は改善せずにいたら、病状がかなり進行してしまいました。

▼

食事を減らし過ぎた

講座を受けて食事を軽くし、体重も血糖も落ち着きましたが、1年半ほど続けると体重がだいぶ減ってしまいました。食事量が少な過ぎる、ご飯とみそ汁に漬物といった粗食はむしろよくないと注意されて驚きました。

➡食事は適量でバランスよくとるのが大事

	初診時	1年後	1年半後
体重	65kg	58kg	56.9kg
HbA1c	10.0%	7.2%	7.0%

58歳男性・身長160の場合

56歳の健康診断で糖尿病と診断

職場の健康診断で血糖値が高めといわれ、糖尿病と診断されました。職場では体を動かすことが多いので、運動不足や肥満は特に気にしていませんでした。でも若い頃と比べるとずいぶんと体重は増えました。

▼

夏場の清涼飲料で再び体重増加

食事と運動に加え、投薬治療も始めて1年後、体重も血糖値もよくなりましたが、その半年後、熱中症予防に飲んでいた清涼飲料水で体重が増え、血糖値も上昇。糖質が多いことを知りませんでした。大好きな果物も今は控えています。

➡糖質量の多い食品は要チェック

	初診時	1年後	1年半後	2年後
体重	76kg	71kg	72kg	71.4kg
HbA1c	9.6%	7.4%	8.0%	7.2%

52歳男性・身長174cmの場合

45歳で糖尿病と診断

糖尿病と診断されるまで、食欲に任せて好きなだけ食べる生活でした。先生からは食事に気をつければ薬はいらないくらいと診断され、症状は軽いと過信していましたが、ストレスで食事量が増えて血糖値が高くなってしまいました。

▼

体重、血糖のコントロールを学ぶ

教育・治療入院をして調子もよくなりました。以前はごはんばかり食べ、おかず少なめでしたが、肉、魚、野菜などもバランスよく食べるように心がけ、半年後には体重も血糖も上手にコントロールできるようになりました。

➡まずは食事や治療についての正しい知識を

	初診時	1ヶ月後（退院時）	2ヶ月後	6ヶ月後
体重	85.2kg	80.7kg	81.7kg	76.6kg
HbA1c	10.2%	9.2%	7.8%	6.0%

※糖尿病の教育入院とは、一定期間の入院で、医師や管理栄養士から食事や運動などについて直接指導を受けることです。

大杉先生、教えて！

糖尿病の最新Q&A

Q 断食は糖尿病には効果がありますか？

A ダイエット目的で、一定期間食事を食べなかったり、１日のうち食事をとる時間を制限したりする人がいるようです。これは断食やファスティングと呼ばれ、多くの場合は、固形の食べ物や動物性食品を摂取しないといった方法です。体調管理や体内のデトックスとして行う方も多いですが糖尿病に効果があるかというと、一定の効果が報告されておらず、おすすめできません。

ダイエットをする場合は、医師や管理栄養士に相談し、体に負担がかからない方法で取り組みましょう。

Q 夏場の水分補給は何を飲めばいいですか？

A 近年の夏は、30℃をはるかに超えることも珍しくありません。猛暑では熱中症のリスクがあるため、水分補給が大事ですが、水分としてどのようなものを飲んでいますか？　ミネラルが含まれているスポーツドリンクを選んでいる方もいると思います。スポーツドリンクは、発汗によりミネラルが失われがちの夏場に人気の飲み物です。ところがスポーツドリンクにはそれなりの量の糖質も含まれるので、飲み過ぎると糖質をとり過ぎて血糖値の上昇を引き起こします。他にも、最近では一見水のように見えてほんのり甘く味がついた飲料水があります。これらも糖質が含まれています。

また、コーヒーや緑茶など利尿作用があるカフェインが含まれているので、水分が排出されてしまい、逆効果です。水分補給には、特別な飲料ではなく、水がおすすめです。

Q 果物をたくさん食べるのはNGですか？

A ビタミンやミネラル、食物繊維を含む果物は、いくら食べても大丈夫と思われがちですが、果物には「果糖」が多く含まれ、食べ過ぎは血糖値や中性脂肪の値を上げる原因にもなります。適度に食べる分には問題ありません。しかし、家にいる時間が増える定年退職後などに果物の摂取量が増えているというデータもあります。果物は果糖以外の糖も含むので、適量を食べるにとどめましょう。

1日あたり80kcalほどが目安量です。片手をお椀のようにして、すくい取れる量です。食べる前に意識するとよいですね。

●主な果物の80Kcal相当の量

バナナ	小１本（正味90g）	グレープフルーツ	中１個（正味200g）
りんご	大½個（正味140g）	いちご	12～13粒（正味250g）
みかん	中１個（正味160g）	パイナップル	⅙個（正味150g）
オレンジ	大１個（正味170g）	キウイフルーツ	小２個（正味160g）

エネルギー量順 料理インデックス

本書で紹介しているメニューを、エネルギー量の少ないものから並べました。主菜、副菜・汁物、ごはん・麺・パン、ヘルシースイーツなどのグループごとに分けていますので、献立を選ぶときに参考にしてください。

主菜

常備菜・おつまみ

汁物・スープ

ヘルシースイーツ

おつまみ（野菜）

ごはん・麺・オートミール・パン

監修者 **大杉 満**（おおすぎ みつる）

国立研究開発法人国立国際医療研究センター、センター病院糖尿病内分泌代謝科第三糖尿病科医長・糖尿病情報センター長。日本糖尿病学会専門医。東京大学医学部卒。横須賀在日米海軍病院、ハワイ大学内科、ワシントン大学（セントルイス）内分泌・糖尿病・脂質研究科で研修及び研究に従事ののち帰国。東京大学医学部附属病院糖尿病・代謝内科、三井記念病院、東芝病院で勤務ののち、現職。糖尿病のみならず、内分泌疾患、肥満症の臨床及び、新規治療法の開発、ホームページを通じた情報提供を行っている。
糖尿病情報センターホームページ dmic.ncgm.go.jp

著者 **大越郷子**（おおこし さとこ）

管理栄養士。服部栄養専門学校を卒業後、病院栄養士を経て、現在は雑誌や書籍、料理教室の主宰等で活躍中。病院勤務の経験を生かした、ダイエット・健康・美容によい、おいしくてヘルシーなレシピに定評があり、病気の食事療法を目的とした著書も多数。近著に『いちばんやさしい腎臓病の人のためのおいしい食事』（主婦の友社）、『ゆるレシピでからだクリーニング：その疲れ、もしかすると食べ過ぎでは?』（小学館）など。

栄養指導	稲井里恵（国立研究開発法人国立国際医療研究センター病院 栄養管理部 栄養管理室 管理栄養士） 江頭有一、趙 蘭奈、川井 翔、矢ヶ崎栄作
調理アシスタント	石垣晶子、朴沢広子、田村有希
撮影	寺岡みゆき
スタイリング	佐藤朋世
イラスト	河合美波
デザイン	大前デザイン室
DTP	アド・クレール
校閲	福本恵美（夢の本棚社）
写真協力	食のスタジオ、STUDIO DUNK、Getty Images、田口周平
執筆協力	吉崎明花
編集協力	平山祐子

※本書は2019年5月発行『国立国際医療研究センター病院の 一生役立つ糖尿病レシピ410』に新規レシピを加え、一部内容を変更し、再編集したものです。

最新版《さいしんばん》 国立《こくりつ》国際《こくさい》医療《いりょう》研究《けんきゅう》センター病院《びょういん》の
一生《いっしょう》役《やく》立《だ》つ糖尿病《とうにょうびょう》レシピ430

2024年 6 月 5 日発行　第 1 版
2024年10月30日発行　第 1 版　第 2 刷

監修者	大杉 満
著　者	大越郷子
発行者	若松和紀
発行所	株式会社 西東社 〒113-0034　東京都文京区湯島2-3-13 https://www.seitosha.co.jp/ 電話　03-5800-3120（代）

※本書に記載のない内容のご質問や著者等の連絡先につきましては、お答えできかねます。

ISBN 978-4-7916-3356-2